Praxiswissen Orthopädie Unfallchirurgie

In der Reihe Praxiswissen Orthopädie Unfallchirurgie wird das gesamte relevante Facharztwissen dieses Fachbereichs dargestellt. Dabei dient das Werk nicht nur zur Vorbereitung auf die Facharztprüfung, sondern auch zum Nachschlagen in der täglichen Praxis. Jeder Band ist, soweit inhaltlich sinnvoll, konsequent nach Krankheitsentitäten gegliedert: einfach ein Schlagwort im Inhaltsverzeichnis nachschauen und sich mit dem entsprechenden Beitrag schlau machen. Die einzelnen Bände wurden aus dem von Herrn Prof. M. Engelhardt und Herrn Prof. M. Raschke herausgegebenen Springer Live Reference Orthopädie und Unfallchirurgie ausgekoppelt.

Elmar Ludolph

Ärztliche Begutachtung in Orthopädie und Unfallchirurgie

mit 33 Abbildungen und 50 Tabellen

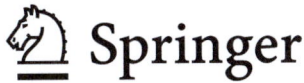

Dr. med. Elmar Ludolph
Arzt für Chirurgie/Unfallchirurgie
Sportmedizin, Sozialmedizin, Chirotherapie
Institut für Ärztliche Begutachtung
Düsseldorf, Deutschland

ISSN 2662-463X ISSN 2662-4648 (electronic)
Praxiswissen Orthopädie Unfallchirurgie
ISBN 978-3-662-68572-3 ISBN 978-3-662-68573-0 (eBook)
https://doi.org/10.1007/978-3-662-68573-0

Die Deutsche Nationalbibliothek verzeichnet diese Publikation in der Deutschen Nationalbibliografie; detaillierte bibliografische Daten sind im Internet über https://portal.dnb.de abrufbar.

© Der/die Herausgeber bzw. der/die Autor(en), exklusiv lizenziert an Springer-Verlag GmbH, DE, ein Teil von Springer Nature 2025

Das Werk einschließlich aller seiner Teile ist urheberrechtlich geschützt. Jede Verwertung, die nicht ausdrücklich vom Urheberrechtsgesetz zugelassen ist, bedarf der vorherigen Zustimmung des Verlags. Das gilt insbesondere für Vervielfältigungen, Bearbeitungen, Übersetzungen, Mikroverfilmungen und die Einspeicherung und Verarbeitung in elektronischen Systemen.
Die Wiedergabe von allgemein beschreibenden Bezeichnungen, Marken, Unternehmensnamen etc. in diesem Werk bedeutet nicht, dass diese frei durch jede Person benutzt werden dürfen. Die Berechtigung zur Benutzung unterliegt, auch ohne gesonderten Hinweis hierzu, den Regeln des Markenrechts. Die Rechte des/der jeweiligen Zeicheninhaber*in sind zu beachten.
Der Verlag, die Autor*innen und die Herausgeber*innen gehen davon aus, dass die Angaben und Informationen in diesem Werk zum Zeitpunkt der Veröffentlichung vollständig und korrekt sind. Weder der Verlag noch die Autor*innen oder die Herausgeber*innen übernehmen, ausdrücklich oder implizit, Gewähr für den Inhalt des Werkes, etwaige Fehler oder Äußerungen. Der Verlag bleibt im Hinblick auf geografische Zuordnungen und Gebietsbezeichnungen in veröffentlichten Karten und Institutionsadressen neutral.

Planung/Lektorat: Antje Lenzen
Springer ist ein Imprint der eingetragenen Gesellschaft Springer-Verlag GmbH, DE und ist ein Teil von Springer Nature.
Die Anschrift der Gesellschaft ist: Heidelberger Platz 3, 14197 Berlin, Germany

Wenn Sie dieses Produkt entsorgen, geben Sie das Papier bitte zum Recycling.

Vorwort

Dieser Band hat zum Thema die ärztliche Begutachtung. Schwergewichte der Begutachtung sind die Gesetzliche und die Private Unfallversicherung. Der Großteil ärztlicher Gutachten betrifft diese Rechtsgebiete, die in den ▶ Kap. 3, „Orthopädie und Unfallchirurgie: Begutachtung in der gesetzlichen Unfallversicherung" und ▶ 5, „Orthopädie und Unfallchirurgie: Begutachtung in der Privaten Unfallversicherung" erörtert werden. Beide Rechtsgebiete werfen wiederholt schwierige Kausalitätsfragen auf. Abzugrenzen sind mit unfallchirurgischem Sachverstand, der ausschließlich naturwissenschaftlichen Grundsätzen zu folgen hat, unfallbedingte von anlagebedingten oder krankhaften Veränderungen. Insoweit ist der Weg beider Rechtsgebiete der Gleiche. Entscheidend unterschiedlich ist jedoch die Beweisanforderung an den Kausalzusammenhang, auf die an dieser Stelle jedoch nicht einzugehen ist, weil eine verkürzte Darstellung nur Verwirrung schaffen würde. Grundsätzlich unterschiedlich ist die Zielrichtung beider Unfallversicherungen. Während die Gesetzliche Unfallversicherung die Minderung der Erwerbsfähigkeit (MdE) einschätzt, bemisst die Private Unfallversicherung die Invalidität. Dementsprechend unterschiedlich sind die

- Einschätzungsempfehlungen für die Gesetzliche Unfallversicherung und die
- Bemessungsempfehlungen für die Private Unfallversicherung.

Beiden Empfehlungen fehlt die gesetzliche Grundlage. Während die Gesetzliche Unfallversicherung auf eine über 100-jährige, durch den Grundsatz der Gleichbehandlung aller Versicherten weitgehend festgelegte Praxis zurückblickt, ist von einer herrschenden Meinung in der Privaten Unfallversicherung erst etwa ab 2009 auszugehen. Zu diesem Zeitpunkt konsentierten die beiden damals maßgeblichen Fachgesellschaften, DGU (Deutsche Gesellschaft für Unfallchirurgie) und DGOOCU (Deutsche Gesellschaft für Orthopädie und Orthopädische Chirurgie) die von Schröter/Ludolph entwickelten und vorgestellten Bemessungsempfehlungen. Von den beiden Autoren von vornherein geplant war die Anwendungskontrolle dieser Bemessungsempfehlungen und ihre Anpassung an therapeutische Fortschritte bei der Behandlung von Unfallverletzungen sowie an die Rechtsprechung. So wurden dann in einem breiten Konsens unter Einbeziehung von Österreich und der Schweiz Ende 2023 neue Bemessungsempfehlungen von der FGIMB (Fachgesellschaft Interdisziplinäre Medizinische Begutachtung) veröffentlicht, die in Kap. 5 abgedruckt sind. Zu den Autoren, die maßgeblich an deren Entwicklung mitgewirkt haben, darf verwiesen werden auf die ab Februar 2022 veröffentlichten „Neuen Bemessungsempfehlungen zur Invalidität" (vier Veröffentlichungen), abzurufen im Internet

- Besonders hervorzuheben ist ▶ Kap. 6, „Orthopädie und Unfallchirurgie: Das ärztliche Gutachten".

Es enthält eine detaillierte, alle Rechtsgebiete betreffende, praktische Anleitung zur Erstellung eines Gutachtens, die für den Anfänger eine unverzichtbare Hilfestellung ist, an der er sich orientieren kann. Für den Fortgeschrittenen gibt sie Tipps zu allen die Begutachtung betreffenden Fragen. Die weiteren Kapitel stellen zur Abrundung weitere Rechtsgebiete vor, in denen Ärztliche Gutachten anfallen.

Düsseldorf, Deutschland
Oktober 2025

E. Ludolph

Inhaltsverzeichnis

1 Orthopädie und Unfallchirurgie: Begutachtung im Schwerbehindertenrecht und sozialen Entschädigungsrecht.......... 1

2 Orthopädie und Unfallchirurgie: Begutachtung in der gesetzlichen Rentenversicherung.................... 19

3 Orthopädie und Unfallchirurgie: Begutachtung in der gesetzlichen Unfallversicherung.................... 31

4 Orthopädie und Unfallchirurgie: Begutachtung in der privaten Berufsunfähigkeitsversicherung.................... 71

5 Orthopädie und Unfallchirurgie: Begutachtung in der Privaten Unfallversicherung.................... 85

6 Orthopädie und Unfallchirurgie: Das ärztliche Gutachten.......... 121

7 Orthopädie und Unfallchirurgie: Gesetzliche Krankenversicherung.... 145

8 Orthopädie und Unfallchirurgie: Private Krankentagegeldversicherung.................... 167

9 Orthopädie und Unfallchirurgie: Private Krankenversicherung....... 175

10 Orthopädie und Unfallchirurgie: Soziale und Private (Gesetzliche) Pflegeversicherung.................... 185

Stichwortverzeichnis.................... 201

Orthopädie und Unfallchirurgie: Begutachtung im Schwerbehindertenrecht und sozialen Entschädigungsrecht

Inhalt

1.1 Gemeinsamkeiten von Sozialem Entschädigungsrecht und Schwerbehindertenrecht 1
1.1.1 Die „Versorgungsmedizinischen Grundsätze" 1
1.2 Soziales Entschädigungsrecht 7
1.2.1 SGB XIV: Das Soziale Entschädigungsrecht ab 01.01.2024 7
1.2.2 Das Bundesversorgungsgesetz (BVG) 12
1.3 Schwerbehindertenrecht (SGB IX) (Teilhabe behinderter Menschen) 13
1.3.1 Rechtsgrundlagen 13
1.3.2 Statistik 15
1.3.3 Welchen Verfahrens-, Beweis- und Kausalitätsregeln folgt das SGB IX? 15
1.3.4 Was wird ermittelt (GdB)? 16
1.3.5 Wie wird der GdB ermittelt? 16
1.3.6 Nachteilsausgleich 16

1.1 Gemeinsamkeiten von Sozialem Entschädigungsrecht und Schwerbehindertenrecht

Das Soziale Entschädigungsrecht (SER) und das Schwerbehindertenrecht sind Teil des Sozialrechts. Dementsprechend gelten für beide die im SGB I (Sozialgesetzbuch I) aufgestellten allgemeinen Grundsätze und das SGG (Sozialgerichtsgesetz). Zuständig für beide sind ab dem 01.01.2024 ausschließlich die Sozialgerichte. Für beide gelten die gleichen Beweisregeln, wobei die Kausalitätsgrundlagen in Bezug auf das Schwerbehindertenrecht insofern außer Betracht bleiben als dies nicht kausal, sondern final ausgerichtet ist. Es fragt also nicht nach den Ursachen einer Behinderung, sondern nur nach deren Ausmaß. Das Soziale Entschädigungsrecht kennt zudem eine ganz Reihe von Beweiserleichterungen.

Sowohl das SGB IX, das Schwerbehindertenrecht, als auch das SGB XIV und die Neuregelung des ab dem 01.01.2024 vollständig in Kraft getretenen sozialen Entschädigungsrechts lassen die Entwicklung von reinen Fürsorgeleistungen erkennen – zunächst vor allem für die Opfer beider Weltkriege – hin zu dem Bemühen, Menschen mit Behinderungen sowie traumatisierten Menschen die volle Teilhabe am Leben in der Gesellschaft zu ermöglichen.

> Das Soziale Entschädigungsrecht und das Schwerbehindertenrecht sind Teil des Sozialrechts. Ab dem 01.01.2024 sind ausschließlich die Sozialgerichte zuständig.

1.1.1 Die „Versorgungsmedizinischen Grundsätze"

Die Grundlage für finanzielle Leistungen sind die Versorgungsmedizinverordnung (VersMedV) und in deren Umsetzung die „Versorgungsmedizinischen Grundsätze", die ab dem 01.01.2009 die „Anhaltspunkte für die ärztliche Gutachtertätigkeit im sozialen Entschädigungsrecht und nach dem Schwerbehindertengesetz" abgelöst haben. Die Versorgungsmedizinverordnung, insbesondere die „Versorgungsmedizinischen Grundsätze" stellen die Regeln auf, nach denen das Ausmaß, der Grad von nach dem Bundesversorgungsgesetz (BVG) bzw. dem SGB XIV auszugleichenden Schädigungsfolgen (GdS) sowie der Grad der Behinderung (GdB) gemäß SGB IX festzustellen sind.

Vorläufer der „Versorgungsmedizinischen Grundsätze" waren die „Anhaltspunkte" (AHP), die jedoch keinen Verordnungsrang hatten. Die bis zum 01.01.2009 geltenden „Anhaltspunkte" hatten ihren Ursprung in einer Richtlinie, die während des 1. Weltkriegs 1916 durch den wissenschaftlichen Senat bei der Kaiser-Wilhelm-Akademie, Berlin Dahlem, Vorgängerin der Max-Planck-Gesellschaft, erarbeitet wurde und ab 1920 durch das jeweils für Arbeit bzw. Soziales zuständige Ministerium herausgegeben wurde. Diese waren bis zum Inkrafttreten des „Gesetzes zur Sicherung der Eingliederung Schwerbehinderter in Arbeit, Beruf und Gesellschaft" (1974) vor allem auf Kriegsopfer begrenzt, galten aber auch für Angehörige des Heeres („Anhaltspunkte für die militärärztliche Beurteilung der Frage der Dienstbeschädigung oder Kriegsbeschädigung bei den häufigsten psychischen und nervösen Erkrankungen der Heeresangehörigen"). 1977 entstanden die „Anhaltspunkte für die ärztliche Begutachtung Behinderter nach dem Schwerbehindertengesetz". Ab 1983 erschienen die gemeinsamen „Anhaltspunkte für die ärztliche Gutachtertätigkeit im Sozialen Entschädigungsrecht und nach dem Schwerbehindertengesetz" (AHP), die zum 01.01.2009 als Anlage zu § 2 als „Versorgungsmedizinische Grundsätze" in die Versorgungsmedizin-Verordnung (VersMedV) übernommen wurden. Sie erhielten damit Verordnungsrang. Die in ihnen enthaltenen Vorgaben für einzelne Funktionseinbußen sind verbindlich, was sie zwar nicht als Verordnung, aber unter dem Gesichtspunkt der Gleichbehandlung aller Betroffenen auch schon vor dem 01.01.2009 waren (BSG, Urteil vom 18.09.2003 – B 9 SB 3/02 R: Antizipierte Sachverständigengutachten). Sie können also nicht durch Gegengutachten entkräftet werden.

Hinzuweisen ist jedoch – nur beispielhaft – auf folgende Fehlbewertungen:

- Auf chirurgisch-orthopädischem Gebiet nicht nachvollziehbar ist die Vorgabe in den „Versorgungsmedizinischen Grundsätzen" zu Teil B 18.12, die beim künstlichen Ersatz *eines* Hüftgelenks einen GdB/GdS von 10 vorsieht, was unter Berücksichtigung der mit dem künstlichen Gelenkersatz aus präventiven Gründen verbundenen Einschränkungen zu gering ist. Darüber kann man geteilter Meinung sein. Dies gilt aber nicht, soweit unrichtige Überlegungen die Bewertung bestimmen, wenn nach künstlichem Ersatz *beider* Hüftgelenke GdB/GdS verdoppelt werden. Entsprechend widersinnig ist die Vorgabe nach künstlichem Ersatz z. B. der Sprunggelenke, denn die Funktionseinbußen nach künstlichem Gelenkersatz erklären sich im Wesentlichen aus präventiven Gründen. Präventive Überlegungen führen aber nicht zu einer Verdopplung der Funktionseinbußen in Abhängigkeit davon, ob ein Hüftgelenk oder beide Hüftgelenke künstlich ersetzt sind. Der GdB/GdS beträgt als genereller „Basis"-GdB/GdS, der sich durch individuelle Funktionseinbußen erhöhen kann, 20 – unabhängig davon, ob nur ein Hüftgelenk prothetisch ersetzt ist oder beide Hüftgelenke künstlich ersetzt sind.
- Interpretationsbedürftig ist die Vorgabe des „bestmöglichen Behandlungsergebnisses" bei Endoprothesen (Teil B 18.12 der „Versorgungsmedizinischen Grundsätze"). Was „bestmöglich" ist, ist nicht definiert. Es handelt sich um eine Wertung, die von Krankenhaus zu Krankenhaus, von Operateur zu Operateur, von Patient zu Patient und von Operationsmethode zu Operationsmethode stetigen Änderungen unterliegt. Ein derartiger unbestimmter Begriff kann nicht Teil einer Verordnung sein, die eindeutige und verbindliche Vorgaben für die Höhe des GdB/GdS geben soll und will.
- Nicht nachvollziehbar sind die Vorgaben in den „Versorgungsmedizinischen Grundsätzen" zu Teil B 18.13 für den Verlust des Arms im Unterarm und für den Verlust der ganzen Hand mit einem GdB/GdS von 50. Dieser GdB/GdS ist in beiden Fällen zu gering bzw. entspricht nicht dem Gleichbehandlungsgrundsatz. Mit einem GdB/GdS von 50 wird in den „Versorgungsmedizinischen Grundsätzen" auch der Verlust von vier Fingern einer Hand mit Einschluss des Daumens bewertet, wobei die Mittelhand erhalten ist. Diese Relation stimmt bereits nicht. Denn die erhaltene Mittelhand mit einem Finger ist nicht wertlos. Vergleicht man zudem den „Handwert" mit dem Wert, der in den sogenannten MdE-Tabellen (MdE-Erfahrungswerte) der Gesetzlichen Unfallversicherung ausgewiesen ist (MdE 60 %), so ist dieser in den „Versorgungsmedizinischen Grundsätzen" mit einem GdB/GdS von 50 um 10 niedriger, wobei ansonsten die „Versorgungsmedizinischen Grundsätze" höhere Werte enthalten, was auch nachvollziehbar ist. Die Einschätzung des Verlusts des Arms im Unterarm und des Verlusts der ganzen Hand in den „Versorgungsmedizinischen Grundsätzen" mit einem GdB/GdS von 50 ist offensichtlich fehlerhaft und bedarf der Überarbeitung.
- Der Milzverlust (Teil B 16.1) ist mit einem GdB/GdS von 10 jenseits des 8. Lebensjahres angegeben. Der Organverlust ist jedoch nicht identisch mit einem Funktionsverlust. Nach Verlust der Milz bleiben in aller Regel keine Funktionseinbußen. Auch insoweit muss also nachgearbeitet werden.

Was ist bei der Erstellung ärztlicher Gutachten unter Berücksichtigung der „Versorgungsmedizinischen Grundsätze" zu beachten?

Eines der wichtigsten Qualitätsmerkmale für das ärztliche Gutachten ist die Prüfung der eigenen Fachkompetenz (§ 407a

ZPO). Dieser Grundsatz gilt für alle Rechtsgebiete – sowohl für Gutachten nach Aktenlage als auch für Gutachten, die auf der Grundlage einer Untersuchung des Probanden erstellt werden. Ärztliche Gutachten zur Teilhabe behinderter Menschen und zur Feststellung von Merkzeichen (Schwerbehindertenrecht) werden in aller Regel nach Aktenlage erstellt. Beigezogen und ausgewertet werden also Fremdbefunde. Ist jedoch zur Feststellung des GdB/GdS – v.a. im Rahmen eines Rechtsstreits – ein Gutachten aufgrund klinischer und ggf. bildgebender, elektrophysiologischer und laborchemischer Untersuchung erforderlich, ist der GdS/GdB-Prüfablauf für den ärztlichen Gutachter wie folgt (Tab. 1.1):

1. Zu objektivieren sind die Funktionseinbußen/Gesundheitsstörungen/Behinderungen im Vollbeweis – soweit sie gegenwärtig sind und „mit hoher Wahrscheinlichkeit länger als 6 Monate" andauern („Versorgungsmedizinische Grundsätze" Teil A 2.f)).
2. Gesondert zu erfassen sind „seelische Begleiterscheinungen und Schmerzen" nur, wenn diese „außergewöhnlich" sind („Versorgungsmedizinische Grundsätze" Teil A 2. i)) oder „über das übliche Maß" hinausgehen („Versorgungsmedizinische Grundsätze" Teil A 2. j)).
3. Bei wechselnden Funktionseinbußen (z. B. chronische Osteomyelitis mit wechselnder Fistelung) ist das „durchschnittliche" Ausmaß der Beeinträchtigung zu erfassen und festzustellen („Versorgungsmedizinische Grundsätze" Teil A 2. f)).
4. Zu erfassen und festzustellen sind nur gegenwärtige Gesundheitsstörungen. Zukünftige Gesundheitsstörungen sind nur zu berücksichtigen bei der sogenannten Heilungsbewährung („Versorgungsmedizinische Grundsätze" Teil A 2. h)), wobei es fraglich ist, inwieweit es sich dabei nicht doch um gegenwärtige Funktionseinbußen handelt.
5. Die individuellen gegenwärtigen und nicht nur vorübergehenden Funktionseinbußen sind den „Eckwerten" der „Versorgungsmedizinischen Grundsätze" zuzuordnen.
Soweit die „Versorgungsmedizinischen Grundsätze" für Gesundheitsstörungen Bandbreiten vorgeben (GdB/GdS 10–30 oder 30–60), sind derartige Spannen nicht hilfreich. Sie entwerten die Feststellung auf der Grundlage der „Versorgungsmedizinischen Grundsätze" als antizipiertes Sachverständigengutachten. Erforderlich ist in diesen Fällen eine exaktere Vorgabe der einzelnen Funktionseinbußen durch den Verordnungsgeber. Die Einordnung der individuellen Funktionseinbußen hat in diesen Fällen durch Hilfsüberlegungen zu erfolgen.
6. Die Feststellung des Grades der Behinderung (GdB)/Grad der Schädigungsfolgen (GdS) hat *ohne* Zusatz des Prozentzeichens (%) zu erfolgen, wogegen jedoch immer wieder verstoßen wird.
7. Die Feststellung hat in durch 10 teilbare Gradzahlen zu erfolgen („Versorgungsmedizinische Grundsätze" Teil A 2. e)).
8. Bei Zusammentreffen mehrerer Behinderungen/Schädigungsfolgen (Tab. 1.1) hat zunächst die gesonderte Feststellung jedes Einzel-GdB/GdS (getrennte Feststellung bezogen auf ein Funktionssystem) zu erfolgen. Der Gesamt-GdB/GdS (Gesamtgrad der Behinderung/der Schädigungsfolgen) ist aus den Auswirkungen der einzelnen Funktionsbeeinträchtigungen in ihrer Gesamtheit unter Berücksichtigung ihrer wechselnden Beziehungen zueinander zu ermitteln („Versorgungsmedizinische Grundsätze" Teil A 3. a)).

Tab. 1.1 Prüfschema für den ärztlichen Gutachter zur Feststellung des GdB/GdS

I. Ermittlung des Einzel-GdB/GdS	
1. Sicherung (Objektivierung) der – gegenwärtigen (einschließlich der durch Heilungsbewährung bedingten), – altersuntypischen, – die Teilnahme am Leben der Gemeinschaft bestimmenden Funktionsbeeinträchtigungen	Feststellung des Einzel-GdB/GdS für jedes Funktionssystem
2. Sicherung (Objektivierung durch neurologisch-psychiatrisches Gutachten) – der durch erheblich höher als zu erwartende seelische Begleiterscheinungen und Schmerzen bedingten Funktionseinbußen	Feststellung des Einzel-GdB/GdS für jedes Funktionssystem
II. Ermittlung des Gesamt-GdB/GdS	
Sicherung der Funktionsbeeinträchtigungen, die – sich potenzieren, – sich überschneiden – sich addieren	Die Feststellung des Gesamt-GdB/GdS geht in der Regel vom höchsten Einzel-GdB/GdS aus. Dieser wird erhöht. Ein Einzel-GdB von 10 wirkt sich – mit Ausnahmen – nicht erhöhend aus.

Die Begutachtung für das Schwerbehindertenrecht und das SER ist Funktionsbegutachtung, nicht Befundbegutachtung. Maßgeblich für den Grad der Behinderung/den Grad der Schädigungsfolgen (GdB/GdS) sind die von den Befunden (krankhaften Veränderungen) ausgehenden Funktionsbeeinträchtigungen – d. h. die Beeinträchtigung der Teilhabe am Leben in der Gemeinschaft. Keine Behinderung sind laborchemische oder apparative Normabweichungen. Keine Behinderung sind auch ausschließlich bildgebend zur Darstellung kommende Veränderungen. Alle diese Veränderungen können ein Indiz für klinisch relevante Funktionsbeeinträchtigungen und eine dadurch bedingte Beeinträchtigung der Teilhabe sein, was aber kritisch zu hinterfragen ist. Bildgebend zur Darstellung kommende Befunde korrelieren nicht ausreichend sicher mit Funktionsbeeinträchtigungen.

Nicht aus jeder Normabweichung resultiert also eine Funktionsbeeinträchtigung und eine dadurch bedingte Beeinträchtigung der Teilhabe und damit eine Behinderung.

Keine Behinderung ist die altersphysiologische Veränderung (Teil A 2. c) der „Versorgungsmedizinischen Grundsätze"). Die Beweglichkeit der Gelenke und der Wirbelsäule nehmen mit zunehmendem Alter physiologisch ab. Das Gleiche gilt für das Seh- und Hörvermögen, die Geschicklichkeit, die Schnelligkeit und die kardiale und pulmonale Leistungsfähigkeit. Diese mit zunehmendem Alter einsetzenden Veränderungen führen ebenso wenig zu einer Behinderung wie dies für kindspezifische Funktionsbeeinträchtigungen gilt. Orientierungspunkt ist stets der Normalbefund (Regelbefund) in der jeweiligen Altersgruppe.

Nur objektive Funktionsbeeinträchtigungen können Grundlage des GdB/GdS sein, wobei die Mittel zur Objektivierung und der Grad der Sicherheit, mit denen Funktionsbeeinträchtigungen festgestellt werden können, sich von Fachgebiet zu Fachgebiet ändern. Seelische Begleiterscheinungen und Schmerzen sind nur dann als Grundlage für die Einschätzung gesondert zu erfassen, wenn diese das zu erwartende, „üblicherweise vorhandene" Maß übersteigen (Teil A 2. i) und j) der „Versorgungsmedizinischen Grundsätze").

Werden subjektive Funktionsbeeinträchtigungen – seelische Begleiterscheinungen und übermäßige Schmerzen und daraus resultierende Funktionsbeeinträchtigungen – angegeben, müssen diese zunächst, gegebenenfalls auch fachpsychiatrisch, gesichert werden (Vollbeweis). Erst dann ist zu prüfen, ob sie das mit den körperlichen Funktionsbeeinträchtigungen verbundene „übliche" Maß überschreiten.

Die Höhe des GdB/GdS hängt nicht vom Ausmaß der subjektiven Klagen ab. Fehlen Indizien für eine besondere Schmerzhaftigkeit, fehlen also z. B. eine signifikante Muskelminderung, eine Minderung der Fußsohlenbeschwielung und ein signifikant herabgesetzter Kalksalzgehalt, lässt sich eine schmerzbedingte Minderbelastbarkeit einer unteren Gliedmaße nicht begründen. Das Gleiche gilt z. B. bei kräftigen Arbeitsspuren im Bereich der Hände, die mit der Angabe, der Arm könne schmerzbedingt nicht belastet werden, nicht in Übereinstimmung zu bringen sind. Wird z. B. angegeben, schmerzbedingt könne nach Amputation des Beins im Bereich des Oberschenkels keine Prothese getragen werden, können aber bei wiederholten Überprüfungen klar umschriebene Druckschmerzen nicht ausgelöst werden, ist ein prothesenfähiger Amputationsstumpf der Einschätzung zugrunde zu legen.

Seelische Begleiterscheinungen und Schmerzen müssen als weitgehend subjektive Funktionseinbußen mit den objektiven korrelieren.

Gegenwärtig sind alle Funktionsbeeinträchtigungen/Gesundheitsstörungen/Behinderungen, die der Betroffene

- nicht mehr verrichten kann (Unmöglichkeit, z. B. Funktionsbeeinträchtigung durch Beinverlust),
- beschwerdebedingt nicht mehr verrichtet (Unzumutbarkeit, z. B. Funktionsbeeinträchtigung durch schmerzhafte Kniegelenksarthrose),
- aus präventiven Gründen nicht verrichten darf (Unzulässigkeit, z. B. Funktionsbeeinträchtigung durch Meidung von Menschenansammlungen infolge Infektionsrisiko des Kleinkinds nach Milzverlust oder durch Meidung hüftgelenkstrapazierender Betätigungen nach künstlichem Ersatz des Hüftgelenks).

Selbst wenn Funktionseinbußen künftig sicher zu erwarten sind, führt das mit Ausnahme von Funktionseinbußen aus präventiven Gründen (die letzte der oben genannten Alternativen) nicht zu einer Erhöhung des GdB/GdS (Teil A 2. h) der „Versorgungsmedizinischen Grundsätze"). Vielmehr ist bei Eintritt der Verschlimmerung (Teil A 7. a) der „Versorgungsmedizinischen Grundsätze") ein entsprechender Antrag zu stellen (§ 152 SGB IX/§ 10 (1) SGB XIV). Bei wechselnden Funktionseinbußen, z. B. Hauterkrankungen, bestimmt sich der Grad der Behinderung nach der Gesundheitsstörung, die letztlich die Behinderung prägt. Welche das ist, ist nicht mit einer mathematischen Formel zu bestimmen. Es kommt darauf an, durch welche Funktionsbeeinträchtigung maßgeblich die Beeinträchtigung der „Teilnahme am Leben in der Gesellschaft" bestimmt wird. Sind z. B. akute Schübe einer chronischen Osteomyelitis selten, so sind die mit dem akuten Schub verbundenen Funktionsbeeinträchtigungen für das Ausmaß der Behinderung nicht maßgeblich (Teil A 2. f) der „Versorgungsmedizinischen Grundsätze"). Auszugehen ist vom „durchschnittlichen" Ausmaß der Beeinträchtigung.

Eine Besonderheit ist der GdB/GdS für die Zeit der sogenannten Heilungsbewährung (Teil A 2. h) und Teil A 7. b) der „Versorgungsmedizinischen Grundsätze"). Diese so genannte Heilungsbewährung ist jedoch im Kern eine gegenwärtige Funktionseinbuße aus präventiven Gründen und deshalb nur vordergründig eine Besonderheit. Nach Transplantationen und nach Erkrankungen, die zu Rezidiven neigen (Tumorerkrankungen, chronische Osteomyelitis), ist bei der GdB/GdS-Ermittlung ein Zeitraum von bis zu 5 Jahren nach Abschluss der Primärbehandlung (z. B. operativer Entfernung des Tumors oder Ausräumung der osteomyelitisch veränderten knöchernen Strukturen) abzuwarten. Bis zu diesem Zeitpunkt ist der GdB/GdS wegen des Wiedererkrankungsrisikos gegenüber dem für die Folgen der Grunderkrankung zu ermittelnden GdB/GdS erhöht.

Auch wenn die krankheitsbedingten Funktionsbeeinträchtigungen unverändert bestehen, kann nach Ablauf der Heilungsbewährung der GdB/GdS gesenkt werden (Teil A 7. b) der „Versorgungsmedizinischen Grundsätze").

1.1 Gemeinsamkeiten von Sozialem Entschädigungsrecht und Schwerbehindertenrecht

Nach Sicherung der individuellen Funktionsbeeinträchtigung/Gesundheitsstörung/Behinderung ist der nächste Schritt deren Zuordnung zu bestimmten Nummern der „GdS-Tabelle", Teil B der „Versorgungsmedizinischen Grundsätze". Teil B der „Versorgungsmedizinischen Grundsätze" gibt tabellarisch aufgeführte Gesundheitsstörungen vor. Es sind verbindliche „Eckwerte", aus denen mittels vergleichender Betrachtung Werte für andere Gesundheitsstörungen abgeleitet werden. Bei atypischen Fällen empfiehlt sich die Angabe mehrerer „Eckwerte", die der individuellen Gesundheitsstörung vergleichbar sind und von denen aus der „richtige" Wert sozusagen angepeilt wird, um so die Überlegungen des Gutachters für Dritte transparent zu machen.

Der jeweilige „Eckwert" der „Versorgungsmedizinischen Grundsätze" umfasst die mit der Gesundheitsstörung regelhaft verbundenen „üblichen" Schmerzen und seelischen Begleiterscheinungen (Teil A 2. i) und Teil A 2. j) der „Versorgungsmedizinischen Grundsätze").

Sehen die „Versorgungsmedizinischen Grundsätze" einen Spielraum für die Einschätzung des GdB/GdS vor (z. B. Teil B 18.14 „Lockerung des Knie-Band-Apparats, Versorgung mit einem Stützapparat je nach Achsenfehlstellung" – GdB/GdS 30–50), so ist mithilfe anderer „Eckwerte" der für die individuelle Funktionsbeeinträchtigung maßgebliche GdB/GdS einzugrenzen. Im Beispielsfall sind „Eckwerte" einmal das in günstiger Stellung fest versteifte Kniegelenk (GdB/GdS 30) und der Verlust des Beins im Unterschenkel bei genügender Funktionstüchtigkeit des Stumpfs und der verbliebenen Gelenke (GdB 50). Diese Hilfsüberlegungen sind in das Gutachten ausdrücklich aufzunehmen, um den Vorschlag dem für die Festsetzung des GdB/GdS Verantwortlichen nachvollziehbar zu vermitteln.

Treffen mehrere Gesundheitsstörungen zusammen, ist zunächst jede Gesundheitsstörung einzeln zu bewerten und der dafür maßgebliche GdB/GdS („Einzel"-GdB/GdS) als Bewertungsfaktor festzuhalten (Teil A 3. der „Versorgungsmedizinischen Grundsätze"). Aus der Gesamtheit der Behinderungen ist dann der „Gesamt"-GdB/GdS zu bilden.

> **§ 152 Abs. 3, Satz 1, SGB IX**
>
> Liegen mehrere Beeinträchtigungen der Teilhabe am Leben in der Gesellschaft vor, so wird der Grad der Behinderung nach den Auswirkungen der Beeinträchtigungen in ihrer Gesamtheit unter Berücksichtigung ihrer wechselseitigen Beziehungen festgestellt. ◄

Bei der Ermittlung des „Gesamt"-GdB/GdS dürfen die Einzelbewertungen nicht addiert werden (Teil A 3. A der „Versorgungsmedizinischen Grundsätze"). Die Einzelbewertungen sind nur eine Bewertungsgröße. Sie sind keine Berechnungsgrundlage. Maßgebend für die Bildung des „Gesamt"-GdB/GdS sind die Auswirkungen der einzelnen Funktionsbeeinträchtigungen in ihrer Gesamtheit in ihrer wechselseitigen Beziehung zueinander. So kann ein „Gesamt"-GdB von 50 nur dann angenommen werden, wenn die Gesamtauswirkungen der verschiedenen Funktionsbeeinträchtigungen so erheblich sind, wie dies bei dem Verlust einer Hand oder eines Beins im Unterschenkelbereich der Fall wäre.

Funktionsbeeinträchtigungen können durch Hinzutreten weiterer Funktionsbeeinträchtigungen

- in Abhängigkeit voneinander verstärkt werden (Teil A 3. d) bb) der „Versorgungsmedizinischen Grundsätze"). Nach z. B. Verlust des linken Beins im Unterschenkel mit prothesenfähigem Stumpf – „Einzel"-GdB/GdS 50 – kommt es zum Verlust des Daumens sowie des Zeige- und Mittelfingers rechts – „Einzel"-GdBGdS/30. Der „Gesamt"-GdB/GdS ist auf 90 einzuschätzen, da durch den Verlust der Finger rechts nicht nur Funktionsbeeinträchtigungen im Bereich der Hand hinzukommen, sondern die Funktionsbeeinträchtigungen im Bereich des linken Beins nicht mehr durch Benutzen einer Gehstütze rechts ausgeglichen werden können,
- völlig unabhängig voneinander sein (Teil A 3. d) aa) der „Versorgungsmedizinischen Grundsätze"), z. B. bei stärker behindernder Neurose – „Einzel"-GdB/GdS 40 – kommt es zur Versteifung eines Kniegelenks – „Einzel"-GdB/GdS 30. Der „Gesamt"-GdB/GdS ist auf 70 einzuschätzen, da sich beide Funktionsbeeinträchtigungen nicht überschneiden,
- sich überschneiden (Teil A 3. d) cc) der „Versorgungsmedizinischen Grundsätze"). Eine Einschränkung der Lungenfunktion mittleren Grades mit das gewöhnliche Maß übersteigender Atemnot z. B. beim Treppensteigen und Gehen von 3–4 km (Teil B 8. 3 der „Versorgungsmedizinischen Grundsätze") – „Einzel"-GdB 50 – fällt zusammen mit einer Versteifung des oberen und unteren linken Sprunggelenks in ungünstiger Stellung – „Einzel"-GdB 40 – ergibt einen „Gesamt"-GdB von 70, weil sich die Auswirkungen beider Funktionsbeeinträchtigungen in den „Lebensbereichen" (Teil A 2. a „Versorgungsmedizinische Grundsätze") Bewegung und Belastung überschneiden.

Sinnvollerweise geht man bei der Bildung des „Gesamt"-GdB von der Funktionsbeeinträchtigung mit dem höchsten „Einzel"-GdB aus (Teil A 3. c der „Versorgungsmedizinischen Grundsätze"), um dann zu prüfen, ob die weiteren Funktionsbeeinträchtigungen das Ausmaß der Behinderung noch vergrößern.

> **Beispiel**
>
> Bei einer „Einschränkung der Herzleistung" (Teil B 9.1.1 der „Versorgungsmedizinischen Grundsätze") mit einer „Leistungsbeeinträchtigung bereits bei alltäglicher leich-

ter Belastung (z. B. Spazieren gehen – 3–4 km/h, Treppensteigen bis zu einem Stockwerk, leichte körperliche Arbeit)" mit einem „Einzel"-GdB von 60 erleidet der schwerbehinderte Mensch durch einen Sturz einen schweren Kniebinnenschaden rechts. Es wird ein künstliches Kniegelenk implantiert (GdB 20), dessen Funktion „bestmöglich" ist (Teil B 18.12 der „Versorgungsmedizinischen Grundsätze"). ◄

Die Implantation des künstlichen Kniegelenks bedingt keinen Anstieg des „Gesamt"-GdB, weil die Funktionsbeeinträchtigungen des schwerbehinderten Menschen aufgrund der Herzkrankheit so ausgeprägt sind, dass weitere gegenwärtige und präventiv begründete Funktionsbeeinträchtigungen aufgrund des künstlichen Kniegelenkersatzes entfallen.

> **Beispiel**
>
> Die gleichen Überlegungen gelten, wenn durch ein Unfallereignis der schwerbehinderte Mensch einen geschlossenen, stabilen Stauchungsbruch des 1. Lendenwirbelkörpers erleidet, der konservativ behandelt wird und störungsfrei zur Ausheilung kommt. Es verbleibt unfallbedingt eine herabgesetzte statische und dynamische Belastbarkeit der oberen Lendenwirbelsäule und eine etwas eingeschränkte segmentale Beweglichkeit im ehemaligen Verletzungsbereich. Vorbestehend war die operative Versteifung der Segmente L3–L5 mit noch liegendem Metall (GdB 30). ◄

Die vorbestehenden Funktionsbeeinträchtigungen überlagern die unfallbedingten Funktionsbeeinträchtigungen derart, dass eine Anhebung des „Gesamt"-GdB nicht gerechtfertigt ist.

Von wenigen Ausnahmefällen abgesehen, führen zusätzliche leichte Funktionsbeeinträchtigungen, die nur einen GdB/GdS von 10 bedingen, neben einer schweren Funktionsbeeinträchtigung nicht zu einer Steigerung des „Gesamt"-GdB/GdS. Nach Verlust einer Hand („Einzel"-GdB/GdS 50) führt eine diätpflichtige Zuckerkrankheit mit einem GdB von 10 nicht zu einer Zunahme der Gesamtfunktionseinbußen und damit nicht zu einer Erhöhung des GdB von 50. Generell gilt nach § 152 Abs. 1, Satz 6 SGB IX und nach Teil A 3. d) ee) der „Versorgungsmedizinischen Grundsätze", dass – von Ausnahmen abgesehen – ein „Einzel"-GdB/GdS „wenigstens 20" betragen muss und ein „Einzel"-GdB/GdS unter 20 folglich auch nicht zu einer Erhöhung des „Gesamt"-GdB/GdS führt. Erst ein „Einzel"-GdB/GdS von 20 hat allenfalls für den „Gesamt"-GdB/GdS Relevanz.

Leistungen nach dem Sozialen Entschädigungsrecht und dem Schwerbehindertenrecht erfolgen – zwar mit ganz erheblichen Ausnahmen – ausschließlich auf Antrag, dies wegen des unbestimmten Personenkreises, der nach dem SGB IX, dem SGB XIV und dem BVG antragsberechtigt sein kann.

Zu ermitteln ist der GdS und der GdB grundsätzlich in Zehnerwerten („Versorgungsmedizinische Grundsätze" Teil A 2. e)). Ein um bis zu 5 geringerer Grad der Schädigungsfolgen wird vom höheren Zehnergrad mit umfasst. Zu ermitteln sind Funktionseinbußen für Vergangenheit und Gegenwart („Versorgungsmedizinische Grundsätze" Teil A 2. h)). Zukünftige Funktionseinbußen sind nur insoweit zu berücksichtigen, als sie im Sinne der Prävention gegenwärtige Auswirkungen haben. Ein regelhaft funktionierendes künstliches Hüftgelenk ist mit einem GdB/GdS von mindestens 10 zu bewerten (Teil B Nr. 18.12 der „Versorgungsmedizinischen Grundsätze"), weil der Träger eines künstlichen Gelenkersatzes, will er dessen Standzeit nicht verkürzen, raue Bewegungen/Belastungen, das Heben und/oder Tragen schwerer Lasten und Zwangshaltungen meiden muss. Der in den „Versorgungsmedizinischen Grundsätzen" vorgesehene GdS/GdB (Teil B Nr. 18.12 der „Versorgungsmedizinischen Grundsätze") mit 10 ist unter diesen Gesichtspunkten eher zu gering, aber verbindlich.

> **Beispiel**
>
> Ein Soldat hat durch geschützte Tätigkeit einen Unterarmbruch rechts mit Beteiligung des rechten Handgelenks erlitten. Es verbleibt eine erhebliche Bewegungseinschränkung. Durch geschützte Tätigkeit, 5 Jahre nach diesem Unfall, kommt es zu einem Verlust des linken Beins im Unterschenkel. ◄

Im Sozialen Entschädigungsrecht und Schwerbehindertenrecht werden – anders als in der Gesetzlichen Unfallversicherung – Sonderopfer, Gesundheitsstörungen aus dem geschützten Bereich, entschädigt, nicht einzelne Unfälle („Versorgungsmedizinische Grundsätze" Teil A 2. und A 3.). Die im Fallbeispiel erlittenen zwei Unfälle werden als Sonderopfer aus dem geschützten Bereich zusammengefasst. Durch Bescheid festgesetzt wird nur *ein* Grad der Schädigungsfolgen (GdS). Der Grund für diesen Unterschied gegenüber der Gesetzlichen Unfallversicherung liegt darin, dass in der GUV häufig unterschiedliche Arbeitgeber/Unfallversicherungsträger betroffen sind, denen die einzelnen Gesundheitsschäden zuzurechnen sind, was bei Schädigungsfolgen entfällt, wobei sich zur Einschätzung der MdE (GUV) insoweit völlig eigenständige Regeln ergeben.

Der GdS im oben genannten Fallbeispiel ist mit mindestens 70 zu diskutieren – (20 für die Bewegungseinschränkung im Bereich des rechten Handgelenks, 50 für den Verlust des linken Beins im Unterschenkel; Teil B Nr. 18.13 und 18.14 der „Versorgungsmedizinischen Grundsätze"). Zwar „dürfen" die „Einzel-GdS" („Versorgungsmedizinische Grundsätze" Teil A 3. a)) grundsätzlich nicht addiert werden, weil für den GdS die „Funktionsbeeinträchtigungen in ihrer Gesamtheit" entscheidend sind und nicht jeder „Einzel-GdS". Diese geben in der Regel keine ausreichende Information zur schädigungsbedingten Funktionseinbuße. Im Fallbeispiel kann jedoch der Betroffene infolge der Funktionseinbußen im Bereich des rechten Handgelenks nur mit Erschwernis eine Gehstütze zur Entlastung des linken Beins benutzen, sodass es gerechtfertigt ist, beide Werte (GdS 20 und 50) zusammen zu ziehen.

> **Übersicht**
> Der GdB/GdS wird auf der Grundlage der „Versorgungsmedizinischen Grundsätze" ermittelt. Diese haben Verordnungsrang. Sie sind im Sinne der Gleichbehandlung aller behinderten Menschen für den ärztlichen Gutachter verbindlich. Der GdB/GdS ist aufgrund der gegenwärtigen objektiven Funktionsbeeinträchtigungen, die im Vollbeweis gesichert sind, zu ermitteln. Zu ermitteln ist grundsätzlich in Zehnerschritten. Der „Einzel"-GdB/GdS, der GdB/GdS für die einzelnen Funktionssysteme, ist, wenn mehrere Funktionssysteme betroffen sind, zu einem „Gesamt"-GdB/GdS zusammenzufassen unter Beachtung der Vorgaben der „Versorgungsmedizinischen Grundsätze". Dieser drückt die Beeinträchtigung der Teilhabe des behinderten Menschen am Leben in der Gemeinschaft aus. Entscheidend sind die insgesamt vorliegenden Funktionsbeeinträchtigungen.
> Leistungen setzen grundsätzlich einen Antrag voraus.

1.2 Soziales Entschädigungsrecht

1.2.1 SGB XIV: Das Soziale Entschädigungsrecht ab 01.01.2024

Rechtsgrundlagen
Ab dem 01.01.2024 löst das 14. Sozialgesetzbuch (SGB XIV) das Bundesversorgungsgesetz (BVG), dessen ursprüngliche Fassung vom 20.12.1950 stammt und das für Kriegsbeschädigte und Hinterbliebene der beiden Weltkriege geschaffen wurde, als Leitgesetz ab, wobei das BVG jedoch diese Funktion für Einzelgesetze zum Sozialen Entschädigungsrecht zumindest zunächst beibehalten wird. Abgelöst wird es insofern, als Ansprüche von Kriegsopfern, von Opfern einer Gewalttat, einer Schädigung durch Impfung und einer Schädigung durch den Zivildienst ab dem 01.01.2024 über das SGB XIV entschädigt werden. Aufgehoben sind ab dem 01.01.2024 das Opferentschädigungsgesetz (OEG), das Infektionsschutzgesetz (IfSG) und das Zivildienstgesetz (ZDG).

Durch das SGB XIV ist der Rahmen für die Opferentschädigung deutlich ausgedehnt worden, insbesondere auch durch die Einbeziehung von Menschen, die Gewalt miterleben müssen (§ 14 (2) SGB XIV). Zwar wurden diese unter der Geltung des § 1 OEG von der Rechtsprechung insofern einbezogen, als eine besondere Nähe zum Opfer bestand (sog. Sekundärschäden). Dies führte aber immer wieder zu Rechtsstreitigkeiten, sodass dies jetzt erweitert wurde auf Schockschäden sowie abschließend auf gesetzlich definierte Angehörige (§ 14 (2) SGB XIV). Das SGB XIV leistet Unterstützung für Menschen, die eine gesundheitliche physische oder psychische Schädigung – auch dies ist neu – durch ein „schädigendes Ereignis erlitten haben, für das die staatliche Gemeinschaft eine besondere Verantwortung trägt" (§ 1 (1) SGB XIV). Ausgestaltet wurden die Hilfsangebote, insbesondere in Form der schnellen Hilfe. Erleichtert wurde der Beweis einer Gewalttat, um nur einige Neuerungen zu nennen.

Schädigende Ereignisse nach § 1 (1) SGB XIV sind:

1. Gewalttaten nach Kap. 2, Abschn. 2, Unterabschnitt 1 (§§ 13, 14, 15 SGB XIV),
2. Kriegsauswirkungen beider Weltkriege nach Kap. 2, Abschn. 2, Unterabschnitt 2 (§ 21 SGB XIV),
3. Ereignisse im Zusammenhang mit der Ableistung des Zivildienstes nach Kap. 2, Abschn. 2, Unterabschnitt 3 (§ 23 SGB XIV) sowie
4. Schutzimpfungen oder andere Maßnahmen der spezifischen Prophylaxe nach Kap. 2, Abschn. 2, Unterabschnitt 4, die eine gesundheitliche Schädigung verursacht haben (§ 24 SGB XIV).

Besonders hervorzuheben ist, dass künftig auch Opfer psychischer Gewalt (§ 13 (1) Ziffer 2 SGB XIV) – hierunter fallen vor allem Fälle von sexueller Gewalt und des sexuellen Missbrauchs – Leistungen des Sozialen Entschädigungsrechts erhalten können. Das Gleiche gilt nach § 14 (1) Ziff. 5 für die Opfer von erheblicher „Vernachlässigung von Kindern" und nach Ziff. 6 für die Opfer der „Herstellung, Verbreitung und öffentliche Zugänglichmachung von Kinderpornografie nach § 184b Absatz 1 Satz 1 Nummer 1, 3 und 4 des Strafgesetzbuchs."

Anknüpfungspunkt für die Leistungen ist nicht mehr nur die Nationalität des Betroffenen, sondern auch die Örtlichkeit, von der die Gewalt ausgeht – z. B. „Inland" (§ 13 (1) SGB XIV). Also auch Ausländer, die sich im Inland aufhalten, fallen unter das Soziale Entschädigungsrecht, was zuvor nur im Fall der Gegenseitigkeit der Fall war, wenn also auch der Heimatstaat des Ausländers eine entsprechende Regelung vorsah.

Erlassen wurde das SGB XIV bereits am 12.12.2019, auch motiviert durch die Vorfälle auf dem Weihnachtsmarkt an der Berliner Gedächtniskirche (Breitscheidplatz) am 19.12.2016. Das SGB XIV, eigentlich das 13. Sozialgesetzbuch – auf die

Zahl 13 wurde jedoch mit Rücksicht auf die Empfindungen gewisser Kreise verzichtet –, trat jedoch überwiegend erst ab dem 01.01.2024 in Kraft, um den Bundesländern zu ermöglichen, ihre Verwaltungen auf veränderte Vorgaben einzustellen. Bereits rückwirkend zum 1. Juli 2018 sind einzelne Änderungen im BVG und OEG über höhere Waisenrenten (§ 87 SGB XIV), Überführungs- und Bestattungskosten (§ 99 SGB XIV) sowie die Gleichstellung von in- und ausländischen Gewaltopfern (§ 7 SGB XIV), in Kraft getreten. Im Einzelnen gelten folgende Regelungen/Besonderheiten:

- Gleich geblieben ist das grundsätzliche Antragserfordernis (§ 10 SGB XIV).
- Wie im gesamten Sozialrecht gilt die Relevanztheorie, die Theorie der wesentlichen Bedingung. Auch Schadensbilder psychischer Genese werden nur dann entschädigt, wenn sie wesentlich auf einem schädigenden Ereignis beruhen (§ 4 (1) SGB XIV). Zu beachten sind aber die nachfolgenden Beweiserleichterungen.
- Aus dem BVG (§ 1 (3) Satz 2 BVG) wurde übernommen die „Kannversorgung" (§ 4 (6) SGB XIV) (→ Kausalitätstheorien).
- Es gelten grundsätzlich die für das Sozialrecht allgemein geltenden Beweisregeln. Alle Tatsachen sind im Vollbeweis zu sichern, der Kausalzusammenhang mit dem Beweismaß der Wahrscheinlichkeit (§ 4 (4) SGB XIV) aber mit erheblichen Ausnahmen
  – zum ursächlichen Zusammenhang:

§ 4 (5) SGB XIV

„Bei psychischen Gesundheitsstörungen wird die Wahrscheinlichkeit des ursächlichen Zusammenhangs im Einzelfall vermutet, wenn diejenigen medizinischen Tatsachen vorliegen, die nach den Erfahrungen der medizinischen Wissenschaft geeignet sind, einen Ursachenzusammenhang zwischen einem nach Art und Schwere geeigneten schädigenden Ereignis und der gesundheitlichen Schädigung und der Schädigungsfolge zu begründen und diese Vermutung nicht durch einen anderen Kausalverlauf widerlegt wird." ◄

– zu den Tatsachen:

§ 117 SGB XIV

(1) „Die Angaben der antragstellenden Person, die sich auf die mit der Schädigung im Zusammenhang stehenden Tatsachen beziehen, sind, wenn Beweismittel nicht vorhanden oder nicht zu beschaffen oder ohne Verschulden der antragstellenden Person oder ihrer Hinterbliebenen verlorengegangen sind, der Entscheidung zugrunde zu legen, soweit sie nach den Umständen des Falles glaubhaft erscheinen.

(2) Eine Tatsache erscheint glaubhaft, wenn bei mehreren ernstlich in Betracht zu ziehenden Möglichkeiten das Vorliegen einer davon relativ am wahrscheinlichsten ist, weil nach Gesamtwürdigung aller Umstände besonders viel für diese Möglichkeit spricht.

(3) Die Verwaltungsbehörde kann von der antragstellenden Person in besonderen Fällen die Abgabe einer eidesstattlichen Versicherung verlangen." ◄

- Das SGB XIV enthält gegenüber dem BVG und dem OEG eine deutliche Aufstockung der Leistungen, die möglich wurde, weil durch einen natürlichen Wegfall der Weltkriegsgeneration die Leistungen insgesamt geringer werden.
- Der Gewaltbegriff ist erweitert um die psychische Gewalt (§ 13 (1) Nr. 2 SGB XIV), jedoch erst ab dem 01.01.2024 und nur bei „schwerwiegendem Verhalten". Um Auslegungsschwierigkeiten insofern zu vermeiden, finden sich in § 13 (2) SGB XIV Regelbeispiele aus dem Strafgesetzbuch, die zwar selbst damit als „schwerwiegend" festgeschrieben sind, deren Strafrahmen jedoch von drei Monaten bis zu 5 Jahren geht, sodass fraglich ist, inwiefern diese Beispiele eine Auslegungshilfe sein werden.
- Als Konsequenz des Anschlags vom 19.12.2016 wurden Anschlagsopfer infolge von Taten mit einem Kraftfahrzeug, die bisher von Ansprüchen nach dem OEG ausgenommen waren (§ 1 (11) OEG) – ihnen stehen Ansprüche nach dem PflVG (Gesetz über die Pflichtversicherung für Kraftfahrzeughalter) bzw. ähnlich lautenden Gesetzen anderer Staaten zu – ausdrücklich in den Schutzbereich des SGB XIV einbezogen (§ 18 SGB XIV), was insofern richtig ist, als diese Gesetze nicht dem Schutzgedanken des SGB XIV entsprechen.
- Leistungen der „schnellen Hilfe" (§§ 29–40 SGB XIV), insbesondere die Traumaambulanzen und die Unterstützung Betroffener durch ein Fallmanagement, erweitern maßgeblich das Hilfsangebot, insbesondere auf psychotherapeutischem Gebiet, um eine Chronifizierung des Leidens zu verhindern oder zu mildern. Dieses Hilfsangebot ist ergänzt durch Verfahrensvereinfachungen (§§ 115, 116 SGB XIV).
- Ausdrücklich gesetzlich festgehalten ist der Wegfall von Leistungen, wenn der Geschädigte seinerseits eine Ursache für den Schaden gesetzt hat oder wenn er während des Naziregimes gegen die Grundsätze von Rechtsstaatlichkeit und/oder Menschlichkeit verstoßen hat (§§ 16, 17, 19, 20 und 22). Geht es um Fälle häuslicher Gewalt, ist nicht unproblematisch die Regelung des § 16 (2) SGB XIV – „Leistungen sind so zu erbringen, dass sie nicht der Person

1.2 Soziales Entschädigungsrecht

wirtschaftlich zugutekommen, die das schädigende Ereignis verursacht hat" – in Verbindung mit § 17 (2) SGB XIV – „Leistungen können ganz oder teilweise versagt werden, wenn Geschädigte es unterlassen haben, das ihnen Mögliche und Zumutbare zur Aufklärung des Sachverhalts und zur Verfolgung der Täterin oder des Täters beizutragen." Die Regelung verstößt in diesen Fällen ausdrücklich gegen Art. 18 (4) der Istanbul-Konvention (Übereinkommen des Europarats zur Verhütung und Bekämpfung von Gewalt gegen Frauen und häuslicher Gewalt) vom 11.05.2011. Danach dürfen Leistungen nach einer Gewalttat nicht davon abhängen, dass an der Aufklärung der Tat mitgewirkt wird. Da es sich bei § 17 (2) SGB XIV jedoch nur um eine „Kann"-Vorschrift handelt, ist bei der Umsetzung des Gesetzes in Fällen häuslicher Gewalt besondere Sorgfalt angebracht.

- Sachlich zuständig für die Durchführung des SGB XIV sind die nach Landesrecht zuständigen Behörden (§ 112 SGB XIV).
- Die prozessuale Zuständigkeit liegt ab dem 01.01.2024 allein bei der Sozialgerichtsbarkeit (Änderung des § 51 (1) Nr. 6 SGG mit Geltung ab dem 01.01.2024). Ab 01.01.2024 ist die Zuständigkeit der Verwaltungsgerichte für die Kriegsopferfürsorge entfallen.

> Das SGB XIV hat gegenüber dem BVG zu einer erheblichen Ausweitung der Leistungen geführt, wobei insbesondere zu nennen sind: die Einbeziehung von psychischen Reaktionen, von Schockschäden (sog. Sekundärschäden), von Taten mit Kraftfahrzeugen, Leistungen der schnellen Hilfe und Beweiserleichterungen.

Die „Kannversorgung"

Im Sozialen Entschädigungsrecht gilt – wie im gesamten Sozialrecht – die Kausallehre der wesentlichen Bedingung. Eine wesentliche Besonderheit, die das Soziale Entschädigungsrecht vom gesamten Sozialrecht unterscheidet, ist jedoch die „Kannversorgung", die vom BVG (§ 1 (3) Satz 2 BVG) übernommen wurde (§ 4 (6) SGB XIV).

§ 4 (6) SGB XIV

Wenn die zur Anerkennung einer Gesundheitsstörung als Schädigungsfolge erforderliche Wahrscheinlichkeit nur deshalb nicht gegeben ist, weil über die Ursache der Gesundheitsstörung in der medizinischen Wissenschaft Ungewissheit besteht, kann mit Zustimmung des Bundesministeriums für Arbeit und Soziales die Gesundheitsstörung als Schädigungsfolge anerkannt werden. ◂

Die Einzelheiten sind geregelt in den „Versorgungsmedizinischen Grundsätzen" (C4).

C4. Kann-Versorgung

4.1 Im Sozialen Entschädigungsrecht muss anhand des Sachverhaltes in jedem Einzelfall stets zuerst geprüft werden, ob nach Nummer 3.4 der ursächliche Zusammenhang mit Wahrscheinlichkeit beurteilt werden kann. Lässt sich dabei die Frage des ursächlichen Zusammenhangs bereits in ihrer Gesamtheit bejahen oder verneinen, ist die entsprechende Prüfung abgeschlossen und eine Kann-Versorgung kommt nicht in Betracht.

4.2 Lässt sich die Frage des ursächlichen Zusammenhangs im Sinne von Nummer 3.4 nicht bejahen oder verneinen, kann in Ausnahmefällen eine Gesundheitsstörung im Sinne der Kann-Versorgung als Schädigungsfolge anerkannt werden. Voraussetzung dafür ist, dass die zur Anerkennung einer Gesundheitsstörung als Folge einer Schädigung erforderliche Wahrscheinlichkeit nur deshalb nicht gegeben ist, weil über die Ursache der festgestellten Gesundheitsstörung in der medizinischen Wissenschaft Ungewissheit besteht.

4.3 Eine Kann-Versorgung kommt nur dann in Betracht, wenn die einer Gesundheitsstörung zugrunde liegende Ursache (Ätiologie) nicht durch den aktuellen Stand der medizinischen Wissenschaft gesichert ist und wenn fundierte wissenschaftliche Arbeitshypothesen einen ursächlichen Zusammenhang begründen. Eine von dem aktuellen Stand der medizinischen Wissenschaft abweichende subjektive Auffassung eines einzelnen Wissenschaftlers oder einer einzelnen Wissenschaftlerin ist nicht mit Ungewissheit in der medizinischen Wissenschaft gleichzusetzen.

4.4 Eine Kann-Versorgung rechtfertigen nicht:
  a) Zweifel über den Zeitpunkt der Entstehung der Gesundheitsstörung,
  b) mangelnde diagnostische Klärung,
  c) unzureichende Sachverhaltsaufklärung oder
  d) sonstige Ungewissheiten im Sachverhalt.

4.5 Ist die Wahrscheinlichkeit des ursächlichen Zusammenhangs nur für einen Teil einer Gesundheitsstörung gegeben, so ist zu prüfen, ob für den verbleibenden Teil der Gesundheitsstörung die Voraussetzungen für eine Kann-Versorgung vorliegen. ◂

Beispiel

Ein 1955 aus russischer Kriegsgefangenschaft entlassener Soldat, die er nach den Entbehrungen des 2. Weltkrieges und noch größeren Entbehrungen durch die 10 Jahre lange

Kriegsgefangenschaft, Schwerstarbeit leistend, überstanden hat, erkrankt nach seiner Rückkehr an Multipler Sklerose. Zur Diskussion steht der Zusammenhang der Multiplen Sklerose mit der geschützten Tätigkeit (Kriegsdienst und Kriegsgefangenschaft). ◄

Ausgehend von der Kausalitätstheorie der wesentlichen Bedingung ist ein Kausalzusammenhang zwischen der geschützten Tätigkeit und der Multiplen Sklerose nicht wahrscheinlich. Die Ursachen der Multiplen Sklerose sind bisher nicht bekannt. Es gibt eine Reihe voneinander abweichender Erklärungsversuche. Gesichert ist, dass es sich um eine chronisch-entzündliche Erkrankung des zentralen Nervensystems handelt. Als mögliche Ursachen werden drei Gruppen diskutiert:

- Umweltfaktoren: Klimatische Faktoren, Ernährung, Mangel an Vitamin D
- Schadensanlagen: Genetische Veranlagung, wobei es sich nicht um eine Erbkrankheit handelt, verminderte Abwehrkräfte des Organismus, eine chronisch zerebrospinale venöse Insuffizienz
- Andere Belastungen: Psychische Belastung, Schwangerschaft, Unfälle, Infektionen, für die es Anhaltspunkte gibt, wobei ein konkreter Erreger jedoch nicht nachgewiesen werden kann, Nikotinabusus.

Eine Krankheit, bei der so unterschiedliche Ursachen zur Diskussion stehen, kann nicht mit hinreichender Wahrscheinlichkeit einer konkreten Ursache zugeordnet werden. Nach der Kausalitätstheorie der wesentlichen Bedingung ist also ein Ursachenzusammenhang der Multiplen Sklerose mit der geschützten Tätigkeit nicht zu begründen.

Das vermehrte Auftreten nach Kriegsdienst und Kriegsgefangenschaft legte es jedoch nahe, dass deren Einflüsse – seien es die negativen Umweltfaktoren oder die damit verbundenen psychischen Belastungen, beides verstärkt durch eine gewisse genetische Veranlagung – eine wesentliche Ursache für die Erkrankung waren/sind. Im Rahmen des Härteausgleichs wurde deshalb 1964 die so genannte „Kannversorgung" (§ 1 (3) Satz 2 BVG) kodifiziert (§ 4 (6) SGB XIV). Voraussetzung für die „Kannversorgung" („Versorgungsmedizinische Grundsätze", Teil C 4.) sind:

1. Der Gesundheitsschaden ist im Vollbeweis gesichert.
2. Der als ursächlich zu diskutierende geschützte Bereich ist im Vollbeweis gesichert.
3. Über die Ursachen des Gesundheitsschadens besteht keine durch Forschung und Erfahrung gesicherte herrschende Meinung.
4. Der Ursachenzusammenhang im konkret zu begutachtenden Einzelfall steht mit einer der anerkannten wissenschaftlichen Arbeitshypothesen zur Ursache (Ätiologie) und Krankheitsentstehung (Pathogenese) in Übereinstimmung. Einzelmeinungen reichen demgegenüber jedoch nicht aus.

Der Ursachenzusammenhang ist im Beispielsfall anzuerkennen, wobei das Landessozialgericht Baden-Württemberg (Urteil vom 19.12.2013 – L 6 VS 2041/13) folgenden Tenor hat:

„Das erhöhte Risiko, an einer multiplen Sklerose zu erkranken, ist nach einer neueren Studie vom 29.09.2013 in erster Linie durch genetische Faktoren erhöht. Der aktuelle wissenschaftliche Erkenntnisstand bestätigt somit die in den AHP wiedergegebene Lehrmeinung (Nr. 64 AHP 2008).
Für die Anerkennung im Wege der Kann-Versorgung muss bei einer multiplen Sklerose die Erkrankung in einem zeitlichen Anschluss an eine unter extremen Lebensbedingungen verlaufende Kriegsgefangenschaft aufgetreten sein."

Beispiel

Der Kläger, zu diesem Zeitpunkt 2 Jahre alt, wurde ausweislich der Eintragungen im Impfbuch u. a. am 08.10.2002 gegen Masern, Mumps und Röteln sowie am 04.05.2001, 05.07.2001 und 08.07.2002 gegen Hämophilus Influenza b (Hib) geimpft. Diese Impfungen erfolgten unstreitig aufgrund einer öffentlichen Empfehlung. Am 31.01.2003 wurde beim Kläger ein Diabetes mellitus Typ I diagnostiziert (Urteil Landessozialgericht Nordrhein-Westfalen vom 16.12.2008 – L 6 (7) VJ 15/07). ◄

Ein vom Kläger nach § 109 Sozialgerichtsgesetz (SGG) benannter Sachverständiger gab eine Zahl von Fällen an, in denen nach einer Impfung eine Zuckerkrankheit gesichert wurde. Dieser Sachverständige ging von einem Zusammenhang von Zuckerkrankheit und Impfung aus.

Gemäß § 60 Abs. 1 i. V. m. § 61 S. 1 des am 01.01.2001 in Kraft getretenen Infektionsschutzgesetzes (IfSG), das zum 01.01.2024 durch das SGB XIV (§ 14) ersetzt ist, erhält derjenige, der u. a. durch eine Schutzimpfung, die von einer zuständigen Landesbehörde öffentlich empfohlen und in ihrem Bereich vorgenommen wurde, einen Impfschaden erlitten hat, wegen der gesundheitlichen und wirtschaftlichen Folgen dieses Impfschadens auf Antrag Versorgung in entsprechender Anwendung der Vorschriften des Bundesversorgungsgesetzes (BVG). Beim Kläger fehlte die hinreichende Wahrscheinlichkeit, dass die Impfungen für die gesundheitliche Schädigung (Zuckerkrankheit) ursächlich waren (Kausalitätstheorie der wesentlichen Bedingung).

Die darauffolgende Frage, ob die Voraussetzungen, unter denen eine „Kannversorgung" angenommen werden kann, vorlagen, musste ebenfalls verneint werden. Nicht ausreichend ist, dass ein ursächlicher Zusammenhang nur deshalb nicht als wahrscheinlich angenommen werden kann, weil über die Ursache des festgestellten Leidens in der medizi-

1.2 Soziales Entschädigungsrecht

nischen Wissenschaft Ungewissheit besteht. Eine „Kannversorgung" ist nur dann zu prüfen, wenn über die Ätiologie und Pathogenese des als Schädigungsfolge geltend gemachten Leidens keine durch Forschung und Erfahrung genügend gesicherte medizinisch-wissenschaftliche Auffassung herrscht (Teil C 4. „Versorgungsmedizinische Grundsätze") und entsprechend die ursächliche Bedeutung von Schädigungstatbeständen für die Entstehung oder den Verlauf des Leidens nicht mit Wahrscheinlichkeit beurteilt werden kann. In diesen Fällen ist die „Kannversorgung" zu gewähren, wenn ein ursächlicher Einfluss des geltend gemachten schädigenden Tatbestands in den wissenschaftlichen Arbeitshypothesen als theoretisch begründet in Erwägung gezogen wird. Dabei reicht die Möglichkeit eines Ursachenzusammenhangs nicht aus. Vielmehr muss es wenigstens eine wissenschaftliche Lehrmeinung geben, die die Wahrscheinlichkeit des Ursachenzusammenhangs vertritt. Lehrmeinung ist jedoch nicht identisch mit Einzelmeinung.

Im Beispielsfall spricht für die Meinung des nach § 109 SGG benannten Sachverständigen in einigen Fällen ein zeitlicher Zusammenhang. Im Übrigen fehlt aber jede experimentelle oder wissenschaftliche Begründung für die von ihm vertretene These. Ein Anspruch im Rahmen einer „Kannversorgung" kommt (abgesehen von der fehlenden Zustimmung des Bundesministeriums für Arbeit und Soziales) nicht in Betracht.

Die in § 1 (3) BVG vorgesehene Zustimmung des Bundesministeriums für Arbeit und Soziales wurde bis zum 07.11.2016 erteilt in Form von „Richtlinien", zuletzt vom 12.12.1996. Ab dem 07.11.2016 bedarf jedoch die Zustimmung einer Einzelfallentscheidung. Einmal ist die Zahl der Anerkennungen im Rahmen der Kannversorgung zurückgegangen. Zum anderen sind die in den Richtlinien vom 12.12.1996 vertretenen medizinischen Lehrmeinungen nicht mehr aktuell.

> Die Anerkennung einer Erkrankung als Folge der geschützten Tätigkeit im Rahmen der „Kannversorgung" bedarf, um eine einheitliche Praxis zu gewährleisten, der Zustimmung des zuständigen Bundesministeriums, die seit dem 07.11.2016 in jedem Einzelfall einzuholen ist.

Liegen die Voraussetzungen für die Anerkennung eines Gesundheitsschadens im Rahmen der „Kannversorgung" vor, handelt es sich nicht um eine Ermessensentscheidung. Vielmehr ist der Zusammenhang mit geschützter Tätigkeit zu bejahen.

Die „Versorgungsmedizinischen Grundsätze" (Teil C 4.) sehen zudem die Anwendung der Kausalitätstheorie der „Kannversorgung" auch für den Kausalzusammenhang zwischen einer „zu Recht" anerkannten Schädigungsfolge und einem „neuen Leiden" (Teil C 4. e „Versorgungsmedizinische Grundsätze") und für die „Verschlimmerung eines schädigungsunabhängigen Leidens" durch eine „zu Recht" anerkannte Schädigungsfolge vor (Teil C 4.e „Versorgungsmedizinische Grundsätze").

Beispiel

Bei einem 40-Jährigen ist ein Folgezustand nach Herzinfarkt infolge geschützter Tätigkeit im Rahmen der „Kannversorgung" anerkannt. Schädigungsunabhängig leidet der 40-Jährige an Lungenfunktionsstörungen. Diese werden durch das Fortschreiten der „zu Recht" als Schädigungsfolge anerkannten Herzerkrankung verschlimmert. Die Verschlimmerung der Lungenfunktionsstörungen ist eine Schädigungsfolge. ◄

Welche besonderen Leistungen sieht das SGB XIV vor?

Neu sind insbesondere Leistungen der „schnellen Hilfe" (Kap. 4, §§ 29–40 SGB XIV). Wenn es der staatlichen Gemeinschaft trotz aller Anstrengungen zur Verbrechungsverhütung nicht gelingt, Gewalttaten zu verhindern, so sollen zumindest wirksame Hilfen für die Opfer dieser Straftaten zur Verfügung gestellt werden. Bei der Versorgung der Opfer von Gewalttaten stehen die teilweise sehr schweren psychischen Traumatisierungen oft im Vordergrund. Die Erfahrung zeigt, dass die Betroffenen durch die Folgen der erlittenen Gewalttaten oft so eingeschränkt sind, dass ihre Kraft nicht ausreicht, um sich selbst Hilfe zu suchen. Das ist der Grundgedanke, auf dem die „schnellen Hilfen" beruhen.

Die Leistungen der „schnellen Hilfe" unterteilen sich in „Leistungen des Fallmanagements und Leistungen in einer Traumaambulanz" (§ 29 SGB XIV).

§ 30 (4) SGB XIV

Geschädigte sollen ein Fallmanagement erhalten, wenn

1. das schädigende Ereignis eine Straftat gegen das Leben oder gegen die sexuelle Selbstbestimmung war oder
2. sie bei Eintritt des schädigenden Ereignisses minderjährig waren. ◄

Das Fallmanagement hat das Ziel, den Betroffenen durch den Verwaltungsschungel zu begleiten, ihm die möglichen Wege aufzuzeigen und ihm zu seinen Rechten zu verhelfen.

§ 31 (1) SGB XIV

1) In einer Traumaambulanz wird psychotherapeutische Intervention erbracht, um den Eintritt einer psychischen Gesundheitsstörung oder deren Chronifizierung zu verhindern. ◄

Traumaambulanzen sind Anlaufstellen für die Akutversorgung von Opfern traumatisierender Ereignisse, insbesondere Opfern von Gewalt- und Sexualstraftaten. Sie integrieren, in unterschiedlichem Maße, die medizinische und psychotherapeutische Akutversorgung.

Das Besondere sind vor allem die Beweiserleichterungen, unter denen die „schnelle Hilfe" in Anspruch genommen werden kann.

§ 115 SGB XIV

(1) Leistungen der Schnellen Hilfen werden in der Regel im Erleichterten Verfahren erbracht.
(2) Im Erleichterten Verfahren genügt es, wenn eine summarische Prüfung ergibt, dass die antragstellende Person nach dem Recht der Sozialen Entschädigung anspruchsberechtigt sein kann. Dabei ist der im Antrag dargelegte Sachverhalt als wahr zu unterstellen, wenn nicht dessen Unrichtigkeit offensichtlich ist.
(3) Im Erleichterten Verfahren wird weder eine Feststellung über die Richtigkeit oder Unrichtigkeit des von der antragstellenden Person vorgetragenen Sachverhaltes noch über das Bestehen oder Nichtbestehen weiterer, über die Schnellen Hilfen hinausgehende Ansprüche getroffen. ◄

Entscheidend ist, dass Angaben des Betroffenen als wahr unterstellt werden, es sei denn, sie sind offensichtlich unrichtig. Dies ist aber begrenzt auf Leistungen der „schnellen Hilfe".

Wie werden Schädigungsfolgen bewertet?
Die Geschädigten haben Anspruch auf Leistungen zur Teilhabe (Kap. 6; §§ 62–70 SGB XIV), die sich weitgehend am SGB IX (Schwerbehindertenrecht) orientieren. Sie haben Anspruch auf Entschädigungszahlungen (Kap. 9; §§ 83–84 SGB XIV). Maßgeblich sind für die Ermittlung von Gesundheitsstörungen des Geschädigten die „Versorgungsmedizinischen Grundsätze". Diese werden jedoch der Steigerung der Entschädigungleistungen nicht entsprechend dem Grad der Schädigungsfolgen (GdS) zugrunde gelegt, die Steigerung erfolgt also nicht in 10er-Schritten, sondern in 20er-Schritten (30, 50, 70), wobei zu einem Grad der Schädigungsfolgen von 90 und 100 dann wieder zu den 10er-Schritten zurückgekehrt wird.

§ 83 SGB XIV

(1) Geschädigte erhalten eine monatliche Entschädigungszahlung von
 1. 400 € bei einem Grad der Schädigungsfolgen von 30 und 40,
 2. 800 € bei einem Grad der Schädigungsfolgen von 50 und 60,
 3. 1200 € bei einem Grad der Schädigungsfolgen von 70 und 80,
 4. 1600 € bei einem Grad der Schädigungsfolgen von 90,
 5. 2000 € bei einem Grad der Schädigungsfolgen von 100. ◄

Die Hinterbliebenenversorgung bei schädigungsbedingt Verstorbenen ist deutlich erhöht (§ 85 SGB XIV). Leistungen an Hinterbliebene nicht schädigungbedingt Verstorbener sind entfallen. Der Zugang zu vorhandenen Leistungen ist vereinfacht. Die Leistungen sind insgesamt aufgestockt und erweitert.

Für Kinder gilt nicht mehr Teil A 2 c der „Versorgungsmedizinischen Grundsätze": „GdB und GdS setzen stets eine Regelwidrigkeit gegenüber dem für das Lebensalter typischen Zustand voraus. Dies ist insbesondere bei Kindern und alten Menschen zu beachten". Vielmehr ist nach § 5 (1) Satz 6 SGB XIV „der Grad der Schädigungsfolgen nach dem Grad zu bemessen, der sich bei Erwachsenen mit gleicher Gesundheitsstörung ergibt, soweit damit keine Schlechterstellung der Kinder und Jugendlichen verbunden ist."

Die Geldleistugen werden zu monatlichen Entschädigungsleistungen zusammengefasst und deutlich erhöht. Sie sind nicht pfändbar und nicht auf andere Sozialleistungen anrechenbar (§§ 9, 28 SGB XIV).

1.2.2 Das Bundesversorgungsgesetz (BVG)

Bis zum 01.01.2024 gab es in Deutschland kein einheitlich geregeltes Soziales Entschädigungsrecht, wobei das SGB XIV ab diesem Zeitpunkt nur das OEG, das ZDG und das IfSG umfasst. Das BVG bleibt also Leitgesetz für folgende Gesetze (Tab. 1.2):

Das BVG hat seine Grundlage im SGB I, das die Regeln für die soziale Sicherheit in Deutschland aufstellt.

§ 5 SGB I

(1) Wer einen Gesundheitsschaden erleidet, für dessen Folgen die staatliche Gemeinschaft in Abgeltung eines besonderen Opfers oder aus anderen Gründen nach versorgungsrechtlichen Grundsätzen einsteht, hat ein Recht auf die notwendigen Maßnahmen zur Erhaltung, zur Besserung und zur Wiederherstellung der Gesundheit und der Leistungsfähigkeit und angemessene wirtschaftliche Versorgung.
(2) Ein Recht auf angemessene wirtschaftliche Versorgung haben auch die Hinterbliebenen eines Beschädigten. ◄

Tab. 1.2 Einzelgesetze zum Sozialen Entschädigungsrecht (SER)

Gesetz	Kürzel	Inhalt
Soldatenversorgungsgesetz	SVG	Versorgung von Soldaten der Bundeswehr und ihrer Hinterbliebenen (bis 31.12.2024)
Häftlingshilfegesetz	HHG	Hilfsmaßnahmen für Personen, die aus politischen Gründen außerhalb der BRD in Gewahrsam genommen werden
Bundesentschädigungsgesetz	BEG	Entschädigung von Opfern des Nationalsozialismus
Verwaltungsrechtliches Rehabilitierungsgesetz	VwRehaG	Entschädigung von Betroffenen von rechtswidrigen Verwaltungsentscheidungen der ehemaligen DDR
Strafrechtliches Rehabilitierungsgesetz	StrRehaG	Entschädigung von Betroffenen rechtswidriger Verfolgungsmaßnahmen der ehemaligen DDR
SED-Unrechtsbereinigungsgesetz	SED-UnBerG	Entschädigung politisch Verfolgter in der ehemaligen DDR

Voraussetzung für Leistungen nach dem Sozialen Entschädigungsrecht sind also **Sonderopfer** – „ein besonderes Opfer" – zum Wohle der Allgemeinheit bzw. Aufopferungsansprüche im weitesten Sinn, die eine Gesundheitsstörung zur Folge haben.

Das Soziale Entschädigungsrecht ist in zahlreichen Einzelgesetzen geregelt (Tab. 1.1), die jedoch im Wesentlichen auf das Bundesversorgungsgesetz (BVG) verweisen.

Das BVG war bis zum 01.01.2024 die wichtigste gesetzliche Grundlage des Sozialen Entschädigungsrechts. Das BVG bestimmt im Wesentlichen den Leistungsumfang der tabellarisch (Tab. 1.1) aufgeführten Gesetze des Sozialen Entschädigungsrechts auch über den 01.01.2024 hinaus.

Zu den geschützten Tätigkeiten, durch die ein Anspruch auf Versorgung entstehen kann, finden sich in den §§ 2 bis 8a) BVG nähere Erläuterungen.

Die Leistungen, die das BVG vorsieht sind im Einzelnen in § 9 BVG aufgeführt, die jedoch nur auszugsweise nachfolgend aufgeführt werden:

- Rente (erhalten Beschädigte ab einem GdS von 30, wobei ein bis zu 5 geringerer Grad der Schädigungsfolgen „vom höheren Zehnergrad mit umfasst" wird (§ 30 (1) BVG), also ab einem GdS von 25)
- Ausgleichsrente (erhalten Schwerbeschädigte – GdS ab 50 –, die an der Ausübung der ihnen zumutbaren Erwerbstätigkeit beschränkt oder gehindert sind (§ 32 BVG)
- Berufsschadensausgleich (erhalten Beschädigte, deren Einkommen aus gegenwärtiger oder früherer Tätigkeit gemindert ist (§ 30 (3) bis (16) BVG)
- Leistungen zur Teilhabe am Arbeitsleben (§§ 26 und 26a BVG)
- Heilbehandlung, Versehrtenleibesübungen und Krankenbehandlung (§§ 10–24 BVG)
- Orthopädische Versorgung (§ 13 BVG)
- Pflegezulage (§ 35 BVG)
- Hinterbliebenenversorgung (§§ 38–52 BVG)

1.3 Schwerbehindertenrecht (SGB IX) (Teilhabe behinderter Menschen)

1.3.1 Rechtsgrundlagen

Am 01. Juli 2001 ist das SGB IX (Neuntes Sozialgesetzbuch) in Kraft getreten. Grundlegend geändert wurde es zum 01.01.2018 durch das Bundesteilhabegesetz. Die letzte Änderung, datiert vom 20.12.2022 mit Wirkung zum 01.01.2025. Das SGB IX ist in drei Teile gegliedert:

- Teil 1 (§§ 1 bis 89) Regelungen für Menschen mit Behinderungen und von Behinderung bedrohte Menschen
- Teil 2 (§§ 90 bis 150) Besondere Leistungen zur selbstbestimmten Lebensführung für Menschen mit Behinderungen (Eingliederungshilferecht)
- Teil 3 (§§ 151 bis 241) Besondere Regelungen zur Teilhabe schwerbehinderter Menschen (Schwerbehindertenrecht)

Der nachfolgende Beitrag befasst sich ausschließlich mit dem 3. Teil des SGB IX.

Bis zum 01.07.2001 standen im Vordergrund (SchwbG): Die **Fürsorge** für behinderte Menschen und deren Versorgung. Das am 26.08.1986 in Kraft getretene Schwerbehindertengesetz formulierte Pflichten der Umwelt dem „Schwerbehinderten" gegenüber, nicht jedoch dessen Rechte.

Ab dem 01.07.2001 stehen im Vordergrund (SGB IX): Die **Rechte** behinderter Menschen auf selbstbestimmte Teilhabe am gesellschaftlichen Leben und auf Beseitigung der Hindernisse, die ihrer Chancengleichheit entgegenstehen. Den Menschen mit Behinderungen soll ein selbstbestimmtes Leben ermöglicht werden. Sie haben auf Solidarität als Teil universeller Bürgerrechte einen Rechtsanspruch.

> **§ 1 SGB IX: Selbstbestimmung und Teilhabe am Leben in der Gesellschaft**
>
> Menschen mit Behinderungen oder von Behinderung bedrohte Menschen erhalten Leistungen nach diesem Buch und den für die Rehabilitationsträger geltenden Leistungsgesetzen, um ihre Selbstbestimmung und ihre volle, wirksame und gleichberechtigte Teilhabe am Leben in der Gesellschaft zu fördern, Benachteiligungen zu vermeiden oder ihnen entgegenzuwirken. Dabei wird den besonderen Bedürfnissen von Frauen und Kindern mit Behinderungen und von Behinderung bedrohter Frauen und Kinder sowie Menschen mit seelischen Behinderungen oder von einer solchen Behinderung bedrohter Menschen Rechnung getragen. ◄

Unter folgenden Voraussetzungen ist eine Behinderung gegeben:

> **§ 2 SGB IX: Begriffsbestimmungen**
>
> (1) Menschen mit Behinderungen sind Menschen, die körperliche, seelische, geistige oder Sinnesbeeinträchtigungen haben, die sie in Wechselwirkung mit einstellungs- und umweltbedingten Barrieren an der gleichberechtigten Teilhabe an der Gesellschaft mit hoher Wahrscheinlichkeit länger als sechs Monate hindern können. Eine Beeinträchtigung nach Satz 1 liegt vor, wenn der Körper- und Gesundheitszustand von dem für das Lebensalter typischen Zustand abweicht. Menschen sind von Behinderung bedroht, wenn eine Beeinträchtigung nach Satz 1 zu erwarten ist. ◄

Akute, in der Regel nicht wiederkehrende Erkrankungen, bleiben bei der Feststellung der Behinderung außer Betracht.
Eine **Schwerbehinderung** ist gegeben, wenn folgende weitere Voraussetzung erfüllt ist:

> **§ 2 Abs. 2 SGB IX (2)**
>
> Menschen sind im Sinne des Teils 3 schwerbehindert, wenn bei ihnen ein Grad der Behinderung von wenigstens 50 vorliegt und sie ihren Wohnsitz, ihren gewöhnlichen Aufenthalt oder ihre Beschäftigung auf einem Arbeitsplatz im Sinne des § 156 rechtmäßig im Geltungsbereich dieses Gesetzbuches haben. ◄

> Eine Schwerbehinderung liegt erst ab einem GdB von 50 vor.

Ausgangspunkt des Schwerbehindertenrechts war die Förderung der beruflichen Wiedereingliederung von Kriegsbeschädigten durch das **Schwerbeschädigtengesetz** (1953) nach dem zweiten Weltkrieg. Zielsetzung war und ist es, behinderungsbedingte Nachteile auszugleichen. Das **Schwerbehindertengesetz** (SchwbG; 1986) sah zur Bewältigung der beruflichen und außerberuflichen Anforderungen dafür bereits eine Reihe von Erleichterungen und Absicherungen vor, v.a.:

- Mehrurlaub (§ 47 SchwbG, jetzt § 208 SGB IX) und
- Kündigungsschutz (§§ 15,17 SchwbG, jetzt §§ 168–175 SGB IX).

Durch das SGB IX wurden die Regelungen des SchwbG übernommen. Diese wurden jedoch erweitert, insbesondere um:

- das Verbot der Benachteiligung schwerbehinderter Menschen im Arbeits- oder sonstigen Beschäftigungsverhältnis, das insbesondere den dritten Teil des SGB IX prägt, sowie um
- eine Entschädigungspflicht bei einem Verstoß gegen dieses Verbot/Gebot (§ 238 SGB IX).

Hinzuweisen ist auf begriffliche Änderungen durch das SGB IX. Die Begriffe der „Behinderte" (§ 4 SchwbG) und der „Schwerbehinderte" (§ 1 SchwbG) wurden ersetzt durch den Begriff der „Menschen mit Behinderungen". Der Sinn dieser Begriffsänderung, die Betonung des Menschen, der behindert ist, bedarf keiner besonderen Erläuterung.

Der Rechtsweg zur Zuerkennung einer Behinderung oder Schwerbehinderung ist folgender:

- Eine Behinderung oder Schwerbehinderung wird nur auf Antrag des behinderten Menschen festgestellt (§ 152 (1) SGB IX).
- Dieser Antrag ist bei der für die Durchführung des Bundesversorgungsgesetzes zuständigen Verwaltung zu stellen, die im Internet benannt ist (Versorgungsamt, § 152 (1) Satz 1 SGB IX).
- Diese Verwaltung prüft die Voraussetzungen nach dem Amtsermittlungsprinzip (nach Antragstellung erfolgt also das weitere Verfahren von Amts wegen) und erlässt einen Bescheid (§ 152 (1) SGB IX).
- Lehnt die Versorgungsverwaltung den Antrag ab, steht dem Antragsteller das Rechtsmittel des Widerspruchs zu. Die Versorgungsverwaltung hat dann im Rahmen des Widerspruchsverfahrens (Vorverfahren) die Möglichkeit, ihren Bescheid zu korrigieren.
- Lehnt die Versorgungsverwaltung erneut ab, steht dem Antragsteller der Weg zu den Sozialgerichten offen (§ 54, §§ 87 ff. SGG).

1.3 Schwerbehindertenrecht (SGB IX) (Teilhabe behinderter Menschen)

> **Übersicht**
> Welcher Mensch behindert und welcher schwerbehindert ist, regelt § 2 SGB IX. Der 3. Teil des SGB IX (§§ 152 ff.) betrifft die Rechte schwerbehinderter Menschen u. a. auf:
>
> - Mehrurlaub (§ 208 SGB IX)
> - Kündigungsschutz (§§ 168–175 SGB IX)
> - Benachteiligungsverbot im Arbeits- und Beschäftigungsverhältnis (§ 164 (2) SGB IX)
> - Entschädigungspflicht bei einem Verstoß gegen das Benachteiligungsverbot (§ 164 Absatz 2 SGB IX in Verbindung mit § 15 Absatz 2 AGG)

1.3.2 Statistik

Infolge der relativ breit angelegten gesetzlichen Grundlagen des Schwerbehindertenrechts ist davon ein sehr weiter Personenkreis betroffen. Laut Pressemitteilung des Statistischen Bundesamtes Deutschland lebten Ende 2023 7,9 Mio. Menschen mit einer amtlich anerkannten *Schwerbehinderung*. Ursächlich für eine eher zunehmende Zahl Behinderter und Schwerbehinderter ist das zunehmende Alter der Bevölkerung, was verständlicherweise mit einer Zunahme von Behinderungen verbunden ist.

1.3.3 Welchen Verfahrens-, Beweis- und Kausalitätsregeln folgt das SGB IX?

Für das Schwerbehindertenrecht als Teil des Sozialrechts gelten die für dieses Rechtsgebiet gültigen Beweisregeln und Verfahrensvorschriften:

- Ziel des Verwaltungsverfahrens ist die Feststellung der Behinderung (§ 152 SGB IX).
- Im Gegensatz z. B. zur Gesetzlichen Unfallversicherung und zum Dienstunfallrecht hängt die Anerkennung als schwerbehinderter Mensch von einem entsprechenden Antrag ab (§ 152 SGB IX). Es steht also jedem frei, ob und ab wann er sich unter den Schutz des Schwerbehindertenrechts stellen will.
- Erforderlich ist der Vollbeweis der Behinderung und des Grades der Behinderung (GdB). Vollbeweis bedeutet nicht unumstößliche Gewissheit. Maßgeblich ist ein für das praktische Leben ausreichender Grad an Gewissheit, der den Zweifeln Schweigen gebietet, ohne sie völlig auszuschließen (BGH, Urteil vom 17.02.1970 – III ZR 139/67). Nicht erfüllt ist der Vollbeweis, wenn die Behinderung nur möglich oder hinreichend wahrscheinlich ist. Kann der Beweis nicht erbracht werden (z. B. bei subjektiven Beschwerdebildern, wie bei angegebenen chronischen Schmerzen, Müdigkeitssyndrom oder Burnout-Syndrom), treffen denjenigen die Beweisnachteile, der sich auf die Tatsache, die nicht bewiesen werden kann, beruft. In der Regel ist es der Antragsteller.
- Der Vollbeweis der Behinderung wird in aller Regel durch ein ärztliches Gutachten erbracht. Dieses ermittelt also die Behinderung. Die Rolle des ärztlichen Gutachters – nicht des Therapeuten – war und ist im Gesetzestext nur ganz unvollständig geregelt. Geregelt ist lediglich die ärztliche Pflicht zur Beratung behinderter Menschen (§ 34 SGB IX) und die Bestellung sogenannter Landesärzte (§ 35 SGB IX), die die „Landesbehörden" beraten und in „schwierig gelagerten Einzelfällen oder in Fällen von grundsätzlicher Bedeutung" Gutachten erstellen sollen. Geregelt ist darüber hinaus, welche Behörde für die Feststellung der Behinderung zuständig ist und wie das Verfahren abläuft (§ 152 SGB IX). Der ärztliche Gutachter hat in dem Verfahren keine eigenständige Rolle. Er ist – entsprechend seiner grundsätzlichen Rolle in allen Verwaltungs- und Gerichtsverfahren – Helfer/Berater der zuständigen Behörde bzw. des Gerichts. Er hat die medizinischen Grundlagen für die Entscheidung vorzubereiten durch Vermittlung medizinischen Wissens. Er setzt den GdB nicht fest. Häufig wird aber der vom ärztlichen Gutachter vorgeschlagene GdB in den Bescheid übernommen. Ursächlich dafür ist, dass nur der ärztliche Gutachter über die Kenntnisse verfügt, um die Behinderung richtig unter die „Versorgungsmedizinischen Grundsätze" einzuordnen.
- Festgestellt wird die Behinderung durch die Verwaltung (Amt für Versorgung) oder – im Prozess – durch die Sozialgerichte. Erlassen wird also ein Verwaltungsakt (§ 31 SGB X).

Kausalitätsüberlegungen spielen im Schwerbehindertenrecht in Bezug auf die Einschätzung des GdB keine Rolle. Es ist also irrelevant, wodurch eine Behinderung entstanden ist. Entscheidend ist das Finalitätsprinzip. Zu beschreiben sind also die Abweichungen der körperlichen Funktion, geistigen Fähigkeit oder seelischen Gesundheit „von dem für das Lebensalter typischen Zustand", sofern sie „mit hoher Wahrscheinlichkeit länger als 6 Monate" anhalten (§ 2 (1) SGB IX), „unabhängig von der Ursache der Behinderung" (§ 4 (1) SGB IX).

> Für die Feststellung der Behinderung ist der Vollbeweis erforderlich. Erbracht wird der Beweis in aller Regel durch ein ärztliches Gutachten oder die Vorlage von Arztbriefen/-berichten. Festgestellt wird die Behinderung durch die Verwaltung bzw. das Gericht. Zu

> berücksichtigen sind alle Abweichungen von dem für das Lebensalter typischen Zustand ohne Prüfung ihrer Ursachen. Kausalitätsüberlegungen spielen also bei der Ermittlung des GdB keine Rolle. Es gilt das Finalitätsprinzip.

1.3.4 Was wird ermittelt (GdB)?

Alle gesundheitlichen Beeinträchtigungen (Behinderungen) werden nach dem Finalitätsprinzip zur Feststellung des GdB in Umsetzung der tabellarischen Vorgaben in den „Versorgungsmedizinischen Grundsätzen" (bis 31.12.2008 „Anhaltspunkte für die ärztliche Gutachtertätigkeit im sozialen Entschädigungsrecht und nach dem Schwerbehindertengesetz") erfasst.

Die Begriffsänderung von der MdE zum GdB wurde durch die Neufassung des SchwbG vom 24.07.1986 vollzogen. Eine inhaltliche Änderung war damit nicht verbunden. Die begriffliche Änderung von der MdE zum GdB sollte signalisieren, dass der Grad der Behinderung nach dem Gesetzeszweck gerade nicht zu einer Minderung der Erwerbsfähigkeit führen soll. Die zahlenmäßige Bezifferung des Grades der Behinderung (GdB) soll die „Auswirkungen von Funktionsbeeinträchtigungen in allen Lebensbereichen" („Versorgungsmedizinische Grundsätze" Teil A2. a)) widerspiegeln. Rückschlüsse auf das Ausmaß der Arbeitsfähigkeit und/oder der Erwerbsfähigkeit (DRV) und/oder der Leistungsfähigkeit und/oder der Invalidität (PUV) erlaubt der GdB nicht. Übertragungen auf andere Rechtsgebiete sind ausgeschlossen. Ein Grad der Behinderung von 100 zeigt weder Berufsunfähigkeit noch Erwerbsminderung (DRV) noch eine Invalidität von 100 % (PUV) an („Versorgungsmedizinische Grundsätze" Teil A 2. b)).

> Ermittelt wird der GdB. Die 1986 erfolgte Namensänderung von der MdE zum GdB sollte nur signalisieren, dass ein GdB kein Anhaltspunkt für das Ausmaß der damit verbundenen Erwerbsminderung ist. Übertragungen auf andere Rechtsgebiete sind ausgeschlossen.

1.3.5 Wie wird der GdB ermittelt?

Der Grad der Behinderung (GdB) wird ermittelt auf der Grundlage der unter I.1 erörterten „Versorgungsmedizinischen Grundsätze", also nicht mehr nach den bis zum 31.12.2008 gültigen sog. Anhaltspunkten. Die „Versorgungsmedizinischen Grundsätze" sind in Ausführung des § 2 der „Versorgungsmedizin-Verordnung" (VersMedV) ergangen. Sie haben selbst Verordnungsrang.

1.3.6 Nachteilsausgleich

Die grundlegenden Bestimmungen zum Nachteilsausgleich finden sich in den §§ 152 Abs. 4 und 209 Abs. 1 SGB IX.

> **§ 152 Abs. 4 SGB IX**
>
> Sind neben dem Vorliegen der Behinderung weitere gesundheitliche Merkmale Voraussetzung für die Inanspruchnahme von Nachteilsausgleichen, so treffen die für die Durchführung des Bundesversorgungsgesetzes zuständigen Behörden die erforderlichen Feststellungen im Verfahren nach Absatz 1. ◄

> **§ 209 Abs. 1 SGB IX**
>
> Die Vorschriften über Hilfen für behinderte Menschen zum Ausgleich behinderungsbedingter Nachteile oder Mehraufwendungen (Nachteilsausgleich) werden so gestaltet, dass sie unabhängig von der Ursache der Behinderung der Art oder der Schwere der Behinderung Rechnung tragen. ◄

Auch Nachteilsausgleiche werden nur auf Antrag eingetragen. Im Einzelnen hat der ärztliche Gutachter folgende Nachteilsausgleiche zu beurteilen, die als so genannte *Merkzeichen* im Ausweis über die Eigenschaft als schwerbehinderter Mensch zu vermerken sind (Teil A 4., 5. und 6. sowie Teil D der „Versorgungsmedizinischen Grundsätze", § 3 SchwbAwV):

- G: Erhebliche Gehbehinderung
- aG: Außergewöhnliche Gehbehinderung
- B: Notwendigkeit ständiger Begleitung
- H: Hilflosigkeit
- RF: Befreiung von der Rundfunkgebührenpflicht
- Bl: Blindheit
- Gl: Gehörlosigkeit
- TBL: Taubblindheit
- 1. Klasse
- Kriegsbeschädigt
- VB: Opfer von Gewalttaten und Impfgeschädigte
- EB: Opfer Nationalsozialistischer Verfolgung

Nicht aufgeführt sind Kennzeichnungen, die nur steuerlich relevant sind und nicht im Schwerbehindertenausweis vermerkt werden.

Eine **„Erhebliche Gehbehinderung"**, *Merkzeichen G*, liegt vor, wenn die Bewegungsfähigkeit im Straßenverkehr beeinträchtigt ist (Teil D 1. der „Versorgungsmedizinischen Grundsätze"), z. B. durch:

- eine Einschränkung des Gehvermögens, auch durch innere Leiden, z. B. Lungenfunktionsstörungen
- Anfälle
- Sehstörungen
- Störungen der Orientierungsfähigkeit

und Wegstrecken im Ortsverkehr nicht ohne erhebliche Schwierigkeiten oder nicht ohne Gefahr für sich oder andere zurückgelegt werden können, die üblicherweise zu Fuß zurückgelegt werden. Die konkreten örtlichen Verhältnisse sind unbeachtlich. Weitere selbstverständliche Voraussetzung ist die Schwerbehinderung (GdB mindestens 50). Das Merkzeichen G ist gegeben z. B. bei einem Unterschenkelamputierten (GdB 50). Es ergeben sich Vorteile bei der Kfz-Steuer und bei der Benutzung öffentlicher Verkehrsmittel.

Eine **„außergewöhnliche Gehbehinderung"**, *Merkzeichen aG* (Teil D 3. der „Versorgungsmedizinischen Grundsätze"), liegt vor bei Menschen, die sich wegen der Schwere ihrer Behinderung nur mit fremder Hilfe oder nur mit großer Anstrengung außerhalb ihres Kraftfahrzeugs bewegen können (Rollstuhlfahrer, Doppeloberschenkelamputierte). „Die Einschränkung der Gehfähigkeit darf nur auf eine Einschränkung der Gehfähigkeit und nicht auf Bewegungsbehinderungen anderer Art bezogen werden" (Teil D 3. c „Versorgungsmedizinische Grundsätze"). Als Vergleichsmaßstab wird das Gehvermögen eines Doppeloberschenkelamputierten herangezogen. Der „Gesamt"-GdB liegt in aller Regel bei 80 und mehr. Der dann zu gewährende Nachteilsausgleich „aG" erlaubt dem Betroffenen die Benutzung der Behindertenparkplätze. Wegen der außerordentlich hoch liegenden Messlatte für diesen Nachteilsausgleich ergeben sich hieraus relativ häufig Sozialgerichtsverfahren auch bei unstreitiger GdB-Einschätzung.

Das *Merkzeichen B* wird gewährt, wenn zum Nachteilsausgleich die Notwendigkeit einer **ständigen Begleitung** des schwerbehinderten Menschen besteht, wie dies z. B. bei einem Blinden, einem Gehörlosen, einem Querschnittgelähmten oder Ohnhänder zu unterstellen ist (Merkzeichen „G" oder „H", Teil D 2 der „Versorgungsmedizinischen Grundsätze"). Die Begleitperson kann dann unentgeltlich die öffentlichen Verkehrsmittel benutzen.

Hilflos, *Merkzeichen H* (Teil A 4 der „Versorgungsmedizinischen Grundsätze"), ist – nach der hier relevanten Definition – eine Person, wenn sie für eine Reihe von häufig und regelmäßig wiederkehrenden Verrichtungen zur Sicherung ihrer persönlichen Existenz im Ablauf eines jeden Tages fremder Hilfe dauernd bedarf. Diese Voraussetzungen sind auch erfüllt, wenn die Hilfe in Form von Überwachung oder einer Anleitung zu diesen Verrichtungen erforderlich ist, z. B. bei Antriebsarmut infolge psychischer Erkrankungen, oder wenn die Hilfe zwar nicht dauernd geleistet werden muss, jedoch eine ständige Bereitschaft zur Hilfeleistung erforderlich ist, z. B. bei epileptischen Anfällen. Die Beurteilungskriterien weichen von den Anforderungen der Pflegeversicherung und v.a. der Gesetzlichen Unfallversicherung deutlich ab, sodass eine Übertragung dieses Merkmals von einem Rechtsgebiet auf ein anderes nicht möglich ist. Dieses Merkzeichen hat v.a. steuerliche Vorteile zur Folge.

Das *Merkzeichen RF* wird gewährt, sofern die gesundheitlichen Voraussetzungen dem schwerbehinderten Menschen nicht mehr die Teilnahme an öffentlichen Veranstaltungen erlauben und der „Gesamt"-GdB wenigstens 80 beträgt. Der Nachteilsausgleich „RF" führt zur **Befreiung von Rundfunk- und Fernsehgebühren**. Auch hierbei bewirken die strengen Vorgaben relativ häufig Sozialgerichtsverfahren bei unstreitigem GdB.

Die *Merkzeichen Bl*, **Blindheit**, und *Gl*, **Gehörlosigkeit**, bedürfen keiner Erläuterung, wobei Blindheit und Gehörlosigkeit in Teil A 6. und D 4. der „Versorgungsmedizinischen Grundsätze" aufgeführt sind. Die Zuerkennung ist mit steuerlichen Vorteilen und Vorteilen bei Benutzung öffentlicher Verkehrsmittel verbunden.

Das *Merkzeichen TBL*, **Taubblindheit**, wird erst ab 30.12.2016 vergeben. Es wird im Schwerbehindertenausweis eingetragen, wenn die Einschränkung des Sehvermögens einen GdB von 100 bedingt und die Einschränkung des Hörvermögens einen GdB von mindestens 70. Ein besonderer Nachteilsausgleich ist mit diesem Merkzeichen nicht verbunden. Dieser richtet sich nach den Nachteilsausgleichen bei Blindheit und Gehörlosigkeit.

Das *Merkzeichen 1. Klasse* berechtigt zur Nutzung der 1. Klasse der Deutschen Bahn mit Fahrkarten der 2. Klasse. Es wird vergeben an Berechtigte nach dem Sozialen Entschädigungsrecht.

Die *Merkzeichen Kriegsbeschädigt, VB* und *EB* – haben ihren Ursprung im Bundesversorgungsgesetz (ab dem 01.01.2024 im SGB XIV). Voraussetzung ist ein GdS von mindestens 50. Sie berechtigen unter bestimmten Voraussetzungen zur unentgeltlichen Nutzung des öffentlichen Personenverkehrs.

Orthopädie und Unfallchirurgie: Begutachtung in der gesetzlichen Rentenversicherung

Inhalt

2.1 Einleitung: Aufgaben der Gesetzlichen Rentenversicherung 19
2.2 Statistik 21
2.3 Leistungen zur Teilhabe am Erwerbsleben 21
2.4 Rentenarten 22
2.5 Begriff der Erwerbsminderung 22
2.6 ICF 23
2.7 Anforderungen an das ärztliche Gutachten 25
2.8 Zeitlich befristete Erwerbsminderungsrente 29
2.9 Rechtliche Besonderheiten 29
2.9.1 Leistungsfähigkeit 3 bis unter 6 Stunden 29
2.9.2 Wegefähigkeit 29
2.9.3 Tarifübliche Pausen 29

Literatur 29

2.1 Einleitung: Aufgaben der Gesetzlichen Rentenversicherung

Die Gesetzliche Rentenversicherung (GRV) ist einer der Träger zur Erbringung von Sozialleistungen. Sie ist im Sozialgesetzbuch (SGB) VI zusammengefasst und wird, was Leistungen zur Teilhabe betrifft (§ 9 bis § 32 SGB VI), ergänzt durch das SGB IX („Rehabilitation und Teilhabe behinderter Menschen", geändert durch das Bundesteilhabegesetz [BTHG] vom 23.12.2016).

Die GRV deckt für die Versicherten und für die von ihnen abhängigen Angehörigen 3 fundamentale Risiken ab:

- das Risiko des Lebensunterhalts im Alter (§ 33 (2) SGB VI),
- das Risiko des Lebensunterhalts bei Erwerbsminderung vor Erreichen der festgelegten Altersgrenze durch Krankheit oder Behinderung (§ 33 (3) SGB VI) und
- das Risiko des Lebensunterhalts von Hinterbliebenen (§ 33 (4) SGB VI).

Die ärztliche Begutachtung für die GRV hat, auch wenn der Ausdruck „Erwerbsminderung" das Gegenteil signalisieren mag, die Beurteilung der *Leistungsfähigkeit,* nicht die Beurteilung von deren Minderung zum Ziel. Erfragt wird also, was der Versicherte leisten kann, nicht was er nicht leisten kann. Erfragt werden nicht die Funktionsdefizite (Funktionsbeeinträchtigungen), auch wenn sie die Kehrseite der Leistungsfähigkeit sind. Dem entspricht es, dass eine weitere wesentliche Aufgabe der GRV ist,

- Leistungen zur Teilhabe zu erbringen und zwar ausschließlich bezogen auf das Erwerbsleben (§ 9 bis § 32 SGB VI).

Nach dem für die GRV geltenden Leitsatz *Rehabilitation vor Rente* (§ 9 (1) Satz 2 SGB VI) betreffen die §§ 9 bis 32 des SGB VI die medizinische Rehabilitation mit dem Ziel, die Erwerbsminderung zu vermeiden bzw. zu minimieren sowie Leistungen zur Teilhabe am Arbeitsleben zu ermöglichen.

Weitere Träger der Leistungen zur Teilhabe (Rehabilitation) sind (§ 6 SGB IX):

- Gesetzliche Krankenkassen
- Bundesagentur für Arbeit
- Gesetzliche Unfallversicherung
- Kriegsopferversorgung und -fürsorge
- Öffentliche Jugendhilfe
- Sozialhilfe

Die Zuständigkeitsaufteilung zwischen diesen Trägern richtet sich im Grundsatz danach, welcher Träger die Nachteile bei einem Misslingen der Rehabilitation trägt. Die Leistungen der GRV haben zum Ziel, Erwerbsminderung zu verhindern oder Erwerbsgeminderte wieder in das Erwerbsleben zurückzuführen. Schlägt also die medizinische und/oder berufliche Rehabilitation fehl, droht die Erwerbsminderung. Dies ist ausdrücklich in § 116 SGB VI festgehalten. Daraus folgt die Zuständigkeit der GRV.

Eine wesentliche Ergänzung findet das SGB VI durch das am 14.12.2016 in Kraft getretene *Flexirentengesetz* (Gesetz zur Flexibilisierung des Übergangs vom Erwerbsleben in den Ruhestand und zur Stärkung von Prävention und Rehabilitation im Erwerbsleben). Ziel des Gesetzes ist es,

- den Übergang vom Erwerbsleben in den Ruhestand flexibler zu gestalten und gleichzeitig die Attraktivität für ein Weiterarbeiten über die reguläre Altersgrenze hinaus zu erhöhen (§ 34 SGB VI),
- die Kinderrehabilitation so zu gestalten, dass diese auch in ambulanter Form durchgeführt werden kann, sodass Kinder in ihrem Umfeld bleiben können (§ 15a SGB VI) und
- den Versicherten ab Vollendung des 45. Lebensjahres eine berufsbezogene Gesundheitsuntersuchung anzubieten (§ 14 Absatz 3 SGB VI).

Zu den beiden letzten Zielen läuft noch eine Erprobungs- und Entwicklungsphase.

Die Erfüllung der Aufgaben der GRV nach dem SGB VI setzt einen entsprechenden *Antrag* des Versicherten voraus. Dies ist ausdrücklich zu den jeweiligen Leistungen im Gesetz festgehalten. Es kann also grundsätzlich niemand gezwungen werden, eine Leistung zur Teilhabe oder eine Rente wegen einer Leistungsminderung zu beziehen.

Seit 01.08.2017 bestehen Handlungsempfehlungen – das sog. Nahtlosverfahren –, die auf einer Vereinbarung zwischen der Gesetzlichen Krankenversicherung, der Deutschen Krankenhausgesellschaft und der GRV beruhen. Herzstück dieses Verfahrens ist die begleitete – begleitet meist durch Mitarbeiter der Entwöhnungseinrichtung – Verlegung vom Krankenhaus in die Entwöhnungseinrichtung. Die Antragstellung wird in diesen Fällen durch den Sozialdienst des Krankenhauses initiiert. Ähnliche Vereinbarungen bestehen zur Anschlussheilbehandlung (AHB).

Die Initiative bzw. ein mittelbarer Zwang zu diesem Antrag kann jedoch in Ausnahmefällen auch von dritter Stelle kommen.

Nach § 51 SGB V kann die Krankenkasse einen Versicherten zur Stellung eines Antrags auf Leistungen zur Teilhabe auffordern, wenn seine „Erwerbsfähigkeit nach ärztlichem Gutachten erheblich gefährdet oder gemindert ist". Der Anspruch auf Krankengeld entfällt, wenn trotz Aufforderung der Antrag nicht innerhalb von 10 Wochen gestellt wird.

Nach § 145 (2) SGB III besteht die gleiche Befugnis für die Agentur für Arbeit, wenn die Leistungsfähigkeit eines Arbeitslosen gemindert ist. Die Frist beträgt einen Monat. Stellt der Versicherte den Antrag nicht, verliert er den Anspruch auf Arbeitslosengeld bis zu dem Tag, an dem der Antrag gestellt wird.

Ein Antrag auf Leistungen zur Teilhabe gilt nach § 116 (2) SGB VI als Antrag auf eine Rente wegen Erwerbsminderung, wenn Versicherte vermindert erwerbsfähig sind und

„1. ein Erfolg von Leistungen zur medizinischen Rehabilitation oder zur Teilhabe am Arbeitsleben nicht zu erwarten ist oder

2. Leistungen zur medizinischen Rehabilitation oder zur Teilhabe am Arbeitsleben nicht erfolgreich gewesen sind, weil sie die verminderte Erwerbsfähigkeit nicht verhindert haben."

Ist also der Misserfolg von Leistungen zur Teilhabe absehbar oder offensichtlich, ist der Antrag „umzudeuten" in einen Antrag auf Erwerbsminderungsrente.

Zur Erfüllung dieser Aufgaben benötigt die GRV vom *ärztlichen Gutachter* Aussagen zur

- Rehabilitationsbedürftigkeit,
- Rehabilitationsfähigkeit und
- Rehabilitationsprognose

Die *Rehabilitationsbedürftigkeit* beinhaltet die Notwendigkeiten von Leistungen zur Teilhabe bei gefährdeter oder bereits geminderter Erwerbsfähigkeit.

Die *Rehabilitationsfähigkeit* setzt einerseits den subjektiven Willen des Versicherten und andererseits aber auch die körperlichen Möglichkeiten voraus, angebotene Leistungen zur Teilhabe auch wahrzunehmen. Es macht beispielsweise keinen Sinn, bei einem nicht abgeheilten Amputationsstumpf eine Rehabilitation durchzuführen. Aktivitäten und Teilhabe können durch Prothesenversorgung und dem sich anschließenden Training nur dann gesteigert werden, wenn der Amputationsstumpf belastbar ist.

Die *Rehabilitationsprognose* bezieht sich auf die Frage, ob die angestrebte Teilhabe mit überwiegender Wahrscheinlichkeit zu erreichen ist. In die Beurteilung einzubeziehen sind die Motivation des Versicherten, die Art der angebotenen Leistung und deren Dauer, wobei Ausgangspunkt der Prognose die Schädigung ist, die der Prognose zugrunde liegt.

Im Rahmen des BTHG (§ 11 SGB IX) wurde der Aufgabenbereich der GRV insofern gedehnt, als Maßnahmen entwickelt werden sollen, um den Eintritt einer chronischen Krankheit oder einer Behinderung zu vermeiden. Sie sollen im Vorfeld von Rehabilitation und Erwerbsminderung wirken. Diese Maßnahmen („rehapro") wurden von der Bundesregierung in den Jahren 2018–2022 mit 500 Mio EUR gefördert.

▶ Leistungen der GRV erfolgen nach dem Finalitätsprinzip. Die Frage nach den Ursachen (Kausalität) einer drohenden oder bereits eingetretenen Erwerbsminderung stellt sich nicht, es sei denn die beantragten Leistungen fallen in die Zuständigkeit eines anderen der oben aufgeführten Sozialversicherungsträger.

2.2 Statistik

Die GRV ist – seit der Organisationsreform zum 01.10.2005 – wie folgt aufgebaut (§ 125 SGB VI):

- 14 Regionalträger, jeweils gekennzeichnet durch einen Zusatz, der sie der betreffenden Region zuordnet (z. B. die Deutsche Rentenversicherung Westfalen)
- Deutsche Rentenversicherung Bund
- Deutsche Rentenversicherung Knappschaft-Bahn-See

Alle Rentenversicherungsträger sind gleichberechtigt. Es gibt also keine Hierarchie. Gemeinsame und übergeordnete Angelegenheiten werden in gemeinsamen Gremien erörtert und – soweit erforderlich – beschlossen. Die Vorbereitung und Koordination obliegt der Deutschen Rentenversicherung Bund.

Die Zahl der in der GRV Versicherten (ohne Rentenbezug) ist von 1993 bis zum 31.12.2023 von 49.739.635 auf ca. 58.488.000 angestiegen, die Zahl der Rentenberechtigten im gleichen Zeitraum von 19.839.562 auf 25,96 Mio, wobei dieser Anstieg nur sehr bedingt mit dem Anstieg der Zahl der Versicherten zusammenhängt. Er ist vielmehr abhängig vor allem von einer älter werdenden Bevölkerung.

Eine signifikante Änderung/Schwankung der pro Jahr bewilligten Erwerbsminderungsrenten ist in den letzten Jahren nicht festzustellen, ebenso nicht in Bezug auf das durchschnittliche Zugangsalter, das 2023 bei Männern bei 63.0 Jahren und bei Frauen bei 62.8 Jahren lag. Eklatant ist jedoch die Zunahme psychischer Erkrankungen als Ursache einer Erwerbsminderungsrente. Im Jahr 2015 lagen die Rentenneuzugänge (Erwerbsminderungsrente) bei ca. 175.000, wobei die Anteile von Männern und Frauen annähernd gleich groß waren. 42,9 % bezogen sich auf psychische Veränderungen. Bei den Frauen erhielten 2015 etwa 50 % der Neuzugänge Renten wegen psychischer Veränderungen. Bei den Männern waren dies ca. 30 %, im Jahr 2023 39.7 % und im Jahr 2024 insgesamt (Frauen und Männer) 42 %. Es folgen Krebsneubildungen mit einem Anteil an den Rentenneuzugängen 2024 mit 14.4 %, Krankheiten von Muskeln, Skelett und Bindegewebe 2024 mit 9.7 % und Krankheiten des Herz-Kreislauf-Systems 2024 mit 9.2 %.

▶ Psychische Erkrankungen sind dementsprechend ein Schwerpunkt der Begutachtung für die Gesetzliche Rentenversicherung.

2.3 Leistungen zur Teilhabe am Erwerbsleben

Gemäß § 9 (1) SGB VI werden Leistungen zur Teilhabe am Erwerbsleben sowie ergänzende Leistungen erbracht, um

- „den Auswirkungen einer Krankheit oder einer körperlichen, geistigen oder seelischen Behinderung auf die Erwerbsfähigkeit des Versicherten entgegen zu wirken oder sie zu überwinden und
- dadurch entweder Beeinträchtigungen der Erwerbsfähigkeit des Versicherten oder ihr vorzeitiges Ausscheiden aus dem Erwerbsleben zu verhindern oder sie möglichst dauerhaft in das Erwerbsleben wieder einzugliedern".

Dies kann erreicht werden durch:

- Leistungen zur medizinischen Rehabilitation (§ 15 SGB VI)
- Leistungen zur beruflichen Rehabilitation (§ 16 SGB VI)
- Ergänzende Leistungen (§ 28 SGB VI)
- Sonstige Leistungen (§ 31 SGB VI)

Gelockert ist der Bezug zum Erwerbsleben jedoch bei der Kinder- und Tumorrehabilitation.

§ 15 SGB VI gibt grobe Vorgaben zur Organisation und Sollvorgaben zur Dauer der *medizinischen Rehabilitation*: „(3) Die stationären Leistungen zur medizinischen Rehabilitation sollen für längstens drei Wochen erbracht werden".

Zur *beruflichen Rehabilitation* (§ 16 SGB VI) wird verwiesen auf das SGB IX – „Rehabilitation und Teilhabe von Menschen mit Behinderungen".

Als *Ergänzende Leistung* (§ 28 SGB VI) ist vor allem das „Übergangsgeld" zu nennen (§ 20 SGB VI).

Unter *Sonstige Leistungen* (§ 31 SGB VI) fallen Nachsorgeleistungen zur Sicherung des Erfolgs beispielsweise einer Rehamaßnahme, onkologische Rehabilitationsleistungen, auch Leistungen an Nichtversicherte, zum Beispiel Zuwendungen für Einrichtungen, die auf dem Gebiet der Rehabilitation forschen.

Im Jahr 2023 wurden 993.775 Leistungen zur medizinischen Rehabilitation erbracht. Der Erfolg dieser Leistungen wird anhand eines 2-Jahres-Verlaufs überprüft. Nach Ablauf von 2 Jahren wird also geprüft, wer von denjenigen, die vor 2 Jahren Leistungen zur Teilhabe erhalten hat, lückenlose Beiträge zur GRV einzahlt, also voll erwerbstätig ist. Dabei ist zu berücksichtigen, dass alle diejenigen, die Leistungen zur medizinischen Rehabilitation erhalten, in ihrer Leistungsfähigkeit bedroht waren. Es ist deshalb keine Selbstverständlichkeit, dass der überwiegende Teil nach Ablauf von 2 Jahren voll im Berufsleben steht.

Sind die *persönlichen Voraussetzungen* (§ 10 SGB VI) – erhebliche Gefährdung oder Minderung der Erwerbsfähigkeit, die voraussichtlich stabilisiert oder verbessert werden kann, oder die Möglichkeit zum Erhalt des Arbeitsplatzes durch Leistungen zur Teilhabe am Arbeitsleben – und die *versicherungsrechtlichen Voraussetzungen* (§ 11 und § 11a SGB VI) – Wartezeit oder sonstige Vorgaben – erfüllt und liegt der Antrag auf eine Leistung zur Teilhabe vor, steht es im pflichtgemäßen Ermessen des Trägers der Rentenversicherung, ob er dem Antrag stattgeben wird. Der Versicherte hat also Anspruch auf eine pflichtgemäße Ermessensentscheidung (§ 9 (2) SGB VI: „können"), wobei das Ermessen im Einzelfall auf Null reduziert sein kann.

Wird der Antrag nicht fristgerecht (Fristen: §§ 14, 15 SGB IX) entschieden, kann der Versicherte in gesetzlich festgelegten Fällen Aufwendungen wegen selbst beschaffter Leistungen geltend machen (§ 18 (4) SGB IX).

Zwischen 2 gleichen oder ähnlichen Leistungen zur Teilhabe muss in aller Regel ein Intervall von 4 Jahren liegen (§ 12 (2) SGB VI).

2.4 Rentenarten

Die Gewährung einer Rente setzt einen Antrag voraus.

Neben der Altersrente gewährt die GRV vor Erreichen der Altersgrenze

- Rente wegen voller Erwerbsminderung (§ 43 II SGB VI),
- Rente wegen teilweiser Erwerbsminderung (§ 43 I SGB VI) und
- Rente wegen teilweiser Erwerbsminderung bei Berufsunfähigkeit – während einer noch ca. 5-jährigen Übergangszeit (§ 240 SGB VI).

Das Rentenreformgesetz, das im Jahre 1998 noch unter der Regierungskoalition von CDU/FDP beschlossen wurde, das aber – nach Korrekturen – erst am 01.01.2001 in Kraft trat, sieht den Wegfall der *Rente wegen Berufsunfähigkeit*, also der 3. Alternative, aus 2 Gründen vor:

- Die Berufsunfähigkeitsrente machte/macht nur einen geringen Anteil der Renten aus, erfordert aber einen unverhältnismäßig hohen Bearbeitungsaufwand. Mehr als die Hälfte aller Sozialgerichtsstreitigkeiten drehte und dreht sich um die Berufsunfähigkeitsrente.
- Die Berufsunfähigkeitsrente begünstigt die berufliche Mittelschicht, also nur einen kleinen Teil der Versicherten. Die Lasten müssen aber alle tragen. Sie ist sozial ungerecht, denn aufgrund des durch die Sozialgerichtsbarkeit festgeschriebenen Mehrstufenschemas der Verweisung – Versicherte können nur auf die Tätigkeiten verwiesen werden, die sie körperlich und geistig nicht überfordern (objektive Zumutbarkeit) und die darüber hinaus nicht mit einem unzumutbaren sozialen Abstieg verbunden sind (subjektive Zumutbarkeit) – kommen angelernte und ungelernte Arbeitnehmer praktisch nicht in den Genuss dieser Rente, da ihnen jede Tätigkeit subjektiv zumutbar ist.

Das Risiko von Berufsunfähigkeit kann durch eine Private Berufsschutzversicherung (Private Berufsunfähigkeitsversicherung) abgemildert werden. Denjenigen Berufsgruppen, für die das Risiko von Berufsunfähigkeit erheblich ist, der Mittelschicht also, ist dies wirtschaftlich zuzumuten. Da für Versicherte, die vor dem 02.01.1961 geboren sind, zum Zeitpunkt des Inkrafttretens des Gesetzes am 01.01.2001 der Abschluss einer Berufsschutzversicherung nicht mehr zu tragbaren Prämien möglich war, führte dies zu großzügigen Übergangsregelungen von damals 20–25 Jahren, sodass gegenwärtig noch ein dreigliedriges Rentensystem Bestand hat. Die Bevölkerung wächst aber aus der Gesetzlichen Rente wegen Berufsunfähigkeit zunehmend heraus. Die aus juristischen Gründen schwierigen Voraussetzungen der Gesetzlichen Rente wegen Berufsunfähigkeit sind deshalb kein Thema dieses Beitrags.

2.5 Begriff der Erwerbsminderung

Die Rente wegen Erwerbsminderung, die ab dem 01.01.2001 anstelle der Erwerbsunfähigkeitsrente getreten ist, unterscheidet zwischen *teilweiser Erwerbsminderung* (§ 43 Abs. 1, Satz 2 SGB VI), *voller Erwerbsminderung* (§ 43 Abs. 2, Satz 2 SGB VI) und *fehlender Erwerbsminderung* (§ 43 Abs. 3 SBG VI):

- § 43 (1) 2 SGB VI: „Teilweise erwerbsgemindert sind Versicherte, die wegen Krankheit oder Behinderung auf nicht absehbare Zeit außerstande sind, unter den üblichen Bedingungen des allgemeinen Arbeitsmarktes mindestens 6 Std. täglich erwerbstätig zu sein."

- § 43 (2) 2 SGB VI: „Voll erwerbsgemindert sind Versicherte, die wegen Krankheit oder Behinderung auf nicht absehbare Zeit außerstande sind, unter den üblichen Bedingungen des allgemeinen Arbeitsmarktes mindestens 3 Std. täglich erwerbstätig zu sein."
- § 43 (3) SGB VI: „Erwerbsgemindert ist nicht, wer unter den üblichen Bedingungen des allgemeinen Arbeitsmarktes mindestens 6 Std. täglich erwerbstätig sein kann; dabei ist die jeweilige Arbeitsmarklage nicht zu berücksichtigen."

Die *Erwerbsminderung* ist ein Rechtsbegriff. Ob jemand erwerbsgemindert im Sinne des SGB VI ist, entscheidet die Verwaltung oder das Gericht. Der ärztliche Gutachter beurteilt also nicht die Erwerbsminderung. Er beurteilt die *Leistungsfähigkeit*.

2.6 ICF

Maßgebliches „Handwerkszeug" zur Beurteilung der Leistungsfähigkeit ist das psychosoziale Krankheitsverständnis der ICF (International Classification of Functioning, Internationale Klassifikation der Funktionsfähigkeit), das für Gutachten für die GRV ausdrücklich vorgeschrieben und in den Formulargutachten vorgegeben ist.

Ausgangspunkt für die Nutzung der ICF ist stets ein Gesundheitsproblem. Dasselbe Gesundheitsproblem kann jedoch im Leben verschiedener Menschen in Abhängigkeit von Barrieren oder Förderfaktoren völlig unterschiedliche Auswirkungen auf die Leistungsfähigkeit haben. Ein Querschnittgelähmter kann in Abhängigkeit von seinen geistigen Fähigkeiten, seiner Willensstärke, seinen wirtschaftlichen Möglichkeiten und günstigen Umweltfaktoren weitgehend am Leben der Gemeinschaft teilhaben. Die persönliche Einstellung des Betroffenen, seine Disziplin, Kompensationsfähigkeiten, eine vorhandene Unterstützung am Arbeitsplatz, das Umfeld, wirtschaftliche Möglichkeiten können dafür entscheidend sein, ob der Mensch leistungsfähig bleibt.

Die ICF beinhaltet einmal einen Paradigmenwechsel, weg von der Diagnose, den krankheitsbedingten Behinderungen und den dadurch bedingten Defiziten (dem „halb leeren Glas") hin zum besseren Verständnis von Krankheitsfolgen im Bedingungsgefüge von Wechselwirkungen zwischen den Ebenen: Körperfunktionen/-strukturen, Aktivitäten/Teilhabe und Kontextfaktoren (dem „halb vollen Glas"). Der Mensch mit einem Gesundheitsproblem wird in seinen biografischen und sozialen Bezügen erfasst. Die ICF stellt dafür eine grundsätzliche Systematik und definierte Begriffe zur Verfügung.

Zum anderen ist die ICF eine Klassifikation, die eine Kodierung der einzelnen Komponenten der Funktionsfähigkeit für Gesundheitsinformationssysteme ermöglicht und damit nationalen und internationalen Datenabgleichen zwischen verschiedenen Disziplinen im System der sozialen Sicherung dienen soll, was jedoch nach wie vor schwierig ist, da – als Beispiel – die „Schwere" eines Gesundheitsproblems nicht vollständig erfasst ist.

Die Begutachtung unter Berücksichtigung der ICF (Tab. 2.1) wird von der Deutschen Rentenversicherung Bund in ihren „Hinweisen zur Begutachtung" vorgegeben, um die Folgen der Erkrankung für die Leistungsfähigkeit und ihre erwerbsbezogenen Auswirkungen richtig bewerten zu können. Entscheidend sind also nicht die Diagnosen, sondern ihre Auswirkungen – bezogen auf die Leistungsfähigkeit des Betroffenen. Ein Betroffener ist funktional gesund, also leistungsfähig, wenn vor seinem gesamten Lebenshintergrund (Konzept der Kontextfaktoren)

- seine körperlichen Funktionen (einschließlich der geistigen und seelischen) allgemein anerkannten Normen entsprechen (Konzept der Körperfunktionen und -strukturen),
- er all das tut oder tun kann, was von einem Menschen ohne Gesundheitsproblem erwartet wird (Konzept der Aktivitäten),
- er sein Dasein in allen Lebensbereichen, die ihm wichtig sind, in der Weise und dem Umfang entfalten kann, wie es von einem Menschen ohne Beeinträchtigung der Körperfunktionen oder -strukturen erwartet wird (Konzept der Teilhabe).

Beispiel: Ein Berufskraftfahrer erleidet durch einen Verkehrsunfall den Verlust beider Beine im Oberschenkelbereich (Körperfunktionen). Daraus ergibt sich ein klar umschriebener Verlust an Aktivitäten. Entfallen sind Leistungen, die er

Tab. 2.1 Gliederungsbegriffe der ICF. (Becher und Ludolph 2017)

Begriffe der ICF	Erläuterungen
Komponenten	Hauptgliederung der ICF: 1. Körperfunktionen und Körperstrukturen 2. Aktivitäten und Partizipation (Teilhabe) 3. Umweltfaktoren (Kontextfaktoren) 4. Personenbezogene Faktoren (Kontextfaktoren)
Kapitel	Jede Komponente ist in Kapitel aufgeteilt: • Körperfunktionen/Körperstrukturen • Aktivitäten/Partizipation (Teilhabe) • Umweltfaktoren (Kontextfaktoren)
Domänen	Gruppen von inhaltlich zusammengehörenden Funktionen, Strukturen, Aktivitäten und Teilhabeaspekten
Kategorien	• Auch als Items bezeichnet; sie entsprechen den grundlegenden Bausteinen der ICF • Es gibt übergreifende und dazu untergeordnete Kategorien (Items) • Beispiel: b167 „Kognitiv-sprachliche Funktionen" und b1670 „Das Sprachverständnis betreffende Funktionen"

unter Einsatz seiner Beine erbringt (Aktivitäten). Seine Teilhabe am Leben in der Gemeinschaft ist stark eingeschränkt. Er kann sich ausgehend nur von der eingeschränkten Körperfunktion nicht fortbewegen. Liegen hervorragende Umweltfaktoren vor (umweltbezogene Kontextfaktoren) und ist er persönlich motiviert (personenbezogene Kontextfaktoren), wird der Berufskraftfahrer nicht leistungsunfähig. Denn er kann alle händischen Tätigkeiten und alle Tätigkeiten verrichten, die seine Intelligenz, seine geistige Beweglichkeit, sein Einfühlungsvermögen usw. verlangen. Ist er mit modernen Prothesen ausgestattet, ist er beispielsweise motiviert, einen Computerkurs zu absolvieren oder sich in anderer Weise so fortzubilden, dass er seine berufliche Tätigkeit im Sitzen ausüben kann (personenbezogene Kontextfaktoren) und ist dann noch sichergestellt, dass er seinen Arbeitsplatz erreichen kann (z. B. behindertengerecht umgerüsteter Pkw, barrierefrei zugänglicher Arbeitsplatz – umweltbezogene Kontextfaktoren), dann ist er unter den üblichen Bedingungen des allgemeinen Arbeitsmarktes mindestens 6 Stunden täglich leistungsfähig. Ist er dagegen nicht zu motivieren (z. B. wegen einer schweren Depression) oder nicht in der Lage (z. B. mangelnde Intelligenz) sich weiterzubilden, liegen die personenbezogenen Kontextfaktoren nicht vor. Der ehemalige Berufskraftfahrer ist leistungsunfähig.

Deutlich schwieriger sind Aussagen zur Leistungsfähigkeit auf psychischem Gebiet. Das Konzept der ICF ist insofern von überragender Bedeutung. Mit Veränderungen auf diesem Gebiet begründete Rentenanträge nehmen eklatant zu. Hinweise für die Wechselwirkungen zwischen Funktionsverlust, Verlust an Aktivitäten und Teilhabe an Lebensbereichen sind für die verschiedensten Krankheitsbilder, insbesondere auch für „psychisch kranke und behinderte Menschen" den Arbeitshilfen der Bundesarbeitsgemeinschaft für Rehabilitation (BAR) zu entnehmen.

Die *Fragestellung* an den ärztlichen Gutachter zur Sicherung der Leistungsfähigkeit unter den üblichen Bedingungen des allgemeinen Arbeitsmarkts lautet wie folgt:

A. Medizinischer Teil (Vollbeweis)
 1. Welche Diagnose ist gesichert?
 2. Welche Einschränkung der Aktivitäten folgt aus den Diagnosen, insbesondere:
    a) Welche qualitativen Einschränkungen der Aktivitäten (Zusammenfassung der positiven und negativen Leistungsmerkmale für die Ausübung der Erwerbstätigkeit) liegen vor?
    b) Welche quantitativen (zeitlicher Umfang, in dem die Erwerbstätigkeit nicht ausgeübt werden kann) Einschränkungen der Aktivitäten/Minderungen der Funktionsfähigkeit liegen vor (körperliche, geistige, seelische, soziale)?

B. Erwerbsbezogener Teil (Vollbeweis)
 1. Welche Aussagen sind zu den – personenbezogen und umweltbezogen – Kontextfaktoren (Fähigkeit und Wille zur Weiterbildung, eigener Pkw, barrierefreier Zugang zum Arbeitsplatz) möglich?
 2. Ist die Leistungsfähigkeit/Funktionsfähigkeit unter den üblichen Bedingungen des Allgemeinen Arbeitsmarkts dadurch nicht gemindert (6 Stunden und mehr), gemindert (3–6 Stunden) oder völlig entfallen (unter 3 Stunden)?

C. Weitere Fragestellungen (Vollbeweis)
 1. Seit wann besteht die Leistungseinbuße?
 2. „Rehabilitation vor Rente". Welche Optionen gibt es für weitere Therapien?

Diese Fragen sind das grobe Gerüst, das zur qualitativen und quantitativen Leistungsfähigkeit, der konkreten Ausgestaltung durch Diagnosen, deren funktionelle Auswirkungen und der dadurch bedingten Einbuße der Teilhabe am Leben in der Gemeinschaft der Ausgestaltung bedarf.

An dem nachfolgenden Beispiel sollen die oben beschriebenen Anforderungen an den ärztlichen Gutachter aufgezeigt werden:

- Ein 56-jähriger Lehrer (Germanistik und Sport) erleidet einen Schlaganfall. Es verbleiben eine Sprachstörung und eine Gehbehinderung rechts. Er leidet zudem krankheitsbedingt unter einer schweren Depression (Diagnosen: A 1).
- Der Lehrer kann infolge der zuvor genannten Diagnosen nicht mehr vor einem Publikum auftreten. Er ist sowohl in der Fortbewegung als auch beim Heben und/oder Tragen schwerer Lasten schwerst eingeschränkt (Aktivitäten: A 2).
- Aufgrund der schweren Depression ist er zu einer Umschulung oder auch nur zur Umorientierung nicht in der Lage (personenbezogene Kontextfaktoren: B 1).
- Seine Leistungsfähigkeit ist dadurch völlig entfallen (Ergebnis: B 2).
- Der Wegfall der Leistungsfähigkeit besteht seit dem Schlaganfall. Ob rehabilitative Maßnahmen die Leistungsfähigkeit wiederherstellen können und ob diese Möglichkeiten ausgeschöpft sind, ist eine Frage des Einzelfalls (C 1 und C 2).

▶ Die Erwerbsminderung ist ein Rechtsbegriff. Die Leistungsfähigkeit unter den üblichen Bedingungen des Allgemeinen Arbeitsmarkts wird wesentlich durch die umwelt- und personenbezogenen Kontextfaktoren bestimmt. Der ärztliche Gutachter hat die Leistungfähigleit nach dem psychosozialen Krankheitsverständnis der ICF zu beurteilen.

2.7 Anforderungen an das ärztliche Gutachten

Das ärztliche Gutachten für die GRV setzt sich zusammen aus

- der Anamnese, wobei die Anamnese auch die Sozial- und Berufsanamnese umfasst,
- den Klagen und Beschwerden,
- den Untersuchungsbefunden,
- den (Funktions-)Diagnosen,
- der Epikrise und
- der Sozialmedizinischen Leistungsbeurteilung (Aktivitäten, Kontextfaktoren, Möglichkeiten zur Rehabilitation, Leistungseinbuße).

Das Gutachtenformular, eine Einführung in die rechtlichen Grundlagen der Gesetzlichen Rentenversicherung, eine Anleitung zur Erstellung von Gutachten für die Gesetzliche Rentenversicherung sowie eine Definition der in der Gesetzlichen Rentenversicherung gebräuchlichen Begriffe findet sich im Internet (www.deutsche-rentenversicherung.de) oder in Buchform (Sozialmedizinische Begutachtung in der GRV). Dieser Anleitung ist strikt zu folgen. Zu beachten sind zudem die für einzelne Schadensbilder herausgegebenen Leitlinien der zuständigen Fachgesellschaften, die ebenfalls im Internet veröffentlicht sind (AWMF-Leitlinien), insbesondere die „Leitlinie für die sozialmedizinische Begutachtung" und die Leitlinie „Beurteilung der Rehabilitationsbedürftigkeit von Menschen mit muskuloskeletalen Erkrankungen" (Stand August 2017), wobei kritisch anzumerken ist, dass jedoch die modernen diagnostischen Möglichkeiten nicht ausreichend berücksichtigt sind und teils völlig veraltete Literatur aufgeführt ist. Diese Leitlinien enthalten grundsätzlich Hinweise für die Stellung der richtigen Diagnosen und ihre funktionellen Auswirkungen und Therapiemöglichkeiten. Zu beachten sind weiter die Arbeitshilfen der Bundesarbeitsgemeinschaft für Rehabilitation (BAR) zu einzelnen Schadensbildern.

Erwartet wird vom ärztlichen Gutachter (als Helfer/Zuarbeiter/Lotse der Verwaltung oder des Gerichts) ein Gutachten, dessen Befunde vollständig sind, dessen Aussagen zum Leistungsvermögen sich schlüssig aus der Anamnese, den Befunden, den Diagnosen, den möglichen oder verschlossenen Aktivitäten und den Kontextfaktoren ergeben, das ohne nicht allgemein verständliche Kürzel verfasst ist, dessen Sprache deutsch ist und das sich nur auf die konkret gestellte Frage beschränkt. Soweit Angaben zum Beginn der Leistungseinbuße erfragt werden, reicht es in aller Regel nicht aus, wenn das Datum der Antragstellung benannt wird. Vielmehr ist das maßgebliche Datum dem Krankheitsverlauf zu entnehmen und konkret zu begründen (z. B. Datum des Herzinfarkts oder des Schlaganfalls). Das Datum der Antragstellung oder der gutachtlichen Untersuchung ist nur dann maßgebend, wenn keinerlei weitere Informationen vorliegen.

Erwartet wird ein Gutachten zu Leistungsfähigkeit für Gegenwart und Zukunft sowie für die Vergangenheit, soweit sie noch Auswirkungen auf die Gegenwart hat. Das Gutachten muss einen möglichst alltagstauglichen Eindruck von der Leistungsfähigkeit des Probanden – bezogen auf die üblichen Bedingungen des allgemeinen Arbeitsmarkts – ergeben.

Unter dem *Allgemeinen Arbeitsmarkt* (§ 43 SGB VI) wird das gesamte Spektrum aller abhängigen Beschäftigungen und aller selbstständigen Tätigkeiten verstanden, wobei Sonderbereiche (z. B. Werkstätten für behinderte Menschen, sportliche Höchstleistungen) außer Betracht bleiben (BSG, Urteil vom 19.10.2011, B 13 R 78/09 R). Außer Betracht bleiben auch alle verbotenen Tätigkeiten (z. B. Kinderarbeit) sowie die Tätigkeit als Hausfrau; sie ist nicht erwerbstätig (§ 43 (3) SGB VI).

Zum Kern des ärztlichen Gutachtens gehören die *Untersuchungsbefunde* und die *Diagnosen*.

Die Funktionseinbuße als Grundlage finanzieller Entschädigung bedarf des Vollbeweises. Die Funktionseinbuße darf also keinem vernünftigen Zweifel unterliegen. Dieser Beweisanforderung hat sich die Erhebung und Bewertung der Befunde, als Grundlage für die Diagnose, anzupassen.

Die Befunde haben folgende Rangordnung:

- Objektiv
- Semi-objektiv bzw. semi-subjektiv
- Subjektiv

Objektiv sind alle Befunde, die jederzeit reproduzierbar sind und deren Erhebung nicht der Mitarbeit des Probanden bedarf. Diese sogenannten harten Daten haben ihrerseits wiederum eine Rangordnung, weil sie von unterschiedlicher Wertigkeit sind. Vorrangige Informationsquelle sind beispielsweise der Muskelmantel und die Beschwielung im Seitenvergleich sowie bildgebende Verfahren und die technischen Untersuchungen, wobei die bildgebenden und technischen Verfahren nicht ausreichend sicher mit Funktionseinbußen korrelieren. Die harten Daten sind also entsprechend ihrer Aussagekraft zu hinterfragen.

Semi-objektiv oder semi-subjektiv sind alle die Befunde, deren Erhebung der Mitarbeit des Probanden bedürfen. Unter diese Gruppe fallen beispielsweise alle Bewegungsmaße. Es fallen darunter aber auch alle haltungsabhängigen Befunde, zum Beispiel die im Rahmen des Beschleunigungsmechanismus viel zitierte „Steilstellung" der Halswirbelsäule. Diese mitwirkungsbedürftigen Befunde sind den harten Daten nachgeordnet. Sie sind nur indirekt einer Objektivierung zugänglich. Eine seitengleich kräftige Muskulatur des Schultergürtels und der Arme passt nicht zu einem weitgehend eingesteiften Schultergelenk. Diese Überlegungen gelten vor allem für die – belastungsintensiven – unteren

Gliedmaßen, wobei geringe Umfangdifferenzen sich physiologisch aus der Händigkeit und dem Standbein erklären.

Ein rein *subjektiver* Befund ist neben Schwindel, Ohrgeräuschen, Konzentrationsstörungen vor allem der Schmerz. Der Schmerz hat zwar – begrenzt – Indizwirkung im Rahmen des therapeutischen Bemühens. Im Rahmen der Begutachtung ist er das unsicherste Kriterium überhaupt. Schmerzen, insbesondere sogenannte glaubhafte Beschwerden und/oder Schmerzen sind kein Kriterium zur Beurteilung der Leistungsfähigkeit. Die Aufnahme glaubhafter Beschwerden indiziert Defizite der Befunderhebung. Aufzunehmen sind vielmehr die Befunde, die auf Schmerzen hindeuten, zum Beispiel eine signifikante Muskelminderung im Seitenvergleich. Anders liegt dies, wenn ein Phantomschmerz, eine Kausalgie oder eine „Schmerzkrankheit" (chronisches Schmerzsyndrom) zu sichern sind.

Weitestgehend im Subjektiven bewegen sich die Befunde auf psychiatrischem Fachgebiet. Diese sind entsprechend den Vorgaben dieses Fachgebiets zu sichern und zu beurteilen.

Den sorgfältig erhobenen Befunden folgen die *Diagnosen* bzw. *Funktionsdiagnosen*. Unter Diagnose versteht man die Zuordnung von bestimmten Beschwerde-/Schadensbildern zu einem bestimmten Krankheitsbegriff (Impairment). Die Diagnosen sind in der Reihefolge ihres Schweregrads zu benennen, wobei sich der Schweregrad nach deren Auswirkungen auf die Leistungsfähigkeit im Erwerbsleben richtet. Die Diagnosen sind zwingend nach der jeweils gültigen Fassung der ICD zu verschlüsseln. Die ICD (International Statistical Classification of Diseases and Related Health Problems) wird von der Weltgesundheitsorganisation (WHO) in ihrer jeweils aktuellen Fassung erstellt und vom DIMDI (Deutsches Institut für Medizinische Dokumentation und Information) im Auftrag des Bundesgesundheitsministeriums herausgegeben (im Internet abrufbar).

Die Diagnose benennt den Grund für den Verlust an Aktivitäten/Teilhabe. Dieser wird einheitlich mit dem Begriff Krankheit oder Behinderung benannt. Relevant sind nur Diagnosen, die sich auf der Ebene der Aktivitäten/Teilhabe auswirken (Funktionsdiagnosen). Blutbildveränderungen, zum Beispiel nach traumatischem Milzverlust, ohne funktionelle Auswirkungen sind irrelevant. Die funktionellen Auswirkungen, die Verluste an Aktivitäten und Teilhabe durch die Diagnosen, sind deshalb mit zu benennen:

- Verloren bzw. eingeschränkt sind für den Probanden (Versicherten) durch die Krankheit oder Behinderung die Funktionen, die er nicht mehr ausüben kann (*Möglichkeit*),
- deren Ausübung ihm nicht mehr zugemutet werden kann (*Zumutbarkeit*) und
- deren Ausübung ihm verboten ist, will er seine eigene Gesundheit nicht gefährden (*Zulässigkeit*).

Möglichkeit einer Aktivität: Verliert ein Versicherter unfallbedingt ein Bein, sind ihm alle Tätigkeitsfelder verschlossen, die mit ständigem Gehen und Stehen verbunden sind (z. B. Maurer), mit Gehen auf unebenem Gelände (z. B. Tiefbauarbeiter), mit einer rauen Bewegungsbeanspruchung (z. B. Alpinski), mit abrupten Rotationen und Belastungsspitzen (z. B. Fußball). Diese Tätigkeitsfelder können nicht mehr ausgeübt werden. Dies ist – bei realistischer Betrachtung – die unfallbedingte Funktionseinbuße oder Leistungsminderung, auch wenn modernste Prothesen es einigen wenigen Betroffenen erlauben, wettkampfmäßig an Lauf- und Sprungdisziplinen teilzunehmen.

Zumutbarkeit einer Aktivität: Die unfall- oder krankheitsbedingten Schmerzen/Beschwerden bedingen die Funktionseinbuße bzw. Leistungsminderung. Es ist dem Versicherten nicht mehr zumutbar, beispielsweise ausschließlich im Gehen und Stehen zu arbeiten oder kniestrapazierende Tätigkeiten (z. B. im Tunnelbau) auszuüben, wenn unfallbedingt eine schmerzhafte Arthrose vorliegt, auch wenn die Beweglichkeit im betroffenen Kniegelenk noch weitestgehend normal ist. Auf die besondere Sorgfalt, mit der insbesondere diese Beschwerdeangaben hinterfragt und mit objektiven Befunden unterlegt werden müssen, wurde bereits hingewiesen.

Zulässigkeit einer Aktivität: Schwierigkeiten ergeben sich vor allem bei der Umsetzung der letzten Alternative, der aus präventiven Gründen bedingten Funktionsbeeinträchtigung. Wann kann aus präventiven Gründen eine bestimmte Funktion nicht mehr ausgeübt werden? Paradebeispiele sind eine Infektionsneigung nach Milzverlust oder Funktionseinbußen nach künstlichem Gelenkersatz.

Beispiel: Ein Versicherter erleidet unfallbedingt einen Oberschenkelhalsbruch. Durchgeführt wird der totalprothetische Ersatz des Hüftgelenks. Die Endoprothese ist ein Kunstgelenk, das sich nicht regenerieren oder der Belastung anpassen kann. Das künstlich ersetzte Gelenk ist dauerhaft weniger belastbar und wird dauerhaft weniger belastbar sein und sich je nach Beanspruchung an der Grenzschicht (Interface) zwischen lebendem Gewebe und künstlichem Werkstoff irgendwann lockern. Häufiges Tragen schwerer Lasten, lange Laufbeanspruchungen, bestimmte Bewegungen (z. B. die starke Beugung des Hüftgelenks über 100, das Überkreuzen und maximale Abspreizen der Beine) müssen vermieden werden. Zahlreiche Sportarten, wie Sprünge oder kraftvolles Antreten (z. B. Ballsport, Tennis, Leichtathletik) oder die extreme Bewegungsausschläge der Kunstgelenke erfordern (z. B. Reiten, Ringen), sind gefährdend. Einerseits steigt mit dem Aktivitätsgrad der Betroffenen der Verschleiß (z. B. erhöhter Polyäthylenabrieb) der Prothese. Andererseits werden durch moderate und regelmäßige Belastungen (Ausdauersportarten) die Inaktivitätsosteoporose (Knochenschwund infolge Minderbelastung) durch die funktionelle Beanspruchung vermieden, die schützende Muskulatur gefördert und somit einer vorzeitigen Lockerung vorbeugt. Was für diverse

Sportarten gut untersucht ist, gilt sinngemäß auch für die körperliche Belastung im Arbeitsleben. Dementsprechend richten sich Möglichkeit, Zumutbarkeit und Zulässigkeit von Aktivitäten nach folgenden Kriterien:

- Die Operation sollte bei unauffälligem postoperativen Verlauf mindestens 3 Monate zurückliegen (Möglichkeit von Aktivitäten).
- Das Gangbild soll harmonisch sein (kein Hinken, keine Gehhilfen, problemloses Treppensteigen, keine signifikanten Beinlängendifferenzen) mit ausreichender Stabilisierung durch die Muskulatur (Möglichkeit von Aktivitäten).
- Es soll ein angemessenes Bewegungsausmaß des Kunstgelenks resultieren (Möglichkeit von Aktivitäten).
- Es dürfen keine prothesenbedingten Ruhe- oder Belastungsschmerzen existieren (Zumutbarkeit von Aktivitäten).

Wenn alle diese Voraussetzungen erfüllt sind, bleiben dem Versicherten dennoch erhebliche Bereiche des Erwerbslebens verschlossen (Zulässigkeit von Aktivitäten). Mit modernen Endoprothesensystemen können zwar ausgezeichnete funktionelle (Mess-)Ergebnisse erzielt werden – dies auch mittelfristig, wenn man das in der Regel fortgeschrittene Alter der Betroffenen mit entsprechenden Begleiterkrankungen berücksichtigt. Dennoch sieht sich der Endoprothesenträger Einschränkungen gegenüber, die durch den Wunsch nach möglichst langer Haltbarkeit noch akzentuiert werden. Deshalb ist aus *präventiven Gründen* ein „Basiswert" für die Leistungsminderung bei einwandfreiem Prothesensitz, weitgehender Schmerzfreiheit, freier Funktion und Kraft zu ermitteln. Dieser „Basiswert", der mit etwa 20 % der Aktivitäten eines sogenannten Gesunden anzusetzen ist, führt zwar für sich allein nicht zu einer rentenberechtigenden Erwerbsminderung, ist aber ein ganz erheblicher Mosaikstein.

Die Leistungsminderung ändert sich nicht, wenn beide Hüft- und/oder Kniegelenke und/oder Sprunggelenke prothetisch ersetzt sind, da dem Versicherten mit *zwei* künstlichen Hüft- und/oder Kniegelenken und/oder Sprunggelenken gefährdungsbedingt nicht mehr Erwerbsmöglichkeiten verschlossen sind als mit *einem* künstlichen Hüft- oder Kniegelenk.

Die häufig verwendete Formulierung „Zustand nach" ist in vielen Fällen ohne jegliche Aussagekraft. Das gleiche gilt für die Aufzählung zurückliegender Erkrankungen. Anzugeben sind die gegenwärtigen Auswirkungen dieser Erkrankungen. Bei Verdachtsdiagnosen sind die gegenwärtigen Funktionseinbußen zu benennen (z. B. „wiederkehrende schmerzhafte Bewegungseinschränkung in den Finger- und Zehengelenken bei Verdacht auf chronische Polyarthritis").

Wenn das Konzept der ICF bereits bei Niederlegung der Anamnese, der Untersuchungsbefunde und der Diagnose beachtet wurde, ist die Epikrise kein Problem mehr. Die *Epikrise* unterteilt sich in 5 Untergliederungen, auf denen die Beurteilung für die GRV aufbaut:

- Angaben zu den gesundheitlichen Schädigungen, die unter dem Gliederungspunkt „Diagnosen" zusammengetragen wurden (*Impairment*)
- Dadurch bedingte Störungen von Strukturen/Funktionen, von Aktivitäten/Teilhabe (*Disabilities*)
- *Kontexfaktoren* und sich daraus ergebende Beeinträchtigungen (Handicap)
- *Prognose*
- *Interventionsmöglichkeiten*

Disabilities: Fähigkeitsstörungen/Behinderungen: Zu hinterfragen bzw. zusammenzustellen sind die Funktionseinbußen aufgrund aller zuvor gestellten Diagnosen in Bezug auf mentale Funktionen, Sinnesfunktionen, Schmerzempfindungen, Stimm- und Sprechfunktionen, kardiopulmonale Funktionen, Funktionen des hämatologischen und immunologischen Systems, Funktionen des Verdauungssystems, des Stoffwechsels und des endokrinen Systems, des Urogenitalsystems, des Stütz- und Bewegungsapparats sowie der Haut und Hautanhanggebilde. Die Störungen von Aktivitäten/Teilhabe sind der andere Teil der funktionalen Problematik. Zu überprüfen und zu beschreiben sind: Lernen und Wissensanwendung, Bewältigung allgemeiner Aufgaben und Anforderungen, Kommunikation und Mobilität einschließlich Tragen, Bewegen und Handhaben von Gegenständen, Selbstversorgung, häusliches Leben, interpersonelle Interaktionen und Beziehungen, Arbeit, Beschäftigung und Bildung, Gemeinschafts-, soziales und staatsbürgerliches Leben.

Kontexfaktoren: Kontextfaktoren, die Gegebenheiten des gesamten Lebenshintergrunds des Versicherten, untergliedern sich in günstige und ungünstige Kontexfaktoren. Sie beinhalten beispielsweise die Ausstattung mit einem Rollstuhl oder einem Pkw mit Automatikgetriebe, psychosoziale Unterstützung (z. B. durch die Familie oder durch Arbeitskollegen) und vorhandene bzw. fehlende Dienste (z. B. Pflegedienst).

Prognose: Die Prognose bezieht sich auf den weiteren Krankheitsverlauf und die Erwerbstätigkeit des Versicherten.

Interventionsmöglichkeiten: Interventionsmöglichkeiten beinhalten vor allem die medizinischen Möglichkeiten, um die Prognose günstig zu gestalten. Dazu zählen auch eine Verbesserung der Kontexfaktoren, aber auch präventive Kurmaßnahmen (Rehabilitation vor Rente).

Die *sozialmedizinische Leistungsbeurteilung* ist die Schlussfolgerung aus dem ärztlichen Gutachten. Im Gegensatz zur Minderung der Erwerbsfähigkeit (MdE) in der Gesetzlichen Unfallversicherung, zum Grad der Behinderung (GdB) im Schwerbehindertenrecht und zum Grad der Schädigungsfolgen (GdS) im Sozialen Entschädigungsrecht ist nicht entscheidend die Leistungsminderung. Entscheidend sind die noch erhaltenen *Leistungsfähigkeiten*.

Zu beantworten sind folgende Fragen:

- Liegen qualitative oder quantitative Leistungsminderungen/Minderungen der Funktionsfähigkeit vor? Welche (körperliche, geistige, seelische, soziale – negatives Leistungsbild)? In welchem Umfang ist die Leistungsfähigkeit erhalten (positives Leistungsbild)?
- Ist die Leistungsfähigkeit/Funktionsfähigkeit im Erwerbsleben dadurch erheblich gefährdet, gemindert oder völlig entfallen?

Unter dem *qualitativen* Leistungsbild werden die Fähigkeitseinschränkungen des Versicherten selbst verstanden, also das positive und negative Leistungsbild, das sich daraus ergibt, dass behinderungsbedingt beispielsweise eine bestimmte Arbeitshaltung nicht mehr eingenommen oder der Wille, eine Arbeit aufzunehmen, depressionsbedingt nicht aufgebracht werden kann.

Unter dem *quantitativen* Leistungsbild wird der zeitliche Umfang verstanden, in dem die berufliche Tätigkeit ausgeübt werden kann (ab dem 01.01.2001: 6 Stunden und mehr, 3–6 Stunden, unter 3 Stunden; bis zum 31.12.2000: vollschichtig, halb- bis untervollschichtig, 2 Stunden bis unterhalbschichtig, unter 2 Stunden).

Das positive Leistungsbild, das heißt die Fähigkeiten des Versicherten, und das negative Leistungsbild sind zu beschreiben.

Bei der sozialmedizinischen Leistungsbeurteilung sind nicht zu berücksichtigen:

- Vermittelbarkeit am Arbeitsmarkt
- Arbeitslosigkeit
- Entwöhnung von beruflicher Tätigkeit
- Lebensalter
- Doppelbelastung (z. B. durch Beruf und Familie)

Um diese Faktoren zu beurteilen, bedarf es in der Regel keines ärztlichen Gutachtens.

Beispielgutachten
Der Versicherte, 54 Jahre alt, ein körperlich schwer arbeitender (Ein- und Ausladen von Möbeln) Berufskraftfahrer in einem Speditionsbetrieb, leidet unter den Folgen eines Schlaganfalls und unter einem Bandscheibenschaden im Bereich der Halswirbelsäule mit Ausstrahlung der Beschwerden/Schmerzen in den rechten Arm.

a. Anamnese (Familienanamnese, Eigenanamnese, Risikofaktoren, jetzige Beschwerden, vegetative Anamnese, Medikation, Arbeits- und Sozialanamnese)
b. Untersuchungsbefund (Teil I.7)

c. **Diagnosen**:
1. Hirninfarkt (G 45.8) mit einer verbliebenen Schwäche des linken Arms und des linken Beins sowie Konzentrationsstörungen
2. Bandscheibenvorfall im Segment C6/7 der Halswirbelsäule mit Ausstrahlung in den rechten Arm, einer Schwäche des rechten Arms und einer Bewegungseinschränkung im Bereich der Halswirbelsäule (M 50.1)
3. Anhaltende Schmerzstörung ausgehend von der Halswirbelsäule (F 45.41)

d. **Epikrise**
Der 54-jährige Versicherte stellt den ersten Rentenantrag. Er war seit seinem 25. Lebensjahr bis zum 50. Lebensjahr als Berufskraftfahrer in einem Speditionsbetrieb tätig. Er geht seitdem keiner Arbeit mehr nach. Er bezieht zurzeit Arbeitslosengeld II. Er besitzt keinen Führerschein mehr.

Die Beweglichkeit im Bereich der Halswirbelsäule wird massiv eingeschränkt vorgeführt. Insbesondere die linke Hand ist in ihrer Funktion deutlich eingeschränkt. Sicheres Greifen und Halten von Gegenständen ist nach dem Schlaganfall im März 2007 nicht mehr möglich. Aufgrund der Funktionseinbußen im Bereich des linken Beins (ebenfalls Folge des Schlaganfalls im März 2007) kann er keine Strecken über 200 m mehr zurücklegen. Das Treppensteigen ist deutlich erschwert. Er ist auf eine Gehhilfe rechts angewiesen, die er jedoch wegen des chronischen Schmerzsyndroms rechts nicht einsetzt. Er leidet unter deutlichen Konzentrationsstörungen und Benommenheit – bedingt durch den Schlaganfall und die von ihm im Übermaß eingenommene Schmerzmedikation. Seine Sprache ist infolge des erlittenen Hirninfarktes kaum verständlich.

e. **Sozialmedizinische Leistungsbeurteilung**
Aufgrund der Folgen des Hirninfarkts, verstärkt durch den Schmerzmittelmissbrauch, die Leistungseinschränkung im Bereich der linken Hand und des linken Beins, die Bewegungseinschränkung im Bereich der Halswirbelsäule sowie der Schmerzen im Bereich der rechten Hand ist das Leistungsvermögen des Versicherten auf dem Allgemeinen Arbeitsmarkt aufgehoben. Es ist nicht davon auszugehen, dass Rehabilitationsmaßnahmen erfolgreich sein werden, da die Folgen des Hirnschlags nicht mehr positiv zu beeinflussen sind. Positiv zu beeinflussen ist allenfalls der Medikamentenmissbrauch. Die Selbstdisziplin und Auffassungsgabe des Versicherten sind jedoch durch die Folgen des Schlaganfalls herabgesetzt, sodass ein Entzug auf Dauer scheitern wird. Der Versicherte ist körperlich und geistig nicht mehr in der Lage, eine wirtschaftlich verwertbare Leistung auf dem allgemeinen Arbeitsmarkt zu erbringen.

- Das ärztliche Gutachten hat folgende Fragen nachvollziehbar und schlüssig zu beantworten:
  - Liegen qualitative oder quantitative Leistungsminderungen/Minderungen der Funktionsfähigkeit vor? Welche (körperliche, geistige, seelische, soziale – negatives Leistungsbild)? In welchem Umfang ist die Leistungsfähigkeit erhalten (positives Leistungsbild)?
  - Ist die Leistungsfähigkeit/Funktionsfähigkeit im Erwerbsleben dadurch erheblich gefährdet, gemindert oder völlig entfallen?

2.8 Zeitlich befristete Erwerbsminderungsrente

Wenn die Prognose positiv ist, haben sich zeitlich befristete Erwerbsminderungsrenten nicht bewährt. Vielmehr ist die Rückkehr an den Arbeitsplatz aus der Rente deutlich schwieriger, als wenn das Krankengeld voll ausgeschöpft wird (§ 48 SGB V). Die Reintegration von Zeitrentnern gelingt nur selten.

2.9 Rechtliche Besonderheiten

2.9.1 Leistungsfähigkeit 3 bis unter 6 Stunden

Die Leistungsfähigkeit bezieht sich stets auf die leichteste Arbeitsschwere.

Beispiel: Der Versicherte ist infolge einer Herzkrankheit nur noch unter 6 Stunden leistungsfähig als Lkw-Fahrer. Er ist jedoch noch mindestens 6 Stunden leistungsfähig in einem überwiegend sitzenden Beruf, der mit wenig Stress verbunden ist (z. B. als Pförtner). Dann ist der Versicherte nicht erwerbsgemindert. Bei einem über 3- bis unter 6-stündigen Leistungsvermögen und tatsächlich verschlossenem Arbeitsmarkt erhält der Versicherte Rente wegen voller Erwerbsminderung.

Beispiel: Der Versicherte ist infolge von Bandscheibenvorfällen in den beiden unteren Segmenten der Lendenwirbelsäule in der Lage, über 3 Stunden, aber unter 6 Stunden einer Erwerbstätigkeit nachzugehen. Der Versicherte ist gelernter Tiefbauarbeiter. Sein Beruf ist mit dem Heben und/oder Tragen schwerer Lasten verbunden. Diese Tätigkeit kann der Versicherte nicht mehr ausüben. In einem anderen Beruf ist der Versicherte nicht vermittelbar. Es kann ihm also faktisch kein Arbeitsplatz angeboten werden. Dieses Risiko, das eigentlich die Arbeitslosenversicherung treffen müsste, trifft jedoch die Gesetzliche Rentenversicherung. Der Versicherte erhält Rente wie ein voll Erwerbsgeminderter.

Diese „Arbeitsmarktrenten" werden jedoch nur befristet – jeweils für 3 Jahre – bis zum Eintritt der Altersrente gewährt. Dagegen werden die Renten wegen teilweiser Erwerbsminderung ansonsten längstens bis zu 9 Jahre als Zeitrente gewährt, sie können also dreimal verlängert werden, dann wird aus der Zeitrente eine Rente bis zur Altersgrenze.

2.9.2 Wegefähigkeit

Die Wegefähigkeit gehört zu dem Gliederungspunkt „Disabilities". Das Bundessozialgericht hat dazu die Anforderungen wie folgt formuliert: Der Versicherte muss fähig sein, viermal täglich eine Wegstrecke von 500 m in einer Zeit von 15–18 Minuten zurückzulegen und zweimal täglich öffentliche Verkehrsmittel zu benutzen. Dabei sind Hilfsmittel (Gehhilfen) zu berücksichtigen.

Im Rahmen der Prüfung der Kontextfaktoren, der also durch die Umwelt und den persönlichen Einsatz bedingten Erleichterungen, gibt es von dieser Regelung jedoch zahlreiche Ausnahmen. Verfügt beispielsweise ein Versicherter über ein eigenes Kraftfahrzeug, in das er selbstständig ein- und aussteigen kann, und einen Führerschein und wird ihm an der Arbeitsstelle ein Parkplatz zur Verfügung gestellt, wird von Wegefähigkeit ausgegangen.

2.9.3 Tarifübliche Pausen

Nach einem schweren Verkehrsunfall ist beim Versicherten eine Stuhl- und Harninkontinenz verblieben. Im Übrigen wäre der Versicherte nicht erwerbsgemindert. Der Versicherte muss in der Lage sein – auch wenn er entsprechende Vorlagen trägt – sich sofort zu säubern, wenn Harn oder Stuhl abgehen. Der Versicherte ist auf dem Allgemeinen Arbeitsmarkt nicht erwerbsfähig.

Diese Fälle sind unter Berücksichtigung der Ausgestaltung der tarifvertraglich vereinbarten Pausen sehr selten geworden. In aller Regel sind die aus gesundheitlichen Gründen erforderlichen Pausen mit den tarifvertraglich möglichen Pausen vereinbar.

Literatur

Becher S, Ludolph E (2017) Grundlagen der ärztlichen Begutachtung, 2. Aufl. Thieme, Stuttgart

Schuntermann MF (2022) Einführung in die ICF, 6. Aufl. ecomed MEDIZIN, Landsberg/Lech

Orthopädie und Unfallchirurgie: Begutachtung in der gesetzlichen Unfallversicherung

Inhalt

3.1	Geschichte	32
3.2	**Organisation (§ 114 SGB VII)**	32
3.2.1	Übersicht	32
3.2.2	Aufgaben der GUV	32
3.2.3	Versicherte in der GUV	33
3.3	**Versicherungsfall – Arbeitsunfall**	33
3.4	**Versicherungsfall – Berufskrankheit (BK)**	43
3.5	**Mittelbare Unfallfolge**	44
3.6	**Beweismaß**	45
3.7	**Wer trägt die Beweisnachteile?**	45
3.8	**Amtsermittlungsprinzip**	46
3.9	**Einschätzung der MdE**	47
3.10	**Einschätzung der MdE bei Vorschaden**	48
3.11	**Schüler-Unfallversicherung – Einschätzung der MdE während der Heilungsphase**	50
3.12	**Völlige Erwerbsunfähigkeit**	50
3.13	**Rentenansprüche aus der GUV**	51
3.14	**Rente als vorläufige Entschädigung, Rente auf unbestimmte Zeit**	51
3.15	**Gesamtvergütung**	52
3.16	**Verhältnis des Unfallversicherungsträgers zu den Ärzten**	52
3.17	**MdE-Erfahrungswerte (GUV – § 56 Abs. 2 SGB VII)**	53
3.17.1	Unfall-/BK-Folgen an den oberen Gliedmaßen	53
3.17.2	Unfall-/BK-Folgen an den unteren Gliedmaßen	54
3.17.3	Unfall-/BK-Folgen an Wirbelsäule und Becken	55
3.17.4	Unfall-/BK-Folgen im Kopfbereich	55
3.17.5	Unfall-/BK-Folgen auf fachinternem Gebiet	56
3.17.6	Unfall-/BK-Folgen auf neurologisch-psychiatrischem Gebiet	56
3.17.7	Neue Eckwerte nach Gliedmaßenverlusten	57
	Literatur	69

3.1 Geschichte

Am 17.11.1881 verlas der Reichskanzler Fürst Otto von Bismarck die „Kaiserliche Botschaft", die die deutsche Sozialgesetzgebung einleitete. Vorausgegangen waren soziale Unruhen, die ihre Ursache hatten in der zunehmenden Industrialisierung des bis dahin landwirtschaftlich geprägten Landes mit der Folge der Abwanderung der Menschen in die Städte, schlechter Wohn- und Arbeitsverhältnisse, geringer Löhne, des Verlusts sozialer Bindungen und der fehlenden Vorsorge gegenüber Unglücksfällen, Krankheit und Alter. Nach dem Versuch, diese Unruhen zunächst durch Erlass des Sozialistengesetzes am 21.10.1878 zu unterdrücken, was jedoch letztlich fehlschlug, wurde, um dem zunehmenden Einfluss der Sozialdemokratie zu begegnen, in Ausführung der „Kaiserlichen Botschaft" u. a. am 01.10.1885 das Unfallversicherungsgesetz in Kraft gesetzt – Ausgangspunkt der Gesetzlichen Unfallversicherung (GUV). Ab 1914 wurde das Unfallversicherungsgesetz, wie die Mehrzahl der Sozialgesetze, in die Reichsversicherungsordnung übernommen, bis dann zum 01.01.1997 das Sozialgesetzbuch (SGB) VII in Kraft trat.

Auf dem langen Weg ab 1885 sind als wichtige Schritte der GUV zu nennen: 1925 Versicherungsschutz bei Wegeunfällen und Berufskrankheiten, deren Liste ständig fortgeschrieben wurde und wird (entsprechend dem wissenschaftlichen Erkenntnisgewinn), 1942 Ausdehnung auf ausnahmslos alle Arbeitnehmer und 1971 Einbeziehung von Kindern, Schülern und Studenten. Im Verlauf wurden zudem zunehmend altruistisch Tätige, u. a. Ersthelfer (Nothelfer), Blut-, Organ- und Gewebespender, pflegende Angehörige, im Freiwilligendienst Tätige, unter den Schutz der GUV gestellt, wobei sich der versicherte Personenkreis im Einzelnen aus § 2 SGB VII ergibt.

Die GUV löst jegliche Haftpflichtansprüche der Versicherten gegen die Arbeitgeber/die öffentliche Hand ab, auch Ansprüche auf Schmerzensgeld, das vom Leistungsspektrum der GUV nicht erfasst wird, es sei denn, es handelt sich um Vorsatz. Anders ist dies jedoch beim Wegeunfall, wobei sich die Ansprüche dann nicht gegen den Arbeitgeber richten, sondern gegen den Unfallverursacher.

3.2 Organisation (§ 114 SGB VII)

3.2.1 Übersicht

Die Aufgaben der GUV werden wahrgenommen durch derzeit 9 gewerbliche Berufsgenossenschaften, 24 Unfallkassen, die Unfallversicherer der öffentlichen Hand, und durch die Sozialversicherung für Landwirtschaft, Forsten und Gartenbau. Sie sind organisiert als Körperschaften des öffentlichen Rechts. Sie haben das Recht zur Selbstverwaltung.

Die Berufsgenossenschaften wurden bis 1951 allein durch die Arbeitgeber geführt. Erst zu diesem Zeitpunkt wurde die paritätische Leitung durch Arbeitgeber und Arbeitnehmer beschlossen. Jedes Unternehmen ist kraft Gesetzes Mitglied einer Berufsgenossenschaft. Es handelt sich insoweit um eine Zwangsversicherung. Finanziert werden die Berufsgenossenschaften durch die Beiträge der Unternehmen. Deren Höhe richtet sich nach dem Arbeitsentgelt, das an die Versicherten gezahlt wird, und der jeweiligen Unfallgefahr.

Die Unfallversicherungsträger der öffentlichen Hand werden finanziert aus Steuermitteln.

Die Gesetzliche Unfallversicherung ist eine der 5 Säulen der Sozialversicherung:

> **Die 5 Säulen der Sozialversicherung**
> - Gesetzliche Unfallversicherung (SGB VII)
> - Gesetzliche Krankenversicherung (SGB V)
> - Gesetzliche Rentenversicherung (SGB VI)
> - Arbeitslosenversicherung (SGB III)
> - Soziale Pflegeversicherung (SGB XI)

3.2.2 Aufgaben der GUV

Die Aufgaben der GUV sind in § 1 SGB VII definiert:

§ 1 Prävention, Rehabilitation, Entschädigung

Aufgabe der Unfallversicherung ist es, nach Maßgabe der Vorschriften dieses Buches

1. mit allen geeigneten Mitteln Arbeitsunfälle und Berufskrankheiten sowie arbeitsbedingte Gesundheitsgefahren zu verhüten,

2. nach Eintritt von Arbeitsunfällen oder Berufskrankheiten die Gesundheit und die Leistungsfähigkeit der Versicherten mit allen geeigneten Mitteln wiederherzustellen und sie oder ihre Hinterbliebenen durch Geldleistungen zu entschädigen.

Den Trägern der Gesetzlichen Unfallversicherung sind also vier Aufgabengebiete zugewiesen:

- Verhütung von Unfällen, Berufskrankheiten und arbeitsbedingten Erkrankungen
- Heilbehandlung nach einem Arbeits-/Wegeunfall oder einer Berufskrankheit
- Leistungen zur Teilhabe am Arbeitsleben sowie am Leben in der Gemeinschaft nach einem Arbeits-/Wegeunfall oder einer Berufskrankheit
- Entschädigung nach einem Arbeits-/Wegeunfall oder einer Berufskrankheit durch Geldleistungen

Mit der Prävention auch vor arbeitsbedingten Erkrankungen (§ 1 Ziff. 1 SGB VII), nicht nur vor Arbeits-/Wegeunfällen und Berufskrankheiten, erstreckt sich insoweit die Zuständigkeit der GUV auf die Gefahren des gesamten Arbeitslebens.

Die Sicherung von *Folgen* von Arbeits-/Wegeunfällen oder Berufskrankheiten als Grundlage für die Einschätzung/Feststellung der MdE (Minderung der Erwerbfähigkeit), die Entschädigung „durch Geldleistungen" (§ 1 Ziff. 2 SGB VII), ist das *wesentliche Tätigkeitsfeld des ärztlichen Gutachters*.

3.2.3 Versicherte in der GUV

Die GUV ist im Kern eine Pflichtversicherung. Zu erfüllen hat sie ihre Aufgaben gegenüber den versicherten Personen. Diese ergeben sich im Wesentlichen aus § 2 Abs. 1 bis Abs. 4 SGB VII:

§ 2 Versicherung kraft Gesetzes

(1) Kraft Gesetzes sind versichert

1. Beschäftigte, …

Kennzeichnend für die nach § 2 Abs. 1 SGB VII versicherten Personen ist die Abhängigkeit vom Arbeitgeber. Pflichtversichert sind aber auch Personen, die der Gesetzgeber für besonders schutzwürdig hält, wie z. B. Kinder, Schüler und Studenten (§ 2 Abs. 1 Nr. 8 SGB VII), ehrenamtlich Tätige (§ 2 Abs. 1 Nr. 10 SGB VII), Ersthelfer, Organspender (§ 2 Abs. 1 Nr. 13 SGB VII) oder Pflegepersonen (§ 2 Abs. 1 Nr. 17 SGB VII), um einige Gruppen von Versicherten zu benennen. Für die gesetzlich unfallversicherten Personen gibt es weder eine Befreiung wegen eines besonders hohen Verdienstes noch wegen Geringfügigkeit der Beschäftigung. Der möglichst umfassende Versicherungsschutz wird gewährleistet durch die Pflichtversicherung auch von „Wie-Beschäftigten".

§ 2 Abs. 2 SGB VII

(2) Ferner sind Personen versichert, die wie nach Abs. 1 Nr. 1 Versicherte tätig werden.

Das sind z. B. Personen, die im Interesse eines anderen Unternehmens tätig sind, wobei der Begriff „Unternehmen" sehr weit gefasst ist.

Der Kläger erlitt einen Unfall als er versuchte, den liegen gebliebenen Pkw eines Arbeitskollegen anzuschieben, damit der Motor ansprang.

„Der Kläger ist dadurch, dass er den Pkw des C angeschoben hat, wie ein nach § 2 Abs. 2 SGB VII (entsprechend der aktuellen gesetzlichen Regelung) Versicherter – nämlich wie ein in der privaten Kraftfahrzeughaltung des C. aufgrund eines Arbeitsverhältnis Beschäftigter – tätig geworden." Der Kläger war also zum Zeitpunkt der Hilfeleistung gesetzlich unfallversichert als eine Art Arbeitnehmer des C (BSG, Urteil vom 25.01.1973 – 2 RU 55/71).

Anders ist dies jedoch, wenn die Hilfeleistung aus familiären Gründen erfolgt.

Die Ehefrau des Versicherten, reinigte jahrelang die durch seine versicherte Tätigkeit asbeststaubverschmutzte Kleidung. Sie erkrankte an einem Pleura-Mesotheliom (bösartiger Rippfelltumor).

„Bei der schädigenden Reinigung der asbeststaubverschmutzten Arbeitskleidung ihres Ehemannes stand die Ehefrau nicht unter dem Schutz der Unfallversicherung. Diese Tätigkeit war der Handlungstendenz nach wesentlich allein auf eigenwirtschaftliche, nämlich auf die Interessen des eigenen Haushalts der Eheleute gerichtet" (BSG, Urteil vom 13.10.1993 – 2 RU 53/92).

Möglich sind aber auch eine freiwillige Versicherung (§ 6 SGB VII) und eine Versicherung kraft Satzung (§ 3 SGB VII).
Versicherungsfrei (§ 4 Abs. 1 SGB VII), ohne Möglichkeit unter den Schutz der GUV zu kommen, sind vor allem Staatsbedienstete, die über öffentlich rechtliche Vorschriften versichert sind (z. B. Beamtenversorgungsgesetz), Mitglieder geistlicher Genossenschaften, die über diese abgesichert sind, sowie Personen, die konkret benannte Tätigkeiten nur hobbymäßig ausüben.
Versicherungsfrei (§ 4 Abs. 3 SGB VII), jedoch mit dem Recht, sich unter den Schutz der GUV zu stellen (§ 6 Abs. 1 Nr. 1 SGB VII), sind Ärzte, Apotheker und Heilpraktiker.

3.3 Versicherungsfall – Arbeitsunfall

§ 8 SGB VII Arbeitsunfall

(1) Arbeitsunfälle sind Unfälle von Versicherten infolge einer den Versicherungsschutz nach § 2, 3 oder 6 begründenden Tätigkeit (versicherte Tätigkeit). Unfälle sind zeitlich begrenzte, von außen auf den Körper einwirkende Ereignisse, die zu einem Gesundheitsschaden oder zum Tod führen.

(2) Versicherte Tätigkeiten sind auch

1. das Zurücklegen des mit der versicherten Tätigkeit zusammenhängenden unmittelbaren Weges nach und von dem Ort der Tätigkeit.

Während bis etwa 1995 Gerichtsentscheidungen zum Unfallbegriff in der GUV Kasuistik waren – entschieden wurde über den konkreten Sachverhalt, ohne dass die Entscheidungen in der Regel ausdrücklich eingebettet wurden in vertiefende rechtstheoretische Überlegungen zum Unfallbegriff –, bemüht sich das BSG ab diesem Zeitpunkt, den Unfallbegriff zu strukturieren und rechtstheoretisch einzubetten. Immer konkreter werdend definiert das BSG den Arbeitsunfall jetzt wie folgt:

„Ein Arbeitsunfall eines Versicherten setzt voraus, dass seine Verrichtung zur Zeit des Unfalls einen gesetzlichen Tatbestand einer versicherten Tätigkeit erfüllt (sog. innerer oder sachlicher Zusammenhang), die zu dem zeitlich begrenzten von außen auf den Körper einwirkenden Ereignis – dem Unfallereignis – geführt (Unfallkausalität) und das Unfallereignis einen Gesundheitsschaden oder den Tod des Versicherten verursacht hat (haftungsbegründende Kausalität); das Entstehen von länger andauernden unmittelbaren oder mittelbaren Unfallfolgen aufgrund des Gesundheitserstschadens (haftungsausfüllende Kausalität) ist keine Tatbestandsvoraussetzung für die Anerkennung eines Arbeitsunfalles" (BSG, Urteil vom 29.11.2011 – B 2 U 10/11 R).

Das Bundessozialgericht gibt also folgende Schritte zur Prüfung eines Arbeitsunfalls vor (Tab. 3.1)
Erforderlich sind also:

1. Der innere Zusammenhang zwischen Verrichtung zurzeit des äußeren Ereignisses und versicherter Tätigkeit (versicherte Tätigkeit zum Zeitpunkt des äußeren Ereignisses)
2. Der Ursachenzusammenhang zwischen versicherter Tätigkeit und äußerem Ereignis (*Ereigniskausalität*), wobei

Tab. 3.1 Systematik des Arbeitsunfalls. (In Anlehnung an Becker 2011)

Versicherte/Versicherter	
↓	Innerer/sachlicher Zusammenhang zwischen versicherter Tätigkeit und konkreter Verrichtung
Verrichtung zurzeit des (äußeren) (Unfall-)Ereignisses	
↓	Unfallkausalität (Ereigniskausalität) zwischen Verrichtung und (äußerem) (Unfall-)Ereignis
(Äußeres) (Unfall-)Ereignis	
↓	Haftungsbegründende Kausalität zwischen (Unfall-)Ereignis und Gesundheits(erst)schaden
Gesundheits(erst)schaden	
↓	Haftungsausfüllende Kausalität zwischen (Unfall-)Ereignis und Gesundheits(folge)schaden
Gesundheits(folge)schaden	

üblich, jedoch nicht richtig, weil nach der gesetzlichen Definition in § 8 Abs. 1 SGB VII zum Unfall der Gesundheitsschaden gehört, der jedoch bei diesem Prüfungsschritt noch offen ist, ist die Bezeichnung *Unfallkausalität*
3. Der Ursachenzusammenhang zwischen äußerem Ereignis und Gesundheits(erst)schaden (*haftungsbegründende Kausalität*)
4. Der Ursachenzusammenhang zwischen Gesundheits(erst)schaden und Folgeschaden (*haftungsausfüllende Kausalität*), wobei dieser nicht erforderlich ist, um den Unfallbegriff zu erfüllen (§ 8 SGB VII)

Zu 1. Versicherte Tätigkeit

Zwar nicht ausdrücklich vorgegeben, aber dem Begriff Arbeitsunfall immanent ist, dass der Unfall nicht nur „infolge" versicherter Tätigkeit abläuft, sondern auch während versicherter Tätigkeit, wobei die letzte Voraussetzung auch bei gemischten Tätigkeiten gegeben ist – z. B. berufliches Telefonat, wenn während der Rufbereitschaft der Hund ausgeführt wird. Es muss ein zeitlicher Zusammenhang gegeben sein.

Entgegen dem Unfallbegriff in der Privaten Unfallversicherung (PUV), mit dem im Übrigen große Ähnlichkeit besteht, mutiert „plötzlich" (Ziff. 1.3 AUB 2020) in der GUV zu „während einer Arbeitsschicht". Das „zeitlich begrenzte" Ereignis ist also auch dann gegeben, wenn es sich über eine Arbeitsschicht erstreckt, wenn also z. B. infolge einer undichten Gasleitung über viele Stunden Gas eingeatmet wird und der Versicherte dadurch erkrankt oder wenn ursächlich für seinen Tod stundenlange anstrengende Arbeit in der Sommerhitze ist.

Ein Versicherter arbeitete zunächst 8 Stunden bei Sommerwärme von 25–29 °C in einem engen Steinbruch (Arbeitsschicht). Kurze Zeit später verstarb er an einem Herzinfarkt. Dieser Sachverhalt wird unter den Unfallbegriff der GUV gefasst:

„Sofern nur die schädigenden Tätigkeiten einen zeitlich begrenzten Vorgang bilden, der den Begriff des Unfallereignisses nicht sprengt, d. h. sich in einem verhältnismäßig kurzen Zeitraum, längstens in einer Arbeitsschicht, abspielt" (BSG, Urteil vom 28.01.1966 – 2 RU 151/63).

Versichert ist eine Tätigkeit zudem nur, wenn ein innerer Zusammenhang mit dieser besteht. Der innere Zusammenhang ist nicht identisch mit dem Kausalzusammenhang. Es kommt also nicht darauf an, ob die versicherte Tätigkeit wesentliche Bedingung für das äußere Ereignis ist. Vielmehr handelt es sich um eine Wertentscheidung, die vom Schutzzweck der Gesetzlichen Unfallversicherung bestimmt ist. Der sachliche, innere Zusammenhang ist gegeben, wenn die unfallbringende Tätigkeit bei wertender Betrachtung innerhalb der Grenze liegt, bis zu welcher der Versicherungsschutz in der GUV reicht.

Eine Mitarbeiterin verletzte sich beim Abholen privat eingekaufter Waren während der Arbeitszeit. Ihr Interesse ist eigenwirtschaftlich. Klemmt sie sich dabei die Finger ein, ist sie nicht versichert (BSG, Urteil vom 19.01.1995 – 2 RU 3/94).

Ein Arbeitnehmer steckt aus Verärgerung über seinen Chef einen Teil des Firmengebäudes in Brand, der sowieso abgerissen werden soll, was er aber nicht weiß. Er steht nicht unter Versicherungsschutz, weil er dem Unternehmen nicht dienen will, wenn er es auch objektiv tut.

Die Anwesenheit im Betrieb oder eine Tätigkeit während vereinbarter Arbeitszeit reichen nicht aus, um die Zuständigkeit der GUV zu begründen – mit Ausnahme zwar von § 10 SGB VII, der für See- und Binnenschiffer eine Art Betriebsbann begründet. Erforderlich ist vielmehr, um den Schutzbereich der GUV zu begründen, dass es die Handlungstendenz des Versicherten ist, dem Unternehmen zu dienen, belegt durch objektive Umstände. Problematisch wird es, wenn gleichzeitig mit versicherter Tätigkeit auch dem privaten Bereich zuzurechnende Tätigkeiten ausgeführt werden.

Der Versicherte war mit dem Reinigen einer Fassade von Farbflecken beauftragt. Verwandt wurde dazu eine leicht entzündliche Flüssigkeit. Während seiner Arbeit auf dem Hubwagen zündete er sich eine Zigarette an. Dadurch entzündete sich der Reinigungslappen, den er in der Hand hielt. Er ließ diesen fallen, wodurch es zu einer Verpuffung von Lösungsdämpfen kam, die sich auf dem Boden des Hubwagens angesammelt hatten. Der Versicherte erlitt so schwere Verbrennungen, dass er an deren Folgen verstarb.

Streitig war die Frage, ob das Anzünden der Zigarette den Zusammenhang mit versicherter Tätigkeit löste.

Das BSG verneinte dies mit der Begründung, es handele sich zwar um eine Tätigkeit, die nicht dazu bestimmt sei, dem Unternehmen zu dienen. Diese sei aber so eng mit der versicherten Tätigkeit verbunden, was sich aus der Anwesenheit auf dem Hubwagen und dem Reinigungslappen in der Hand ergebe, dass eine Trennung zwischen versicherter und eigenwirtschaftlicher Tätigkeit nicht möglich sei. Das Anzünden der Zigarette erfolgte sozusagen, während die Arbeit fortgesetzt wurde (BSG, Urteil vom 12.04.2005 – B 2 U 11/04 R).

Besondere Probleme macht die Tätigkeit im Homeoffice. Bei dieser sind privater und beruflich genutzter Bereich nur sehr bedingt getrennt. Es liegt weitgehend in der Hand des Versicherten, wie vor allem das Umfeld seines Arbeitsplatzes gestaltet und gesichert ist. Der Unternehmer hat das nur sehr begrenzt in der Hand. Deshalb ist eine Abgrenzung von versicherter und privater Tätigkeit in diesem Bereich besonders wichtig und schwierig. Es stellt sich insbesondere die Frage, welche Wege als Betriebswege, also Wege im Betrieb, versichert sind.

Die Versicherte, die ihr Büro im Dachgeschoss hatte, verließ dieses, um sich eine Flasche Wasser zu holen. Sie verletzte sich auf der Treppe. „Es kommt objektiv auf die Eingliederung des Handelns der Verletzten in das Unternehmen eines anderen und subjektiv auf die zumindest auch darauf gerichtete Willensausrichtung an, dass die eigene Tätigkeit unmittelbare Vorteile für das Unternehmen des anderen bringen soll." Entscheidend ist also die subjektive Handlungstendenz, manifestiert durch objektive Umstände. Die Klage wurde abgewiesen, weil die Willensrichtung der Klägerin auf ihr privates Wohlbefinden gerichtet war (BSG, Urteil vom 05.07.2016 – B 2 U 5/15 R).

Eine anderslautende Entscheidung erging zu folgendem Sachverhalt:

Die Klägerin erwartete ein Telefongespräch ihres Chefs. Sie wollte sich deshalb in ihr Büro begeben, verletzte sich aber auf der Treppe. Abgestellt wurde auf die „durch die objektiven Umstände des Einzelfalls bestätigte Handlungstendenz der Klägerin, eine dem Unternehmen dienende Tätigkeit ausüben zu wollen". Der Sturz war versichert (BSG, Urteil vom 29.11.2018 – B 2 U 28/17 R).

Die *Handlungstendenz,* bestätigt durch die objektiven Umstände, ist der maßgebliche Gesichtspunkt, um versicherte von privater Tätigkeit zu trennen.

Die *Beweisnachteile,* wenn nicht geklärt werden kann, ob die einen Schaden verursachende Tätigkeit dem versicherten oder privaten Bereich zuzuordnen ist, trägt der Versicherte, weil dieser Ansprüche daraus ableitet. Sind keine Hinweise auf eine nicht versicherte Tätigkeit erkennbar, wird der Zusammenhang mit versicherter Tätigkeit unterstellt.

Eine sehr diskutierte Entscheidung betrifft die Frage, ob die Erfüllung eines gesetzlich zwingend vorgegebenen Verhaltens den Zusammenhang mit versicherter Tätigkeit löst.

Der Versicherte streifte auf dem Heimweg mit seinem Pkw einen entgegenkommenden Pkw mit dem Außenspiegel. Er fuhr zunächst weiter, kehrte aber dann (nach 10 Minuten) an die Unfallstelle zurück. Er wurde durch die Unaufmerksamkeit eines dritten Pkw-Fahrers schwer verletzt (BSG, Urteil vom 17.02.2009 – B 2 U 26/07 R).

Jeder Verkehrsteilnehmer ist grundsätzlich unter Strafandrohung verpflichtet, nach einem Verkehrsunfall, an dem er beteiligt ist, die Feststellung seiner Person, des von ihm gefahrenen Fahrzeugs und seines Ursachenbeitrags für diesen Unfall zu ermöglichen (§ 142 StGB). Fahrerflucht ist strafbar. Das BSG ordnete diese strafbewehrte Pflicht dem privaten Bereich zu. Es wies die Klage auf Leistungen der Gesetzlichen Unfallversicherung ab. Der Versicherte habe den versicherten Weg im eigenen Interesse verlassen. Das Gebot, an der Unfallstelle zu warten, diene nicht dem Interesse des Unternehmens. Dies trifft zwar zu, dennoch fragt man sich, ob es einem Versicherten nicht möglich sein muss, sich rechtskonform zu verhalten, ohne den Versicherungsschutz zu verlieren.

Zu 2. Unfallkausalität (Ereigniskausalität)

Die versicherte Tätigkeit muss zu einem äußeren Ereignis geführt haben (Ereignis- bzw. Unfallkausalität). Dieser Prüfungsschritt wird allgemein als Unfallkausalität bezeichnet. Dieser Begriff ist jedoch nicht glücklich. Denn ein „Unfall" setzt ein äußeres Ereignis *und* einen Gesundheitsschaden voraus, wie der Definition in § 8 Abs. 1 SGB VII entnommen werden kann. Der Gesundheitsschaden ist aber bei diesem Prüfungsschritt (zu 2.) noch offen. Es wird also etwas unterstellt, was erst im folgenden Schritt zu prüfen ist. Besser ist es, von *Ereigniskausalität* zu sprechen, ebenso wie eine Berufskrankheit – korrekt – die *Einwirkungskausalität* und nicht die Krankheitskausalität verlangt. Während die Einwirkungskausalität im Berufskrankheitenrecht geläufig ist, ist dies jedoch zum Arbeitsunfall – unsauber – die Unfallkausalität.

Es muss ein „Ereignis", keine Einwirkung sein, um die weiteren Prüfungsschritte folgen zu lassen. Das Ereignis kann zwar die Folge einer Einwirkung sein. Beide Begriffe sind aber nicht deckungsgleich – auch wenn *Einwirkung* und *Ereignis* immer wieder als gleichbedeutend benutzt werden.

Die Einwirkung kann sich über eine Arbeitsschicht erstrecken, z. B. Sonneneinstrahlung. Kommt es dadurch zum Sonnenbrand, so wird die Einwirkung in der GUV versicherungsrechtlich – durch die Ausdehnung des äußeren Ereignisses auf eine Arbeitsschicht - zu einem Ereignis.

Wie eine Verwechslung beider Begriffe in die Irre führen kann, dazu darf auf das sog. Steinmetzurteil verwiesen werden.

> Der Versicherte, 54 Jahre alt, Steinmetz von Beruf, wollte einen ca. 70 kg schweren Grabstein anheben. Dieser war jedoch, ohne dass der Steinmetz dies wusste und damit rechnete, festgefroren, sodass er unerwartet an die Grenzen seiner Leistungsfähigkeit ging. Er verspürte während des – vergeblichen – Versuchs, den Stein anzuheben, einen stechenden Kopfschmerz. Er wurde sofort in ein Krankenhaus eingeliefert. Gesichert wurde eine Subarachnoidalblutung. Diese und ihre Folgen wurden als arbeitsunfallbedingte Gesundheitsschäden anerkannt (BSG, Urteil vom 12.04.2005 – B 2 U 27/04 R).

Das BSG argumentierte, „die äußere Einwirkung liegt im vorliegenden Fall in der (unsichtbaren) Kraft, die der schwere und festgefrorene Stein dem Versicherten entgegengesetzt hat". Lässt man das „Festgefrorene" zunächst einmal außer Betracht, so ist es allein die Schwerkraft des Steins, die zu überwinden war. Der Stein wurde von der Schwerkraft am Boden gehalten. Diese „setzte" der Stein dem Versicherten aber nicht „entgegen". Der Stein wurde nicht aktiv. Der Stein entwickelte keine „Kraft". Der Stein setzte also nicht zur Gegenwehr an, auch nicht der „festgefrorene". Die Schwerkraft musste überwunden werden. Die Schwerkraft selbst war/ist aber kein äußeres Ereignis. Sie ist, wie Licht und Luftdruck, eine Einwirkung, wie das BSG richtig sagt, dann aber als Ereignis interpretiert. Das Argument des BSG, die Schwerkraft wirke der Eigenbewegung entgegen und stelle das äußere Ereignis dar, verkennt den Charakter der Schwerkraft. Die Schwerkraft wirkt auf der Erde überall und jederzeit und kann kein Argument für den Unfallbegriff sein. Der Mensch lebt mit und in der Schwerkraft und hat sich dieser angepasst. Wenn er durch die Schwerkraft zu Schaden kommt, ist ursächlich für das Schadensbild eine innere Ursache. Die Leistungsfähigkeit des Menschen ist erschöpft. Er kann das, was ihm als in der Schwerkraft lebendem Wesen abverlangt wird, nicht mehr erbringen. Er „funktioniert" nicht mehr. Ein Zusammenhang mit versicherter Tätigkeit ist nicht zu erkennen. Dieser Teil der Urteilsbegründung des Steinmetzurteils müsste nachgebessert werden.

Ein besonderes Problem sind *Eigenbewegungen*. Diese unterscheiden sich nicht dadurch von einem äußeren Ereignis, dass dieses etwas Besonderes oder Hervorstechendes sein müsse. Ein Ereignis „von außen" kann – bezogen auf das Fachgebiet Unfallchirurgie – z. B. ein Stolpern, ein Umknicken oder das Verpassen einer Treppenstufe sein oder eine Kraftanstrengung, die durch ein plötzlich auftretendes Hindernis, auf das sich z. B. der Steinmetz nicht eingestellt hatte – der Grabstein war festgefroren – über das geplante Maß hinausgeht und die Muskeln, Sehnen, Gefäße etc. überfordert. Wenn die Unfallkausalität (Ereigniskausalität) erfüllt sein soll, muss es sich aber um ein „von außen auf den Körper einwirkendes Ereignis" handeln.

> Eine Versicherte, Pharmareferentin, knickte „bei einfacher Fortbewegung" auf ebenem Boden um. Das linke Sprunggelenk schwoll an. Das Umknicken „bei einfacher Fortbewegung" ist grundsätzlich versichert. Die Unfall-/Ereigniskausalität ist also grundsätzlich gegeben, es sei denn, es ist – wie im vorliegenden Fall – eine konkurrierende Ursache, eine signifikante Instabilität des Kapsel-Band-Apparates vorbestehend, die das Umknicken ohne Einwirkung von außen erklärt. Das Sprunggelenk hatte keinen Halt mehr, sodass die Versicherte allein aus innerer Ursache umknickte. Die Versicherte hat durch eine Eigenbewegung einen Reizzustand im Bereich des linken Sprunggelenks verursacht. Dann ist der Zusammenhang zwischen der versicherten Tätigkeit und dem äußeren Ereignis, die Unfall-/Ereigniskausalität also, zu verneinen

3.3 Versicherungsfall – Arbeitsunfall

(LSG Baden-Württemberg, Urteil vom 16.04.2010 – L 8 U 5043/09).

Der Definitionsteil, dass das Ereignis *von außen* kommen muss, dient der Abgrenzung gegenüber einer Eigenbewegung, wie sie im Beispielsfall zum Schaden führte. Schadensursächliche Eigenbewegungen sind häufig. Sie setzen Schadensanlagen voraus, die sich jederzeit manifestieren können, auch während versicherter Tätigkeit. Auf unfallchirurgisch-orthopädischem Fachgebiet handelt es sich in der Regel um vorzeitige Veränderungen oder Fehlbildungen. Nachfolgend ein Fall, in dem ein psychisches Schadensbild als Folge einer Eigenbewegung zur Diskussion steht.

Ein S-Bahn-Zugführer, ohne dass festgestellt werden konnte, dass er wegen eines den Bahnkörper passierenden Fußgängers dazu gezwungen war, was er jedoch behauptete, unternahm eine Vollbremsung der mit noch geringer Geschwindigkeit fahrenden S-Bahn unmittelbar vor Einfahrt in den S-Bahnhof. Es ging um die Frage, ob er infolge dieser Vollbremsung einen Arbeitsunfall erlitten hat. Geltend gemacht wurden psychische Folgen dieses Vorgangs (BSG, Urteil vom 29.11.2011 – B 2U 10/11 R).

Das BSG verneinte einen Arbeitsunfall bereits an der Tatbestandsvoraussetzung „Unfallereignis" bzw. „Unfallkausalität" und brauchte somit nicht mehr die haftungsbegründende Kausalität prüfen.

Der Bremsvorgang allein stelle kein Ereignis von außen dar (RdNr. 15). Das Erfordernis des Ereignisses von außen sei nämlich nicht gegeben bei Unfällen, die auf aus dem Menschen selbst kommenden Ereignissen beruhen (RdNr. 16 mit weiteren Hinweisen). Es darf zitiert werden: „Solange der Versicherte – wie hier – in seiner von ihm gewollt herbeigeführten Einwirkung und damit in seiner Eigenbewegung nicht beeinträchtigt ist, wirkt kein äußeres Ereignis auf seinen Körper." Nicht die Außenwelt habe auf den Versicherten eingewirkt. Dieser habe vielmehr seinerseits auf die S-Bahn eingewirkt.

Bezug genommen wird vom BSG dabei ausdrücklich auf ein Urteil des BGH (Bundesgerichtshof), das zur Privaten Unfallversicherung ergangen ist. In diesem Urteil ging es um einen Bandscheibenvorfall nach Anheben einer schweren Mörtelwanne. Der Unfallzusammenhang wurde verneint mit folgender Begründung:

„Die Kraftanstrengung, die der Kläger bei dem Anheben der Mörtelwanne unternommen hat, war in ihrem ganzen Verlauf eine willensgesteuerte Eigenbewegung". „Solange der Einwirkungsgegenstand nicht in unerwartete Bewegung gerät und solange der Einwirkende nicht in seiner gewollten Einwirkung und damit in seiner Eigenbewegung – etwa durch Strauchein oder Ausgleiten – beeinträchtigt ist, wirkt kein äußeres Ereignis auf seinen Körper ein" (BGH, Urteil vom 23.11.1988 – IVa ZR 38/88, RdNr. 8).

Am gleichen Tag bekräftigte das BSG zu einem anderen Sachverhalt diese Rechtsansicht.

Das BSG hatte aufgrund der Feststellung der Tatsacheninstanz (Landessozialgericht – LSG) davon auszugehen, dass die Vollbremsung des Klägers durch einen unmittelbar vor dem Zug die Gleise überquerenden Pkw veranlasst worden war. Dies war ein äußeres Ereignis. Motiv für die Vollbremsung war nicht die „Überängstlichkeit" des Klägers, sondern die plötzliche Gefahrensituation. Die Klage wurde an das LSG zurückverwiesen zur Prüfung, ob das äußere Ereignis einen Gesundheitsschaden verursacht hat (BSG, Urteil vom 29.11.2011 – B 2 U 23/10 R).

Grundlegend neu ist die vorgenannte Prüfung nicht, jedoch ermöglicht sie gerade zum Unfallbegriff und zur haftungsbegründenden Kausalität nachvollziehbarere Ergebnisse.

Dies darf an einem einfachen Beispiel dargestellt werden:

Der Versicherte befand sich aufgrund seines schlechten Allgemeinzustands in stationärer Behandlung. Er stürzte ohne äußere Einwirkung, bedingt durch seinen schlechten Allgemeinzustand, auf dem Weg zur Toilette. Gesichert wurde ein sturzbedingter Nasenbeinbruch. Nachfolgend entwickelte sich bei vorbestehendem engen Wirbelkanal eine „inkomplette Tetraplegie sub C4", also eine inkomplette Querschnittlähmung ab dem 4. Halswirbelsegment (LSG Berlin-Brandenburg, Urteil vom 12.08.2010 – L 3 U 135/10 BER).

Während des stationären Aufenthalts stand der Versicherte unter Versicherungsschutz (§ 2 Abs. 1 Nr. 15a SGB VII). Die erste Voraussetzung ist also erfüllt. Erfüllt ist auch die zweite Voraussetzung, denn die Verrichtung zur Zeit des äußeren Ereignisses (Fortbewegung) geschah im Rahmen der stationären Behandlung. Weitere Voraussetzung ist aber die Unfall-/Ereigniskausalität. Das Ereignis muss „*infolge*" der besonderen Bedingungen der stationären Behandlung eingetreten sein. Als konkurrierende Ursache – neben dem zurückzulegenden Weg innerhalb der stationären Einrichtung – kam der schlechte Allgemeinzustand des Versicherten in Betracht. Die Unfall-/Ereigniskausalität wurde verneint, da für einen Ursachenbeitrag des Weges für den Sturz jegliche Anhaltspunkte fehlten. Der Versicherte war aus innerer Ursache, infolge eines Schwächeanfalls, gestürzt.

Eine andere Frage war der Kausalzusammenhang zwischen Sturz des Versicherten und der inkompletten Querschnittlähmung. Auch dieser Kausalzusammenhang war naheliegend nicht gegeben.

Nachfolgend ein Fall, in dem die Unfall-/Ereigniskausalität gegeben ist, obwohl der Versicherte aus innerer Ursache stürzt.

Ein Versicherter stürzt infolge eines Kreislaufkollapses von einem 5 m hohen Gerüst auf Betonboden. Er erleidet, obwohl er einen Helm trägt, schwerste Kopfverletzungen.

Die versicherte Tätigkeit, Arbeit in der Höhe, ist neben dem Kreislaufkollaps wesentlich ursächlich für den Sturz des Versicherten. Die Unfall-/Ereigniskausalität ist also gegeben. Die gewöhnliche Härte des Straßenpflasters oder des Fußbodens auf der Betriebsstätte reichen nach der Rechtsprechung für sich allein nicht als eine Beschaffenheit des Wegs oder der Betriebsstätte aus, die den Sturz des Versicherten wesentlich prägen. Anders ist dies jedoch, wenn besondere Umstände hinzutreten (Einzwängen in einen engen Raum, Begehen einer Treppe in einer Menschenmenge, Teilnahme am motorisierten Straßenverkehr).

Die Unfall-/Ereigniskausalität ist eine Frage, die die Verwaltung bzw. das Gericht in einer Vielzahl der Fälle allein beantworten kann. Die haftungsbegründende Kausalität, der nächste Prüfungsschritt, bedarf dagegen in aller Regel eines ärztlichen Gutachtens, dessen Ergebnis häufig umstritten ist und das zudem vermeidbare Kosten verursacht (Kainz 2012). Dennoch lässt die juristische Praxis Entscheidungen zur Unfall-/Ereigniskausalität häufig vermissen. „Der Jurist pflegt in solchen Fällen möglichst offen zu lassen, ob eine Einwirkung von außen auf den Körper des Versicherten gegeben ist, und verneint das Vorliegen eines Unfalls [besser: Arbeitsunfalls] jedenfalls wegen des fehlenden Ursachenzusammenhangs zwischen dem äußeren Vorgang und dem Gesundheitsschaden" (Keller 2013). Der „Jurist" tut – abgesehen von vermeidbaren Kosten und gutachtlichem Streit – dem Versicherten damit keinen Dienst. Er weckt Hoffnungen, die sich in den Fällen, in denen die Unfall-/Ereigniskausalität nicht gegeben ist, nicht verwirklichen, weil sich dann in aller Regel die haftungsbegründende Kausalität ebenfalls nicht begründen lässt.

Erheblich wird der Prüfungsschritt Unfall-/Ereigniskausalität nur, wenn konkurrierende Ursachen für das Unfallereignis zu sichern sind, wobei alle Fakten im Vollbeweis zu sichern sind. Dann folgt die Wertung nach den Grundsätzen der Theorie der wesentlichen Bedingung. Ansonsten wird die Unfall-/Ereigniskausalität, also der Ursachenzusammenhang zwischen versicherter Tätigkeit und dem äußeren Ereignis vermutet. Stehen im Vollbeweis gesicherte, konkurrierende Ursachen zur Diskussion, treffen die Beweisnachteile den Versicherten, wenn sich ein Ursachenzusammenhang der versicherten Tätigkeit für das „Ereignis von außen" nicht begründen lässt. Denn er leitet Ansprüche aus diesem Prüfungsschritt ab.

Zu 3. Haftungsbegründende Kausalität
Die haftungsbegründende Kausalität ist der Prüfungsschritt, zu dem ärztlicher Sachverstand gefragt ist. Zu prüfen ist der Zusammenhang zwischen dem äußeren Ereignis und einem Gesundheitsschaden. Der Gesundheitsschaden ist eine Tatsache, die im Vollbeweis gesichert sein muss. In der GUV ist es jede körperliche und/oder psychische Beeinträchtigung, die unmittelbar auf ein äußeres Ereignis zurückzuführen ist und ggf. zu einer Minderung der Erwerbsfähigkeit (MdE) führt, also zu verminderten Arbeitsmöglichkeiten auf dem gesamten Gebiet des Erwerbslebens.

Für das gesamte Sozialrecht, so auch für die Gesetzliche Unfallversicherung, gilt die Kausalitätstheorie der *wesentlichen Bedingung*. Die Prüfung der Wesentlichkeit erfolgt in 2 Schritten:

a. Der *erste* Schritt ist ein rein medizinischer. Zu beantworten ist die Frage nach der conditio sine qua non, der nicht hinweg zu denkenden Bedingung, der Ursachenzusammenhang also im medizinisch-naturwissenschaftlichen Sinn.

b. Der *zweite* Schritt beinhaltet eine Wertung. Zu beantworten ist die Frage, ob die Ursache aus dem versicherten Bereich wesentlich für den Gesundheitsschaden ist. Der zweite Schritt fällt nicht mehr in die Zuständigkeit des ärztlichen Gutachters. Verwaltung und Gericht werten. Sie sind der Kapitän. Der ärztliche Gutachter als Lotse hat jedoch in der großen Zahl der Fälle auch zur Wesentlichkeit einer Ursache für einen Gesundheitsschaden Hilfestellung zu leisten. Er hat die Grundlagen für die Wertung vorzugeben, die dann jedoch juristisch getroffen wird.

a. Conditio sine qua non
Der Versicherte stürzt „infolge" versicherter Tätigkeit auf die rechte Hand und erleidet einen Speichenbruch rechts.

Der Sturz war die conditio sine qua non für die erlittene Verletzung. Er war die alleinige Bedingung für den Gesundheitsschaden.

Der Versicherte stürzt „infolge" versicherter Tätigkeit auf die rechte Hand und erleidet eine Schulterverrenkung rechts. Vorbestehend waren beim Versicherten klinisch stumme vorzeitige Texturstörungen (Defekte/Kontinuitätsunterbrechungen) der Rotatorenmanschette und der langen Bizepssehne (Schadensanlagen).

Ursächlich für den Gesundheitsschaden, die Schulterverrenkung, waren sowohl eine Ursache aus dem versicherten Bereich – Sturz auf die Hand – als auch eine Ursache aus dem nicht versicherten Bereich – Defekte im Bereich der Rotatorenmanschette und der langen Bizepssehne. Der Sturz war also eine der Ursachen für die Schulterverrenkung rechts.

Der ärztliche Gutachter hat sowohl die unfallbedingten als auch die unfallunabhängigen Ursachen zu ermitteln und zu benennen. Die Prüfung der medizinisch-naturwissenschaftlichen Kausalität ist damit abgeschlossen.

3.3 Versicherungsfall – Arbeitsunfall

Das BSG hat die conditio sine qua non, also die nicht hinweg zu denkenden Bedingungen, vermeintlich eingeschränkt. Nicht jede Ursache sei in die Prüfung miteinzubeziehen, entscheidend sei die *Wirkursache*.

Der Versicherte fuhr während einer Testfahrt einen Pkw mit einer Geschwindigkeit von 295 km/h. Es platzte ein Reifen. Der Pkw kam von der Fahrbahn ab und prallte gegen einen Baum. Zur Diskussion stand die Frage, ob der Versicherte unfallbedingt einen Bandscheibenschaden im Segment C6/C7 erlitten hat (BSG, Urteil vom 24.07.2012 – B 2 U 9/11 R).

Die Testfahrt, der geplatzte Reifen und das Abkommen von der Fahrbahn sind „Wirkursachen" für das äußere Ereignis. Für den Gesundheitsschaden sind sie „Randbedingungen", Bedingungen im Sinne der conditio sine qua non, aber keine „Wirkursachen". „Wirkursache" ist nur die Ursache, die für den Gesundheitsschaden zwingend ist. Das ist der Aufprall auf den Baum und die dadurch bedingte äußere Krafteinwirkung auf die Halswirbelsäule.

Ein echter Fortschritt ist jedoch mit dem Begriff „Wirkursache" nicht verbunden. Es ist eine Selbstverständlichkeit, dass vom Schadenseintritt entfernt liegende Ursachen zwar auch ursächlich im Sinne der conditio sine qua non sein können, jedoch in die Prüfung des Ursachenzusammenhangs nicht einbezogen werden.

Problematisch ist die conditio sine qua non immer dann, wenn anlagebedingte Veränderungen ebenfalls als Schadensursache in Betracht kommen.

Die Versicherte steht vom Bürostuhl auf. Sie verspürt einen stechenden Schmerz im Bereich des rechten Kniegelenks, das nachfolgend anschwillt. Es verbleiben ein dumpfer Schmerz und eine Bewegungseinschränkung. Kernspintomografisch gesichert wird ein in den Gelenkspalt verlagerter, abgetrennter Teil des Innenmeniskus. Weder lassen sich Verletzungszeichen im Bereich des Kapsel-Band-Apparats sichern noch irgendwelche Zeichen einer stattgehabten äußeren Krafteinwirkung, eines äußeren Ereignisses (Weichteil- und/oder knöcherne Ödeme).

Abzugrenzen ist die vor der versicherten Tätigkeit bereits vorhandene Schadensanlage von dem durch die versicherte Tätigkeit verursachten Schaden. Ohne jegliche Verletzungszeichen im Bereich des das Kniegelenk stabilisierenden Kapsel-Band-Apparats erreicht „ein von außen auf den Körper einwirkendes Ereignis" (§ 8 Abs. 1, Satz 2), also eine äußere Krafteinwirkung, die Menisken, die eine durch den Kapsel-Band-Apparat geschützte Struktur sind, nicht. Die Zusammenhangstrennung im Bereich des Innenmeniskus, Folge von vorzeitigen Texturstörungen, ist also nicht Folge der versicherten Tätigkeit. Durch den plötzlich einsetzenden Schmerz gesichert, ist Folge der versicherten Tätigkeit – Aufstehen vom Bürostuhl – jedoch die Verlagerung des losgelösten Meniskusanteils zwischen die Gelenkkörper. Dieser zur Manifestation (Handgreifbarmachung) des Schadensbildes führende Anteil der Schadensverursachung ist der versicherten Tätigkeit zuzurechnen. Für die Verlagerung des losgelösten Innenmeniskusanteils ist sie conditio sine qua non.

Unfallunabhängig liegt beim Versicherten eine Versteifung der Wirbelkörper L3 bis S1 (Vorschaden) vor. Durch die Minderbeweglichkeit der Lendenwirbelsäule mitbedingt kommt es während versicherter Tätigkeit zu einem Bruch des ersten Lendenwirbelkörpers.

Entscheidend ist, ob trotz des Vorschadens (Versteifung von L3 bis S1) die versicherte Tätigkeit eine Ursache – neben einer weiteren Ursache, dem Vorschaden – für den Bruch des ersten Lendenwirbelkörpers war. Wird diese Frage bejaht, ist die conditio sine qua non der versicherten Tätigkeit zu bejahen.

Anders ist dies bei einem Nachschaden.

Infolge versicherter Tätigkeit ist es zu einer Versteifung des rechten Handgelenks gekommen. Ein halbes Jahr später kommt es durch einen nicht versicherten Unfall zu einem Verlust des rechten Arms im mittleren Drittel des Unterarms.

Der Verlust im mittleren Drittel des Unterarms ist nicht ursächlich auf die versicherte Tätigkeit zurückzuführen.

Der erste Schritt, die Prüfung der conditio sine qua non, indiziert bereits, dass nicht entscheidend ist, ob eine Ursache generell geeignet ist, den Gesundheitsschaden zu verursachen. Es kommt vielmehr auf die konkrete Verursachung, den konkreten Unfallzusammenhang oder Berufskrankheitenzusammenhang in jedem Einzelfall an. Grundlage der Beurteilung ist also nicht die Adäquanztheorie, Grundlage ist vielmehr die Äquivalenztheorie, also die Theorie von der Gleichheit aller Bedingungen, die jedoch eingeschränkt wird durch die Relevanztheorie, durch die Wesentlichkeit der Bedingung, die den Kausalzusammenhang bestimmt.

b. Wesentliche Bedingung

Die Wesentlichkeit einer Bedingung für den Gesundheitsschaden ist eine Wertung, die nicht dem ärztlichen Sachverständigen obliegt. Seine Aufgabe ist dennoch nicht zu Ende. Er hat dem Auftraggeber zu vermitteln, in welchem Verhältnis die verschiedensten Ursachen zum Erfolg stehen. Die letzte Wertung obliegt jedoch dem Auftraggeber, dem Juristen/Verwaltungsfachmann. Ist der Ursachenbeitrag aus dem versicherten Bereich die alleinige Ursache, ist dessen Wesentlichkeit unproblematisch. Schwierigkeiten entstehen jedoch, wenn mehrere Ursachen – auch Ursachen aus dem nicht versicherten Bereich – im Sinne der conditio sine qua non gesichert sind.

Der Meniskusschaden, der sich beim Aufstehen aus dem Bürostuhl manifestiert, weil sich ein losgelöster Teil des Innenmeniskus zwischen die Gelenkkörper verlagert, wird zwar durch versicherte Tätigkeit klinisch manifest (handgreifbar) – conditio sine qua non. Wesentlich für diesen sind jedoch bei Fehlen jeglicher Verletzungszeichen im Bereich des Kapsel-Band-Apparats und Fehlen jeglicher Ödeme (kernspintomografisch gesichert) klinisch stumme Texturstörungen (Schadensanlagen), die während versicherter Tätigkeit zum Gesundheitsschaden führen. Dieser wurde also während versicherter Tätigkeit offenkundig. Die konkreten Funktionseinbußen beruhen also im Sinne der conditio sine qua non sowohl auf dem Aufstehen aus dem Bürostuhl als auch auf den Schadensanlagen. Wesentlich ursächlich sind aber nur die Schadensanlagen.

Eine Gefahr aus dem versicherten Bereich ist nur rechtserheblich, wenn sie wesentlich mitgewirkt hat. Diejenigen Bedingungen sind rechtlich wesentlich, die unter Abwägen ihres verschiedenen Werts zu dem Schaden in eine besonders enge Beziehung treten und so zu seinem Entstehen wesentlich beigetragen haben. Nicht wesentliche Bedingungen werden umgangssprachlich als *Gelegenheitsursachen* bezeichnet.

Kriterien zur Bestimmung der Wesentlichkeit einer Ursache sind neben dem Schutzzweck der Gesetzlichen Unfallversicherung die Auffassung des praktischen Lebens über die besondere Beziehung der Ursache zum Eintritt des Erfolgs (Gesundheitsschadens) sowie besondere Umstände des Einzelfalls, wie versicherte Ursache hinsichtlich Art und Stärke, einschließlich des zeitlichen Ablaufs, konkurrierende Ursache(n) bezüglich Art und Stärke, Verlauf der weiteren Krankheitsgeschichte und die Vorgeschichte, wobei alle Fakten, die in die Kausalitätsüberlegungen einbezogen werden, im Vollbeweis gesichert sein müssen.

Schutzzweck

Der Schutzzweck der Gesetzlichen Unfallversicherung als Maßstab für die Wesentlichkeit einer Bedingung fand erst 2012 Eingang in die Prüfungskriterien. Er wurde übernommen aus dem Straf- und Zivilrecht. Der Begriff bezeichnet eine Haftungsbegrenzung im Rahmen der Äquivalenz- (Strafrecht) bzw. der Adäquanztheorie (Zivilrecht).

Ein Autofahrer überfährt eine auf rot stehende Lichtzeichenanlage, die den Straßenverkehr in einem Kreuzungsbereich regelt. Zwei Straßen weiter überfährt er, für ihn unvermeidbar und ohne jedes Verschulden, ein Kind, das die Straße überquert. Hätte er die Grünphase abgewartet, wäre das Kind längst auf der gegenüberliegenden Straßenseite gewesen. Der Autofahrer ist dennoch für den Tod des Kindes nicht verantwortlich, weil der Schutzzweck dieser Ampel darauf beschränkt ist, den Verkehr im Kreuzungsbereich zu regulieren.

Es handelt sich um die Frage, ob das Ergebnis einer Handlung der handelnden Person zugerechnet werden kann. Das BSG prüft mit Urteil vom 13.11.2012 (B 2 U 19/11 R) erstmals den „Schutzzweck"-Zusammenhang auch für das Sozialrecht, wobei das Ergebnis für den betroffenen Versicherten konträr zu dem zuvor aufgezeigten ist. Während es im Straf- und Zivilrecht darum geht, die Haftung des Betroffenen einzugrenzen, wird im Sozialrecht die Einstandspflicht der Versicherungsträger (Berufsgenossenschaften und Unfallkassen) begrenzt. Es entspreche nicht dem Schutzzweck der Gesetzlichen Unfallversicherung, einen Autofahrer unter deren Schutz zu stellen, wenn dieser mit einem Blutalkoholwert von 2,2 ‰ (infolge Alkoholgenuss) verunglücke. Es geht also nicht um die Frage, ob eine Rechtsgutverletzung einer bestimmten Person zugerechnet werden kann. Vielmehr ist zu beurteilen, ob eine Institution (Unfallversicherungsträger) für eine Rechtsgutverletzung einzustehen hat, ob diese also in persönlicher und sachlicher Hinsicht in den jeweiligen Schutzbereich des Unfallversicherungsträgers fällt.

Es fragt sich, ob diese Haftungsbegrenzung, die im Rahmen der Äquivalenz- und Adäquanztheorie zwingend ist, im Rahmen der Theorie der wesentlichen Bedingung, der Kausalitätstheorie des Sozialrechts, erforderlich ist. Im Beispiel standen der Alkoholspiegel und die Wegegefahr als konkurrierende Ursachen nebeneinander. Die allein wesentliche Ursache war der Alkoholspiegel des Autofahrers. Der Schutzzweck grenzt also im Sozialrecht die Kausalität ein, wobei das gleiche Ergebnis nach den bisher vorliegenden Entscheidungen auch über die Wesentlichkeit der zur Diskussion stehenden Bedingung erreicht werden kann. Der Schutzzweck ist Teil der vom Juristen zu beantwortenden Frage nach der Wesentlichkeit einer Bedingung.

Vorschaden und Schadensanlage

Die GUV schützt den Versicherten in dem Gesundheitszustand, in dem er sich bei Aufnahme seiner Tätigkeit befindet, also mit Schadensanlagen und Vorschäden, wobei dies nicht bedeutet, dass Vorschäden und Schadensanlagen mit entschädigt werden. Praktische Auswirkungen hat dieser Satz bei der Einschätzung der MdE. Im Rahmen der haftungsbegründenden Kausalität geht es zunächst nur um die Wesentlichkeit der Ursachen aus dem versicherten Bereich. Ist die wesentliche Ursache aus dem versicherten Bereich für den Gesundheitsschaden gegeben, kommt es nicht darauf an, ob auch andere Ursachen wesentlich sind. Es wird alles (unfallbedingt) entschädigt, ansonsten nichts. Die Kausalität in der Gesetzlichen Unfallversicherung ist – im Gegensatz zur Privaten Unfallversicherung – also nicht teilbar.

3.3 Versicherungsfall – Arbeitsunfall

Ein 62-jähriger Versicherter, dessen linkes Bein infolge einer durchgemachten Kinderlähmung verkürzt und minderbelastbar war (Abb. 3.1) und dessen linker Oberschenkel aufgrund eines Bruchs 1,5 Jahre vor der versicherten Tätigkeit mittels Platte stabilisiert wurde (Vorschaden), erleidet während versicherter Tätigkeit – er prallt mit einem Kollegen zusammen – einen kniegelenksnahen Oberschenkelbruch links (Abb. 3.2). Betroffen ist die Stelle, an der die noch liegende Platte endet. Äußere Verletzungszeichen finden sich nicht.

Ursachen für den Knochenbruch waren einerseits der Vorschaden – Gangunsicherheit infolge der Beinverkürzung, Minderbelastbarkeit aufgrund der Muskelverschmächtigung, die noch liegende Platte als Hypomochlion (Stemmpunkt), die auch als Schadensanlage wirkte, und andererseits die versicherte Tätigkeit, der Anprall mit dem Kollegen, zu dem Einzelheiten nicht zu sichern waren. Es fragt sich, ob dieser Anprall – neben dem Vorschaden und der Schadensanlage – eine ebenfalls wesentliche Ursache für den Knochenbruch ist. Unter Berücksichtigung der gesicherten Tatsache, dass der Versicherte das linke Bein 1,5 Jahre im Rahmen seiner anlagebedingten Minderbelastbarkeit hatte belasten können, ist die Wesentlichkeit des Anpralls – neben dem Vorschaden und der Schadensanlage, die ebenfalls wesentliche Ursachen sind, die aber im Rahmen der Kausalitätsprüfung unerheblich sind, wenn eine Ursache aus dem versicherten Bereich ebenfalls wesentlich ist – zu bejahen. Der Knochenbruch ist also der versicherte Gesundheitsschaden. Die haftungsbegründende Kausalität ist erfüllt.

Ein 12-jähriges Mädchen wird von einem Mitschüler im Bereich des linken Oberarms gerempelt. Sie erleidet einen Oberarmbruch links. Äußere Verletzungszeichen finden sich nicht. Der Bruch liegt im Bereich einer bis dahin klinisch stummen juvenilen Knochenzyste, die bereits die Knochenrinde mit einbezogen hat (Schadensanlage, Abb. 3.3).

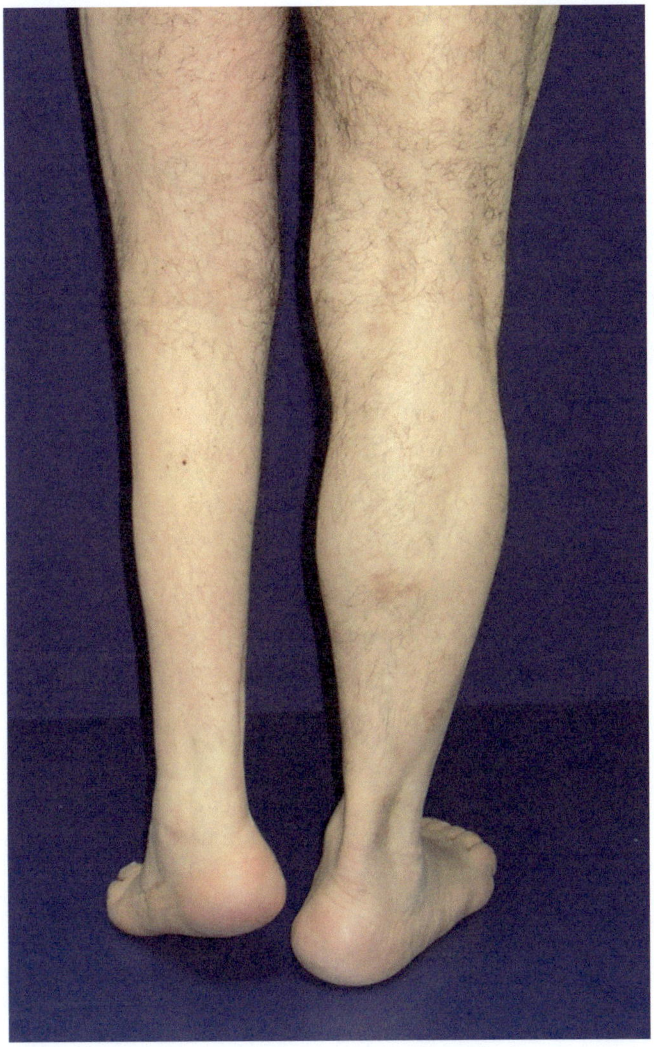

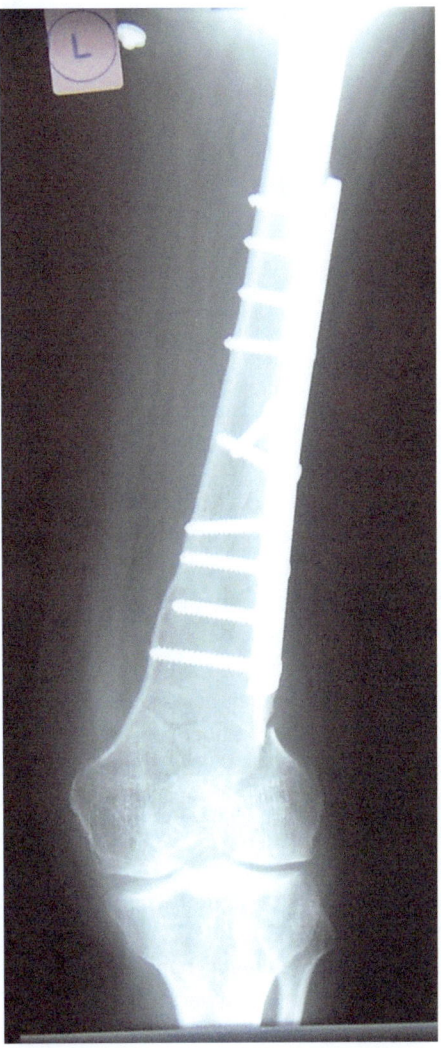

Abb. 3.1 Vorschaden im Bereich des linken Beins durch Kinderlähmung

Abb. 3.2 Kniegelenksnaher Oberschenkelbruch am Ende einer Platte (Vorschaden)

Abb. 3.3 Oberarmbruch links im Bereich einer Knochenzyste bei 12-jährigem Mädchen

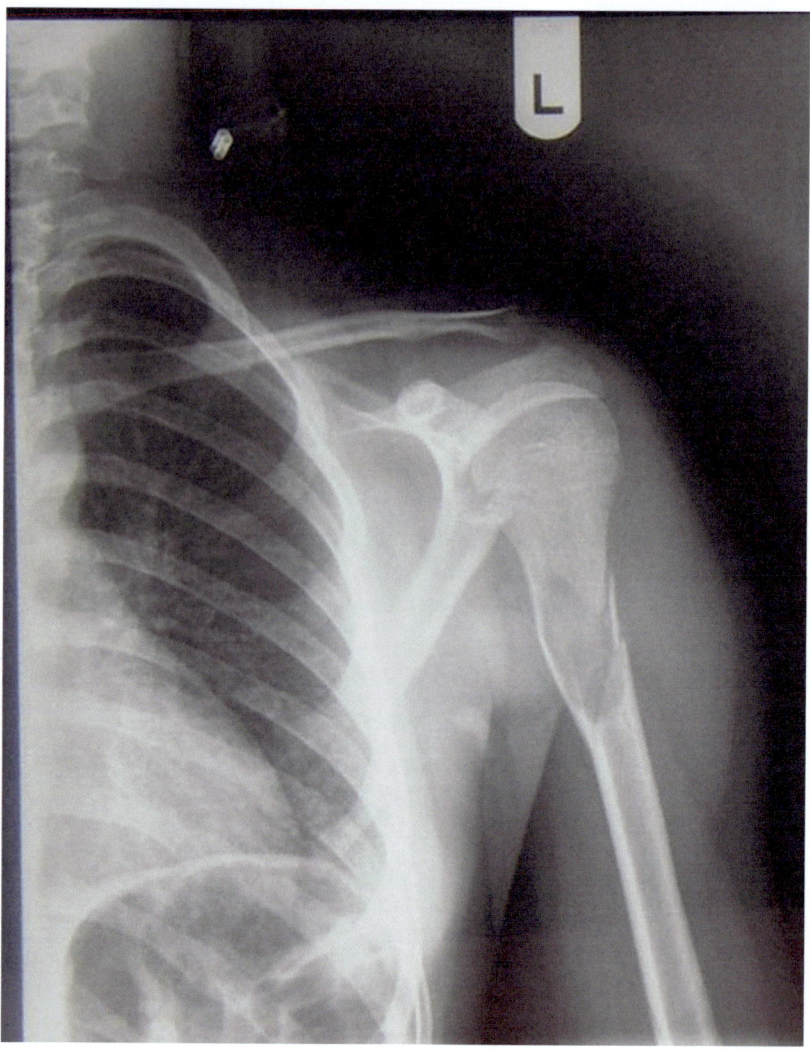

Allein wesentlich für den Gesundheitsschaden ist die Minderbelastbarkeit des Oberarmknochens infolge der Schadensanlage. Die Gesetzliche Unfallversicherung ist nicht zuständig.

Eine Schadensanlage schließt den Ursachenzusammenhang eines Gesundheitsschadens mit versicherter Tätigkeit nicht aus. Entscheidend ist, ob sich eine wesentliche Ursache aus dem versicherten Bereich begründen lässt. Das hängt ab von der Ausprägung der Schadensanlage einerseits und der Art der Einwirkung aus dem versicherten Bereich andererseits. Wäre im vorstehenden Beispielsfall die Knochenrinde noch intakt gewesen und hätte sich eine Prellmarke sichern lassen, so käme der versicherten Tätigkeit, dem Rempeln durch den Mitschüler, ein wesentlicher Ursachenbeitrag für den Knochenbruch zu.

Folgende Hilfsüberlegungen haben sich ausgebildet, um den Ursachenbeitrag der versicherten Tätigkeit bei Vorliegen einer Schadensanlage zu gewichten. Wesentlich ist die versicherte Tätigkeit, wenn diese

- entweder zur Entstehung krankhafter Veränderungen einer besonderen, in ihrer Art unersetzlichen äußeren Einwirkung bedurfte und diese in der versicherten Tätigkeit enthalten ist oder
- der Gesundheitsschaden ohne die versicherte Tätigkeit zu einem nicht unwesentlich späteren Zeitpunkt aufgetreten wäre, dieser aber durch die schädigende Einwirkung erheblich vorverlegt wurde.

In Anlehnung an die Rechtsprechung zum unfallbedingt früheren Eintritt des Todes durch versicherte Tätigkeit wird eine wesentliche Bedingung angenommen werden, wenn durch die versicherte Tätigkeit der Gesundheitsschaden wenigstens ein Jahr früher eingetreten ist. Diese Rechtsprechung geht zurück auf das BSG (Urteil vom 24.01.1979 – 9/10 RV 33/77). Zur Diskussion stand der Ursachenbeitrag einer als Schädigungsfolge anerkannten Bechterew-Erkrankung für einen schädigungsunabhängigen Herzinfarkt, an dem der Geschädigte gestorben ist. Argumentiert wurde, die Bechterew-Erkrankung habe zu einer Minderdurchblutung des Herzens geführt und dadurch den Tod um mindestens ein Jahr vorverlegt. Damit sei der Tod Schädigungsfolge.

Als Beurteilungsgrundlage sinnvoller sind jedoch strukturbezogene Überlegungen.

Einem 14-jährigen Versicherten, der an einer Blutgerinnungsstörung (Gerinnungsfaktor VIII) litt, die bis dato nicht behandlungspflichtig war, wurde beim Schulsport gegen den rechten Oberschenkel getreten. Äußere Verletzungszeichen fanden sich nicht. Bei zunächst völliger Beschwerdefreiheit hatte sich 6 Tage später im Bereich des Oberschenkels und des Kniegelenks ein massiver Bluterguss ausgebildet. Zur Diskussion standen der Ursachenbeitrag des Tritts gegen den Oberschenkel für den Bluterguss und die jetzt notwendige medikamentöse Dauerbehandlung der Blutgerinnungsstörung.

Beim Zwillingsbruder des Versicherten, der an der gleichen Blutgerinnungsstörung litt, musste diese ohne jegliche äußere Einwirkung zum annähernd gleichen Zeitraum auf Dauer medikamentös behandelt werden. Dies als Indiz für die Schwere der Blutgerinnungsstörung, das Fehlen jeglicher Verletzungszeichen beim Versicherten und der atypische zeitliche Verlauf waren die entscheidenden Argumente, um einen Ursachenbeitrag des Tritts als nicht gesichert zu beurteilen, wobei – im Hinblick auf den Verlauf beim Zwillingsbruder – auch argumentiert werden könnte, es könne nicht gesichert werden, dass die Oberschenkelprellung den Verlauf um mindestens ein Jahr beschleunigt habe.

Vom ärztlichen Gutachter werden als Hilfestellung zur Beantwortung der Frage nach der wesentlichen Teilursache einer äußeren Krafteinwirkung medizinisch-naturwissenschaftliche Argumente erwartet, vom Juristen deren wertende Umsetzung in eine Entscheidung.

Zu 4. Haftungsausfüllender Zusammenhang

Liegt ein Gesundheitsschaden und damit ein Arbeitsunfall vor, betrifft der haftungsausfüllende Zusammenhang die *Folgen* des Arbeitsunfalls, die nach Abschluss des Heilverfahrens verbleiben. Auch für diesen Zusammenhang gilt die Lehre von der wesentlichen Bedingung.

Ein Tiefbauarbeiter verliert unfallbedingt das rechte Bein in Unterschenkelmitte. Mitbedingt durch die verständliche Verstimmung ihres Mannes infolge der Unfallfolgen verlässt ihn seine Ehefrau. Der Tiefbauarbeiter erkrankt in der Folge an einer schweren Depression.

Es fragt sich, ob der Beinverlust im Bereich des rechten Unterschenkels dafür die wesentliche Ursache ist oder ob dies vielmehr die in der GUV nicht versicherte konkurrierende Ursache, das Verlassen durch die Ehefrau ist. Die erste Alternative, wesentliche Ursache der Beinverlust, ordnet die Depression dem versicherten Gesundheitsschaden zu, die zweite Alternative, Verlassen durch die Ehefrau, dem privaten nicht über die GUV versicherten Bereich.

3.4 Versicherungsfall – Berufskrankheit (BK)

§ 9 Abs. 1 Satz 1 SGB VII

Berufskrankheiten sind Krankheiten, die die Bundesregierung durch Rechtsverordnung mit Zustimmung des Bundesrates als Berufskrankheit bezeichnet und die Versicherte infolge einer den Versicherungsschutz nach §§ 2, 3 oder 6 begründenden Tätigkeit erleiden.

Berufskrankheiten sind Listenerkrankungen, also in die Berufskrankheitenliste von der Bundesregierung mit Zustimmung des Bundesrats aufgenommene Krankheiten (zurzeit 85 Listenerkrankungen).

Die Aufnahme in die Liste ist kein Willkürakt. Die Bundesregierung wird dabei beraten durch den Ärztlichen Sachverständigenbeirat Berufskrankheiten (ÄSVB). Dieser gleicht den fehlenden Sachverstand des Verordnungsgebers aus und stellt über die zu jeder Berufskrankheit erforderliche „Wissenschaftliche Begründung" faktisch den Stand der herrschenden Meinung fest. Nur für vom Verordnungsgeber in die Berufskrankheitenliste aufgenommene Erkrankungen und für anerkannte „Wie"-Berufskrankheiten sind die Träger der Gesetzlichen Unfallversicherung zuständig.

Ebenso wie der Arbeitsunfall muss die Berufskrankheit in jedem Einzelfall ursächlich – wesentlich teilursächlich (Kausalitätstheorie der wesentlichen Bedingung) – auf der versicherten Tätigkeit beruhen. Nur dann rechtfertigt sich die Haftung des Arbeitgebers, von dessen Risikobereich die Erkrankung ausgehen muss. Ebenso wie zum Arbeitsunfall gilt auch hier das „Alles oder Nichts"-Prinzip. Die Erkrankung muss also wesentlich auf einer berufsbedingten Einwirkung beruhen. Dann ist sie anzuerkennen, auch wenn andere Ursachen mitursächlich waren.

Der Lastenträger, bei dem die beruflichen (arbeitstechnischen) und medizinischen Voraussetzungen der Berufskrankheit Nr. 2108 vorliegen, ist gleichzeitig seit 30 Jahren starker Raucher. Der Nikotinabusus ist eine Einwirkung, die auch als Ursache von Bandscheibenveränderungen diskutiert wird. Die berufsbedingte Einwirkung ist dennoch eine wesentliche Ursache. Die Berufskrankheit Nr. 2108 ist anzuerkennen.

§ 9 Abs. 1 Satz 2 SGB VII

Die Bundesregierung wird ermächtigt, in die Rechtsverordnung solche Krankheiten als Berufskrankheiten zu bezeichnen, die nach den Erkenntnissen der medizinischen Wissenschaft durch besondere Einwirkungen verursacht sind, denen bestimmte Personengruppen durch ihre versicherte Tätigkeit in erheblich höherem Grade als die übrige Bevölkerung ausgesetzt sind.

Die „besondere Einwirkung" muss quantitativ und qualitativ über das Normale hinausgehen. Sie muss zudem von außen kommen. Es darf sich nicht um ubiquitäre Einwirkungen handeln. In der Regel wird eine Risikoverdopplung als Voraussetzung für eine Berufskrankheit gefordert.

Die „Wie"-Berufskrankheiten sind keine Ausnahme vom Listenprinzip. Rechnung getragen wird lediglich der Tatsache, dass es meist Jahre dauert, bis eine Erkrankung vom Verordnungsgeber in die Berufskrankheitenliste aufgenommen wird. Die Anerkennung als „Wie"-BK muss dann erfolgen, wenn die Wissenschaftliche Begründung für die neue Berufskrankheit vorliegt und vom BMAS (Bundesministerium für Arbeit und Soziales) veröffentlicht ist.

Das Prüfungsschema entspricht demjenigen zum Arbeitsunfall, nur dass anstelle der Unfall-/Ereigniskausalität die *Einwirkungskausalität* tritt.

Bei Berufskrankheiten gelten besondere Verfahrensvorschriften. Für jeden Arzt oder Zahnarzt besteht die gesetzliche und erzwingbare – der Anzeige etwa nach dem Bundesseuchengesetz rechtlich vergleichbare – Pflicht, eine Anzeige zu erstatten, falls er den begründeten Verdacht hat, dass bei einem Versicherten eine Berufskrankheit besteht (§ 202 SGB VII). Die Anzeige ist unverzüglich dem zuständigen Unfallversicherungsträger oder der für den medizinischen Arbeitsschutz zuständigen Stelle – dem Staatlichen Gewerbearzt – zu erstatten.

3.5 Mittelbare Unfallfolge

Es geht um die Frage, ob ein zweiter Unfall Folge des ersten Unfalls ist.

Ein 9-jähriger Junge erleidet infolge eines Wegeunfalls einen Speichenbruch rechts, der konservativ mittels Gipsverband behandelt wird. Der Versicherte – animiert durch seiner Freunde – schwingt sich aufs Rad, stürzt infolge der Behinderung durch den Gipsverband und zieht sich einen Jochbeinbruch rechts zu. Zur Diskussion steht die Frage, wer die Behandlungskosten für den Jochbeinbruch trägt.

Der Jochbeinbruch rechts ist mittelbare Folge des Wegeunfalls. Die dem 9-Jährigen zu unterstellende einfache Fahrlässigkeit hindert den Zusammenhang mit der versicherten Tätigkeit, dem Wegeunfall, nicht (§ 7 Abs. 2 SGB VII und § 101 SGB VII).

Liegt ein Arbeits-/Wegeunfall oder eine Berufskrankheit vor, so sind nicht nur die unmittelbar durch den Unfall verursachten, sondern auch die erst später hinzutretenden Folgen zu entschädigen. Die Prüfung erstreckt sich darauf, ob ein selbstständiges Ereignis die vorliegenden Unfallfolgen verursacht hat oder ob der vorherige Arbeitsunfall in rechtlich wesentlicher Weise bei dem zweiten Unfall mitursächlich war.

Ausdrücklich geregelt sind „Mittelbare Folgen eines Versicherungsfalls" in § 11 SGB VII:

§ 11 SGB VII Mittelbare Folgen eines Versicherungsfalls

(1) Folgen eines Versicherungsfalls sind auch Gesundheitsschäden oder der Tod von Versicherten infolge

1. *der Durchführung einer Heilbehandlung, von Leistungen zur Teilhabe am Arbeitsleben oder einer Maßnahme nach § 3 der Berufskrankheiten-Verordnung,*
2. *der Wiederherstellung oder Erneuerung eines Hilfsmittels,*
3. *der zur Aufklärung des Sachverhalts eines Versicherungsfalls angeordneten Untersuchung.*

In der Diskussion stehen insbesondere 1. und 3. dieser Vorschrift. Teilweise wird die Abgrenzung, ob eine versicherte Heilbehandlung vorliegt, nach objektiven Umständen getroffen, ob also ex post die Heilbehandlung einem versicherten Unfall zuzurechnen ist. Das BSG stellt jedoch darauf ab, was dem Versicherten vom Träger der Unfallversicherung bzw. den in seinem Auftrag Tätigen vermittelt wurde:

„Die Durchführung einer Heilbehandlung iS des § 11 Abs. 1 Nr. 1 SGB VII liegt vor, wenn der Unfallversicherungsträger dem Versicherten einen Anspruch auf eine bestimmte Heilbehandlungsmaßnahme nach den §§ 26 ff SGB VII – nicht notwendig durch Verwaltungsakt in Schriftform – bewilligt oder ihn durch seine Organe oder Leistungserbringer zur Teilnahme an einer solchen diagnostischen oder therapeutischen Maßnahme aufgefordert hat und der Versicherte an der Maßnahme des Trägers den Anordnungen der Ärzte folgend teilnimmt." „Es kommt rechtlich nicht darauf an, ob die Heilbehandlungsmaßnahme durch den Träger objektiv rechtmäßig war oder ob objektiv ein Anspruch auf ermessensfehlerfreie Entscheidung (§ 26 Abs. 5 S 1 SGB VII) über die Bewilligung eines Anspruchs auf diese Heilbehandlung bestand. Nicht notwendig ist deshalb, dass objektiv, dh aus der nachträglichen Sicht eines fachkundigen Beobachters, die Voraussetzungen eines Versicherungsfalls oder einer Unfallfolge im engeren Sinne wirklich vorlagen. Auch objektiv nicht durch den Arbeitsunfall bedingte Heilbehandlungen können die Tatbestände des § 11 Abs. 1 Nr. 1

SGB VII oder ggf. § 11 Abs. 1 Nr. 3 SGB VII auslösen" (BSG, Urteil vom 06.09.2018 – B 2 U 16/17 R).

3.6 Beweismaß

In der GUV sind alle Tatsachen/Fakten im *Vollbeweis* (mit an Sicherheit grenzender Wahrscheinlichkeit) zu sichern. Dies bedeutet keine unumstößliche Gewissheit. Ausreichend ist ein für das praktische Leben brauchbarer Grad an Gewissheit, der den Zweifeln Schweigen gebietet, ohne sie völlig auszuschließen (BGH, Urteil vom 17.02.1970 – III ZR 139/67). Dieses Beweismaß gilt für die versicherte Tätigkeit, die zum Unfall führende Verrichtung, das äußere Ereignis, den Gesundheitsschaden, konkurrierende Ursachen, Schadensanlagen und Vorschäden.

Mit hinreichender *Wahrscheinlichkeit* sind demgegenüber die verbindenden Zusammenhänge, die Kausalität, zu sichern. Hinreichende Wahrscheinlichkeit ist dann gegeben, wenn Belege/Nachweise deutlich überwiegen, sodass bei vernünftiger Abwägung aller Umstände den für den Zusammenhang sprechenden Argumenten ein deutliches Übergewicht zukommt und ernsthafte Zweifel an einer anderen Verursachung ausscheiden. Das Beweismaß der Wahrscheinlichkeit geht auf das 1950 in Kraft getretene Bundesversorgungsgesetz (BVG) zurück (§ 1 Abs. 3). Auch in dem zum 01.01.2024 (vollständig) in Kraft tretenden SGB XIV, durch das das BVG aufgehoben wird, wird in § 4 Abs. 4 nur die „Wahrscheinlichkeit des ursächlichen Zusammenhangs" verlangt. Dieser ist aber identisch mit der „hinreichenden Wahrscheinlichkeit", den das BSG dem Kausalzusammenhang zugrunde legt. Eine Steigerung wahrscheinlich/hinreichend wahrscheinlich gibt es nicht. Der Zusatz „hinreichend" ist zur Gewohnheit geworden, ohne dass sich die Bedeutung des Wortes „Wahrscheinlichkeit" geändert hätte. Die Wahrscheinlichkeit des ursächlichen Zusammenhangs im Sozialrecht, speziell in der Gesetzlichen Unfallversicherung, ist deshalb ausreichend, weil es der Lebenserfahrung entspricht, dass ursächliche Zusammenhänge nicht mit der gleichen Sicherheit bewiesen werden können wie Tatsachen.

Ein Kind, dessen Mutter, durch versicherte Tätigkeit bedingt, an Hepatitis B erkrankt war (BK Nr. 3101), litt ebenfalls an dieser Krankheit. Zwischen den Parteien war streitig, ob es als „Leibesfrucht" infiziert worden war (§ 12 SGB VII). Das LSG hatte für den Zeitpunkt der Infektion, für eine Tatsache, die hinreichende Wahrscheinlichkeit ausreichen lassen. Dazu das BSG: „Demgegenüber muss der Zeitpunkt der Infektion nach Auffassung des Senats feststehen. Zwar trifft es zu, dass nach ständiger Rechtsprechung zur Bejahung des ursächlichen Zusammenhangs eine hinreichende Wahrscheinlichkeit ausreicht. Diese gegenüber den an den erforderlichen Beweis zu stellenden geringeren Anforderungen an die richterliche Überzeugungsbildung genügen allerdings nur bei der Beurteilung des ursächlichen Zusammenhangs. Dies hat seinen Grund darin, dass der Kausalzusammenhang zu denjenigen Tatsachen gehört, für deren Vorliegen ein strenger Beweis kaum zu führen ist" (BSG, Urteil vom 30.04.1985 – 3 RU 43/84).

Nicht ausreichend ist die bloße *Möglichkeit* eines ursächlichen Zusammenhangs.

Wertende Entscheidungen, z. B. ob eine konkrete Tätigkeit zur versicherten Tätigkeit gehört, ob sie also dem Unternehmen diente, sind nicht zu beweisen. Sie sind wertend zu beurteilen.

3.7 Wer trägt die Beweisnachteile?

Derjenige, der Ansprüche aus einem bestimmten Sachverhalt ableitet, trägt die Beweisnachteile, wenn dieser Sachverhalt nicht bewiesen werden kann. Das ist in der Regel der Versicherte, wobei zu konkurrierenden Ursachen (Ursachen aus dem nicht versicherten Bereich), wenn dadurch dem Anspruch des Versicherten entgegengetreten werden soll, die Beweisnachteile zu Lasten des Trägers der GUV gehen.

Zur Diskussion steht eine Kapsel-Band-Verletzung im Bereich des rechten Kniegelenks. Der Versicherte trägt die Beweisnachteile, wenn die Kapsel-Band-Verletzung nicht bewiesen werden kann. Es handelt sich um eine Tatsache, für die der Vollbeweis erforderlich ist.

Es geht weiter um die Frage, ob der Versicherte zum Zeitpunkt der zur Diskussion stehenden Verletzung eine versicherte Tätigkeit ausgeführt hat. Der Versicherte, im Homeoffice tätig, ist auf der Treppe zu seinem Büro gestürzt, weil in seinem Büro das Telefon klingelte. Diese Entscheidung ist wertend zu treffen. Sie ist keinem Beweis zugänglich. Handelte es sich um ein mit dem Chef vereinbartes Telefongespräch, ist naheliegend ein Zusammenhang mit versicherter Tätigkeit gegeben. Hat dagegen zufällig die Freundin angerufen, dann bedarf der Zusammenhang mit versicherter Tätigkeit einer weiteren Begründung.

Ist diese Hürde genommen, stellt sich die Frage, ob die Kapsel-Band-Verletzung auf dem Weg zum Telefon entstanden ist. Daran bestehen insofern Zweifel, als der Versicherte erst 6 Tage später den Arzt aufgesucht hat und diesem keine Angaben über einen „Unfall" durch versicherte Tätigkeit gemacht hat. Der Zusammenhang zwischen im Vollbeweis gesichertem Gesundheitsschaden und der im Vollbeweis gesicherten versicherten Tätigkeit ist mit Wahrscheinlichkeit zu sichern. Gelingt dies nicht, trägt der Versicherte die Beweisnachteile.

Der Träger der GUV wendet ein, die durch den Gesundheitsschaden vermeintlich verursachten Funktionseinbußen seien Folge eines in der Vergangenheit abgelaufenen nicht versicherten Schienbeinkopfbruches, der operativ behandelt wurde. Zu diesem Zusammenhang zwischen gesicherten Funktionseinbußen und einem Vorschaden hat der Träger der GUV die Beweisnachteile zu tragen, wenn sich dieser Einwand nicht beweisen lässt.

3.8 Amtsermittlungsprinzip

Eng mit der Verteilung der Beweisnachteile verbunden ist das Amtsermittlungsprinzip, das für alle Tatsachengerichte und für alle Verwaltungen gilt.

§ 103 SGG (Sozialgerichtsgesetz)

Das Gericht erforscht den Sachverhalt von Amts wegen; die Beteiligten sind dabei heranzuziehen. Es ist an das Vorbringen und die Beweisanträge der Beteiligten nicht gebunden.

Dies gilt jedoch nur für die Tatsacheninstanzen, also für die Sozialgerichte und die Landessozialgerichte. Das Bundessozialgericht ist demgegenüber grundsätzlich an die tatsächlichen Feststellungen der Instanzgerichte gebunden. Seine Zuständigkeit ist die Überprüfung von Rechtsfragen (§ 163 SGG).

§ 163 SGG

Das Bundessozialgericht ist an die in dem angefochtenen Urteil getroffenen tatsächlichen Feststellungen gebunden, außer wenn in bezug auf diese Feststellungen zulässige und begründete Revisionsgründe vorgebracht sind.

Für die Ermittlung des Sachverhalts verweist § 118 SGG auf die ZPO (Zivilprozessordnung), sodass im Sozialrecht nahezu alle Ermittlungsmöglichkeiten der ZPO zur Verfügung stehen und zwar von Amts wegen.

BSG Urteil vom 25.06.2002 – B 11 AL 3/02 R: „Nach § 103 SGG hat das Gericht den Sachverhalt von Amts wegen zu erforschen. Diese Pflicht besteht, soweit Sachverhalt und Beteiligtenvortrag dies nahe legen. Die amtliche Sachaufklärungspflicht erstreckt sich zwar nicht auf Tatsachen, für deren Bestehen die Umstände des Einzelfalles keine Anhaltspunkte bieten."

Die Unabhängigkeit von den Beweisanträgen der Parteien (§ 103 SGG) kennt eine wichtige Ausnahme:

§ 109 SGG

(1) Auf Antrag des Versicherten, des behinderten Menschen, des Versorgungsberechtigten oder Hinterbliebenen muß ein bestimmter Arzt gutachtlich gehört werden. Die Anhörung kann davon abhängig gemacht werden, daß der Antragsteller die Kosten vorschießt und vorbehaltlich einer anderen Entscheidung des Gerichts endgültig trägt.

Das Recht auf ein Gutachten eines vom Versicherten bestimmten Arztes besteht jedoch – in der Regel – nur einmal in jedem Rechtsstreit (BSG, Urteil vom 26.01.1970 – 7/2 RU 64/69). Ein Recht, solange Gutachter zu benennen, bis diese eine dem Versicherten genehme Meinung vertreten, besteht nicht.

Für den ärztlichen Gutachter ist in diesem Zusammenhang wichtig: Der nach § 109 SGG benannte Gutachter wird auf Vorschlag des Versicherten (Klägers) im Auftrag durch das Gericht tätig. Der Gutachter unterliegt also allen von der ZPO ihm auferlegten Pflichten. Der § 109 SGB soll zwar im Sinne des Versicherten (Klägers) dafür Sorge tragen, dass möglichst umfassend der Sachverhalt überprüft und Kausalitätsüberlegungen überdacht werden. Er hat aber nicht zum Ziel, ein Parteigutachten in den Rechtsstreit einzuführen.

Die für das Gerichtsverfahren aufgestellten Regeln gelten grundsätzlich auch für das Verwaltungsverfahren.

§ 20 SGB X (gleichlautend mit § 24 Verwaltungsverfahrensgesetz, VwVfG) Untersuchungsgrundsatz

(1) Die Behörde ermittelt den Sachverhalt von Amts wegen. Sie bestimmt Art und Umfang der Ermittlungen; an das Vorbringen und an die Beweisanträge der Beteiligten ist sie nicht gebunden.

Eine Ausnahme vom Amtsermittlungsgrundsatz ist § 200 Abs. 2, Satz 1 SGB VII:

(2) Vor Erteilung eines Gutachtenauftrages soll der Unfallversicherungsträger dem Versicherten mehrere Gutachter zur Auswahl benennen.

In der Regel werden vom zuständigen Versicherungsträger (Berufsgenossenschaft/Unfallkasse) 3 Gutachter benannt, aus denen einer vom Versicherten ausgewählt werden kann. Dieser Paragraf wurde im Rahmen des Unfallversicherungs-Einordnungsgesetzes (UVEG) vom 7. August 1996 geschaffen und trat zum 1. Januar 1997 in Kraft. Gestärkt wird durch diese Vorschrift die Position des Versicherten, wobei dieser zwar keinen Anspruch darauf hat, dass auch von ihm selbst benannte Gutachter beauftragt werden. Dieser Paragraf ist die

Reaktion darauf, dass von den Trägern der Gesetzlichen Unfallversicherung in der Regel externe Gutachter zur Klärung medizinischer Sachverhalte herangezogen werden, an deren Benennung der Versicherte im Verwaltungsverfahren ein Mitspracherecht haben soll. Der Verstoß gegen § 200 Abs. 2 SGB VII führt zu einem Verwertungsverbot des Gutachtens. Ausgenommen sind zwar die Stellungnahmen von Beratungsärzten, die in die Organisation der Träger der Gesetzlichen Unfallversicherung eingegliedert sind.

3.9 Einschätzung der MdE

Die MdE ist der Prozentsatz, der für die Höhe der Rentenleistung der GUV maßgeblich ist. Bis zum 01.01.2009 wurde der Begriff MdE auch im Sozialen Entschädigungsrecht benutzt. Seit Inkrafttreten der Versorgungsmedizin-Verordnung (VersMedV) am 01.01.2009 gilt im Sozialen Entschädigungsrecht der GdS (Grad der Schädigungsfolgen).

Nach § 56 Abs. 2 Satz 1 SGB VII richtet sich die MdE

„nach dem Umfang der sich aus der Beeinträchtigung des körperlichen und geistigen Leistungsvermögens ergebenden verminderten Arbeitsmöglichkeiten auf dem gesamten Gebiet des Erwerbslebens."

Die MdE drückt in Prozentsätzen die abstrakte Minderung der Erwerbsfähigkeit auf dem Allgemeinen Arbeitsmarkt durch einen konkreten unfallbedingten oder berufskrankheitsbedingten Gesundheitsschaden aus.

Durch den Verweis auf die „Arbeitsmöglichkeiten auf dem gesamten Gebiet des Erwerbslebens" ist klargestellt, dass bei Einschätzung/Bemessung der MdE nicht Bezug genommen wird auf den konkreten Einkommensverlust, sondern auf die verbliebenen Möglichkeiten schlechthin, sich einen Erwerb zu verschaffen. Diese abstrakte Schadensbemessung lässt grundsätzlich den Ausbildungsstand, das Alter, die konjunkturelle Lage, die konkreten Chancen, eine neue Stelle zu erhalten, oder den Verbleib in der alten Stelle völlig außer Betracht. Auch die tatsächlichen oder hypothetischen Fortkommenseinschränkungen sind ebenso unerheblich wie evtl. aus der nachfolgenden beruflichen Neuorientierung resultierende wirtschaftliche Vorteile.

Bei Kindern und jugendlichen Versicherten wird die MdE nach den Auswirkungen bemessen, die sich bei Erwachsenen mit gleichem Gesundheitsschaden ergeben würden (§ 56 Abs. 2 Satz 2 SGB VII), also nicht nach z. B. der Minderung der Spielfähigkeit oder der Schulfähigkeit.

Ein 3-jähriges Kind hat unfallbedingt die Milz verloren. Verblieben ist eine Immunschwäche. Diesem Kind sind, wäre es ein Erwachsener mit der Immunschwäche des Kindes, alle Arbeitsmöglichkeiten verschlossen, die mit dem Risiko verbunden sind, sich zu infizieren. Diese Minderung der Arbeitsmöglichkeiten auf dem Allgemeinen Arbeitsmarkt sind der Einschätzung der MdE bei dem 3-jährigen Kind zugrunde zu legen.

Der gutachtliche Vorschlag zur Höhe der MdE ist eine Wertung in Form einer Schätzung. Die tatsächliche Feststellung obliegt dem Versicherungsträger bzw. den Sozialgerichten. Die MdE-Höhe orientiert sich in der GUV an den MdE-Erfahrungswerten.

Die MdE-Erfahrungswerte sind – bis auf kleine Abweichungen – seit Anfang des 20. Jahrhunderts unverändert. Sie beruhen auf dem Gedanken der Gleichbehandlung aller Versicherten und haben sich im Laufe von über 100 Jahren praktisch nicht geändert, obwohl sich die Arbeitswelt, der medizinische Fortschritt und die Hilfsmittel, vornehmlich die prothetische Versorgung von Unfallopfern, deutlich verändert haben. Die MdE-Erfahrungswerte sind abstrakte verbindliche Vorgaben für die Einschätzung der konkreten individuellen Funktionseinbußen.

„Die sog. MdE-Tabellen bezeichnen typisierend das Ausmaß der durch eine körperliche und/oder geistige Funktionsbeeinträchtigung hervorgerufenen Leistungseinschränkungen in Bezug auf das gesamte Erwerbsleben und ordnen körperliche oder geistige Funktionseinschränkungen einem Tabellenwert zu. Die in den Tabellen und Empfehlungen enthaltenen Richtwerte geben damit auch allgemeine Erfahrungssätze über die Auswirkungen bestimmter körperlicher Beeinträchtigungen auf die Erwerbsfähigkeit aufgrund des Umfangs der den Verletzten versperrten Arbeitsmöglichkeiten wieder und gewährleisten, dass die Verletzten bei der medizinischen Begutachtung nach einheitlichen Kriterien beurteilt werden" (BSG, Urteil vom 20.12.2016 – B 2 U 11/15 R).

Eine Rechtsgrundlage (Gesetz/Verordnung) für diese Tabellen fehlt – anders als beim GdB und GdS. Dies wird von der Rechtsprechung wie folgt beanstandet:

„Kritisch anzumerken bleibt, dass aufgrund der Regelungsstruktur des § 56 Abs. 2 SGB VII prinzipiell unklar bleibt, welche medizinischen Referenzgrößen und welche arbeitsmarktpolitischen bzw. soziologischen Erkenntnisse die Verfasser der MdE-Tabellen in ihre Überlegungen grundsätzlich einzustellen haben. Es würde einen Gewinn an Rechtssicherheit und -klarheit darstellen, wenn der Gesetzgeber selbst in § 56 Abs. 2 SGB VII eine Delegation zum Erlass von MdE-Tabellen aussprechen würde, die den Kriterien des Art 80 Abs. 1 S 2 GG genügen würde. Dabei wäre der Gesetz- bzw. Verordnungsgeber auch berufen, die allgemeinen Maßstäbe und das Verfahren der Erstellung der MdE-Tabellen – wie es etwa durch die Versorgungsmedizin-Verordnung vom 10.12.2008 (BGBl I 2412) für die Bestimmung des Grades der Behinderung iS von § 69 Abs. 1 S 5 SGB IX und im sozialen Entschädigungsrecht für den Grad der Schädigungsfolgen nach § 30 Abs. 1 BVG geschehen ist – zu normieren" (BSG, Urteil vom 20.12.2016 – B 2 U 11/15).

Nur klar umschriebene MdE-Tabellenwerte sind sinnvolle „Eck"daten. Nicht tabellarisch erfasste oder erfassbare Funktionseinbußen sind im Wege der Interpolation von MdE-Tabellenwerten zu ermitteln.

Die MdE ist in 5er-Schritten einzuschätzen. Die früher üblichen Werte von 33 1/3 und 66 2/3 werden nicht mehr praktiziert.

Die Höhe der MdE sagt nichts über die Erwerbsfähigkeit in der Gesetzlichen Rentenversicherung (*volle/teilweise Erwerbsminderung*) aus. Die MdE-Erfahrungswerte sind auch mit den Versorgungsmedizinischen Grundsätzen nicht austauschbar. Sie sagen nichts über die Höhe von GdB (Grad der Behinderung) und GdS (Grad der Schädigungsfolgen) aus.

Maßgeblich für die MdE sind Funktionseinbußen, also keine Gradzahlen. Entscheidend für die MdE ist also nicht, bis zu welchem Grad der Arm im Schultergelenk angehoben werden kann. Entscheidend ist, welche Funktionen, die auf dem Allgemeinen Arbeitsmarkt abverlangt werden, dem Versicherten verschlossen sind.

Ein in Rechtwinkelstellung fest versteiftes Ellenbogengelenk (Beugung/Streckung 0/90/90°) ist mit einer MdE von 30 % einzuschätzen. Beträgt die Bewegungseinschränkung demgegenüber nur die Hälfte (0/35/115°), so ist die MdE nicht etwa mit 15 % einzuschätzen. Den dadurch bedingten Funktionseinbußen entspricht vielmehr eine MdE von 10 %.

Verschlossen sind Funktionen, die

- der Versicherte nicht mehr ausüben kann (Beinverlust im Unterschenkelbereich),
- der Versicherte beschwerdebedingt nicht mehr ausübt (Arthrose),
- dem Versicherten aus präventiven Gründen gegenwärtig verschlossen sind (künstlicher Gelenkersatz).

Einzuschätzen sind die Funktionseinbußen für Vergangenheit und Gegenwart. Die zukünftige Entwicklung wird, wenn sich die Unfallfolgen/Folgen der Berufskrankheit wesentlich (über 5 %, § 73 Abs. 3 SGB VII) geändert haben, neu eingeschätzt. Anders als in der PUV bedarf es also keiner Prognose.

Sind Unfallfolgen auf *einem* Fachgebiet einzuschätzen, ist eine MdE zu bilden.

Unfallbedingt sind verblieben nach eine Funktionseinbuße im Bereich der rechten Hand (MdE 10 %) und eine Funktionseinbuße im Bereich des linken Schultergelenks (MdE 20 %). Beide Werte sind nicht zu addieren. Zu beurteilen ist vielmehr, in welchem Ausmaß – ausgehend von der gravierenden Unfallfolge im Bereich der linken Schulter – dadurch bedingte Funktionseinbußen durch Unfallfolgen im Bereich der rechten Hand „verschlimmert" werden in Bezug auf den Allgemeinen Arbeitsmarkt.

Sind Unfallfolgen auf *verschiedenen* Fachgebieten einzuschätzen, ist eine „Gesamt"-MdE zu bilden. Dies ist kein Rechtsbegriff. Dieser Hilfsbegriff ist jedoch sinnvoll, wenn Unfallfolgen auf unterschiedlichen Fachgebieten zu einer MdE zusammenzufassen sind.

Unfallbedingt sind verblieben nach einem Sprunggelenksverrenkungsbruch eine Bewegungseinschränkung im oberen und unteren Sprunggelenk und ein Ausfall des Wadenbeinnervs (Peronäusschaden). Die Bewegungseinschränkung ist auf unfallchirurgischem Fachgebiet einzuschätzen, der Nervenschaden auf nervenärztlichem Fachgebiet. Beide Einschätzungen sind vom Unfallchirurgen zusammenzufassen zu einer „Gesamt"-MdE.

Folgende Grundsätze sind bei der Bildung einer „Gesamt"-MdE zu beachten:

- Funktionseinbußen, die sich überlagern, sind nur einmal zu werten
- Wirtschaftlich nicht messbare Funktionseinbußen können in ihrer Gesamtheit MdE-relevant werden
- Völlig getrennte Funktionseinbußen sind nicht zwangsläufig zu addieren
- Verschlimmerungen und Besserungen der Einzel-MdE-Sätze ändern nicht zwangsläufig die „Gesamt"-MdE

3.10 Einschätzung der MdE bei Vorschaden

Zu unterscheiden ist zwischen der Verschlimmerung eines versicherten Schadens und einem Vorschaden.

Ein Versicherter hat durch versicherte Tätigkeit eine Sprunggelenksverletzung links erlitten. Durch Bescheid wird die MdE auf 20 % festgesetzt. Die dadurch bedingten Funktionseinbußen verschlimmern sich. Die MdE ist, wenn sie sich „wesentlich", also um mehr als 5 % ändert, neu festzusetzen (§ 73 Abs. 3 SGB VII).

3.10 Einschätzung der MdE bei Vorschaden

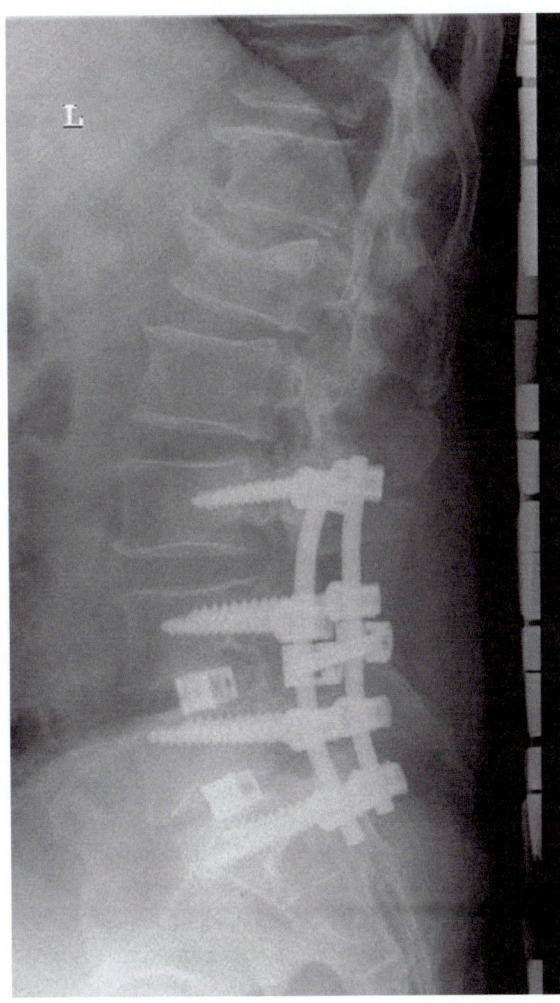

Abb. 4 Stauchungsbruch des 1. Lendenwirbelkörpers bei vorbestehender Stabilisierung von L3 bis S1

Anders ist dies jedoch bei einem Vorschaden.

Der Versicherte hat durch versicherte Tätigkeit unfallbedingt einen stabilen Stauchungsbruch des ersten Lendenwirbelkörpers erlitten. Vorbestehend aufgrund einer bandscheibenbedingten Erkrankung war eine Versteifung der Segmente L3 bis S1 (Abb. 4). Zur Diskussion steht die Einschätzung der unfallbedingten MdE nach Bruch des ersten Lendenwirbelkörpers.

Der Versicherte ist so versichert, wie er zur Arbeit antritt. Dieser „Ohrwurm" der GUV hat hier seinen Platz. Er besagt, dass die Erwerbsfähigkeit des Versicherten bei Arbeitsantritt mit 100 % einzuschätzen ist, unabhängig davon, ob ihm eine Hand, ein Bein oder ein Auge fehlt. Das heißt aber nicht, dass der nicht versicherte Vorschaden mit entschädigt wird. Die 100 % beziehen sich auf die *Restarbeitsfähigkeit* des Versicherten (Verletzten) unter Berücksichtigung des Vorschadens. Folgende Fragen sind also zu stellen:

1. Welche Arbeitsplätze standen dem Versicherten zum Zeitpunkt des Bruchs des ersten Lendenwirbelkörpers noch zur Verfügung? Dies sind alle Arbeitsplätze, die der Versicherte unter Berücksichtigung der versteiften Segmente L3 bis S1 noch ausfüllen kann. Diese Restarbeitsfähigkeit ist individuell mit 100 % anzusetzen.
2. Welche Arbeitsplätze sind von diesem Restarbeitsmarkt dem Versicherten durch den Stauchungsbruch des ersten Lendenwirbelkörpers verloren gegangen? Hat sich also die vorbestehende Funktionseinbuße durch den Stauchungsbruch des ersten Lendenwirbelkörpers messbar verschlimmert, sodass Arbeitsbereiche benannt werden können, die der Versicherte durch den Stauchungsbruch des ersten Lendenwirbelkörpers verloren hat, die ihm aber nach Versteifung der Segmente L3 bis S1 noch zur Verfügung standen?
3. Welcher MdE entspricht der Verlust der Restarbeitsfähigkeit, bedingt durch den Bruch des ersten Lendenwirbelkörpers, bezogen auf 100 %?

Vorliegend wird die unfallbedingte MdE durch den Stauchungsbruch des ersten Lendenwirbelkörpers keine 20 % erreichen, sodass unter Berücksichtigung des Vorschadens keine rentenberechtigende MdE resultiert.

Die MdE-Erfahrungswerte sind bei Vorliegen eines Vorschadens keine Richtschnur mehr, allenfalls eine Hilfestellung, um zu interpolieren.

Als Vorschaden stehen zur Diskussion eine erblich bedingte atopische Diathese (erblich bedingte Neigung zu Überempfindlichkeitsreaktionen), eine Zuckerkrankheit mit Verlust der rechten Großzehe und eine Lungenfunktionsstörung. Als berufskrankheitsbedingt (BK-Nr. 5101) steht zur Diskussion ein „abgeheiltes kumulatives subtoxisches Exzem" (Abnutzungsjuckflechte aufgrund Schadstoffeinwirkung) im Bereich der Hände. Zu prüfen ist, inwieweit sich der Vorschaden auf die berufskrankheitsbedingte MdE auswirkt.

„Bestanden bei dem Versicherten vor dem Versicherungsfall bereits gesundheitliche, auch altersbedingte Beeinträchtigungen der Erwerbsfähigkeit", sind diese MdE-relevant (BSG, Urteil vom 05.09.2006 – B 2 U 25/05 R).

Grundsätzlich sind somit *alle* Vorschäden – nicht nur an der gleichen Funktionseinheit bzw. dem gleichen Organsystem – auf ihre MdE-Relevanz zu überprüfen, wobei allerdings „altersbedingte Beeinträchtigungen" (siehe obiges BSG-Urteil) kein Vorschaden sind.

Erforderlich ist jedoch die funktionelle Überlagerung von Vorschaden und unfallbedingtem/berufskrankheitsbedingtem Gesundheitsschaden. Dies setzt jedoch nicht voraus, dass jeweils die gleiche Funktion betroffen ist.

Es besteht unfallbedingt eine schwere Funktionseinbuße im Bereich des rechten Sprunggelenks. Vorschaden ist eine schwerste krankheitsbedingte Funktionseinbuße der Lunge.

Lunge und Sprunggelenk haben unterschiedliche Funktionen: Sprunggelenk – Gehen und Stehen; Lunge – Atmung. Dennoch überlagern sich Vorschaden und unfallbedingter Gesundheitsschaden, weil durch die Funktionseinbußen infolge der Lungenerkrankung die Funktion des Sprunggelenks bereits vor dem Unfall nicht mehr vollständig abgerufen werden konnte.

Ausreichend ist, dass der Vorschaden die Erwerbsfähigkeit gemindert hat, sodass der unfallbedingte Gesundheitsschaden sich nicht mehr voll auswirken kann.

3.11 Schüler-Unfallversicherung – Einschätzung der MdE während der Heilungsphase

Die MdE-Tabellen beziehen sich ausnahmslos auf einen gewissen Endzustand (Rente auf unbestimmte Zeit). Tabellarisch aufgeführt sind z. B. der „Beinverlust im Hüftgelenk", „im Bereich des Oberschenkels", „im Bereich des Unterschenkels".

Keine Vorgaben liegen jedoch für die Phase der akuten Heilbehandlung vor. Die Einschätzung der MdE ab dem Tag nach dem Unfall ist der Gesetzlichen Unfallversicherung grundsätzlich fremd.

Ausnahme ist die Schüler-Unfallversicherung (§ 72 Abs. 1 Ziffer 2 SGB VII in Verbindung mit § 45 SGB VII). Die im Rahmen eines Konsens entwickelte Tabelle enthält jedoch nur wenige Vorgaben (Tab. 2).

Der Ansatz der MdE liegt bei dieser Tabelle an der Untergrenze der „Eckwerte" aus den MdE-Tabellen. Das ist nicht korrekt, denn der Funktionsverlust bei einer Versorgung mit Unterschenkelgehgips z. B. liegt eher über dem Funktionsverlust bei Verlust des Beins im Unterschenkel bei genügender Funktionstüchtigkeit des Stumpfes und der verbliebenen Gelenke (MdE 40 %), zumal jegliche Gewöhnungssphase fehlt.

Mit Ausnahme der Besonderheit während der Heilungsphase, die sich daraus ergibt, dass die in der Schülerunfallversicherung Versicherten kein Verletztengeld erhalten, folgt

Tab. 2 MdE für Schüler (ab dem Tag nach dem Unfall)

Beschwerden/Schaden	MdE (%)
Stationäre Behandlung	100
Versorgung mit Liegegips	100
Versorgung mit Unterarm und Oberarmgips beidseits	100
Versorgung mit Oberschenkelgehgips	50
Versorgung mit Unterschenkelgehgips	40
Versorgung mit Oberarmgips	60
Versorgung mit Unterarmgips	30

die Schülerunfallversicherung ganz konsequent den oben aufgezeigten MdE-Einschätzungskriterien. Gerade die Identität der MdE-Einschätzung stellt den ärztlichen Gutachter vor Probleme.

Der konkrete Gesundheitsschaden, d. h. der unfallbedingte Funktionsverlust, umfasst die Funktionen, die

- das versicherte Kind/der Schüler/der Student nicht mehr ausüben kann,
- die ihm beschwerdebedingt nicht zur Verfügung stehen und
- die ihm aus präventiven Gründen gegenwärtig verschlossen sind.

Bis zu diesem Punkt finden sich mit Ausnahme der kindspezifischen Besonderheiten keine grundsätzlichen Abweichungen zur Einschätzung der MdE beim Erwachsenen. Besonderheiten ergeben sich jedoch zum zweiten Schritt der Einschätzung der MdE, der abstrakten Einschätzung der individuellen Erwerbsminderung – bezogen auf den Allgemeinen Arbeitsmarkt (§ 56 Abs. 2 Satz 2 SGB VII). Die Besonderheit besteht darin, dass die verletzungsbedingte Funktionseinbuße des Kindes eingeschätzt wird in Bezug auf den Allgemeinen Arbeitsmarkt, der regelhaft nur dem Erwachsenen zur Verfügung steht. Das Kind wird zum Zweck der MdE-Einschätzung zum Arbeitnehmer mit den konkreten, dem Kind anhaftenden Behinderungen. Der Allgemeine Arbeitsmarkt als Bezugspunkt der Einschätzung anstelle kindgerechter Gesichtspunkte, der Entwicklungs-, Bildungs-, Schul- und Spielfähigkeit, ist das Ungewöhnliche bei der Begutachtung des kindlichen Unfalls in der Gesetzlichen Unfallversicherung.

Ein 3-jähriges Kind erleidet auf dem Weg zum Kindergarten einen unfallbedingten Milzverlust.

Kindspezifisch ist infolge des im Alter von 3 Jahren noch unvollkommenen Immunsystems nach Milzverlust ein ganz erhebliches Infektionsrisiko vorhanden. Dieses führt – bezogen auf den Allgemeinen Arbeitsmarkt – dazu, dass für das Kind eine MdE in rentenberechtigendem Ausmaß einzuschätzen ist, für den Erwachsenen bei gleichem Organverlust jedoch nicht. Verschlossen sind dem Kind alle Anteile des Allgemeinen Arbeitsmarkts, die mit dem Risiko einer Ansteckung durch Krankheitskeime verbunden sind.

3.12 Völlige Erwerbsunfähigkeit

Der Rechtsbegriff der Erwerbsunfähigkeit hat in der Gesetzlichen Unfallversicherung einen anderen Sachzusammenhang als in der Gesetzlichen Rentenversicherung (volle Erwerbsminderung). Die Gesetzliche Unfallversicherung spricht deshalb von der völligen Erwerbsunfähigkeit. War der Versicherte zum

Zeitpunkt des versicherten Unfalls völlig erwerbsunfähig (Vorschaden), so kann eine Minderung der Erwerbsfähigkeit nicht mehr eintreten (§ 56 Abs. 2 Satz 1 SGB VII). Er kann also auch keine Unfallrente beziehen.

Ein eindeutiger Fall der völligen Erwerbsunfähigkeit ist ein Versicherter, der in einem Wachkoma liegt. Völlig erwerbsunfähig sind Menschen, die vollständig und dauernd von fremder menschlicher und technischer Hilfe abhängig sind, also z. B. Personen mit einem hohen Halsquerschnitt, die künstlich beatmet werden müssen, Personen nach vollständigem Verlust, Lähmung oder Gebrauchsunfähigkeit aller Gliedmaßen, aber auch Personen, denen die optische und taktile Kontrolle fehlt, ein Blinder nach nicht prothesenfähigem Verlust beider Hände oder Personen mit schweren Lungenfunktionsstörungen verbunden mit ständigen Erstickungsanfällen.

3.13 Rentenansprüche aus der GUV

Der Anspruch auf Rente setzt voraus, dass unfallbedingte Funktionseinbußen über die 26. Woche nach einem Unfall hinaus zu einer Minderung der Erwerbsfähigkeit führen und zwar „von dem Tag an", „der auf den Tag folgt, an dem

1. der Anspruch auf Verletztengeld endet oder
2. der Versicherungsfall eingetreten ist, wenn kein Anspruch auf Verletztengeld entstanden ist" (§ 72 Abs. 1 SGB VII).

Die zweite Alternative, also Rente ab dem Tag nach dem Unfall, betrifft vor allem „Kinder", „Schüler" und „Studierende" (§ 2 Abs. 1 Nr. 8 SGB VII). Mangels eines Arbeitseinkommens erhalten diese kein Verletztengeld (§ 45 SGB VII). Die Höhe der Rente richtet sich einmal nach den unfallbedingt verbliebenen Funktionseinbußen und zum anderen nach der Höhe des Jahresarbeitsverdienstes:

§ 56 Voraussetzungen und Höhe des Rentenanspruchs

„(1) Versicherte, deren Erwerbsfähigkeit infolge eines Versicherungsfalls über die 26. Woche nach dem Versicherungsfall hinaus um wenigstens 20 vom Hundert gemindert ist, haben Anspruch auf eine Rente. Ist die Erwerbsfähigkeit infolge mehrerer Versicherungsfälle gemindert und erreichen die Vomhundertsätze zusammen wenigstens die Zahl 20, besteht für jeden, auch für einen früheren Versicherungsfall, Anspruch auf Rente. Die Folgen eines Versicherungsfalls sind nur zu berücksichtigen, wenn sie die Erwerbsfähigkeit um wenigstens 10 vom Hundert mindern. Den Versicherungsfällen stehen gleich Unfälle oder Entschädigungsfälle nach den Beamtengesetzen, dem Bundesversorgungsgesetz, dem Soldatenversorgungsgesetz, dem Gesetz über den zivilen Ersatzdienst, dem Gesetz über die Abgeltung von Besatzungsschäden, dem Häftlingshilfegesetz und den entsprechenden Gesetzen, die Entschädigung für Unfälle oder Beschädigungen gewähren."

Die Minderung der Erwerbsfähigkeit muss wenigstens 20 % betragen, entweder durch die Folgen des Versicherungsfalls allein oder durch mehrere Versicherungsfälle oder Unfälle aus dem versicherten Bereich.

Durch versicherte Tätigkeit verbleibt ein versteiftes unteres Sprunggelenk links (MdE 10 %). Durch eine zweite versicherte Tätigkeit erleidet der Versicherte einen Speichenbruch links, der mit einer Bewegungseinschränkung im Handgelenk zur Ausheilung kommt (MdE 10 %). Obwohl aus den Folgen beider Unfälle keine MdE von 20 % resultiert, erhält der Versicherte zweimal eine Rente nach einer MdE von 10 %.

Jeder Unfall ist getrennt einzuschätzen. Anders als im Dienstunfallrecht, bei dem in aller Regel der Träger der öffentlichen Hand für alle Dienstunfälle zuständig ist und deshalb verschiedene Unfälle zu einem Unfallausgleich zusammengefasst werden (§ 34 Abs. 2, Satz 3 BeamtVG), ist dies in der GUV nicht der Fall.

Den Versicherungsfällen stehen dabei gleich Unfälle oder Entschädigungsfälle nach den Beamtengesetzen, dem Bundesversorgungsgesetz, dem Soldatenversorgungsgesetz, dem Gesetz über den zivilen Ersatzdienst, dem Gesetz über die Abgeltung von Besatzungsschäden und sonstigen Gesetzen des sozialen Entschädigungsrechts, das ab dem 01.01.2024 weitgehend durch das SGB XIV geregelt sein wird.

Die Höhe der Rente richtet sich nach dem Einkommen des Versicherten im Jahre vor dem Arbeitsunfall (sog. Jahresarbeitsverdienst). Sie entspricht, wenn der Versicherte seine Erwerbsfähigkeit durch den Arbeitsunfall vollständig verloren hat, 60 % des Jahresarbeitsverdienstes, ansonsten dem Teil der Vollrente, der dem Grad der Minderung der Erwerbsfähigkeit entspricht. Der Höchstbetrag des Jahresarbeitsverdienstes ist jedoch auf das zweifache der Bezugsgröße, die jährlich vom Bundesministerium für Arbeit und Soziales bekannt gegeben wird, beschränkt. Diese Bezugsgröße ist auch maßgeblich für die Rente von unter 18-Jährigen (§ 86 SGB VII).

3.14 Rente als vorläufige Entschädigung, Rente auf unbestimmte Zeit

§ 62 SGB VII Rente als vorläufige Entschädigung

(1) Während der ersten drei Jahre nach dem Versicherungsfall soll der Unfallversicherungsträger die Rente als vorläufige Entschädigung festsetzen, wenn der Umfang der Minderung der Erwerbsfähigkeit noch nicht abschließend festgestellt werden kann. Innerhalb dieses Zeit-

raums kann der Vomhundertsatz der Minderung der Erwerbsfähigkeit jederzeit ohne Rücksicht auf die Dauer der Veränderung neu festgestellt werden.

(2) Spätestens mit Ablauf von drei Jahren nach dem Versicherungsfall wird die vorläufige Entschädigung als Rente auf unbestimmte Zeit geleistet. Bei der erstmaligen Feststellung der Rente nach der vorläufigen Entschädigung kann der Vomhundertsatz der Minderung der Erwerbsfähigkeit abweichend von der vorläufigen Entschädigung festgestellt werden, auch wenn sich die Verhältnisse nicht geändert haben.

Befinden sich Unfallfolgen – unfallnah – noch in einem Schwebezustand, erfolgt die Festsetzung der Rente als vorläufige Entschädigung. Diese kann jederzeit, also ohne jede zeitliche Sperre, geändert werden, wenn sich die unfallbedingten Funktionseinbußen wesentlich geändert haben, dies deshalb, weil z. B. im Rahmen des Heilungsprozesses oder sich ausbildender umformender Veränderungen unfallbedingte Funktionseinbußen während der ersten Zeit nach einem Unfall vermehrt sich ändern. Bedeutung hat die Festsetzung dieser Rente vor allem im Rahmen der Kausalität, der Zusammenhangsbeurteilung. Wird der Unfallzusammenhang einmal anerkannt, kann dieser den Versicherten begünstigende Verwaltungsakt nur noch im Rahmen des § 47 SGB X widerrufen werden. Er wird also in aller Regel Bestand haben. Da Unrecht nicht wachsen soll, kann dann jedoch die MdE sozusagen „eingefroren" werden (§ 48 Abs. 3 SGB X).

Haben sich die unfallbedingten Funktionseinbußen stabilisiert, kann jederzeit – muss aber spätestens nach 3 Jahren – die Rente auf unbestimmte Zeit festgesetzt werden. Der Versicherungsträger ist dabei zwar an die Festsetzung dem Grunde nach, also zum Unfallzusammenhang und dem zur Berechnung der Rente heranzuziehenden Jahresarbeitsverdienst, nicht jedoch zur Höhe der MdE gebunden. Die Rente auf unbestimmte Zeit kann dann jedoch nur noch „in Abständen von mindestens einem Jahr" geändert werden (§ 74 Abs. 1 SGB VII). Voraussetzung ist dann, dass eine wesentliche Änderung, also eine Änderung der MdE von mehr als 5 % – in der Regel also 10 % – vorliegt (§ 74 Abs. 3 SGB VII).

Die Funktionseinbuße durch eine unfallbedingte starke Einschränkung der Sehschärfe (Visus) rechts wurde 1996 – korrekt – durch Bescheid mit einer MdE von 20 % festgestellt. 1996 war bereits absehbar, dass es möglicherweise zu einer Erblindung des rechten Auges kommen werde. Da die MdE zukünftige Entwicklungen jedoch nicht erfasst – diese werden im Rahmen einer Neufeststellung überprüft –, wurde diese Möglichkeit nicht weiter diskutiert. 2002 erblindete der Versicherte auf dem rechten Auge. Die MdE beträgt (herrschende Meinung) für einen solchen Funktionsverlust 25 %. Dennoch wurde die Klage auf eine Änderung des Ursprungsbescheides abgewiesen, weil keine wesentliche Änderung (Änderung über 5 %, § 73 Abs. 3 SGB VII) vorliege. Begründet wird diese „Gerechtigkeitslücke" damit, dass die „Einzelfallgerechtigkeit" hinter den grundsätzlichen Überlegungen des Gesetzgebers zurückstehen müsse (BSG, Urteil vom 19.12.2013 – B 2 U 17/12 R).

3.15 Gesamtvergütung

§ 75 SGB VII Abfindung mit einer Gesamtvergütung

Ist nach allgemeinen Erfahrungen unter Berücksichtigung der besonderen Verhältnisse des Einzelfalles zu erwarten, daß nur eine Rente in Form der vorläufigen Entschädigung zu zahlen ist, kann der Unfallversicherungsträger die Versicherten nach Abschluß der Heilbehandlung mit einer Gesamtvergütung in Höhe des voraussichtlichen Rentenaufwandes abfinden. Nach Ablauf des Zeitraumes, für den die Gesamtvergütung bestimmt war, wird auf Antrag Rente als vorläufige Entschädigung oder Rente auf unbestimmte Zeit gezahlt, wenn die Voraussetzungen hierfür vorliegen.

Diese Möglichkeit ist vom ärztlichen Gutachter den Verwaltungen immer dann vorzuschlagen, wenn voraussehbar ist, dass nach einem Zeitablauf bis zu 3 Jahren keine rentenberechtigende MdE (20 %) mehr vorliegen wird. Dies spart einmal Verwaltungsaufwand, wirkt aber vor allem dem Rentenwunsch des Versicherten entgegen. Ihm wird durch die Zahlung eines Geldbetrages vermittelt, dass seine Rentenansprüche damit abgefunden sind. Nachteile erwachsen ihm nicht, da nach Ablauf des Zeitraums, für den Gesamtvergütung gezahlt wurde, eine Aufnahme der Rentenzahlung möglich ist, wenn sich die Erwartungen nicht erfüllt haben.

3.16 Verhältnis des Unfallversicherungsträgers zu den Ärzten

§ 201 Erhebung, Speicherung und Übermittlung von Daten durch Ärzte und Psychotherapeuten

(1) Ärzte und Zahnärzte sowie Psychologische Psychotherapeuten und Kinder- und Jugendlichenpsychotherapeuten, die nach einem Versicherungsfall an einer Heilbehandlung nach § 34 beteiligt sind, erheben, speichern und übermitteln an die Unfallversicherungsträger Daten über die Behandlung und den Zustand des Versicherten sowie andere personenbezogene Daten, soweit dies für Zwecke der Heilbehandlung und die

3.17 MdE-Erfahrungswerte (GUV – § 56 Abs. 2 SGB VII)

Erbringung sonstiger Leistungen einschließlich Überprüfung der Leistungsvoraussetzungen und Abrechnung der Leistungen erforderlich ist.

Im Vertrag Ärzte/Unfallversicherungsträger sind weitere gegenseitige vertragliche Verpflichtungen der Unfallversicherungsträger und der Ärzte festgelegt. Für die Begutachtung ist wesentlich, dass der Arzt, der die erste ärztliche Versorgung geleistet oder den Verletzten behandelt hat, dem Unfallversicherungsträger die Auskünfte, Berichte und Gutachten erstattet, die im Vollzug der gesetzlichen Aufgaben einzuholen sind. Der behandelnde Arzt ist nicht allein der Arzt, der den Verletzten wegen des Unfalls behandelt hat, sondern auch ein vom Verletzten wegen vermeintlicher Unfallfolgen zusätzlich in Anspruch genommener Arzt.

Die Auskunft nach dieser gesetzlichen Vorschrift ist eine befugte Auskunft. Der Arzt verstößt demnach mit einer solchen Auskunftserteilung nicht gegen die Verpflichtung, das Berufsgeheimnis zu wahren.

Wenn der behandelnde Arzt „vorsätzlich oder fahrlässig dem Unfallversicherungsträger die Auskunft über die Behandlung und den Zustand des Verletzten nicht, nicht rechtzeitig, nicht richtig oder nicht vollständig erteilt", handelt er ordnungswidrig. Arbeitsüberlastung des Arztes ist kein Entschuldigungsgrund. Gegen ihn kann eine Geldbuße verhängt werden (§ 209 Abs. 1 Nr. 11 SGB VII).

Will der Unfallversicherungsträger einen Befundbericht oder eine Krankengeschichte beiziehen, die von Ärzten der Wahl des Versicherten früher angefertigt wurde (keine behandelnden Ärzte im Sinne des Gesetzes), muss der Unfallversicherungsträger den Versicherten auf das Verlangen rechtzeitig hinweisen (§ 203 Abs. 2 SGB VII).

3.17 MdE-Erfahrungswerte (GUV – § 56 Abs. 2 SGB VII)

3.17.1 Unfall-/BK-Folgen an den oberen Gliedmaßen

Vorbemerkungen:

- Gebrauchsarm und Beiarm werden gleich bewertet
- Bei Amputationen sind die üblichen Beschwerden/Schmerzen (Stumpfbeschwerden) eingeschlossen
- Funktionsverbessernde Hilfsmittel sind berücksichtigt

Unfall-/BK-Folge(n)	MdE in %
Verlust beider Arme oder Hände	100
Verlust eines Arms im Schultergelenk (Exartikulation) oder im schultergelenknahen Oberarmdrittel	80
Verlust eines Arms im mittleren Oberarmdrittel	75
Verlust eines Arms im ellenbogengelenknahen Oberarmdrittel, im Ellenbogengelenk oder im ellenbogengelenknahen Unterarmdrittel	70
	65
Verlust eines Arms im mittleren oder handgelenknahen Unterarmdrittel	
Verlust einer Hand im Handgelenk	60
Verluste/Teilverluste im Bereich der Finger	s. Abb. 5
Schultergelenk	
Versteifung eines Schultergelenks einschließlich des Schultergürtels in Funktionsstellung (30° Vorwärts- und Seitwärtshebung und 30° Innendrehung)	40
Versteifung eines Schultergelenks in Funktionsstellung	30
Konzentrische Bewegungseinschränkung in einem Schultergelenk um die Hälfte	25
Bewegungseinschränkung in einem Schultergelenk: Vorwärts-/Seitwärtshebung des Arms bis 90°, Rotation frei	20
Bewegungseinschränkung in einem Schultergelenk: Vorwärts-/Seitwärtshebung bis 120°, Rotation frei	10
Total- oder teilprothetischer Ersatz eines Schultergelenks mit freier Funktion	20
Total- oder teilprothetischer Ersatz beider Schultergelenke mit freier Funktion	20
Ellenbogengelenk	
Versteifung eines Ellenbogengelenks in 30° Beugung (Streckung/Beugung: 0/30/30)	40
Versteifung eines Ellenbogengelenks (0/90/90) und Verlust der Unterarmdrehung in Neutral-0-Stellung	40
Versteifung eines Ellenbogengelenks in Rechtwinkelstellung (0/90/90) und Verlust der Unterarmdrehung in Einwärtsdrehung (einwärts/auswärts: 85/85/0)	35
Versteifung eines Ellenbogengelenks in Rechtwinkelstellung (0/90/90) bei freier Unterarmdrehung	30
Bewegungseinschränkung in einem Ellenbogengelenk (Streckung/Beugung: 0/30/90)	20
Bewegungseinschränkung in einem Ellenbogengelenk (Streckung/Beugung: 0/30/120)	10
Prothetischer Ersatz eines Ellenbogengelenks mit freier Funktion	20
Prothetischer Ersatz beider Ellenbogengelenke mit freier Funktion	20
Prothetischer Ersatz eines Speichenkopfs mit freier Funktion	10
Unterarmdrehung	
Aufhebung der Unterarmdrehung in Neutral-0-Stellung (einwärts/auswärts: 0/0/0)	30
Aufhebung der Unterarmdrehung in Einwärtsdrehung ab 20°	25
Aufhebung der Unterarmdrehung in Auswärtsdrehung ab 40°	35
Handgelenk	
Versteifung eines Handgelenks in Funktionsstellung (15–20° handrückenwärts, 15° ellenwärts)	25
Versteifung eines Handgelenks in Neutral-0-Stellung (0/0/0)	30
Konzentrische Bewegungseinschränkung in einem Handgelenk um die Hälfte	15
Prothetischer Ersatz eines Handgelenks mit freier Funktion	20
Prothetischer Ersatz beider Handgelenke mit freier Funktion	20
Nerven	

(Fortsetzung)

Unfall-/BK-Folge(n)	MdE in %
Vollständige Lähmung (Ausfall) eines Armnervengeflechts (Plexus brachialis)	80
Vollständige Lähmung (Ausfall) eines unteren Armnervengeflechts (unterer Armplexus)	55
Vollständige Lähmung (Ausfall) eines oberen Armnervengeflechts (oberer Armplexus)	45
Vollständige Lähmung (Ausfall) eines N. accessorius (Beinerv, XI. Hirnnerv)	20
Vollständige Lähmung (Ausfall) eines N. axillaris (Achselnerv)	30
Vollständige Lähmung (Ausfall) eines N. thoracicus longus (langer Brustkorbnerv)	20
Vollständige Lähmung (Ausfall) eines N. suprascapularis (Schulterblattnerv)	10
Vollständige Lähmung (Ausfall) eines N. musculocutaneus (Muskel-Haut-Nerv)	25
Vollständige Lähmung (Ausfall) eines N. radialis (Speichennerv)	
• Oberer (proximaler) Anteil	30
• Mittlerer Anteil	25
• Unterer (distaler) Anteil	20
Vollständige Lähmung (Ausfall) eines N. ulnaris (Ellennerv)	
• Oberer (proximaler) Anteil	25
• Unterer (distaler) Anteil	20
Vollständige Lähmung (Ausfall) eines N. medianus (Mittelnerv)	
• Oberer (proximaler) Anteil	35
• Unterer (distaler) Anteil	25
• Rein sensibler Anteil	20
Vollständige Lähmung (Ausfall) eines N. axillaris und N. radialis (gleiche Gliedmaße)	60
Vollständige Lähmung (Ausfall) eines N. radialis und N. ulnaris (gleiche Gliedmaße)	55
Vollständige Lähmung (Ausfall) eines N. radialis und N. medianus (gleiche Gliedmaße)	60
Vollständige Lähmung (Ausfall) eines N. ulnaris und N. medianus (gleiche Gliedmaße)	60
Vollständige Lähmung (Ausfall) eines N. radialis, N. ulnaris und N. medianus in Schulterhöhe (gleiche Gliedmaße)	75
Vollständige Lähmung (Ausfall) eines N. radialis, N. ulnaris und N. medianus im Unterarmbereich (gleiche Gliedmaße)	60
Vollständiger Sensibilitätsverlust eines Daumens/eines Langfingers	10

3.17.2 Unfall-/BK-Folgen an den unteren Gliedmaßen

Vorbemerkungen:

- Die Stumpfverhältnisse werden als reizlos und belastbar vorausgesetzt – ebenso funktionsverbessernde Hilfsmittel
- Die Beweglichkeit in den verbliebenen Gelenken ist frei

Unfall-/BK-Folge(n)	MdE in %
Verlust beider Oberschenkel	100
Verlust eines Beins im Hüftgelenk (Exartikulation)	80
Verlust eines Beins bis zum kleinen Rollhügel (Oberschenkelkurzstumpf)	75
Verlust eines Beins im mittleren/kniegelenknahen Oberschenkeldrittel	60
Verlust eines Beins im Kniegelenk (Exartikulation)	50
Verlust beider Beine im mittleren/sprunggelenknahen Unterschenkeldrittel	80
Verlust eines Beins im kniegelenknahen Unterschenkelanteil (Unterschenkelkurzstumpf, <10 cm)	50
Verlust eines Beins im mittleren/sprunggelenknahen Unterschenkeldrittel	40
Verlust eines Beins im mittleren/sprunggelenknahen Unterschenkeldrittel und Versteifung des Kniegelenks in Funktionsstellung (10° Beugung)	50
Verlust eines Fußes im oberen Sprunggelenk	35
Verlust eines Fußes in Höhe der proximalen Fußwurzelreihe (Chopart)	30
Verlust eines Fußes in Höhe der Fußwurzel-Mittelfußgelenklinie (Lisfranc)	25
Verlust eines Fußes in Höhe der Mittelfußknochen	25
Verlust einer Großzehe	10
Verlust einer Großzehe und des 1. Mittelfußköpfchens	15
Verlust sämtlicher Zehen eines Fußes	20
Verlust einer Zehe (2–5)	unter 10
Hüftgelenk	
Versteifung beider Hüftgelenke in Funktionsstellung	70
Versteifung eines Hüftgelenks in Funktionsstellung	30
Bewegungseinschränkung in einem Hüftgelenk (Streckung/Beugung: 0/10/90, übrige Freiheitsgrade nur gering eingeschränkt)	10
Bewegungseinschränkung in einem Hüftgelenk (Streckung/Beugung: 0/30/90, übrige Freiheitsgrade entsprechend eingeschränkt)	20
Total- oder teilprothetischer Ersatz eines Hüftgelenks mit freier Funktion	20
Total- oder teilprothetischer Ersatz beider Hüftgelenke mit freier Funktion	20
Verlust (Resektion) eines Hüftgelenks (Girdlestone)	50
Kniegelenk	
Versteifung beider Kniegelenke in Funktionsstellung (Streckung/Beugung: 0/10/10)	80
Versteifung eines Kniegelenks in Funktionsstellung (Streckung/Beugung: 0/10/10)	30
Versteifung eines Kniegelenks (Streckung/Beugung: 0/20/20)	35
Versteifung eines Kniegelenks (Streckung/Beugung: 0/30/30)	40
Bewegungseinschränkung in einem Kniegelenk (Streckung/Beugung: 0/0/90)	15
Bewegungseinschränkung in einem Kniegelenk (Streckung/Beugung: 0/0/80)	20
Bewegungseinschränkung in einem Kniegelenk (Streckung/Beugung: 0/30/90)	30
Lockerung des Kapsel-Band-Apparats eines Kniegelenks – muskulär kompensiert	10

(Fortsetzung)

3.17 MdE-Erfahrungswerte (GUV – § 56 Abs. 2 SGB VII)

Unfall-/BK-Folge(n)	MdE in %
Lockerung des Kapsel-Band-Apparats eines Kniegelenks – muskulär nicht kompensiert mit Gangunsicherheit	20
Vollständige Lockerung des Kapsel-Band-Apparats eines Kniegelenks (Wackelknie, Orthese erforderlich)	30
Verlust einer Kniescheibe – Beweglichkeit frei	10
Total- oder teilprothetischer Ersatz eines Kniegelenks mit freier Funktion	20
Total- oder teilprothetischer Ersatz beider Kniegelenke mit freier Funktion	20
Sprunggelenke	
Versteifung eines oberen Sprunggelenks in Funktionsstellung (Neutral-0-Stellung bis 10° Spitzfuß)	15
Versteifung eines oberen Sprunggelenks in ungünstiger Stellung (Spitzfuß von > 20°, Hackenfuß von > 10°)	30
Versteifung eines unteren Sprunggelenks in Neutral-0-Stellung	10
Versteifung eines oberen und unteren Sprunggelenks in Funktionsstellung	25
Versteifung eines vorderen Sprunggelenks (Chopart-Gelenklinie) in anatomischer Stellung	10
Versteifung eines Großzehengrundgelenks in Funktionsstellung (leichte fußrückenwärtige Stellung)	unter 10
Versteifung aller Zehen eines Fußes in Funktionsstellung	10
Bein (insgesamt)	
Beinverkürzung bis 4 cm	10
Beinverkürzung bis 6 cm	20
Beinverkürzung über 6 cm	30
Rückflussstörung nach tiefer Beinvenenthrombose – mit Kompressionsstrumpf gut kompensiert	10
Nerven	
Vollständige Lähmung (Ausfall) eines Beinnervengeflechts (Plexus lumbosacralis)	75
Vollständige Lähmung (Ausfall) eines Hüftnervs (N. ischiadicus) und eines Gesäßnervs (N. glutaeus inferior)	65
Vollständige Lähmung (Ausfall) eines Hüftnervs (N. ischiadicus)	50
Vollständige Lähmung (Ausfall) eines oberen Gesäßnervs (N. glutaeus superior)	20
Vollständige Lähmung (Ausfall) eines unteren Gesäßnervs (N. glutaeus inferior)	20
Vollständige Lähmung (Ausfall) eines Hüftlochnervs (N. obturatorius)	10
Vollständige Lähmung (Ausfall) eines Schenkelnervs (N. femoralis)	35
Vollständiger Ausfall eines Oberschenkelhautnervs (N. cutaneus femoris lateralis)	unter 10
Vollständige Lähmung (Ausfall) eines gemeinsamen Wadenbeinnervs (N. peronaeus communis)	20
Vollständige Lähmung (Ausfall) eines tiefen Wadenbeinnervs (N. peronaeus profundus)	20
Vollständige Lähmung (Ausfall) eines oberflächlichen Wadenbeinnervs (N. peronaeus superficialis)	15
Vollständige Lähmung (Ausfall) eines Schienbeinnervs (N. tibialis)	25
Vollständige Lähmung (Ausfall) eines Schien- und Wadenbeinnervs (N. tibialis und N. peronaeus communis)	45

3.17.3 Unfall-/BK-Folgen an Wirbelsäule und Becken

Unfall-/BK-Folge(n)	MdE in %
Knöchern bzw. bindegewebig stabil verheilte Dornfortsatz- oder Querfortsatzbrüche	unter 10
Knöchern fest verheilter Wirbelkörperbruch ohne statisch wirksamem Achsenknick	unter 10
Knöchern fest verheilter Wirbelkörperbruch mit statisch wirksamem Achsenknick (< 20°)	10
Knöchern fest verheilter Wirbelkörperbruch mit statisch wirksamen Achsenknick (> 20°)	20
Segmentale Instabilität eines Wirbelsäulensegments ohne Achsenknick	20
Lokales LWS-„Syndrom" oder lumbales Wurzelkompressions-„Syndrom" mit leichten belastungsabhängigen Beschwerden und leichten Funktionseinschränkungen – ggf. auch nach operiertem Bandscheibenvorfall	10
Lokales LWS-„Syndrom" oder lumbales Wurzelkompressions-„Syndrom" mit mittelgradigen belastungsabhängigen Beschwerden; Lumboischialgie mit belastungsabhängigen Beschwerden, deutliche Funktionseinschränkungen; mittelgradige Funktionseinschränkungen und Beschwerden nach Operation	20
Lumbales Wurzelkompressions-„Syndrom" mit starken belastungsabhängigen Beschwerden und motorischen Störungen funktionell wichtiger Muskeln; starke Funktionseinschränkungen und Beschwerden nach Operation	35
Lumbales Wurzelkompressions-„Syndrom" mit schwersten motorischen Störungen; persistierendes, gravierendes Kaudasyndrom; schwerste Funktionseinschränkungen und Beschwerden nach Operation	gleich/ über 50
Stabile Schoßfugenerweiterung unter 15 mm	unter 10
Instabil (> 15 mm) zur Ausheilung gekommener Beckenringbruch	
• Einseitig	20
• Beidseitig	30
Fest verheilte Beckendeformierung/ Beckenverschiebung/Schoßfugenverschiebung >15 mm	
• Einseitig	20
• Beidseitig	30

3.17.4 Unfall-/BK-Folgen im Kopfbereich

Unfall-/BK-Folge(n)	MdE in %
Knöcherner Defekt im Bereich des Schädeldachs – je nach Größe – ohne Funktionsstörungen	10–20
Knöcherner Defekt im Bereich des Schädeldachs in Bohrlochgröße	unter 10
Vollständiger Nasenverlust – ohne Korrektur	40
Lippendefekt mit ständigem Speichelfluss	10
Stimmverlust	30
Visusverlust (Erblindung) bzw. Sehschärfe unter 0,1 bzw. vollständige lähmungsbedingte Okklusion	
• Einseitig	25

(Fortsetzung)

Unfall-/BK-Folge(n)	MdE in %
• Beidseitig	100 (Konsens)
Gesichtsfeldausfall	
• Homonyme Hemianopsie (gleichseitige Halbseitenblindheit – rechts oder links)	40
• Homonyme untere Quadrantenanopsie (gleichseitiger unterer Gesichtsfeldausfall)	30
• Homonyme obere Quadrantenanopsie (gleichseitiger oberer Gesichtsfeldausfall)	20
Hörverlust (Taubheit)	
• Einseitig	20
• Beidseitig	80
Tinnitus (ein- oder beidseitig – ohne psychische Störungen)	unter 10

3.17.5 Unfall-/BK-Folgen auf fachinternem Gebiet

Unfall-/BK-Folge(n)	MdE in %
Leichte Bronchitis ohne relevante Lungenfunktionsstörung	10
Bronchitis oder Rippenfellschwarten/Brustkorbdeformierungen nach Rippenserienbrüchen/Brustbeinbruch, Blut-/Luftansammlung im Rippenfellraum mit nachgewiesener Lungenfunktionsstörung	
• Leichtgradig	20
• Mittelgradig	30–40
• Hochgradig	50–60
Herzmuskelerkrankungen (Kardiomyopathien) bzw. Herzklappeninsuffizienz	
• Ohne wesentliche Leistungsbeeinträchtigung, selbst bei gewohnter stärkerer Belastung; keine Einschränkung der Soll-Ergometerleistung	unter 10
• Mit Leistungsbeeinträchtigung bei mittelschwerer Belastung; Beschwerden und Auftreten pathologischer Messdaten bei Ergometerbelastung mit 75 W über wenigstens 2 min	30
• Mit Leistungsbeeinträchtigung bereits bei alltäglicher leichter Belastung; Beschwerden und Auftreten pathologischer Messdaten bei einer Ergometerbelastung mit 50 W über mindestens 2 min	60
• Mit gelegentlich auftretenden, vorübergehenden schweren Dekompensationserscheinungen	80
• Mit Leistungsbeeinträchtigung bereits in Ruhe	90–100
Blutgerinnungshemmende Medikation (Antikoagulation)	10
Reponibler Bauchwandnarbenbruch ohne Funktionseinbußen – je nach Größe	bis 10
Kunstafter (Anus praeter) – gute Funktion	
• Dünndarm	30
• Dickdarm	20
Milzverlust – ohne Funktionsstörungen	
• Bei Kindern bis zum 7. Lebensjahr – aus präventiven Gründen	30
• Ab 7. Lebensjahr und bei Erwachsenen	unter 10

3.17.6 Unfall-/BK-Folgen auf neurologisch-psychiatrischem Gebiet

Unfall-/BK-Folge(n)	MdE in %
Hochgradige zentrale Lähmung eines Arms (mit Spastik)	70
Hochgradige zentrale Lähmung eines Beins (mit Spastik)	70
Polyneuropathien	
• Sehr leicht (klinisch nur gering mit leichten sensiblen Störungen einschließlich Reizerscheinungen)	unter 10
• Leicht (sensible Störungen einschließlich Reizerscheinungen sowie ggf. beginnende periphere motorische Störungen, die die Geh- und Stehfähigkeit nicht belangvoll beeinträchtigen)	10
• Leicht bis mittelschwer (sensible Störungen einschließlich beeinträchtigender Reizerscheinungen und/oder leichte motorische Störungen mit leichtgradiger Auswirkung auf die Geh- und Stehfähigkeit)	20
• Mittelschwer (ausgeprägte sensible Störungen und/oder sensible Reizerscheinungen und distal betonte motorische Störungen mit deutlicher Auswirkung auf die Geh- und Stehfähigkeit)	30
Gangunsicherheit	
• Leichtgradig, v. a. im Dunkeln	unter 10
• Deutlich – mit Sturzneigung	20–30
• Ausgeprägt – Gehhilfe dauernd erforderlich	40–50
• Hochgradig – nur wenige Meter mit Gehhilfe möglich	60
Zerebrale Anfallsleiden (Epilepsie)	
• Sehr selten (generalisierte große und komplexe fokale Anfälle mit einem Intervall von >1 Jahr; kleine und einfache fokale Anfälle mit einem Intervall von Monaten)	30
• Selten (generalisierte und komplexe fokale Anfälle mit einem Intervall von Monaten; kleine und einfache fokale Anfälle mit einem Intervall von Wochen)	40
• Mittlere Häufigkeit (generalisierte große und komplexe fokale Anfälle mit einem Intervall von Wochen oder bis zu 12 Anfällen/Jahr; kleine und einfache fokale Anfälle mit Intervallen von Tagen oder bis zu 48 Anfälle/Jahr)	50–60
• Häufig (generalisierte große oder komplexe fokale Anfälle wöchentlich oder als Serien von generalisierten Anfällen, von fokal betonten oder von multifokalen Anfällen)	80–90
• Nach 3 Jahren Anfallsfreiheit unter antikonvulsiver Therapie ohne medikamentöse Nebenwirkungen	unter 10
• Nach 3 Jahren Anfallsfreiheit unter antikonvulsiver Therapie mit medikamentösen Nebenwirkungen	20
Vollständiger Verlust des Geruchssinns (Anosmie) mit damit einhergehender Störung des Geschmacks	10
Vollständiger Verlust des Geschmacks	unter 10
Vollständige Lähmung (Ausfall) des Gesichtsnervs (N. facialis)	
• Einseitig	30
• Beidseitig	50
Störungen des Gleichgewichtsorgans	
• Mit gelegentlichem Belastungsschwindel, Lageschwindel und Unsicherheit bei plötzlichen Kopfdrehungen	10
• Mit Belastungsschwindel und Unsicherheit bei geschlossenen Augen	20
• Mit deutlichem Belastungsschwindel und Schwierigkeiten, mit geschlossenen Augen zu stehen oder zu gehen	30

(Fortsetzung)

3.17 MdE-Erfahrungswerte (GUV – § 56 Abs. 2 SGB VII)

Unfall-/BK-Folge(n)	MdE in %
• Mit erheblichem Belastungsschwindel und Unfähigkeit mit geschlossenen Augen zu stehen oder zu gehen	40
Vollständige Lähmung beider Arme und Beine mit Blasen- und Mastdarmstörung (Tetraplegie)	100
Vollständige Lähmung beider Beine mit Blasen- und Mastdarmstörung (Paraplegie)	100
Vollständiger Ausfall des Afterschließmuskels	30
Vollständige Harninkontinenz	30
Erektionsverlust mit durchschnittlicher psychischer Beeinträchtigung	10
Organisch-psychische Störungen nach Hirnverletzung	
• Sehr gering (nur geringfügige, bei den meisten Berufstätigkeiten kompensierbare Beeinträchtigung)	unter 10
• Geringgradig (im allgemeinen geringgradige, bei einem Teil der Berufstätigkeiten bereits maßgebliche Beeinträchtigung)	20
• Mäßiggradig (erhebliche Behinderung bei jeder beruflichen Betätigung)	40
• Mittelgradig (in den allermeisten Fällen eine berufliche Wiedereingliederung nicht möglich)	60
• Höhergradig (Erwerbsunfähigkeit mit verbliebener Fähigkeit zu fallweiser Beschäftigung mit leichten Tätigkeiten)	80
Anpassungsstörung (ICD-10 F43.2)	bis 20
Anpassungsstörung – starke Ausprägung	bis 30
Depressive Episode (ICD-10 F32 und F33)	
• Verstimmung	unter 10
• Leichtgradig	bis 20
• Mittelgradig	bis 40
• Hochgradig	80–100
Anhaltende affektive Störung (ICD-10 F34 und F38.8)	
• Leichtgradig	bis 10
• Mittelgradig	bis 30
• Hochgradig	bis 50
Posttraumatische Belastungsstörung (ICD-10 F43.1)	
• Leichtgradig	bis 20
• Mittelgradig	bis 30
• Hochgradig	bis 50
Panikstörung (ICD-10 F41.0)	
• Seltene Angstattacken	bis 20
• Häufige Angstattacken	bis 30
Generalisierte Angststörung (ICD-10 F41.1)	
• Leichtgradig	bis 20
• Mittelgradig	bis 30
• Hochgradig	bis 50
Agoraphobie und soziale phobische Störung (ICD-10 F40.0 und 40.1)	
• Leichtgradig	bis 10
• Mittelgradig	bis 30
Dissoziative Störung (ICD-10 F44)	
• Leichtgradig	bis 10
• Mittelgradig	bis 30

3.17.7 Neue Eckwerte nach Gliedmaßenverlusten

Eine von der Deutschen Gesetzlichen Unfallversicherung (DGUV) eingesetzte Expertengruppe hat aufgrund der Reformforderungen in der Literatur und in der Rechtsprechung eine Analyse und Bewertung der verbliebenen Erwerbsfähigkeit nach Amputationen durchgeführt. Diese hat nach dem DGUV-Rundschreiben 0367/2019 vom 08.10.2019 ergeben, „dass es nur bei Fingerverlusten, insbesondere beim isolierten Daumenverlust, zu geringfügigen Korrekturen der bisherigen MdE-Erfahrungswerte kommt. Die übrigen MdE-Werte bei Arm- und Beinverlusten bleiben unverändert."

Der Vorstand der DGUV hat in seiner Sitzung am 19.09.2019 beschlossen, das Konsenspapier der Expertengruppe zur MdE als Publikation zu veröffentlichen und entsprechende Umsetzungsempfehlungen an die Unfallversicherungsträger zu geben. Die neuen MdE-Werte kommen danach ab dem 01.11.2019 zur Anwendung.

Nach Schürmann (2019) bedeutet dies für den ärztlichen Gutachter, dass es neue zusätzliche MdE-Eckwerte gibt für die Einschätzung bei Gliedmaßenverlusten, deren Verbindlichkeit offen ist (Spelbrink 2018).

Die MdE-Neueinschätzung der DGUV-Expertengruppe bei Verlusten an *oberen Gliedmaßen* sind wie folgt:

			MdE-Werte in %	
			MdE bisher[*]	MdE neu
1	Verlust **eines** Armes	Im Unterarm mit langem Unterarmstumpf bzw. im Handgelenk	65	60
2		Im Unterarm mit kurzem Unterarmstumpf	65/70	70
3		Im Oberarm oder Ellenbogengelenk	70	70
4		Im Schultergelenk bzw. Oberarm mit kurzem Stumpf	80	80
5	Verlust **beider** Arme		100	100
6	Verlust **einer** Hand		60	60
7	Verlust **beider** Hände		100	100
8	Verlust des Daumens	Im Grundgelenk	20	30
9	Verlust des Daumens und eines Langfingers einer Hand	Jeweils im Grundgelenk	30	30
10	Verlust des Daumens sowie des Ring- und Kleinfingers einer Hand	Jeweils im Grundgelenk	40	30
11			45	40

(Fortsetzung)

			MdE-Werte in %	
			MdE bisher*	MdE neu
	Verlust des Daumens sowie des Zeige- und Mittelfingers einer Hand	Jeweils im Grundgelenk		
12	Verlust des Daumens sowie drei weiterer Langfinger einer Hand	Jeweils im Grundgelenk	50	40
13	Verlust von 1 Langfinger	Im Grundgelenk	10	10
14	Verlust von 2 Langfingern einer Hand (z. B. Zeige- und Mittelfinger)	Jeweils im Grundgelenk	20/25	20
15	Verlust von 3 Langfingern einer Hand (z. B. Zeige-, Mittel- und Ringfinger)	Jeweils im Grundgelenk	35/40	30
16	Verlust aller Langfinger einer Hand	Jeweils im Grundgelenk	45	40
17	Verlust aller 5 Finger einer Hand	Jeweils im Grundgelenk	50	50
18	Verlust des Daumens an einer Hand und eines Langfingers an der anderen Hand	Jeweils im Grundgelenk	25/30	30
19	Verlust des Daumens an einer Hand und von zwei Langfingern der anderen Hand	Jeweils im Grundgelenk	40	40
20	Verlust des Daumens an einer Hand und von drei Langfingern der anderen Hand	Jeweils im Grundgelenk		50
21	Verlust des Daumens an einer Hand und von allen Langfingern der anderen Hand	Jeweils im Grundgelenk		70
22	Verlust beider Daumen (mit und ohne zusätzlichem beidseitigen einzelnen Langfingerverlust)	Jeweils im Grundgelenk		6
23	Verlust aller Langfinger beider Hände	Jeweils im Grundgelenk		80
24	Verlust aller Langfinger einer Hand und aller Finger an der anderen Hand	Jeweils im Grundgelenk		90
25	Verlust aller 10 Finger	Jeweils im Grundgelenk	80	100

*Schönberger et al. 2017 und Mehrhoff et al. 2009

Die MdE-Neueinschätzung der DGUV-Expertengruppe bei Verlusten an *unteren Gliedmaßen* sind wie folgt:

			MdE-Werte in %	
			MdE bisher*	MdE neu
26	Verlust **eines** Beines	Im Unterschenkel	40	40
27		Im Kniegelenk oder kniegelenksnah	50	50
28		Im Oberschenkel, nicht kniegelenksnah	60	60
29		Im Oberschenkel mit kurzem Oberschenkelstumpf und Sitzstabilität	70	70
30		Im Beckenskelett oder Hüftgelenk ohne Sitzstabilität	80	80
31	Verlust **beider** Beine	Im Unterschenkel	70/80	70
32		Im Kniegelenk oder kniegelenksnah	70/80	80
33		Im Hüftgelenk oder Oberschenkel, nicht kniegelenksnah	100	100
34	Verlust **eines** Fußes	Im Mittelfuß	20/25	20
35		Im Rückfuß	30/35	30
36	Verlust **beider** Füße	Im Mittelfuß	40	40
37		Im Rückfuß mit Sprunggelenksarthrodese	60	60
38	Verlust der Großzehe (ggf. mit Verlust von 1 weiteren Zehe)		< 10/10	< 10
39	Verlust der Großzehe mit Verlust von 2–4 weiteren Zehen		10/15/20	10
40	Verlust aller 10 Zehen		20	20

*Schönberger et al. 2017; Mehrhoff et al. 2009

3.17 MdE-Erfahrungswerte (GUV – § 56 Abs. 2 SGB VII)

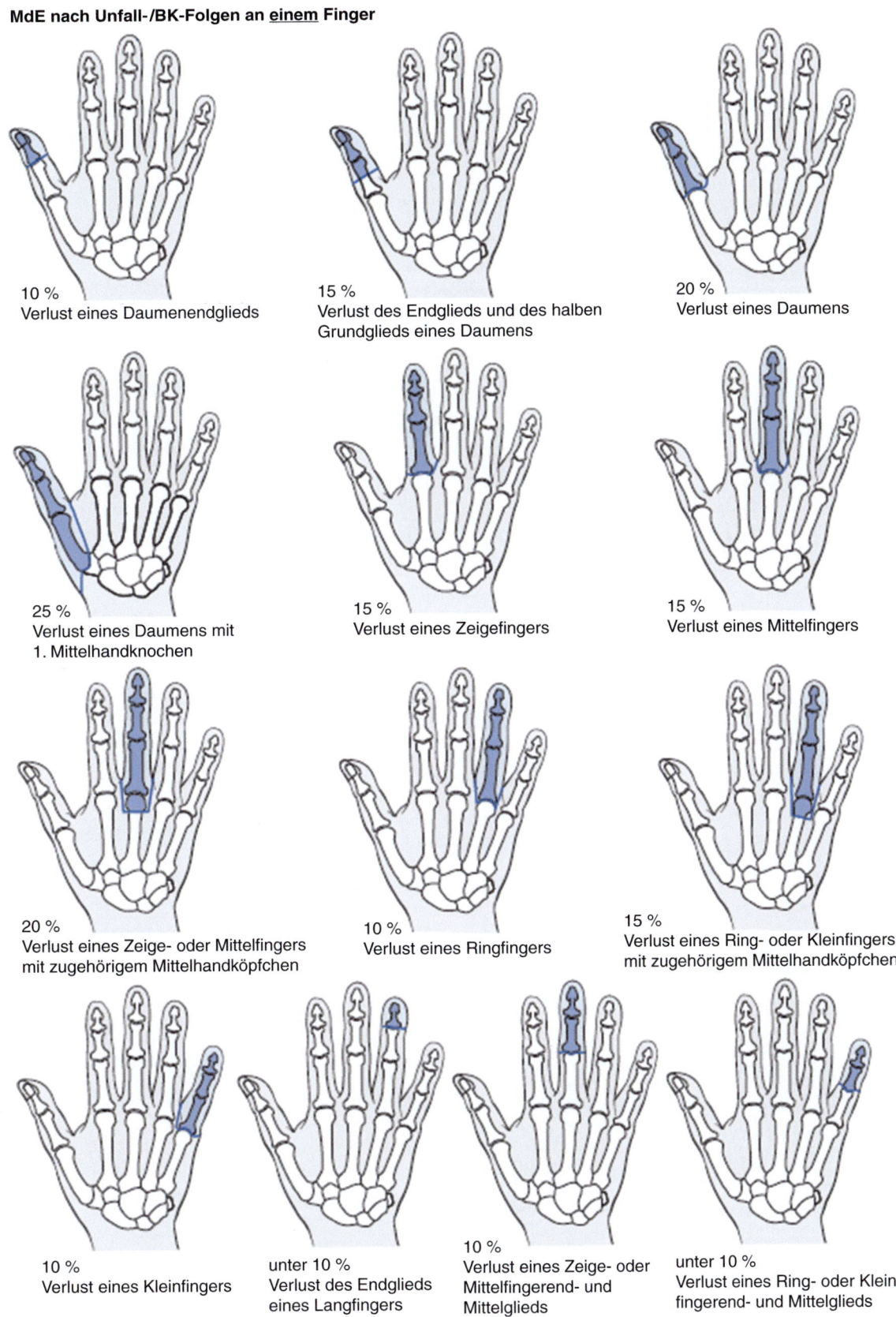

Abb. 5 MdE nach Unfall-/BK-Folgen. (Nach: Kursbuch der ärztlichen Begutachtung, Verlag ecomed MEDIZIN, Landsberg)

MdE nach Unfall-/BK-Folgen an zwei Fingern

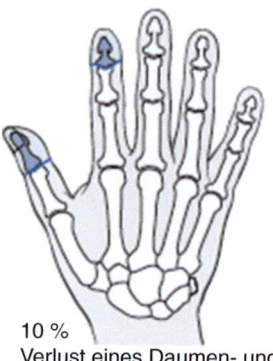

10 %
Verlust eines Daumen- und Zeigefingerendglieds

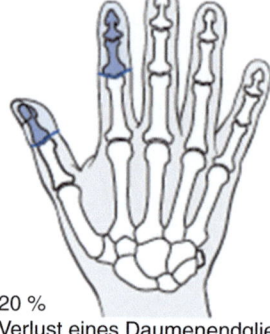

20 %
Verlust eines Daumenendglieds und eines Zeigefingers im Mittelgelenk

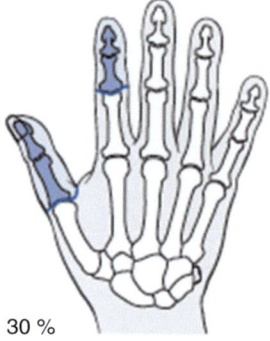

30 %
Verlust eines Daumens und eines Zeigefingers im Mittelgelenk

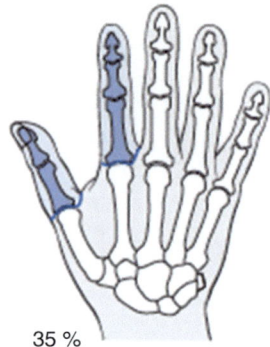

35 %
Verlust eines Daumens und eines Zeigefingers

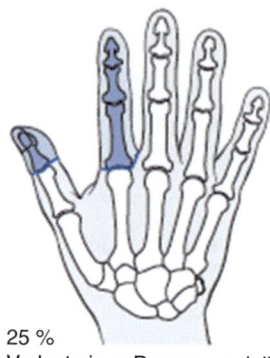

25 %
Verlust eines Daumenendglieds und eines Zeigefingers

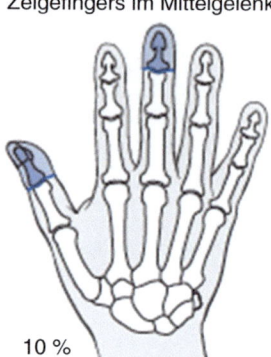

10 %
Verlust eines Daumen- und Mittelfingerendglieds

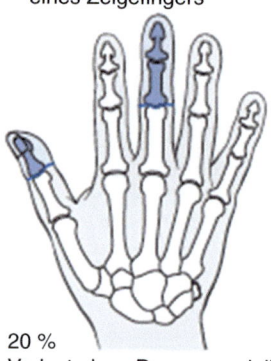

20 %
Verlust eines Daumenendglieds und eines Mittelfingerend- und Mittelglieds

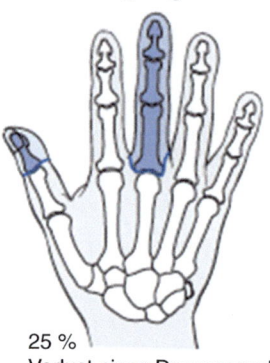

25 %
Verlust eines Daumenendglieds und eines Mittelfingers

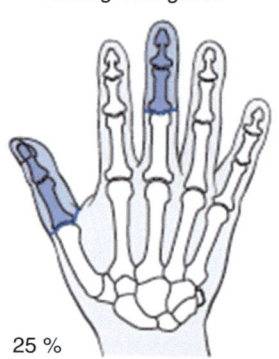

25 %
Verlust eines Daumens und eines Mittelfingers im Mittelgelenk

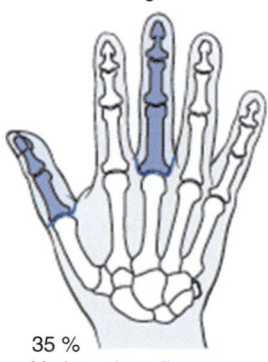

35 %
Verlust eines Daumens und eines Mittelfingers

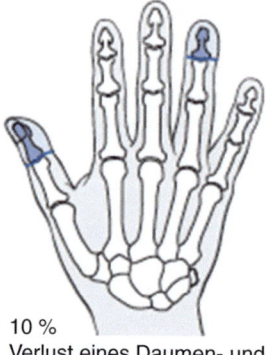

10 %
Verlust eines Daumen- und Ringfingerendglieds

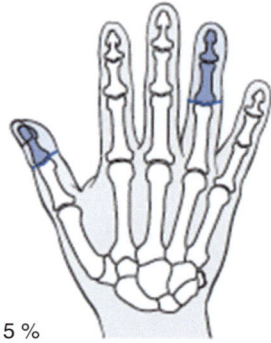

15 %
Verlust eines Daumenendglieds und eines Ring- oder Kleinfingers im Mittelgelenk

Abb. 5 (Fortsetzung)

3.17 MdE-Erfahrungswerte (GUV – § 56 Abs. 2 SGB VII)

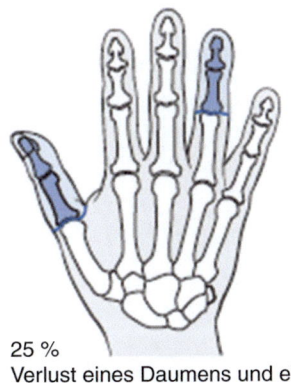

25 %
Verlust eines Daumens und eines Ringfingers im Mittelgelenk

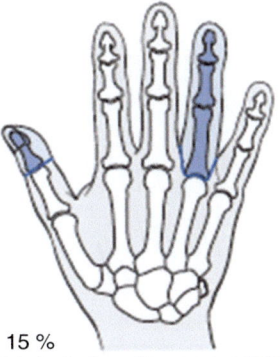

15 %
Verlust eines Daumenendglieds und eines Ringfingers

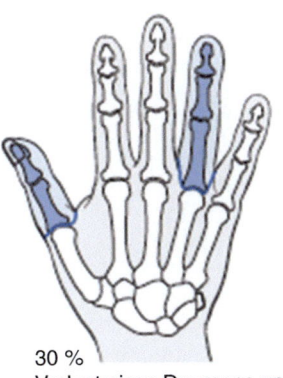

30 %
Verlust eines Daumens und eines Ringfingers

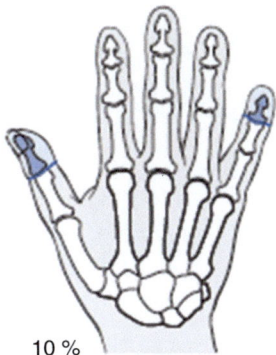

10 %
Verlust eines Daumen- und eines Kleinfingerendglieds

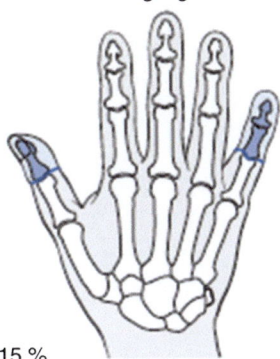

15 %
Verlust eines Daumenendglieds und eines Kleinfingers im Mittelgelenk

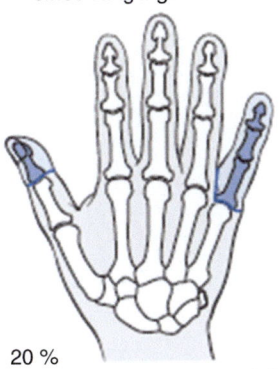

20 %
Verlust eines Daumenendglieds und eines Kleinfingers

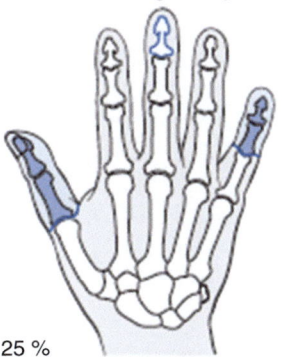

25 %
Verlust eines Daumens und eines Kleinfingers im Mittelgelenk

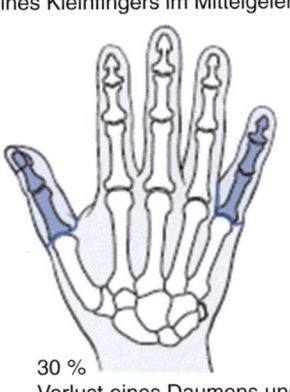

30 %
Verlust eines Daumens und eines Kleinfingers

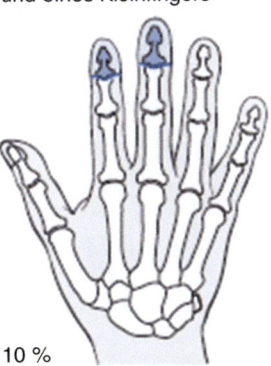

10 %
Verlust eines Endglieds eines Ziege- und eines Mittelfingers

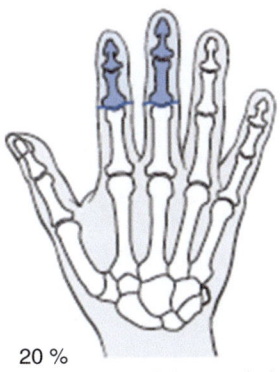

20 %
Verlust eines Zeige- und eines Mittelfingers im Mittelgelenk

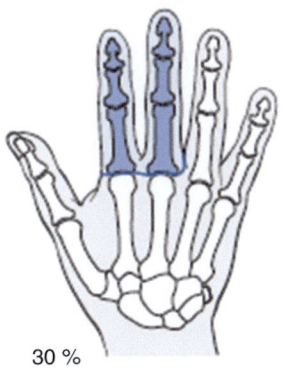

30 %
Verlust eines Zeige- und eines Mittelfingers

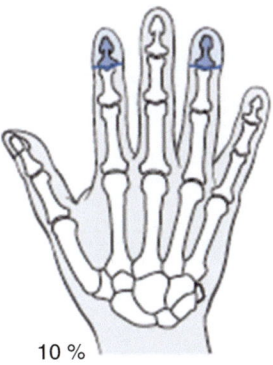

10 %
Verlust eines Zeige- und Ring- oder Kleinfingerendglieds

Abb. 5 (Fortsetzung)

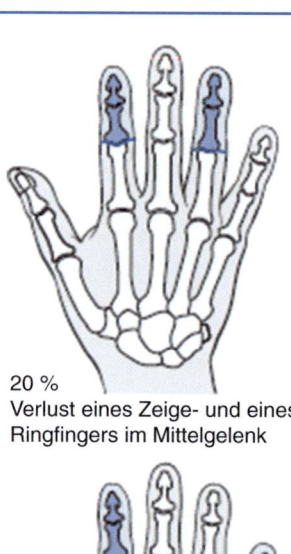

20 %
Verlust eines Zeige- und eines Ringfingers im Mittelgelenk

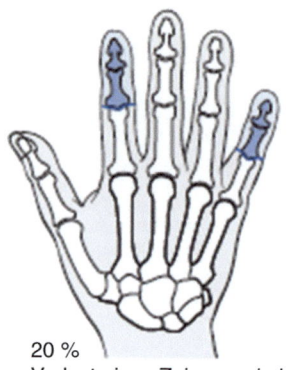

20 %
Verlust eines Zeige- und eines Kleinfingers im Mittelgelenk

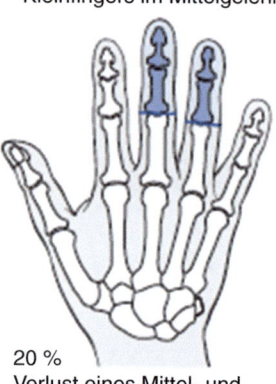

20 %
Verlust eines Mittel- und Ringfingers im Mittelgelenk

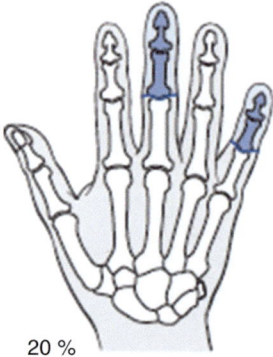

20 %
Verlust eines Mittel- und Kleinfingers im Mittelgelenk

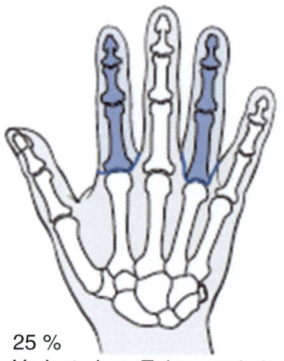

25 %
Verlust eines Zeige- und eines Ringfingers

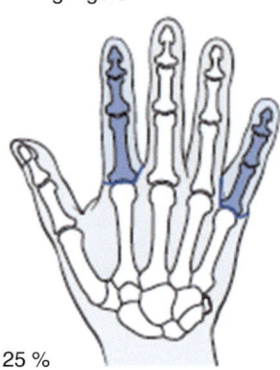

25 %
Verlust eines Zeige- und eines Kleinfingers

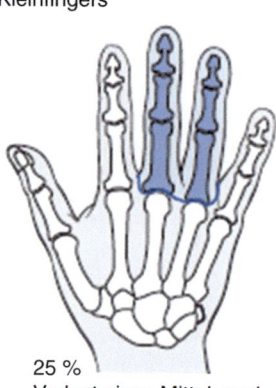

25 %
Verlust eines Mittel- und Ringfingers

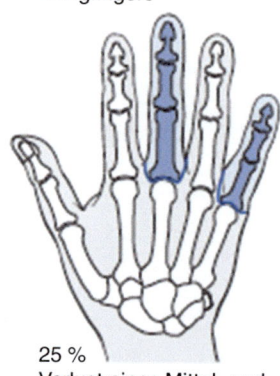

25 %
Verlust eines Mittel- und Kleinfingers

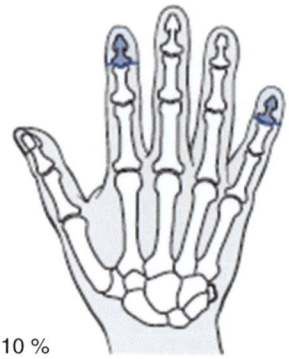

10 %
Verlust eines Zeige- und eines Kleinfingerendgliedes

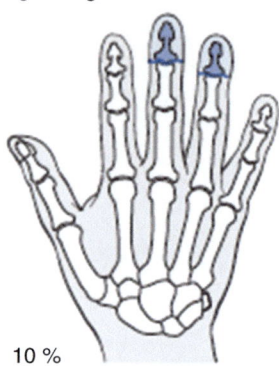

10 %
Verlust eines Mittel- und eines Ringfingerendgliedes

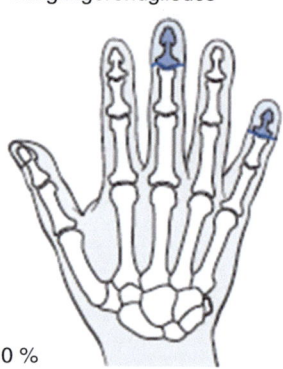

10 %
Verlust eines Mittel- und Kleinfingerendglieds

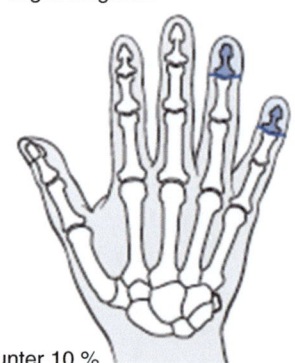

unter 10 %
Verlust eines Ring- und Kleinfingerendglieds

Abb. 5 (Fortsetzung)

3.17 MdE-Erfahrungswerte (GUV – § 56 Abs. 2 SGB VII)

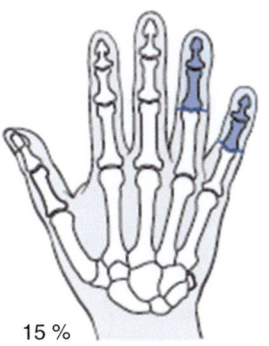

15 %
Verlust eines Ring- und Kleinfingers im Mittelgelenk

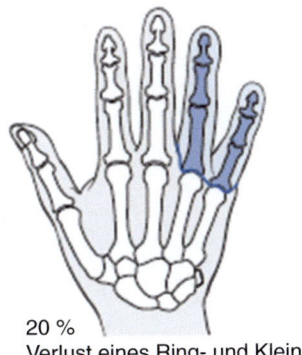

20 %
Verlust eines Ring- und Kleinfingers

MdE nach Unfall-/BK-Folgen an drei Fingen

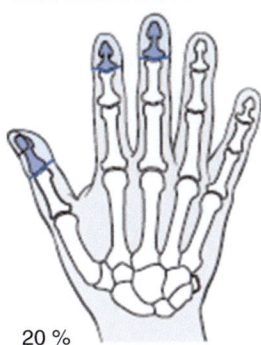

20 %
Endgliedverlust an Daumen, Zeige- und Mittelfinger

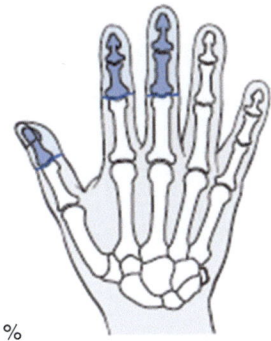

30 %
Endgliedverlust eines Daumens und Verlust eines Zeige- und Mittelfingers im Mittelgelenk

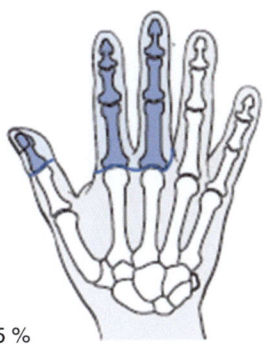

35 %
Verlust eines Zeige- und Mittelfingers und eines Daumenendglieds

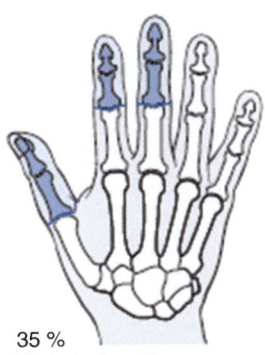

35 %
Verlust eines Daumens und eines Zeige- und Mittelfingers im Mittelgelenk

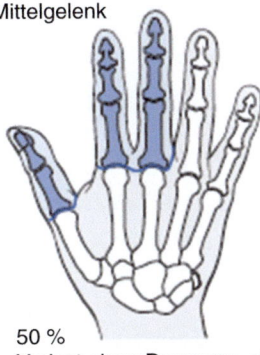

50 %
Verlust eines Daumens, eines Zeige- und eines Mittelfingers

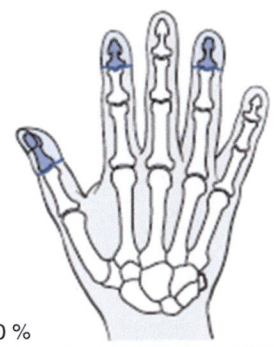

20 %
Verlust eines Endglieds am Daumen, Zeige- und Ringfinger

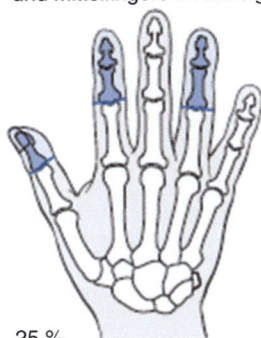

25 %
Verlust eines Daumenendglieds und eines Zeige- und Ringfingers im Mittelgelenk

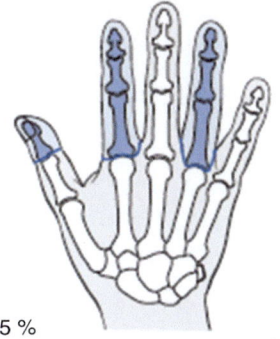

35 %
Verlust eines Zeige- und Ringfingers sowie eines Daumenendglieds

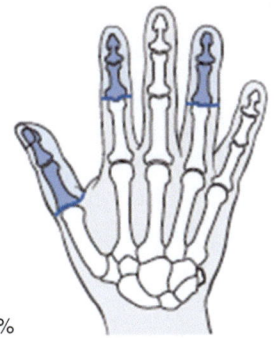

35 %
Verlust eines Daumens und eines Zeige- und Ringfingers im Mittelgelenk

Abb. 5 (Fortsetzung)

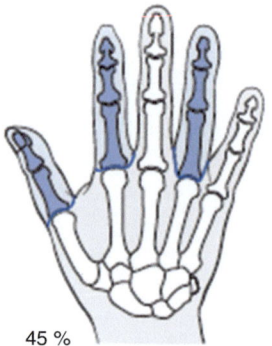

45 %
Verlust eines Daumens, eines Zeige- und Ringfingers

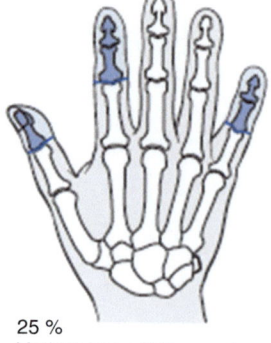

25 %
Verlust eines Zeige- und eines Kleinfingers im Mittelgelenk und eines Daumenendglieds

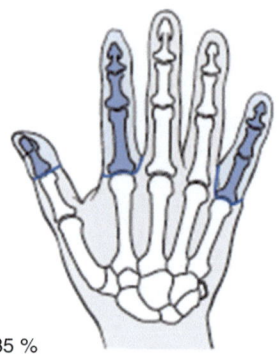

35 %
Verlust eines Zeige- und eines Kleinfingers und eines Daumenendglieds

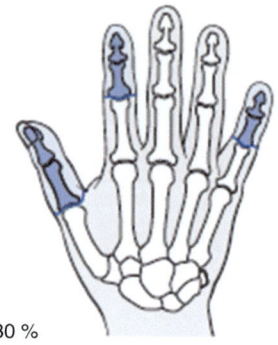

30 %
Verlust eines Daumens und eines Zeige- und Kleinfingers im Mittelgelenk

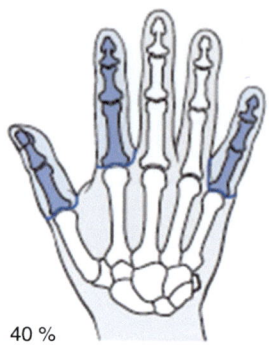

40 %
Verlust eines Daumens und eines Zeige- und Kleinfingers

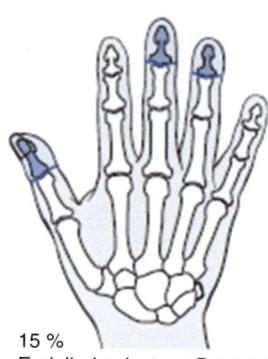

15 %
Endgliedverlust am Daumen, Mittel- und Ringfinger

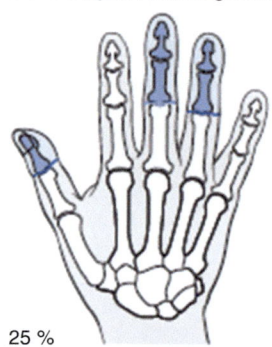

25 %
Daumenendgliedverlust und Verlust eines Mittel- und Ringfingers im Mittelgelenk

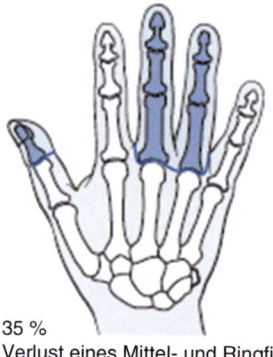

35 %
Verlust eines Mittel- und Ringfingers und eines Daumenendglieds

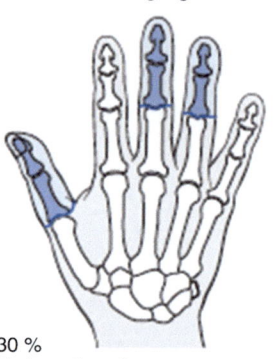

30 %
Verlust eines Daumens und eines Mittel- und Ringfingers im Mittelgelenk

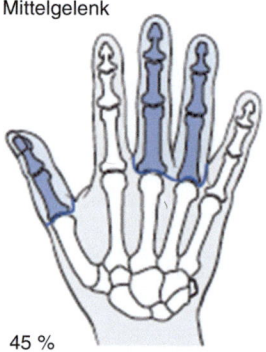

45 %
Verlust eines Daumens, eines Mittel- und Ringfingers

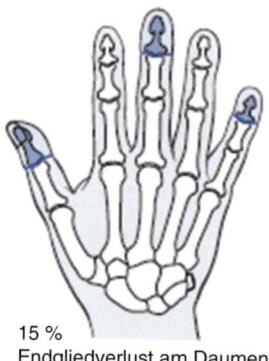

15 %
Endgliedverlust am Daumen, Mittel- und Kleinfinger

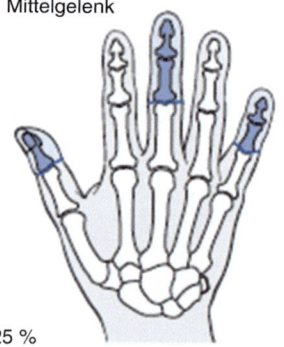

25 %
Endgliedverlust am Daumen und Verlust eines Mittel-und Kleinfingers im Mittelgelenk

Abb. 5 (Fortsetzung)

3.17 MdE-Erfahrungswerte (GUV – § 56 Abs. 2 SGB VII)

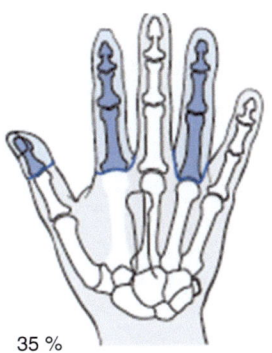

35 %
Verlust eines Zeige- und Ringfingers und eines Daumenendglieds

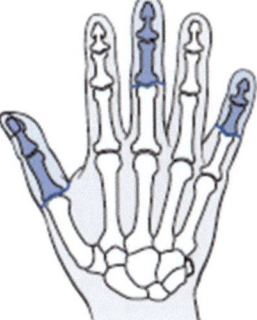

30 %
Daumenverlust und Verlust eines Mittel- und Kleinfingers im Mittelgelenk

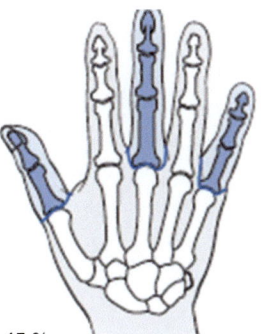

45 %
Verlust eines Daumens und eines Mittel- und Kleinfingers

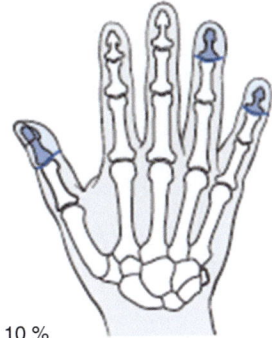

10 %
Endgliedverlust an Daumen, Ring- und Kleinfinger

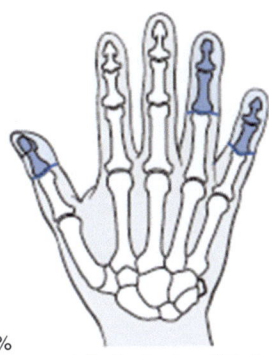

25 %
Daumenendgliedverlust und Verlust eines Ring- und Kleinfingers im Mittelgelenk

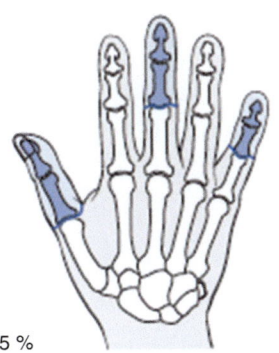

35 %
Daumenverlust, Verlust eines Ring- und eines Kleinfingers im Mittelgelenk

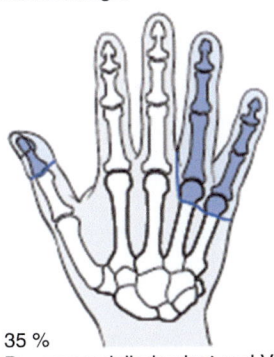

35 %
Daumenendgliedverlust und Verlust eines Ring- und Kleinfingers mit Mittelhandköpfchen

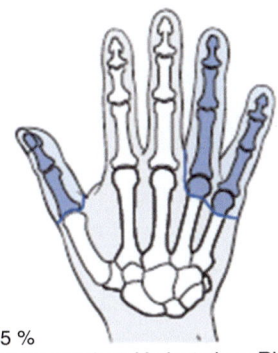

45 %
Daumenverlust, Verlust eines Ring- und Kleinfingers mit Mittelhandköpfchen

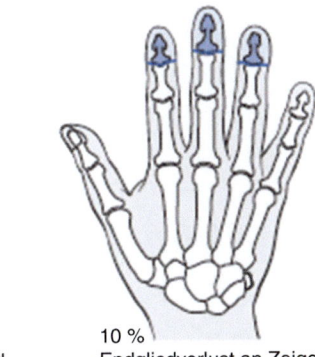

10 %
Endgliedverlust an Zeige-, Mittel- und Ringfinger

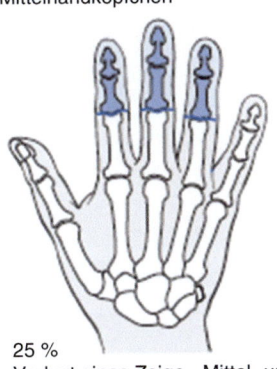

25 %
Verlust eines Zeige-, Mittel- und Ringfingers im Mittelgelenk

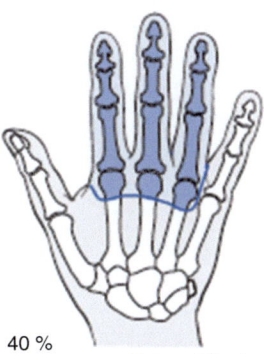

40 %
Verlust eines Zeige-, Mittel- und Ringfingers jeweils mit Mittelhandköpfchens

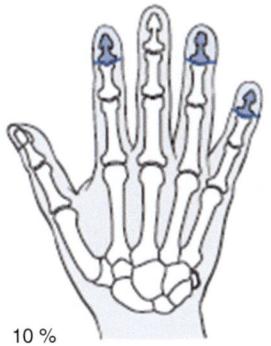

10 %
Endgliedverlust an Zeige-, Ring- und Kleinfinger

Abb. 5 (Fortsetzung)

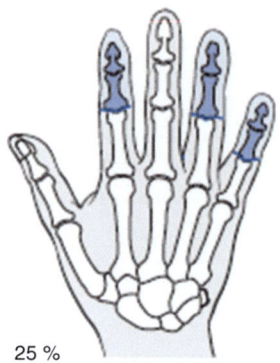

25 %
Verlust eines Zeige-, Ring- und Kleinfingers im Mittelgelenk

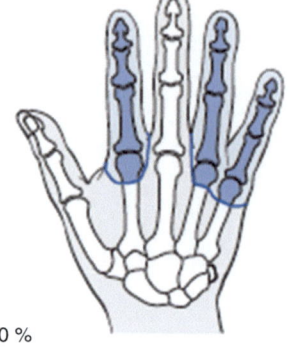

40 %
Verlust eines Zeige-, Ring- und Kleinfingers jeweils mit Mittelhandköpfchen

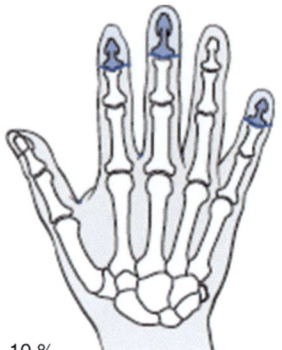

10 %
Endgliedverlust an Zeige-, Mittel- und Kleinfinger

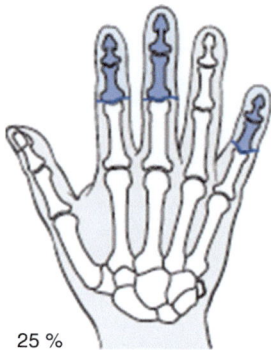

25 %
Verlust eines Zeige-, Mittel- und Kleinfingers im Mittelgelenk

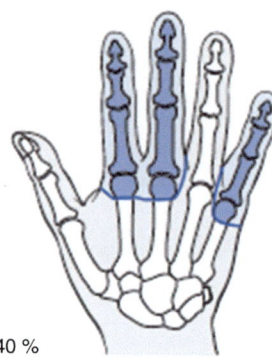

40 %
Verlust eines Zeige-, Mittel- und Kleinfingers jeweils mit Mittelhandköpfchen

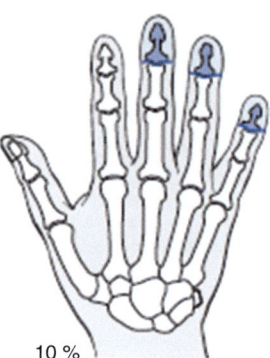

10 %
Endgliedverlust an Mittel-, Ring- und Kleinfinger

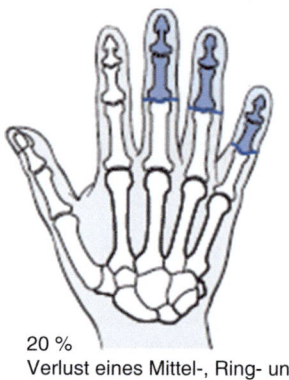

20 %
Verlust eines Mittel-, Ring- und Kleinfingers im Mittelgelenk

35 %
Verlust eines Mittel-, Ring- und Kleinfingers jeweils mit Mittelhandköpfchen

Abb. 5 (Fortsetzung)

3.17 MdE-Erfahrungswerte (GUV – § 56 Abs. 2 SGB VII)

MdE nach Unfall-/BK-Folgen an vier Fingern

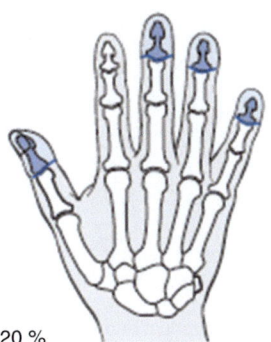

20 %
Endgliedverlust aller Finger außer Zeigefinger

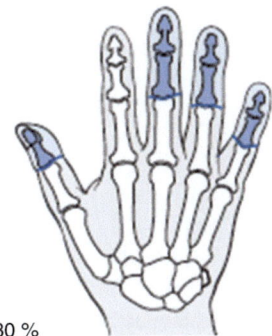

30 %
Daumenendgliedverlust und Verlust eines Mittel-, Ring- und Kleinfingers im Mittelgelenk

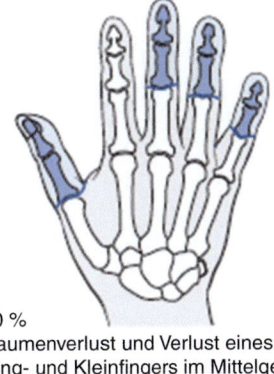

40 %
Daumenverlust und Verlust eines Mittel-, Ring- und Kleinfingers im Mittelgelenk

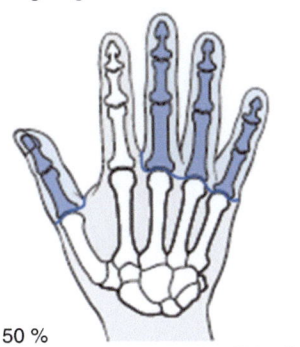

50 %
Verlust aller Finger außer Zeigefinger

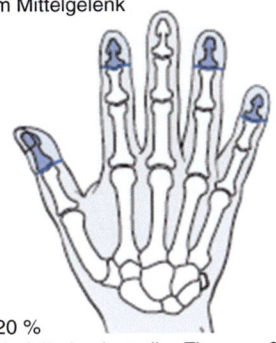

20 %
Endgliedverlust aller Finger außer Mittelfinger

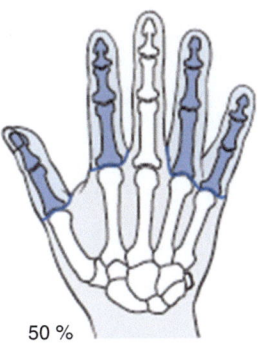

50 %
Verlust aller Finger außer Mittelfinger

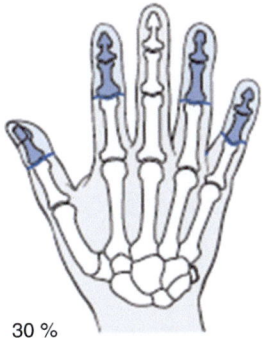

30 %
Endgliedverlust am Daumen und Verlust eines Zeige-, Ring- und Kleinfingers im Mittelgelenk

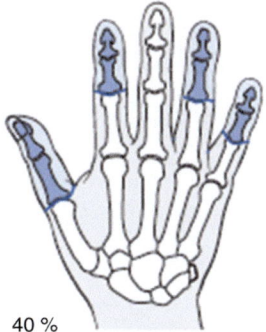

40 %
Verlust eines Daumens und Verlust eines Zeige-, Ring- und Kleinfingers im Mittelgelenk

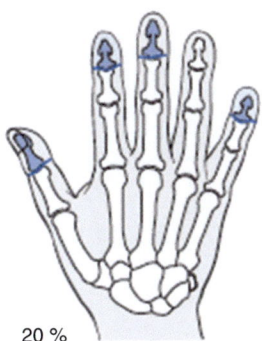

20 %
Endgliedverlust aller Finger, außer Ringfinger

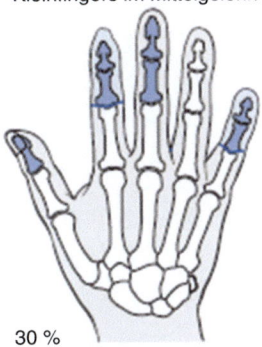

30 %
Endgliedverlust am Daumen und Verlust eines Zeige-, Mittel- und Kleinfingers im Mittelgelenk

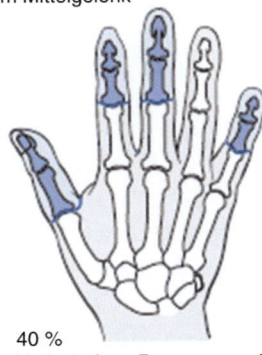

40 %
Verlust eines Daumens und Verlust eines Zeige-, Mittel- und Kleinfingers im Mittelgelenk

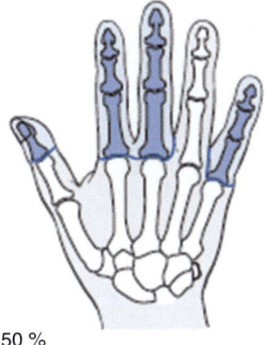

50 %
Verlust eines Zeige-, Mittel- und Kleinfingers und Verlust eines Daumenendglieds

Abb. 5 (Fortsetzung)

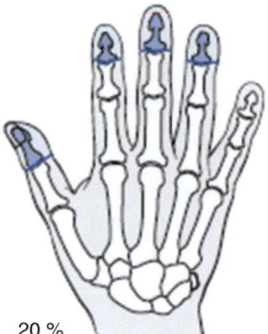

20 %
Endgliedverlust aller Finger außer kleinfinger

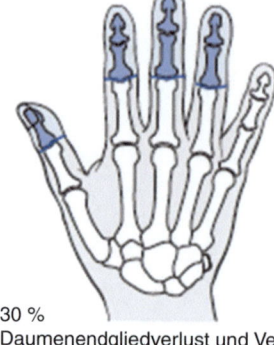

30 %
Daumenendgliedverlust und Verlust eines Zeige-, Mittel- und eines Ringfingers im Mittelgelenk

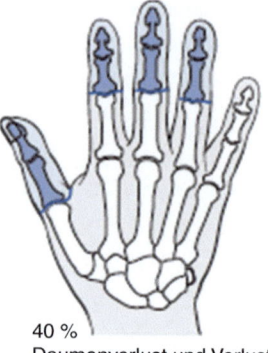

40 %
Daumenverlust und Verlust eines Zeige-, Mittel- und Ringfingers im Mittelgelenk

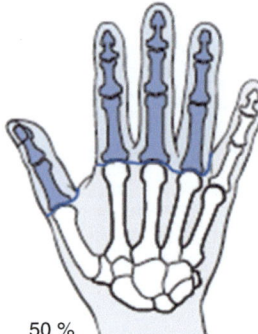

50 %
Verlust aller Finger außer Kleinfinger

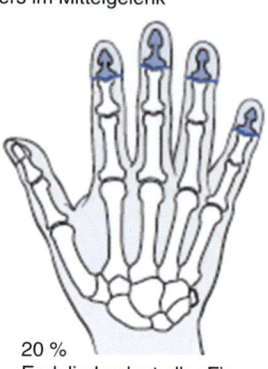

20 %
Endgliedverlust aller Finger außer Daumen

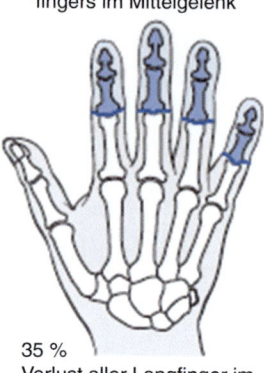

35 %
Verlust aller Langfinger im Mittelgelenk

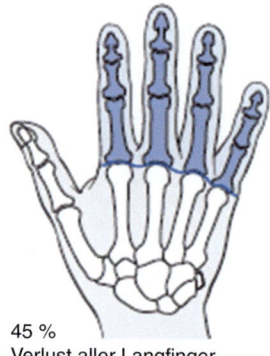

45 %
Verlust aller Langfinger

MdE nach Unfall-/BK-Folgen an <u>fünf</u> Fingern

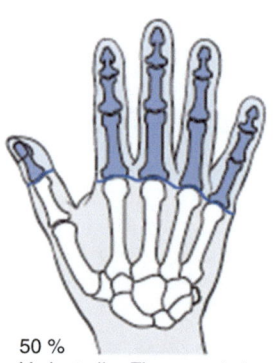

50 %
Verlust aller Finger und eines Daumenendglieds

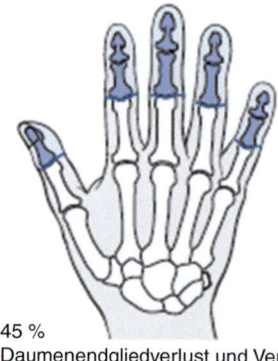

45 %
Daumenendgliedverlust und Verlust der übrigen Finger im Mittelgelenk

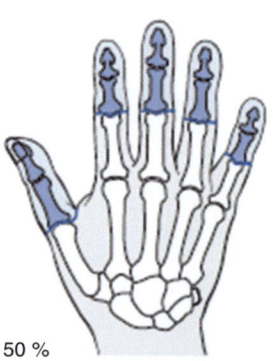

50 %
Daumenverlust und Verlust der übrigen Finger im Mittelgelenk

Abb. 5 (Fortsetzung)

Literatur

Gesetzliche Unfallversicherung

Becker P (2011) Der Arbeitsunfall. Die BG. Schmidt, Erich, S 403–409

Kainz WJ (2012) Rechtliche Grundlagen der gesetzlichen Unfallversicherung. Neurotransmitter 10:20–26

Keller W (2013) Neues zum Unfallbegriff in der gesetzlichen Unfallversicherung – aus juristischer Sicht. Med Sach 109:76–78

Schönberger A, Mehrtens G, Valentin H (2017) Arbeitsunfall und Berufskrankheit, 9. Aufl. Erich Schmidt, Berlin

Grundsätze zur MdE-Einschätzung

Mehrhoff F, Meidl RC, Muhr G (2009) Unfallbegutachtung. De Gruyter, Berlin

Schürmann J (2019) In: Ludolph E, Schürmann J, Gaidzik PW (2005) Kursbuch der ärztlichen Begutachtung. ecomed MEDIZIN, Landsberg

Spellbrink W (2018) Rechtsprobleme bei der Verwendung von MdE-Tabellen. MedSach 114:6

4 Orthopädie und Unfallchirurgie: Begutachtung in der privaten Berufsunfähigkeitsversicherung

Inhalt

4.1 Einleitung: Warum eine Private Berufsunfähigkeitsversicherung 71
4.2 Rechtsgrundlage 73
4.3 Gesetzes- und Verordnungstext 74
4.4 „Teilweise" Berufsunfähigkeit 75
4.5 Voraussetzungen für die Berufsunfähigkeit 75
4.5.1 Die medizinische Komponente 75
4.5.2 Berufliche Komponente 79
4.5.3 Stichtagsprinzip 79
4.5.4 Quantitative/qualitative Elemente der Berufsunfähigkeit 80
4.5.5 Wegefähigkeit 81
4.5.6 Verweisung 81
4.5.7 Prognose 82
4.5.8 Mitwirkungspflicht 83
4.5.9 Anzeigepflichten 83
4.5.10 Vortrags- (Darlegungs-) und Beweislast 84

Weiterführende Literatur 84

4.1 Einleitung: Warum eine Private Berufsunfähigkeitsversicherung

Der Wegfall des Schutzes der Gesetzlichen Berufsunfähigkeitsversicherung und das hohe Risiko, insbesondere junger Berufstätiger, im Laufe der beruflichen Laufbahn berufsunfähig zu werden, sind Gründe für den Abschluss einer Privaten Berufsunfähigkeitsversicherung.

Die Absicherung des Risikos von Berufsunfähigkeit dient der Absicherung des arbeitenden Menschen. Dies war einer der Gründe für die Einführung der Gesetzlichen Rentenversicherung mit Gesetz vom 22. Juni 1889, die sich bis 1957 „Invaliditäts- und Altersversicherung" nannte. Versichert war auch die Berufsunfähigkeit. Unter Berücksichtigung der Ende des 19. Jahrhunderts/Anfang des 20. Jahrhunderts deutlich geringeren Lebenserwartung der Bevölkerung überstieg die Zahl der Invaliditätsrenten lange Zeit die der Altersrenten.

Annähernd zur gleichen Zeit, gegen Ende des 19. Jahrhunderts, wurden auch die ersten Privaten Berufsunfähigkeitsversicherungen angeboten, die ab der Reform der Gesetzlichen Rentenversicherung zum 01.01.2001 für einen Großteil der Bevölkerung, insbesondere für die Mittelschicht, von zunehmender Bedeutung sind. Einen Aufschwung nahm die Private Berufsunfähigkeitsversicherung bereits ab dem letzten Drittel des 20. Jahrhunderts.

Ab dem 01.01.2001 läuft die Vorsorge gegen Berufsunfähigkeit in der Gesetzlichen Berufsunfähigkeitsversicherung zunehmend aus. Dafür gibt es 2 Gründe: Einmal waren die Ungelernten und Unqualifizierten eindeutig benachteiligt. Sie mussten/müssen sich zwar an den Kosten beteiligen, waren/sind aber in einer Vielzahl von Fällen von dem Nutzen ausgeschlossen, weil sie im Falle der Berufsunfähigkeit auf eine Vielzahl unqualifizierter Berufe verwiesen werden konnten/können. Zum anderen beschäftigten/beschäftigen Rechtsstreitigkeiten zunehmend die Gerichte.

Für die Berufsgruppen, für die das Risiko von Berufsunfähigkeit erheblich ist, Menschen mit einer qualifizierten Berufsausbildung, besteht seit 2001 nur noch die Möglichkeit, sich privat abzusichern. Da für Versicherte, die vor dem 02.01.1961 geboren sind, zum Zeitpunkt des Inkrafttretens des Gesetzes am 01.01.2001 der Abschluss einer Berufsschutzversicherung nicht mehr zu tragbaren Prämien möglich war, führte dies zu großzügigen Übergangsregelungen von damals 20–25 Jahren. Infolge der Anhebung des Renteneintrittsalters auf 67 Jahre tritt der vollständige Wegfall der Gesetzlichen Berufsunfähigkeitsrente erst zum 01.01.2028 ein. Die Bevölkerung wächst also aus der Gesetzlichen Rente wegen Berufsunfähigkeit zunehmend heraus. Damit nimmt die private Absicherung gegen das Risiko von Berufsunfähigkeit einen immer größeren Raum ein.

Während die Erwerbsminderungsrente im Grundsatz ab 2001 nur noch auf die Leistungsfähigkeit „unter den üblichen Bedingungen des allgemeinen Arbeitsmarktes" (§ 43 Sozialgesetzbuch [SGB] VI) abstellt, berücksichtigt die Private Berufsunfähigkeitsversicherung die Ausbildung, die berufliche Qualifikation, den Beruf und das damit verbundene Ansehen des Versicherten in der Gesellschaft. Der Verlust der sozialen Stellung durch Berufsunfähigkeit nötigt insbesondere die Mittelschicht, die sich einerseits berufliches Ansehen erarbeitet hat, jedoch andererseits nicht vermögend genug ist, um den mit Berufsunfähigkeit verbundenen Einkommens- und Statusverlust aufzufangen, sich durch Abschluss einer Berufsunfähigkeitsversicherung abzusichern.

Das Risiko von Berufsunfähigkeit hat nicht abgenommen (Abb. 4.1).

Zwar wird körperliche Schwerarbeit zunehmend durch den Einsatz von Maschinen und Robotern ersetzt. Infolgedessen nehmen die Erkrankungen des Bewegungsapparats ab. Sie führen derzeit in etwas mehr als 20 % der Fälle zur Berufsunfähigkeit.

Die Industriegesellschaft entwickelt sich seit den 1970er-Jahren zu einer Dienstleistungsgesellschaft. Dies verursacht neue Probleme. Der massenhafte Einsatz von Kommunikationsmitteln ermöglicht beispielsweise das Büro/den Arbeitsplatz in der eigenen Wohnung (Homeoffice). Die Grenze zwischen Privatem und Beruf wird dadurch durchlässiger mit der häufigen Folge von überlangen Arbeitszeiten und kürzeren Erholungsphasen. Gewünscht wird Flexibilität zwischen Privatem und Beruflichem. Dies verlangt aber stärkere Eigenverantwortung und Selbstdisziplin. Verloren geht der persönliche Kontakt und die gegenseitige Kontrolle und in vielen Fällen die Geborgenheit in einer beruflichen Gemeinschaft, daher wollen etwa 20 % der Befragten kein Homeoffice.

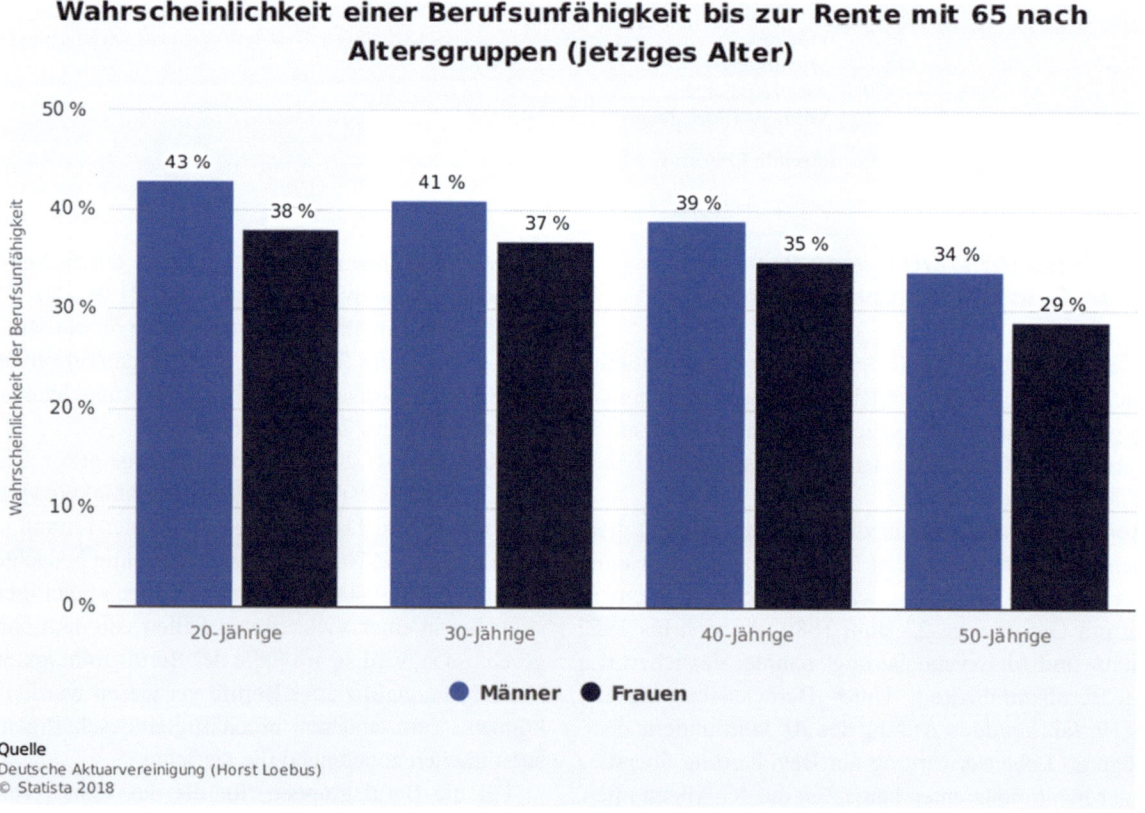

Abb. 4.1 Wahrscheinlichkeit der Berufsunfähigkeit bis zur Rente (mit 65) nach Altersgruppen. (Quelle: Deutsche Aktuarvereinigung, Horst Loebus, Statista 2018)

Bewegungsarmut ist zudem ein Zeichen unserer Zeit mit der Folge, dass Probleme nicht mehr „abgearbeitet" werden können.

Im letzten Stressreport „Arbeitswelt im Wandel" der Bundesanstalt für Arbeitsschutz und Arbeitsmedizin (BAUA) von 2018, der auf Zahlen des Statistischen Bundesamts beruht, klagte mehr als die Hälfte der Berufstätigen über starken Termin- und Leistungsdruck, über zunehmende Führungsverantwortung sowie darüber, mehrere Arbeiten gleichzeitig erledigen zu müssen. Auch Arbeitsunterbrechungen durch beruflich bedingte Anfragen oder sofort zu erledigende andere Aufgaben und schnelles Arbeiten zählen zu den am häufigsten genannten Stressfaktoren. Dies alles hat zur Folge, dass zunehmend psychische Probleme Grund für eine Berufsunfähigkeit sind, wobei die Zahlen schwanken. Hinzu kommt der Fortschritt der Medizin, der eine bessere Diagnose von psychischen Auffälligkeiten erlaubt und bessere Erkenntnisse zu deren Ursachen und damit zu vermehrten Arbeitsunfähigkeits- und Berufsunfähigkeitszeiten führt. Nicht zuletzt ist die fehlende Sorge um die nackte Existenz verantwortlich dafür, dass psychische Probleme einen größeren Raum einnehmen und die Nachfrage nach Neurologen, Psychiatern und Psychologen mit einem entsprechenden Angebot zunimmt. Dies sind derzeit die wesentlichen Ursachen dafür, dass psychische Erkrankungen die Ursachen für die Berufsunfähigkeit anführen.

4.2 Rechtsgrundlage

Grundlage der Privaten Berufsunfähigkeitsversicherung ist ein Vertrag, dem – ähnlich den AGB (Allgemeine Geschäftsbedingungen) der Banken – Musterbedingungen zugrunde liegen. Das Vertragsverhältnis der Parteien beruht auf dem VVG (Versicherungsvertragsgesetz) und dem BGB (Bürgerliches Gesetzbuch), insbesondere auf den §§ 172 bis 177 VVG, ergänzt durch die Versicherungsbedingungen (Berufsunfähigkeitsversicherung [BUV] und Berufsunfähigkeitszusatzversicherung [BUZ] als Anhängsel zu einem Lebensversicherungsvertrag). Es gilt das Zivilrecht. Daraus folgt, dass für Versicherte und Versicherer kein Abschlusszwang besteht. Dennoch enthält das VVG zum Schutz der Versicherten einige zwingende Schranken, die über die allgemeinen Regeln von „Treu und Glauben" im Umgang miteinander hinausgehen. Zu nennen sind die §§ 173/174 VVG, die im Falle des Anerkenntnisses und des Leistungsnachprüfungsverfahrens (Überprüfung einer gewährten Versicherungsleistung für die Zukunft) im Interesse der Versicherten bindende Vorschriften enthalten (§ 175 VVG).

Es gelten die Kausalitätstheorie des Zivilrechts, die Adäquanztheorie, und die Beweisregeln des Zivilrechts. Für Rechtsstreitigkeiten sind die Zivilgerichte zuständig, für die die ZPO (Zivilprozessordnung) gilt.

Die Private BUV und die BUZ dienen der Absicherung gegen den sozialen Abstieg durch Berufsunfähigkeit. Dennoch sind sie Summenversicherungen, keine Schadenversicherungen. Geleistet wird also die vom Versicherten im Fall der Berufsunfähigkeit gewünschte Summe. Sie orientiert sich grundsätzlich weder am Minderverdienst, wobei es dem Versicherten frei steht, wie er sie berechnet, noch kommt es darauf an, ob dem Versicherten ein finanzieller Schaden aus der Unfähigkeit zur Berufsausübung entsteht. Am tatsächlichen Berufseinkommen orientiert sie sich nur insofern, als die Höhe der vereinbarten Versicherungsleistungen unter dem Niveau des Berufseinkommens liegen sollte, um keine unsachlichen Anreize für eine Berufsunfähigkeit zu setzen. In aller Regel werden bestimmte monatliche Geldbeträge versichert, die im Falle der Berufsunfähigkeit zu zahlen sind. Ihr Abschluss erfolgt in der großen Zahl der Fälle im Zusammenhang mit dem Abschluss einer Lebensversicherung als Berufsunfähigkeitszusatzversicherung (BUZ).

Die Berufsunfähigkeit im Sinne der Privaten Berufsunfähigkeitsversicherung ist ein „eigenständiger juristischer Begriff und darf nicht mit Berufsunfähigkeit oder gar Erwerbsunfähigkeit im Sinne des Rentenversicherungsgesetzes gleichgesetzt werden". Versichert ist allein der Verlust der Fähigkeit, den bisherigen Beruf auszuüben (OLG Karlsruhe, Urteil vom 30.12.2011 – 12 U 140/11).

Die Berufsunfähigkeit ist also völlig unabhängig beispielsweise vom Rechtsgebiet der Gesetzlichen Rentenversicherung, der Gesetzlichen Unfallversicherung, des Schwerbehindertenrechts, der Krankenversicherung oder des Haftpflichtrechts zu prüfen und zu beurteilen. Es kommt zum Beispiel nicht darauf an, ob die mit dem Beruf verbundenen Belastungen vollständig aufgegeben wurden, wie dies bei einem Teil der Berufskrankheiten Voraussetzung für Leistungen der Gesetzlichen Unfallversicherung (GUV) war. Berufsunfähigkeit kann auch gegeben sein, wenn die den Beruf *prägende* Tätigkeit nicht mehr ausgeübt werden kann oder sogar, wenn die berufliche Tätigkeit – unter Gefährdung der eigenen Gesundheit (überobligationsmäßig) – fortgesetzt wird. Dies sind zwar Ausnahmefälle, sie verdeutlichen aber, dass die Prüfung der Voraussetzungen der Berufsunfähigkeit sich nicht an anderen Rechtsgebieten orientieren kann.

Da Berufsunfähigkeit im Sinne der Privaten BUV und Erwerbsminderung im Sinne der Gesetzlichen Rentenversicherung (GRV) nicht selten zusammentreffen, soll auf den Unterschied dieser beiden Versicherungssysteme gesondert eingegangen werden. Berufsunfähigkeit ist nicht zu verwechseln mit voller oder teilweiser Erwerbsminderung in der Gesetzlichen Rentenversicherung. Diese stellt nicht auf den Beruf ab, sondern auf den Allgemeinen Arbeitsmarkt. Voll erwerbsgemindert (GRV) sind Personen, die weniger als 3 Stunden täglich in irgendeiner beliebigen Tätigkeit, die Bestandteil des Allgemeinen Arbeitsmarkts ist, einsetzbar sind. Wer weniger als 6, aber noch mindestens 3 Stunden am Tag irgendeine Tätigkeit ausüben kann, die Teil des Allgemeinen Arbeitsmarkts ist, ist teilweise erwerbsgemindert, wer dies täglich 6 Stunden oder mehr kann, ist per Definition nicht erwerbsgemindert (§ 43 SGB VI).

In Tab. 4.1 sind die Unterschiede der Privaten BUV zur Gesetzlichen Rentenversicherung erfasst.

Die Musterbedingungen sehen Versicherungsleistungen ab einem Grad der Berufsunfähigkeit von mindestens 50 % vor. Bei einem geringeren Grad der Berufsunfähigkeit besteht kein Anspruch (Alles-oder-Nichts-Prinzip). Der Grad der Berufsunfähigkeit, ab dem Leistungen erfolgen, unterliegt jedoch der freien Vereinbarung der Parteien des Versicherungsvertrags.

Eine private Berufsunfähigkeitsrente wird dann gezahlt, wenn der Versicherte aufgrund von Krankheit, Körperverletzung oder Kräfteverfall nicht mehr in der Lage ist, auf Dauer seinen zuletzt ausgeübten Beruf nachzugehen. Das heißt nicht, dass ihm jede Tätigkeit unmöglich sein muss, die zu seinem Beruf gehört. Einem Dachdeckermeister zum Beispiel, der einen unfallbedingten Beinverlust im Oberschenkelbereich erleidet, ist es nicht mehr zumutbar, auf Dächer und Leitern zu steigen. Er kann aber noch die für den Betrieb erforderlichen schriftlichen Arbeiten erledigen, wie Angebote erstellen, Rechnungen prüfen, erstellen und bezahlen, Gehaltsabrechnungen und die Buchhaltung fertigen. Er kann vor Ort Vorbereitungsarbeiten am Boden durchführen. Dennoch ist er zu einem ganz erheblichen Anteil berufsunfähig. Ob ihm eine Berufsunfähigkeitsrente zusteht, hängt von den vereinbarten Versicherungsbedingungen ab, ob also als Grad der Berufsunfähigkeit, ab dem Leistungen erfolgen, 30 %, 40 %, 50 % oder mehr vereinbart ist.

Nachfolgend werden die Besonderheiten dieser Absicherung auf der Grundlage der aktuell gültigen Musterbedingungen dargestellt. Für den ärztlichen Gutachter besonders wichtig: Da der konkrete Vertrag auf der Grundlage der Musterbedingungen individuelle Abweichungen enthalten kann, sollte dieser mit dem Gutachtenauftrag jeweils vorgelegt werden.

Tab. 4.1 Unterschiede zwischen der Gesetzlichen Rentenversicherung und der Privaten Berufsunfähigkeitsversicherung

Gesetzliche Rentenversicherung	Private Berufsunfähigkeitsversicherung
Pflichtversicherung	Freiwillige Versicherung
Einkommensabhängig	Summenversicherung
Dreigliedrige Erwerbsfähigkeit	Alles oder Nichts
Gesetzesgrundlage: SGB VI	Gesetzesgrundlage: VVG, BGB, BUV, BUZ
Kausalitätstheorie der wesentlichen Bedingung	Adäquanztheorie
Zuständig im Streitfall: Sozialgerichte	Zuständig im Streitfall: Zivilgerichte

4.3 Gesetzes- und Verordnungstext

Was die Private Berufsunfähigkeitsversicherung unter Berufsunfähigkeit versteht, ist geregelt in § 172 (2) VVG und – darauf aufbauend – in § 2 BUV:

§ 172 (2) VVG:
(2) Berufsunfähig ist, wer seinen zuletzt ausgeübten Beruf, so wie er ohne gesundheitliche Beeinträchtigung ausgestaltet war, infolge Krankheit, Körperverletzung oder mehr als altersentsprechendem Kräfteverfall ganz oder teilweise voraussichtlich auf Dauer nicht mehr ausüben kann.

§ 2 BUV (Musterbedingungen Februar 2016/Alternative: Konkrete Verweisung):
(1) Berufsunfähigkeit liegt vor, wenn die versicherte Person infolge Krankheit, Körperverletzung oder mehr als altersentsprechendem Kräfteverfalls, die ärztlich nachzuweisen sind, voraussichtlich auf Dauer [alternativ: mindestens ...% Monate/Jahre] ihren zuletzt ausgeübten Beruf, so wie er ohne gesundheitliche Beeinträchtigung ausgestaltet war, nicht mehr zu mindestens ... % ausüben kann und auch keine andere Tätigkeit ausübt, die ihrer bisherigen Lebensstellung entspricht.

(2) Ist die versicherte Person ... Monate ununterbrochen in Folge Krankheit, Körperverletzung oder mehr als altersentsprechendem Kräfteverfalls, die ärztlich nachzuweisen sind, zu mindestens ... % außerstande gewesen, ihren zuletzt ausgeübten Beruf, so wie er ohne gesundheitliche Beeinträchtigung ausgestaltet war, auszuüben und hat sie in dieser Zeit auch keine andere Tätigkeit ausgeübt, die ihrer bisherigen Lebensstellung entspricht, gilt die Fortdauer dieses Zustandes als Berufsunfähigkeit.

Berufsunfähig ist also, wer „voraussichtlich auf Dauer" seinen Beruf nicht mehr ausüben kann, wobei die Rechtsprechung diesen Zeitraum – „voraussichtlich auf Dauer" – auf 3 Jahre begrenzt hat, aber auch andere Zeiträume können vereinbart werden. Aus § 2 BUV folgt in Form einer Beweiserleichterung: Berufsunfähigkeit ist auch gegeben, wenn „die versicherte Person" – in der Regel 6 Monate, wobei auch ein anderer Zeitraum vereinbart werden kann – ununterbrochen berufsunfähig war und dieser Zustand fortdauert. Dann gilt die Fortdauer dieses Zustands als Berufsunfähigkeit.

Da die Berufsunfähigkeitsversicherung in aller Regel unterhalb des Einkommens in „gesunden" Tagen liegt – häufig deckt sie als Berufszusatzversicherung nur Beiträge einer anderen Versicherung, in der Regel einer Lebensversicherung, ab –, nimmt der berufsunfähige Versicherte, wenn möglich, eine andere Berufstätigkeit auf. Ist dies der Fall, kann er auf diese verwiesen werden, wenn sie seiner „bisherigen Lebensstellung" entspricht (*konkrete* Verweisung). Die *abstrakte* Verweisung, die Verweisung also auf eine Tätigkeit, die nicht ausgeübt wird, für die auch keine konkrete Arbeitsmöglichkeit benannt wird und benannt werden muss – die Berufsunfähigkeitsversicherung trägt nicht das Arbeitsmarktrisiko –, ist in aller Regel nur noch in Altverträgen zu finden.

4.4 „Teilweise" Berufsunfähigkeit

Berufsunfähigkeit liegt auch vor, wenn der Beruf „teilweise" (§ 172 (2) VVG; in der Regel zu mindestens 50 %, § 2 BUV) nicht mehr ausgeübt werden kann. Dieser Ausdruck „teilweise" ist nicht ganz treffend, denn es gilt: „Alles oder Nichts". Wenn Berufsunfähigkeit für den vereinbarten Teil – ausgehend von den Musterbedingungen 50 % –, der aber der freien Vereinbarung zwischen den Parteien des Versicherungsvertrages unterliegt, vorliegt, hat der Versicherte einen Anspruch auf die volle Leistung. Er ist berufsunfähig im Sinne der BUV, auch wenn er den Beruf zu dem ihm verbliebenen Teil noch ausübt.

Fallbeispiel

In Anlehnung an BGH, Urteil vom 11.10.2000 – IV ZR 208/99: Der Versicherte ist Gymnasiallehrer für Mathematik, Biologie und Informatik. Nach einem Verkehrsunfall leidet er auf beiden Augen unter einem halbseitigen Gesichtsfeldausfall. Wegen dieser Augenerkrankung beträgt der Grad der Behinderung nach dem Schwerbehindertengesetz 70. Deshalb wurde sein Unterrichtspensum durch die Schulbehörde von 24 auf 19 Unterrichtsstunden in der Woche bei vollem Gehalt reduziert.

Seinen Vortrag als gesichert unterstellt, verrichtet er seinen Beruf unter folgenden Einschränkungen:

- Er darf nicht mehr Auto fahren. Er benötigt deshalb die dreifache Zeit für den Schulweg. Mehr Zeit benötigt er deshalb auch, um Unterrichtsmaterial zu beschaffen. Er wird deshalb in aller Regel von seiner Ehefrau gefahren.
- Er kann bei Klassenarbeiten keine Aufsicht mehr führen. Er ist dazu auf den guten Willen seiner Kollegen angewiesen, die die Aufsicht regelmäßig, ohne dazu verpflichtet zu sein, übernehmen.
- Vor- und Nacharbeit des Unterrichts und Korrekturen nehmen die doppelte Zeit in Anspruch.
- Das Fach Informatik kann er nicht mehr unterrichten, weil er auf einem Computer mit einem 15-Zoll-Monitor, der vom Arbeitgeber den Schülern und ihm zur Verfügung gestellt wird, nicht arbeiten kann. Ihm sind deshalb mehr Stunden in Mathematik und Biologie zugewiesen.
- Er kann Klassenfahrten nicht planen und nicht durchführen. Dies übernehmen Kollegen.

Der Gymnasiallehrer ist aufgrund des halbseitigen Gesichtsfeldausfalls beiderseits „teilweise" berufsunfähig. Auf die Hilfestellung, die der Versicherte von Dritten bekommt bzw. auf das Entgegenkommen Dritter, kann sich der Versicherer nicht berufen – ein Grundsatz, der im Übrigen auch im gesamten Schadensersatzrecht gilt. Entscheidend ist, ob der Grad seiner Berufsunfähigkeit dem vereinbarten Teil (in der Regel 50 %) entspricht, dann erhält er trotz Weiterführung der Tätigkeit als Lehrer (und trotz Bezugs des vollen Gehalts, was bei der Frage der Berufsunfähigkeit nur von untergeordneter Bedeutung ist) die vereinbarten Leistungen bei Berufsunfähigkeit – und zwar in vollem Umfang: „Alles". Ansonsten erhält er „Nichts". ◄

4.5 Voraussetzungen für die Berufsunfähigkeit

Die Berufsunfähigkeit (BU) hat 3 Voraussetzungen: Eine medizinische, eine berufliche und eine zeitliche (Tab. 4.2).

4.5.1 Die medizinische Komponente

Voraussetzung zur Anerkennung einer BU-Leistungsprüfung ist das Vorliegen eines anormalen Körper- und/oder Geisteszustands beim Versicherten. Dieser Zustand muss zum Zeitpunkt der Berufsaufgabe (Stichtagsprinzip) zu einer nachweisbaren und schweren Funktionsstörung geführt haben, die ihn seinen Beruf nicht mehr ausüben lässt.

Zu den Ursachen der Berufsunfähigkeit liegen mehrere erheblich unterschiedliche Statistiken vor. Übereinstimmung besteht insofern, als psychische Erkrankungen führend sind und in der Vergangenheit stets zugenommen haben, wobei mittlerweile ein Stillstand auf hohem Niveau gegeben zu sein scheint (Tab. 4.3).

Entscheidend ist nicht der Schweregrad des anormalen Körper- und/oder Geisteszustands oder eine Diagnose. Ent-

Tab. 4.2 Die 3 Komponenten der Berufsunfähigkeit

Komponente	Kommentar
Medizinische	Krankheit, Körperverletzung, Kräfteverfall
Berufliche	Konkret ausgeübte Tätigkeit, Verweisungsberuf (Ausbildung, Erfahrung, bisherige Lebensstellung)
Prognose	Voraussichtlich „auf Dauer" (mindestens 3 Jahre)

Tab. 4.3 Ursachen der Berufsunfähigkeit. (In Anlehnung an Morgan und Morgan 2024)

Ursache	Häufigkeit (%)
Psychische Erkrankungen	Ca. 34.23
Erkrankungen des Skelett- und Bewegungsapparats	Ca. 19.38
Krebs und andere bösartige Erkrankungen	Ca. 17.38
Unfälle	Ca. 7.15
Erkrankungen des Herzens und der Gefäße	Ca. 6.26
Sonstige Erkrankungen	Ca. 15.6

scheidend ist die durch Krankheit, Körperverletzung oder Kräfteverfall entstandene Leistungseinbuße (bezogen auf den Beruf). Eine grundsätzlich ernste Krebserkrankung muss nicht zur Berufsunfähigkeit führen, wenn der Versicherte – unterbrochen durch Zeiten der Arbeitsunfähigkeit – seine beruflichen Pflichten dennoch erfüllen kann. Entscheidend sind die Auswirkungen der Erkrankung auf den Beruf, das heißt die dadurch bedingten Funktionsstörungen (auf Dauer). Darauf beziehen sich die Formulierungen „Krankheit, Körperverletzung oder mehr als altersentsprechender Kräfteverfall" (Tab. 4.4). Dies sind die 3 medizinischen Gründe, die zur Berufsunfähigkeit führen können und dementsprechend versichert sind.

Ein dialysepflichtiger Versicherter ist krank und in aller Regel berufsunfähig. In aller Regel berufsunfähig ist auch ein Versicherter nach einem unfallbedingten Brustwirbelbruch mit Querschnittlähmung. Ein Versicherter, der mit 55 Jahren an einer beginnenden Demenz leidet, ist berufsunfähig wegen Kräfteverfalls, wobei der Kräfteverfall in aller Regel auf einer Krankheit beruht.

Berufsunfähigkeit ist gegeben, wenn (in der Regel zu mindestens 50 % – Musterbedingungen)

- dem Versicherten die Berufsausübung *unmöglich* bzw. teilweise unmöglich ist,
- ein *prägender* bzw. *essenzieller* Teil (Kerntätigkeit) der Berufsausübung wegfällt,
- die Berufsausübung überobligationsmäßig ist mit der sicheren Prognose, dass sich die negative Entwicklung durch die weitere Berufsausübung fortsetzen wird.

Tab. 4.4 Gründe für die Berufsunfähigkeit (§ 172 (2) VVG in Verbindung mit § 2 (1) BUV)

Medizinische Komponente	→ Krankheit → Körperverletzung → Kräfteverfall
→ Krankheit	Abweichung von der normalen körperlichen und/oder geistigen Funktion oder – anders formuliert – ein Zustand verminderter Leistungsfähigkeit, der auf Funktionsstörungen von einem oder mehreren Organen, der Psyche oder des gesamten Organismus beruht
→ Körperverletzung	Funktionseinbußen des Körpers und/oder des Geistes, bedingt durch ein äußeres Ereignis, das zu einem Körperschaden geführt hat
→ Kräfteverfall	Nicht mehr altersentsprechender Verfall des Körper- und oder Geisteszustands bzw. ein Nachlassen der körperlichen und geistigen Kräfte sowie der physischen und/oder psychischen Belastbarkeit über den altersentsprechenden Zustand hinaus

Was unter prägend (bestimmend) und was unter essenziell (wesentlich) zu verstehen ist, dazu gibt es keine klare Trennung. Entscheidend ist, dass die Tätigkeit, die nicht mehr ausgeübt werden kann, einerseits einen Schwerpunkt der Tätigkeit des Versicherten ausmacht und andererseits – das ist der entscheidende Gesichtspunkt – Ansehen und Stellung des Versicherten bestimmen. Dieser Punkt führt jedoch vermehrt zu Rechtsstreitigkeiten.

Unmöglichkeit der Berufsausübung

Fallbeispiel

Das rechte Bein eines Programmierers ist aufgrund einer Operation eines Bandscheibenvorfalls, die zu einem schweren Nervenschaden geführt hat, funktionsuntüchtig. Der Programmierer ist deswegen in Bezug auf seinen Beruf nicht zu 50 % berufsunfähig, denn bei einer überwiegend sitzenden Tätigkeit benötigt er zum Programmieren seine unteren Extremitäten nicht. Die Berufsausübung ist ihm zu mehr als 50 % möglich. ◄

Fallbeispiel

Ein an Morbus Bechterew erkrankter angestellter Ingenieur kann die 40 % seiner Tätigkeit ausmachenden Arbeitsbereiche „Maschinenabnahme und Einmessung" sowie „Emissionsbegutachtung" krankheitsbedingt nicht mehr ausüben. Vereinbart ist eine Rente bei einer Berufsunfähigkeit von 50 %. Abgesehen von der Frage, ob diese Arbeitsbereiche prägend oder essenziell für die Tätigkeit eines Ingenieurs sind, stellt sich die weitere Frage, in welchem Umfang die verbleibenden 60 % der Berufstätigkeit auf diesen 40 % beruhen, inwieweit also die Schreibtischtätigkeit ihre Grundlage in den zuvor gemachten Feststellungen hat, was vorliegend zu bejahen war. Der Ingenieur ist also berufsunfähig. ◄

Fallbeispiel

BGH, Urteil vom 19.07.2017 – IV ZR 535/15: Eine Hauswirtschafterin war allein für eine kanzleieigene Kantine zuständig. Sie bereitete etwa 200 Essen pro Woche zu. Den dafür notwendigen Einkauf tätigte sie selbst. Die Funktionseinbußen bezogen sich ausschließlich auf den Einkauf. Dieser war ihr nicht mehr möglich.

Dazu der BGH: „Für die Bemessung des Grades der Berufsunfähigkeit darf nicht nur auf den Zeitanteil einer einzelnen Tätigkeit abgestellt werden, die der Versicherungsnehmer nicht mehr ausüben kann, wenn diese untrennbarer Bestandteil eines beruflichen Gesamtvorgangs ist." Berufsunfähigkeit wurde bejaht. ◄

4.5 Voraussetzungen für die Berufsunfähigkeit

Wegfall des prägenden bzw. essenziellen Anteils des Berufs

Fallbeispiel

Ein Handelsvertreter erkrankt an Epilepsie. Er kann nicht mehr Auto fahren. Damit kann er seine Kunden nicht mehr erreichen. Er kann zudem den Kundenkontakt aufgrund der Anfallsneigung nicht mehr aufnehmen. Es entfällt ein prägender Teil seiner bisherigen Tätigkeit. Er kann zwar noch schriftliche Arbeiten ausführen. Diese sind aber aufgrund des fehlenden Kundenkontakts von nur geringer wirtschaftlicher Bedeutung. Der Handelsvertreter ist berufsunfähig.

Das Gleiche gilt, wenn ein Makler an Epilepsie erkrankt. Auch für seine Tätigkeit ist der direkte Kundenkontakt prägend. ◄

Fallbeispiel

Ein in einer Klinik operativ tätiger Unfallchirurg kann aufgrund eines Augenleidens nicht mehr operieren. Er kann einen essenziellen (prägenden) Tätigkeitsanteil (Kerntätigkeit) – die Tätigkeit, die sein Ansehen und seine Stellung ausmacht – nicht mehr ausüben. ◄

Fallbeispiel

Ein Notarzt kann keine knienden Tätigkeiten mehr ausführen. Er ist als Notarzt berufsunfähig, weil er in der Lage sein muss, auf dem Boden liegende Verletzte/Erkrankte in kniender Stellung zu untersuchen und zu behandeln. Die Unmöglichkeit sich hinzuknien führt zur Unfähigkeit, die Tätigkeit insgesamt auszuführen, weil kniende Tätigkeit die Tätigkeit des Notarztes prägt und nicht vorausgesagt werden kann, bei welchem Einsatz sie abverlangt wird. Der Notarzt muss also jederzeit dazu bereit sein. ◄

Fallbeispiel

Ein essenzieller (prägender) Tätigkeitsanteil eines Konzertpianisten entfällt, wenn er aufgrund einer Handverletzung nicht mehr spielen kann. Er kann weiter komponieren. Er kann weiter unterrichtend tätig sein. Er ist dennoch berufsunfähig, weil die Tätigkeit entfällt, die für sein Ansehen und seine Stellung prägend bzw. essenziell ist. ◄

Überobligationsmäßige Berufsausübung

Fallbeispiel

Ein Tiefbauarbeiter, der an einer schweren bandscheibenbedingten Erkrankung leidet, bleibt dennoch – aus wirtschaftlichen Überlegungen – in seinem Beruf, der mit dem Heben und Tragen schwerer Lasten verbunden ist. Das Verhalten ist überobligationsgemäß. Es besteht die sichere Prognose, dass sein Verhalten das Bandscheibenleiden negativ beeinflussen wird. Der Tiefbauarbeiter ist berufsunfähig. Niemand ist verpflichtet, für den Beruf seine Gesundheit auf das Spiel zu setzen. Erforderlich ist jedoch bei überobligationsmäßiger beruflicher Tätigkeit eine sichere Prognose der weiteren negativen Entwicklung. Bleiben Zweifel, ist bei Fortführung des bisherigen Berufs keine Berufsunfähigkeit gegeben. ◄

OLG Köln, Urteil vom 18.12.1986 – 5 U 82/86: „Allerdings ist in der faktischen Ausübung eines Berufs ein starkes Indiz dafür zu erblicken, dass keine Berufsunfähigkeit vorliegt. Es ist zwar denkbar, dass ein Versicherter, der an sich aufgrund seines Gesundheitszustandes unter medizinischen Gesichtspunkten außer Stande ist, einen Beruf auszuüben, unter Einsatz übermäßiger Anstrengungen und unter Inkaufnahme einer weiteren Verschlechterung seines Gesundheitszustandes gleichwohl seine Berufstätigkeit fortsetzt; jedoch bedarf es, um einen derartigen Ausnahmefall annehmen zu können, entsprechend überzeugender Darlegungen, die das in der faktischen Ausübung des Berufs liegende und entschieden gegen eine Berufsunfähigkeit sprechende Indiz entkräften können"

Fallbeispiel

OLG Hamm, Urteil vom 27.04.2018 – 20 U 75/17: Eine Unternehmensgeschäftsführerin einer Unternehmensgruppe mit 500 Mitarbeitern, die in Insolvenz geraten war, mit überlangen Arbeitszeiten und Wochenendarbeit erkrankt an einer schweren Depression. Sie macht Ansprüche aus ihrer Berufsunfähigkeitsversicherung geltend, führt aber unter Berücksichtigung der schwierigen wirtschaftlichen Lage der Unternehmen ihre Arbeit fort.

Die Versicherte ist berufsunfähig. Denn sie setzt ihre Arbeit unter Raubbau an ihrer Gesundheit fort. Sie hätte sie vernünftigerweise einstellen müssen. ◄

BGH, Urteil vom 11.10.2000 – IV ZR 208/99: „Übt der Versicherte seine bisherige Tätigkeit trotz behaupteter mindestens 50 %iger Berufsunfähigkeit in einem diesen Prozentsatz übersteigenden Umfang aus, ist Berufsunfähigkeit dennoch anzunehmen, wenn dies auf einem im Verhältnis zum Versicherer überobligationsmäßigen Verhalten beruht. Dies kann der Fall sein, wenn die Gefahr einer Verschlechterung des Gesundheitszustandes besteht". „Das kann aber auch dann der Fall sein, wenn der Versicherte andere Opfer bringt oder die Hilfe und das Wohlwollen Dritter in Anspruch nehmen muß. Eine solche überobligationsmäßige Anstrengung hat der Senat angenommen, wenn ein Versicherter durch Kapitaleinsatz sein Unternehmen erweitert und sich erst dadurch eine Umorganisationsmöglichkeit schaffen kann". „Unter welchen Voraussetzungen ein überobligationsmäßiges Verhalten des Versicherten vorliegt, läßt sich nicht allgemein sagen. Bei gesundheitlichen Beeinträchtigungen kann es genügen, wenn sie bereits eingetreten oder ernsthaft zu befürchten sind". „Es kann sich aber auch aus dem Zusammenwirken mehrerer, je für sich genommen die Zumutbarkeitsschwelle noch nicht übersteigender Umstände in ihrer Gesamtschau ergeben".

Ausschließlich medizinische Gründe müssen der Berufsfähigkeit entgegenstehen. Die BUV schützt gegen gesundheitliche Risiken. Die Berufsunfähigkeit muss also adäquat kausal „infolge Krankheit, Körperverletzung oder mehr als altersentsprechendem Kräfteverfall" (§ 172 VVG) eingetreten sein. Es reicht nicht, dass die Berufsausübung rechtlich unmöglich ist oder aufgrund von Langzeitarbeitslosigkeit die erforderlichen Kenntnisse nicht mehr auf dem aktuellen Stand sind und dies der Aufnahme der beruflichen Tätigkeit entgegensteht oder wirtschaftliche Gründe zur Berufsaufgabe führen.

Fallbeispiel

OLG Celle, Urteil vom 31.08.2005 – 8 U 60/05: Einem Versicherungsmakler wurde ein Berufsverbot von 2 Jahren auferlegt. Aufgrund des Strafverfahrens, auf dem das Berufsverbot beruhte, und wegen persönlicher Probleme im Zusammenhang mit diesem Strafverfahren wurde er wegen einer psychischen Erkrankung berufsunfähig.

Die psychische Erkrankung war nicht kausal für die Berufsunfähigkeit innerhalb des Zeitraums von 2 Jahren. Diese beruhte allein auf dem Berufsverbot. ◄

Fallbeispiel

Ein nicht ganz seltener Fall ist die Arbeitslosigkeit infolge des Fortschreitens der technischen Entwicklung. Ein Mechatroniker verliert seine Arbeit infolge der Umstellung auf Elektromobilität. Wenn es anschließend zu psychischen Problemen infolge des Arbeitsplatzverlustes kommt, waren diese jedoch für den Verlust des Berufs nicht ursächlich. Die Berufsunfähigkeitsversicherung ist für diesen Sachverhalt nicht zuständig. ◄

Anforderungen an den Ärztlichen Sachverständigen bei Gutachten zur Berufsunfähigkeit

- Die Begutachtung hat auf den Zeitpunkt des Antrags auf Versicherungsleistungen abzustellen. Zu nachfolgenden Leistungseinbußen hat der ärztliche Sachverständige sehr sorgfältig den konkreten Auftrag mit der konkreten Fragestellung zu beachten.

Fallbeispiel

Ein Versicherter erleidet unfallbedingt eine Nierenverletzung, die jedoch zunächst nicht zu gravierenden Funktionseinbußen führt. Er beantragt Leistungen aus einer Berufsunfähigkeitsversicherung. Die Fragestellung an den ärztlichen Sachverständigen bezieht sich auf den konkreten Antrag. Dazu hat er Stellung zu nehmen.

Die Nierenverletzung führt jedoch dann im weiteren Verlauf zur Berufsunfähigkeit. Diese nachfolgende Berufsunfähigkeit ist Gegenstand einer erneuten Entscheidung durch die Versicherung und nicht Auftragsgegenstand des ärztlichen Gutachtens. ◄

- Die Qualität eines Gutachtens zur Berufsunfähigkeit hängt ganz entscheidend von der Sachverhaltsaufarbeitung – sowohl des medizinischen Sachverhalts als auch der beruflichen Anforderungen – durch den Auftraggeber ab.
- Der ärztliche Sachverständige hat kein eigenes Ermittlungsrecht (§ 404a Abs. 3 ZPO).

Diese beiden letzten Grundsätze hängen zusammen. Der Auftraggeber hat dem ärztlichen Sachverständigen sowohl ein detailliertes Bild der konkreten beruflichen Tätigkeit zum Stichtag, zu dem Tag also, an dem die Berufsunfähigkeit eingetreten ist bzw. ab dem sie gelten gemacht wird, vorzugeben, als auch die medizinische Vorgeschichte aufzuklären und vorzugeben. Der ärztliche Sachverständige ist nicht berechtigt, eigene Recherchen anzustellen. Das gilt nicht nur im Rahmen eines Rechtsstreits, sondern auch im Rahmen des zuvor beauftragten Gutachtens. Das heißt nicht, dass der zu Begutachtende im Rahmen der Anamnese nicht angehört werden darf, für die neurologisch-psychiatrische Begutachtung ist dies unentbehrlich. Der ärztliche Gutachter hat aber zu bedenken, dass der zu Begutachtende in der Begutachtungssituation die unzuverlässigste Informationsquelle ist. Er darf also dessen Angaben keinesfalls ungeprüft übernehmen – auch nicht sogenannte glaubhafte Angaben. Die Diskussion der Glaubhaftigkeit führt in der Regel zu persönlichen Kränkungen. Sie ist zu unterlassen. Der ärztliche Sachverständige hat vielmehr zwischen Angaben zu unterscheiden, die mit den gesicherten Informationen übereinstimmen, die noch abgeklärt werden können und müssen und die entweder mit der Wirklichkeit nicht übereinstimmen oder rein subjektive Eindrücke/Empfindungen wiedergeben. Der ärztliche Sachverständige hat Neutralität zu wahren und darf sich nicht für die eine oder andere Seite engagieren.

- Zu unterscheiden sind objektive, semi-objektive bzw. semi-subjektive und subjektive Funktionseinbußen. Entscheidend ist die Harmonie der Befunde, aus denen auf Funktionseinbußen geschlossen wird.

Fallbeispiel

Der Versicherte gibt an, aufgrund einer Parkinson-Erkrankung, die insbesondere die linke Körperseite betreffe, nicht mehr als Kassierer an einer Supermarktkasse tätig sein zu können. Tatsächlich ist jedoch die Muskulatur im Bereich beider oberer Gliedmaßen völlig seitengleich. Das spricht bei Rechtshändigkeit nicht für einen deutli-

4.5 Voraussetzungen für die Berufsunfähigkeit

chen Funktionsverlust im Bereich der linken Körperseite. ◄

- Der ärztliche Sachverständige hat sich auf sein Fachgebiet zu beschränken – „Schuster bleib bei Deinem Leisten."

Er hat die Funktionseinbußen bezogen auf die ihm vorgegebene konkrete berufliche Exposition – nicht zum Untersuchungszeitpunkt, sondern zunächst rückblickend zum Zeitpunkt, zu dem die Berufsunfähigkeit vom Versicherten geltend gemacht wurde –, auf seinem Fachgebiet möglichst konkret zu benennen und zu beschreiben. Die daraus zu ziehenden Rückschlüsse sind Sache des Auftraggebers.

4.5.2 Berufliche Komponente

Was unter einem Beruf zu verstehen ist, unterliegt einem ständigen Wandel. Technischer Fortschritt, ökonomischer Wandel und zunehmende Arbeitsteilung haben weltweit dazu geführt, dass ganze Berufsgruppen überflüssig wurden und der Beruf als „Lebensaufgabe" nicht mehr zum Kern jeden Berufsbilds gehört.

Unter *Beruf* im Sinne der Berufsunfähigkeitsversicherung wird jede regelmäßige Tätigkeit verstanden, die auf langfristige Erwerbserzielung angelegt ist. Es kommt nicht darauf an, dass die berufliche Tätigkeit regelmäßig ausgeübt wird. Auch Berufe, die nicht den herkömmlichen Vorstellungen entsprechen, sind im Rahmen der Berufsunfähigkeitsversicherung versichert, solange sie darauf zielen, den Lebensunterhalt des Versicherten und seiner Familie zumindest teilweise zu sichern. Der Bergführer, der nur auf Anforderung tätig wird, hat einen Beruf. Der Unternehmer, der sich darauf beschränkt, in seinem Betrieb nur stundenweise anwesend zu sein, um – als „Frühstücksdirektor" – das Unternehmen zu repräsentieren und seine Angestellten zu motivieren, übt einen Beruf aus. Einen Beruf hat auch die Hausfrau/der Hausmann, wobei zwar deren Versicherung insofern schwierig ist, als die Berufsunfähigkeitsversicherung eine langfristige Versicherung ist und die Tätigkeit als Hausfrau/Hausmann oft nur wenige Jahre – während der Kindererziehungszeiten – wahrgenommen wird. Das Problem ist dann, auf welchen Beruf abgestellt wird. Die konkreten Vereinbarungen sind da entscheidend.

Beruf ist jedoch nicht zu verwechseln mit Job. Wer gelegentlich „kellnern" geht, übt keinen Beruf aus. Der Skilehrer, der nur im Winter tätig ist, übt demgegenüber einen Beruf aus, auch wenn er im Sommer seinen Hof bewirtschaftet, nicht jedoch der Jugendliche, der zur Aufbesserung seines Taschengelds gelegentlich einspringt.

Der Berufsbegriff kann insofern erweitert werden, als auf die Erzielung von gegenwärtigem Einkommen verzichtet werden kann. Es können also auch Schüler, Studenten und Auszubildende versichert werden, wobei dann die Fähigkeit geschützt ist, die begonnene Ausbildung fortzusetzen.

4.5.3 Stichtagsprinzip

Der Berufsbegriff der Privaten Berufsunfähigkeitsversicherung ist dynamisch. Er passt sich also, ohne dass den Versicherten in aller Regel eine Informationspflicht trifft, den unterschiedlichen beruflichen Lebenswegen an. Abgestellt wird auf den „zuletzt ausgeübten Beruf" (§ 172 (2) VVG, § 2 (1) BUV), also nicht auf den zum Zeitpunkt des Abschlusses des Versicherungsvertrags ausgeübten Beruf oder auf das allgemeine Berufsbild beispielsweise eines Dachdeckers oder auf eine geplante, aber noch nicht vollzogene berufliche Umorientierung. Abgestellt wird auf den Beruf in der konkret ausgeübten Ausprägung, so wie er zu gesunden Zeiten ausgestaltet war. Die Berufsunfähigkeitsversicherung dient „gerade der Absicherung der konkreten beruflich geprägten Lebensstellung" (BGH, Urteil vom 15.02.2017 – IV ZR 91/16). Das Stichtagsprinzip ist einer der Gründe für zahlreiche Rechtsstreitigkeiten. Zum Stichtagsprinzip folgende Beispiele:

> **Fallbeispiel**
>
> Der Versicherte, Lkw-Fernfahrer, kündigt, weil er die tagelange Abwesenheit von seiner Familie nicht mehr will. Er schließt einen Arbeitsvertrag als Hausmeister ab. Bei seiner letzten Fahrt als Lkw-Fahrer verunglückt er. Er ist als Lkw-Fernfahrer infolge einer Augenverletzung berufsunfähig. Die Arbeit als Hausmeister kann er problemlos verrichten. Infolge des Stichtagsprinzips ist für die Prüfung der Berufsunfähigkeit von der Tätigkeit als Lkw-Fernfahrer auszugehen, obwohl er wenige Tage später aufgrund seines eigenen freiwilligen Entschlusses zur Hausmeistertätigkeit wechselt. Er ist als Lkw-Fernfahrer berufsunfähig. ◄

> **Fallbeispiel**
>
> Ein Dachdeckermeister, Leiter eines Großbetriebs, der zu 80 % organisatorische Tätigkeiten ausübt, erkrankt an umformenden Veränderungen (Arthrose) der Hüftgelenke, sodass er nicht mehr auf Leitern steigen kann. Entscheidend ist die konkret ausgeübte Tätigkeit zum Zeitpunkt des Stichtags, der Manifestation der Hüftgelenksarthrose beiderseits. Der Dachdeckermeister ist nicht berufsunfähig (50 % – Musterbedingungen). Nicht entscheidend ist also das Berufsbild eines Dachdeckermeisters, sondern die konkret ausgeübte Tätigkeit zum Zeitpunkt des Stichtags. ◄

Fallbeispiel

BGH, Urteil vom 14.12.2016 – IV ZR 527/15 (abgewandelt): Der Versicherte, ein HNO-Arzt, der umfangreich operative Eingriffe durchführte, wurde berufsunfähig wegen schwerer umformender Veränderungen im Bereich der rechten Schulter. Er führte jedoch die Praxis unter Verzicht auf die operative Tätigkeit fort. Die Berufsunfähigkeitsversicherung erkannte ihre Leistungspflicht an. Nachdem die Praxis in ein Medizinisches Versorgungszentrum (MVZ) übergegangen war, zu deren Leiter der Versicherte bestellt wurde, leitete die Versicherung ein Nachprüfungsverfahren ein. Berufsunfähigkeit liege nicht mehr vor, weil die vom Kläger seit August 2010 ausgeübte Tätigkeit seine bisherige Lebensstellung wahre (konkrete Verweisung). Zum 31.03.2013 endete jedoch – aus nicht medizinischen Gründen – die angestellte Tätigkeit des Versicherten im MVZ. Er beantragte erneut Leistungen wegen Berufsunfähigkeit. Der BGH stellte ab auf die Tätigkeit des Versicherten vor dem Übergang der Praxis in das MVZ. Bei einem leidensgerechten Berufswechsel (Wechsel als angestellter Arzt in das MVZ) kommt es auf die zuvor ausgeübte Tätigkeit an. Der maßgebliche Stichtag ist die aus gesundheitlichen Gründen erzwungene Aufgabe der Tätigkeit als operativ tätiger HNO-Arzt. ◄

Fallbeispiel

Ein angestellter Ingenieur, der zu 80 % eine körperlich belastende Tätigkeit ausübt, die er aufgrund einer bandscheibenbedingten Erkrankung nicht mehr ausüben kann, macht sich selbstständig und wechselt in einen Beruf mit einer leidensgerechten wechselnden Tätigkeit im Gehen, Stehen und Sitzen ohne Haltungskonstanz der Wirbelsäule. Diesen Beruf muss er jedoch wegen wirtschaftlichen Misserfolgs bald wieder aufgeben und beantragt Leistungen aus der Berufsunfähigkeitsversicherung. Stichtag für die Frage der Berufsunfähigkeit ist die Aufgabe der zu 80 % körperlich belastenden Berufstätigkeit. Die nach dem Wechsel ausgeführte Tätigkeit war der Versuch, die Berufsunfähigkeit zu vermeiden. Dieser Versuch ist jedoch fehlgeschlagen. ◄

4.5.4 Quantitative/qualitative Elemente der Berufsunfähigkeit

Die Formulierungen „nicht mehr zu mindestens … % ausüben kann" (§ 2 (1) BUV, § 172 VVG) bzw. „außerstande" (§ 2 (2) BUV) beziehen sich auf die Auswirkungen des Leidens auf die Berufsausübung.

Der Versicherte „kann" seinen Beruf nicht mehr „ausüben" bzw. ist „außerstande", den Beruf auszuüben, wenn er in quantitativer (auf die Fülle der beruflichen Aufgaben bezogen) Hinsicht (in der Regel zu mindestens 50 %) dazu nicht mehr in der Lage ist, wobei die quantitative Einschränkung eine Korrektur in seltenen Fällen – sowohl für als auch gegen den Versicherten – durch qualitative (wertende) Gesichtspunkte erfährt. Die Berufsunfähigkeitsversicherung schützt gegen wirtschaftliche Risiken infolge des Eintritts von Berufsunfähigkeit. Verwirklichen sich diese nicht, bleibt also die Wertschöpfung aus dem bisherigen Beruf, der Verdienst, erhalten, obwohl mindestens 50 % der beruflichen Tätigkeit aufgegeben werden, erhält er keine Leistungen aus der Berufsunfähigkeitsversicherung. Das Risiko der Berufsunfähigkeit hat sich dann nicht verwirklicht. Der Fall, dass die Qualität der Berufsausübung, das heißt also die Wertschöpfung aus dem Beruf, nicht wesentlich (10–20 %) gemindert wird, obwohl der Versicherte seine bisherige Tätigkeit zu mindestens 50 % nicht mehr ausüben kann, ist zwar – ebenso wie das Gegenteil – ein genereller Gesichtspunkt, wirkt sich aber in der Praxis in aller Regel nur bei selbstständig Tätigen aus.

Fallbeispiel

Der Versicherte, ein Orthopäde, Kassenarzt, gibt seine Praxis auf, weil er zu über 50 % wegen einer Herzerkrankung berufsunfähig ist. Er entschließt sich in deutlich kleinerem Rahmen eine orthopädische Privatpraxis zu eröffnen. Der Reingewinn dieser Privatpraxis, die einen persönlichen Arbeitseinsatz von weniger als 50 % der Kassenarztpraxis erfordert – ein Arbeitseinsatz, der ihm trotz Berufsunfähigkeit von über 50 % noch möglich ist –, liegt um 15 % unter der Kassenarztpraxis.

Da die Wertschöpfung aus der beruflichen Tätigkeit annähernd gleich geblieben ist, ist der Versicherte trotz einer Berufsunfähigkeit von über 50 % nicht berufsunfähig oder – besser gesagt – er erhält keine Berufsunfähigkeitsleistung.

Nur der Klarheit halber: Im Unterschied zu diesem Fallbeispiel ist im 1. Fallbeispiel dem Gymnasiallehrer die weitestgehend erhaltene Wertschöpfung aus seinem Beruf durch Entgegenkommen und Leistungen Dritter möglich, die er sich nicht anrechnen lassen muss, auf die sich die Versicherung also nicht berufen kann. ◄

Fallbeispiel

Ein Bausachverständiger kann nach einem Beinverlust im Bereich des Oberschenkels die Schadensaufnahme vor Ort (80 % seiner beruflichen Tätigkeit) zu 20 % nicht mehr ausüben (Betreten unwegsamer Baustellen, Steigen auf Leitern und Gerüste etc.). Grundsätzlich möglich sind ihm schriftliche Arbeiten, die etwa 20 % seiner beruflichen Tätigkeit ausmachen. Er ist also theoretisch nur zu 20 % berufsunfähig. Die verbliebenen 80 % kann der

4.5 Voraussetzungen für die Berufsunfähigkeit

Versicherte jedoch nicht nutzen, weil er zu 95 % an der schriftlichen Abfassung der Gutachten gehindert ist, da ihm durch den unfallbedingten Funktionsverlust bei der Schadensaufnahme wesentliche tatsächliche Feststellungen dafür fehlen. Er ist berufsunfähig, weil er die Wertschöpfung aus den verbliebenen 80 % Berufsfähigkeit nicht mehr verwirklichen kann. ◄

Immer mehr Versicherte üben eine Mehrfachtätigkeit aus. Arbeitet eine Versicherte beispielsweise 25 Wochenstunden als städtische Angestellte in einer weit überwiegend sitzenden Tätigkeit und 15 Wochenstunden in einer weit überwiegend gehenden und stehenden Tätigkeit als angestellte Kellnerin, sind beide Tätigkeiten der Beurteilung der Berufsunfähigkeit zugrunde zu legen. Es ist ein „Gesamt"-Berufsunfähigkeitsgrad zu bemessen.

4.5.5 Wegefähigkeit

Ob zur Berufsfähigkeit auch die Wegefähigkeit gehört, hängt davon ab, ob diese zur „bisherigen Lebensstellung" gezählt wird. Legt man den Text des § 172 (2) VVG bzw. § 2 BUV zugrunde, kann dieser auch dahingehend interpretiert werden, dass die Prüfung der Berufsunfähigkeit erst am Arbeitsplatz beginnt. Die Rechtsprechung geht jedoch einen anderen Weg.

Anders als die Gesetzliche Rentenversicherung, für die die Rechtsprechung (BSG, Urteil vom 17.12.1991 – 13/5 RJ73/90) feste Regeln für die Wegefähigkeit aufgestellt hat, die, wenn sie nicht erfüllt sind, zur vollständigen Erwerbsminderung führen, schließt die fehlende oder eingeschränkte Wegefähigkeit in der Privaten Berufsunfähigkeitsversicherung die Berufsfähigkeit grundsätzlich nicht aus. Die Wegefähigkeit ist vielmehr Teil der Berufsfähigkeit. Sie ist insofern zu berücksichtigen, als ihr Wegfall als Teil der Berufsfähigkeit anteilig zu berücksichtigen ist (BGH, Urteil vom 11.10.2000 – IV ZR 208/99: „Weil er nicht mehr autofahren könne, sei auch der Zeitaufwand für den Schulweg höher, nämlich dreimal so hoch wie bei einem gesunden Lehrer"). Der Versicherte muss also in der Lage sein, seinen Arbeitsplatz zu erreichen. Ansonsten ist dies ein Element, was bei der Bemessung des Anteils der Berufsunfähigkeit (in der Regel 50 %) zu berücksichtigen ist.

Fallbeispiel

Der Versicherte hat den Weg zur Arbeitsstelle (45 km) immer mit seinem Pkw zurückgelegt. Infolge einer Sehstörung ist ihm das Autofahren nicht mehr möglich. Im Übrigen ist er in seiner Berufsfähigkeit nicht beeinträchtigt. Ein öffentliches Verkehrsmittel ist erst in 7 km Entfernung vom Wohnort verfügbar. ◄

Die Schwierigkeit, den Arbeitsplatz zu erreichen, macht nicht 50 % der Berufstätigkeit aus. Sie führt auch nicht dazu, dass ihm die Berufstätigkeit im Übrigen nicht mehr möglich ist. Vielmehr ist es dem Versicherten zumutbar, Sorge zu tragen, dass er den Arbeitsplatz dennoch erreicht, wobei im Rahmen der Zumutbarkeit eine Abwägung zum Beispiel zwischen Arbeitsverdienst und erforderlichem Aufwand erfolgt.

Geht es um die Verweisbarkeit, ist also die Berufsunfähigkeit begründet, ist zwischen konkreter und abstrakter Verweisbarkeit zu unterscheiden. Im Rahmen der konkreten Verweisung heißt dies, das Erschwernis insoweit ein Punkt ist, der im Rahmen der Frage, ob die konkret ausgeübte Tätigkeit der bisherigen Lebensstellung entspricht, zu beachten ist.

Im Rahmen der abstrakten Verweisung kommt es wiederum auf die Zumutbarkeit von Maßnahmen an, die erforderlich sind, um die Wegefähigkeit herzustellen.

> OLG Nürnberg, Urteil vom 26.02.2015 – 8 U 266/13: „Die allgemeine Überlegung, heutzutage sei berufliche Mobilität gefragt und auch weitestgehend üblich, ist für sich allein kein taugliches Entscheidungskriterium. Maßgebend unter dem Gesichtspunkt der Formulierung in den Versicherungsbedingungen „seiner bisherigen Lebensstellung entspricht" ist vielmehr, ob und in welchem Umfang dem Versicherten ein Pendeln vom Wohnort zum Arbeitsplatz oder gar ein Umzug in eine andere Stadt zumutbar ist. Dies hängt zum einen ab von der Mobilität, die er in seinem bisherigen Berufsleben bereits gezeigt hat und die auch im bisherigen Beruf oder einer zu berücksichtigenden Verweisungstätigkeit üblicherweise erwartet wird. Darüber hinaus wird man aber auch nicht außer Acht lassen dürfen, ob und inwieweit soziale und sonstige schützenswerte Bindungen (z. B. familiäre Verhältnisse; berufliche Situation des Lebenspartners; Vorhandensein von Wohneigentum, etc.) zum derzeitigen Wohnort bestehen, die einen berufsbedingten Umzug unzumutbar machen."

4.5.6 Verweisung

Das Problem der Verweisung stellt sich vor allem im Rahmen eines Nachprüfungsverfahrens (§ 174 VVG, § 9 BUV). Die Frage, auf welche Berufe ein Berufsunfähiger verwiesen werden darf, unterscheidet – je nach getroffener Vereinbarung – zwischen einer konkreten und einer abstrakten Verweisung.

In der Regel gehen die aktuellen Versicherungsbedingungen von der *konkreten* Verweisung aus (§ 2 (1) Satz 1 BUV). Es kommt also darauf an, ob der konkrete Beruf, zu dem der Versicherte berufskrankheitsbedingt gewechselt ist, „der bisherigen Lebensstellung entspricht". Dies ist dann gegeben, wenn die neue „Tätigkeit" „in ihrer Vergütung und sozialen Wertschätzung nicht spürbar unter das Niveau der bislang ausgeübten Tätigkeit absinkt (§ 2 (1) Satz 2 BUV)":

- Zur „Vergütung" geht die Rechtsprechung derzeit davon aus, dass ein Einkommensverlust von bis zu 20 % noch akzeptabel ist.
- Die „soziale Wertschätzung" oder anders ausgedrückt die bisherige Lebensstellung wird geprägt durch das Ansehen des Berufs in der öffentlichen Wahrnehmung. Diese wird beispielsweise bestimmt durch
    - eine qualifizierte Berufsausbildung,
    - Entscheidungskompetenz,
    - selbstständiges Handeln,
    - Verantwortung für andere,
    - eine Vorgesetztenstellung,
    - eine besondere Vertrauensstellung,
    - Aufstiegschancen.

Fallbeispiel

In Anlehnung an OLG Frankfurt, Urteil vom 20.02.2007 – 14 U 225/05: Der Versicherte war ausgebildeter Schweißer mit Abschlussprüfung, der als Rangierer und Triebfahrzeugführer fortgebildet worden war. Zu dessen Aufgabe gehörte die selbstständige Zusammenstellung der Waggons nach den Plänen der Deutschen Bundesbahn, die er dann auf deren Gleisen herausfuhr.

Nach Verlust eines Beins im Unterschenkel wurde für ihn ein Nischenarbeitsplatz im Büro eingerichtet. Nach Erwerb entsprechender PC-Kenntnisse arbeitete er dem Eisenbahnbetriebsleiter zu und speiste Daten in das Computersystem der Firma ein. Vereinbart war die konkrete Verweisung.

Das OLG hielt die Verweisung vom Beruf des Rangierers und Triebfahrzeugführers in der Ausgestaltung, wie ihn der Versicherte zum Zeitpunkt der Verweisung ausgeübt hatte, auf den Beruf im Büro für unzulässig. Folgende Elemente der „sozialen Wertschätzung" der Bürotätigkeit gegenüber der in gesunden Tagen ausgeübten Tätigkeit seien nicht erfüllt: Es fehle die qualifizierte Ausbildung, die Eigenverantwortung, die Selbstständigkeit und die Aufstiegschancen, obwohl das Gehalt des Versicherten annähernd gleich geblieben war. ◄

Fallbeispiel

OLG Düsseldorf, Urteil vom 22.10.2018 – I-24 U 4/18: Ein Dachdeckergeselle übte nach Berufsunfähigkeit in diesem Beruf die Tätigkeit als Rettungsassistent aus. Diese Tätigkeit wurde als gleichwertig angesehen. Der Versicherte konnte auf die Tätigkeit als Rettungsassistent verwiesen werden. Abgestellt wurde auf Kenntnisse, Fähigkeiten, Erfahrung, Vergütung und Wertschätzung. ◄

Die abstrakte Verweisung ist ebenfalls in § 2 (Muster-)BUV geregelt. Sie verlangt – neben der Berücksichtigung der „bisherigen Lebensstellung" –, dass der Versicherte aufgrund „Ausbildung und Fähigkeiten" in der Lage ist, den Beruf, auf den er verwiesen wird, auch auszuüben.

Fallbeispiel

OLG Nürnberg, Urteil vom 26.02.2015 – 8 U 266/13: Die Versicherte wurde berufsunfähig als Arzthelferin mit einer Tätigkeit von je 5 Stunden an 2 Wochentagen. Die Beklagte verwies die Klägerin auf eine Tätigkeit als Verwaltungsangestellte bei Krankenkassen oder Kliniken. ◄

Dazu hat das OLG Nürnberg folgende Leitsätze aufgestellt:

„1. Bei der Prüfung der Ausübbarkeit einer aufgezeigten Verweisungstätigkeit durch den Versicherungsnehmer muss die Lage auf dem Arbeitsmarkt grundsätzlich unberücksichtigt bleiben. Dies setzt aber voraus, dass für die dem Versicherungsnehmer angesonnene Tätigkeit ein Arbeitsmarkt tatsächlich existiert.

2. In Auslegung des Begriffs der ‚bisherigen Lebensstellung' (§ 2 BU, § 2 BUZ) unter Berücksichtigung des Grundsatzes von Treu und Glauben (§ 242 BGB) ist bei der Prüfung des Vorliegens eines Arbeitsmarktes sowohl in geografischer Hinsicht – Aspekt der Mobilität – als auch unter dem Gesichtspunkt der zu berücksichtigenden Stellen auf die Zumutbarkeit für den Versicherungsnehmer abzustellen.

3. Einem geringfügig Beschäftigen i. S. v. § 8 Abs. 1 Nr. 1 SGB IV ist wegen der damit verbundenen steuer- und sozialversicherungsrechtlichen Folgen ein Wechsel auf eine sozialversicherungspflichtige Stelle in der Regel nicht zumutbar.

4. Bei der Prüfung der zumutbaren Mobilität ist bei einem geringfügig Beschäftigten i. S. v. § 8 Abs. 1 Nr. 1 SGB IV darauf abzustellen, welche tägliche Pendelstrecke ein verständiger Versicherungsnehmer unter Berücksichtigung des bisherigen Wegs zum Arbeitsplatz und der bei einem Wechsel entstehenden zusätzlichen Fahrtkosten auf sich nimmt."

4.5.7 Prognose

Die nach § 172 (2) VVG und § 2 (1) BUV zur Berufsfähigkeit in dem „zuletzt ausgeübten Beruf" zu treffende Prognose – Berufsunfähigkeit „voraussichtlich auf Dauer" – fällt allein in die Zuständigkeit des ärztlichen Sachverständigen.

Erleidet der Versicherte eine Querschnittlähmung, ist also sein Zustand nicht besserungsfähig, so ist die Prognose klar. Es fragt sich aber, welcher Zeitraum für die Prognose entscheidend ist und welche Voraussetzungen vorliegen müssen, wenn sich der gesundheitliche Zustand des Versicherten in Zukunft ändern kann.

Die Prognose ist ex ante zu stellen, also bezogen auf den Zeitpunkt und die Umstände, auf die der Versicherte sein Leistungsbegehren stützt. Die weitere Krankheitsentwicklung ist für die Prognose nicht entscheidend. Eine schwere Schädel-Hirn-Verletzung hat zum Zeitpunkt der Aufgabe der beruflichen Tätigkeit eine schlechte Prognose. Diese kann aber wider Erwarten mit relativ geringen Funktionseinbußen ausheilen. Diese wider Erwarten positive Entwicklung, die zum Zeitpunkt eines Rechtsstreits bereits abzusehen ist, kann in die Beurteilung durch den ärztlichen Sachverständigen nicht einfließen, da dieser auf die Prognose ex ante abstellen muss. Der Versicherer kann die überraschende Besserung jedoch im Wege eines Nachprüfungsverfahrens geltend machen (§ 174 VVG, § 9 BUV).

Als Zeitraum, auf den sich die Prognose – ex ante – bezieht, werden 3 Jahre diskutiert. Dieser 3-Jahres-Zeitpunkt entspricht der Frist, bis zu der eine Neubemessung der Unfallfolgen in der Privaten Unfallversicherung verlangt werden kann, und 3-Jahres-Fristen im Übrigen, z. B. § 195 BGB (Verjährung). Diese starre Frist ergibt sich jedoch nicht aus dem Gesetzeswortlaut (VVG) und aus den Musterbedingungen. „Voraussichtlich auf Dauer" setzt jedenfalls einen erheblichen Zeitraum voraus, der der 3-Jahres-Frist angenähert ist.

Die Prognose ist abhängig von den Besonderheiten des Einzelfalls, das heißt

- vom Alter des Versicherten,
- von der Art und Schwere seiner Erkrankung,
- von den Anforderungen der von ihm zuletzt ausgeübten Tätigkeit und
- von der gesicherten ärztlichen Erfahrung, das heißt von der herrschenden (konsentierten) Meinung zur weiteren Entwicklung von Krankheitsbildern.

Fallbeispiel

Ein 40-jähriger Sportlehrer wird dialysepflichtig. Er ist berufsunfähig. Fraglich ist jedoch, ob die Berufsunfähigkeit „voraussichtlich auf Dauer" gegeben ist. Denn es besteht die nicht ganz fernliegende Chance, dass er eine funktionsfähige Niere erhalten wird. Diese Chance ändert an der Prognose nichts. Diese hat sich auf die Fakten zu stützen, wie sie zum Zeitpunkt vorliegen, zu dem Dialysepflicht eintritt (ex ante) und nicht auf die Möglichkeit einer Änderung in der Zukunft. Diese zukünftig mögliche Änderung kann im Wege des Nachprüfungsverfahrens Berücksichtigung finden (§ 7 der Musterbedingungen). ◄

4.5.8 Mitwirkungspflicht

Der Versicherte muss in zumutbarer Art und Weise an der Vermeidung seiner bedingungsgemäßen Berufsunfähigkeit mitwirken. Dies gilt in Bezug auf seine Gesundheit beispielsweise durch folgende Maßnahmen:

- Tragen einfacher medizinischer und technischer Hilfsmittel zur Vermeidung seiner Berufsunfähigkeit (z. B. Brille, Kontaktlinsen, Hörgeräte, Gehhilfen, orthopädischer Sitz, Handschuhe)
- Duldung einfacher, ungefährlicher, zumutbarer (medizinischer) Behandlung zur Vermeidung der Berufsunfähigkeit (z. B. Physiotherapie, Logopädie)

Nicht zumutbar sind i. d. R. operative Eingriffe.

In Bezug auf die berufliche Tätigkeit kann die Mitwirkungspflicht bei selbstständig Tätigen bis zur Umgestaltung seines Betriebs gehen, wenn dadurch dem Betriebsinhaber noch eine ausreichend wertbringende Arbeit möglich ist (Einkommensverlust unter 20 %), die seiner bisherigen Lebensstellung (Ansehen als Selbstständiger mit eigenem Betrieb) entspricht. Der Selbstständige hat ein Direktions- und Weisungsrecht. Er kann zum Beispiel Tätigkeiten auf Mitarbeiter übertragen, andere Aufgaben übernehmen und dadurch seine Berufsfähigkeit erhalten.

Fallbeispiel

Einem Betriebsinhaber, der jeden Vormittag seinen Betrieb inspiziert hat und Kontakt zu den Arbeitnehmern aufgenommen hat, ist dies verletzungsbedingt nicht mehr möglich. Er kann diese Tätigkeit delegieren und dafür z. B. Kundenkontakte pflegen. ◄

4.5.9 Anzeigepflichten

§ 19 (1) VVG:
„Der Versicherungsnehmer hat bis zur Abgabe seiner Vertragserklärung die ihm bekannten Gefahrumstände, die für den Entschluss des Versicherers, den Vertrag mit dem vereinbarten Inhalt zu schließen, erheblich sind und nach denen der Versicherer in Textform gefragt hat, dem Versicherer anzuzeigen. Stellt der Versicherer nach der Vertragserklärung des Versicherungsnehmers, aber vor Vertragsannahme Fragen im Sinn des Satzes 1, ist der Versicherungsnehmer auch insoweit zur Anzeige verpflichtet."

Die Zeiträume, für die Gesundheitsfragen zu beantworten sind, wechseln zwischen den einzelnen Versicherungen – in der Regel zwischen 5 und 10 Jahren. In einer Vielzahl von Fällen führt die Angabe von gesundheitlichen Risiken zu einer Prämienerhöhung, in Einzelfällen auch zum Ausschluss bestimmter gesundheitlicher Risiken.

Vorvertragliche Fragen betreffen auch berufliche Risiken. Nimmt der Versicherte während des laufenden Vertrags eine Gefahrerhöhung vor, wechselt er zum Beispiel von einer Bürotätigkeit in den Beruf des Rennfahrers, ist er zur Anzeige verpflichtet (§ 23 VVG). Dem Versicherer steht dann ein Kündigungsrecht zu (§ 24 VVG).

4.5.10 Vortrags- (Darlegungs-) und Beweislast

Der Versicherte trägt die Vortrags- und Beweislast für seine Berufsunfähigkeit (§ 286 BGB). Dies gilt auch für deren Dauer („voraussichtlich auf Dauer"), wobei für die Prognose Beweiserleichterungen zu beachten sind (§ 287 BGB).

Der Vortrag des Versicherten – insbesondere zu der Ausgestaltung seiner zum Stichtag ausgeführten beruflichen Tätigkeit – muss so konkret und detailliert sein, dass die Versicherung darauf erwidern kann.

Zu den Möglichkeiten einer Verweisung, deren Überprüfung Teil der anspruchsbegründenden Tatsachen ist, ist ebenfalls der Versicherte darlegungs- und beweispflichtig. Dies gilt uneingeschränkt, wenn die konkrete Verweisung zur Diskussion steht.

Steht die abstrakte Verweisung im Streit, trifft den Versicherer die Darlegungslast zu dem Beruf, auf den er den Versicherten verweisen will. Denn ansonsten kann dieser dazu nicht Stellung nehmen. Dazu das OLG Nürnberg, Urteil vom 26.02.2015 – 8 U 266/13: „Lässt der Vertrag wie vorliegend eine abstrakte Verweisung zu, muss der Versicherungsnehmer vortragen und beweisen, dass er nicht auf eine andere Tätigkeit, die er noch nicht ausübt, verwiesen werden darf. Diesen Negativbeweis kann er jedoch nur dann ordnungsgemäß antreten, wenn der Versicherer den von ihm beanspruchten Vergleichs-/Verweisungsberuf bezüglich der ihn jeweils prägenden Merkmale (insbesondere erforderliche Vorbildung, übliche Arbeitsbedingungen, z. B. Arbeitsplatzverhältnisse, Arbeitszeiten, ferner übliche Entlohnung, etwa erforderliche Fähigkeiten oder körperliche Kräfte, Einsatz technischer Hilfsmittel) näher konkretisiert. Nur dann kann der beweisbelastete Versicherungsnehmer insoweit das Bestreiten von Berufsunfähigkeit mit substanziierten Beweisangeboten bekämpfen, die nicht als Ausforschungsversuch zu werten sind, denen vielmehr nachgegangen werden muss."

Im Nachprüfungsverfahren trifft den Versicherer die Beweislast dafür, dass sich der Gesundheitszustand des Versicherten entweder gebessert hat oder dass er zwischenzeitlich einen Beruf ausübt, der seiner Lebensstellung vor der Berufsunfähigkeit entspricht. Der Versicherte ist aber sekundär darlegungspflichtig. Er muss insbesondere zur konkreten Ausgestaltung des von ihm ausgeübten Berufs vortragen.

Die Verteilung der Vortrags- und Beweislast folgt im Kern dem Grundsatz, dass derjenige beweispflichtig ist, der aus bestimmten Tatsachen Rechte ableitet. Nur soweit der andere Teil allein über die entsprechenden Kenntnisse verfügt, hat dieser dem anderen Teil diese Kenntnisse zu vermitteln.

Weiterführende Literatur

Becher S, Scheele H (2007) Gutachterliche Gesichtspunkte bei der Beurteilung der Arbeits- und Berufsunfähigkeit nach den Bedingungen de privaten Kranken- und der privaten Berufsunfähigkeitsversicherung. MedSach 6:210

Becher S, Cantius V, Lange KP, Ostermann-Myrian M, Pollak M, Wandl U (2006) Anforderungsprofil an medizinische Gutachten in der privaten Versicherungswirtschaft unter besonderer Berücksichtigung der Berufsunfähigkeitsversicherung. MedSach 4:133

Hausotter W, Neuhaus KJ (2019) Die Begutachtung für die private Berufsunfähigkeitsversicherung. Ein Leitfaden für medizinische Gutachter und Sachbearbeiter in den Leistungsabteilungen privater Versicherer, 2. Aufl. Verlag Versicherungswirtschaft, Karlsruhe

Ludolph E (2016) Private Berufsunfähigkeitsversicherung. In: Ludolph E, Schürmann J, Gaidzik PW (Hrsg) Kursbuch der ärztlichen Begutachtung. 44. Erg.-Lfg. 12/16. ecomed MEDIZIN, Landsberg

Voit W, Neuhaus KJ (2009) Berufsunfähigkeitsversicherung. C.H. Beck, München

Wachholz S (2016) Berufskundliche Grundlagen für die Beurteilung der Berufsunfähigkeit. Versicherungsmedizin 68(1):12–15

Orthopädie und Unfallchirurgie: Begutachtung in der Privaten Unfallversicherung

Inhalt

5.1	Rechtsgrundlagen	86
5.2	Der Unfallbegriff	86
5.3	Erweiterter Unfallbegriff	86
5.4	Kausalität	87
5.5	Die Invalidität	87
5.5.1	Bemessung nach der Gliedertaxe	87
5.5.2	Auslegung des Bedingungswerks durch den BGH	88
5.5.3	Bemessung außerhalb der Gliedertaxe	89
5.5.4	Bemessung von Mehrfachverletzungen	89
5.6	Vorinvalidität	90
5.7	Mitwirkungsregelung (Partialkausalität)	90
5.8	Fristen	91
5.9	Fälligkeit der Invaliditätsleistung	91
5.10	Darlegungs- und Beweislast	91
5.11	Sonstige Leistungen	92
5.12	Bemessungsempfehlungen für Unfallfolgen innerhalb und außerhalb der Gliedertaxe	92
5.13	Aufbau und Systematik der Bemessungsempfehlungen innerhalb der Gliedertaxe	93
5.13.1	Schaftverletzungen	93
5.13.2	Weichteilverletzungen	93
5.13.3	Gelenkverletzungen	93
5.13.4	Vorgehen bei der Begutachtung	94
5.13.5	Bemessungsempfehlungen zur Invalidität in der Privaten Unfallversicherung	94
5.13.6	Bemessung der Invalidität nach Abdominalverletzungen	111
5.13.7	Bemessung der Invalidität bei Funktionseinbußen des Herzens	114
5.13.8	Bemessung der Invalidität bei Lungenfunktionsstörungen	117
5.13.9	Bemessung der Invalidität nach Nierenverletzungen	117
5.13.10	Bemessung der Invalidität nach Verbrennungen/Verbrühungen/Verätzungen	117
5.13.11	Bemessung der Invalidität bei Lymphödem	118
5.13.12	Bemessung der Invalidität bei peripheren Nervenschäden	119
	Literatur	120

5.1 Rechtsgrundlagen

Die Private Unfallversicherung (PUV) ist Teil des Zivilrechts. Grundlage der PUV sind neben den Bestimmungen des Bürgerlichen Gesetzbuchs (BGB) die §§ 178–191 des Versicherungsvertragsgesetzes (VVG) und auf dieses aufbauend die Allgemeinen Unfallversicherungsbedingungen (AUB) – ähnlich den Allgemeinen Geschäftsbedingungen der Banken. Abgeschlossen wird zwischen Versicherer und Versicherungsnehmer ein privatrechtlicher Vertrag, der – soweit nicht das BGB und das VVG (§ 191) verbindliche Regelungen enthalten – frei vereinbar ist. Die Musterbedingungen (AUB) können im Rahmen der Gesetze (BGB und VVG) abgeändert werden, was auch vielfach geschieht. Hinzuweisen ist also mit dem Gutachtenauftrag auf die jeweils vertraglich vereinbarten Versicherungsbedingungen, die ggf. mit vorzulegen sind.

Bei Streitigkeiten sind zuständig die Zivilgerichte.

Derzeit liegen den Versicherungsverträgen mit nur noch ganz wenigen Ausnahmen die AUB 88 ff. zugrunde. Auf die zuvor geltenden AUB 61 wird deshalb nachfolgend nicht eingegangen.

5.2 Der Unfallbegriff

Dieser zentrale Begriff aller aktuellen Versicherungsbedingungen ist in den AUB 88 ff. inhaltlich einheitlich festgeschrieben.

Ziff. 1.3 AUB 2020 (inhaltlich gleichlautend mit § 1 III AUB 88, 94; Ziff. 1.3 AUB 99/AUB 2008/AUB 2010/AUB2014):

„Ein Unfall liegt vor, wenn die versicherte Person durch ein

- plötzlich von außen auf ihren Körper wirkendes Ereignis (Unfallereignis)
- unfreiwillig eine Gesundheitsschädigung

erleidet."

Das Ereignis muss „plötzlich", also innerhalb eines kurzen Zeitraums ablaufen. Das Kennzeichen „plötzlich" bezieht sich – das ist der derzeit gültigen Fassung der AUB 2020 auch zu entnehmen – auf das äußere Ereignis, nicht auf die Gesundheitsschädigung. Unter „plötzlich" wird zum einen ein kurzer Zeitraum, zum anderen aber auch das Überraschende, Unerwartete, Unentrinnbare (BGH, Urteil vom 12.12.1984 – IVa ZR 88/83) verstanden. Verstirbt also der Versicherte infolge einer Kohlenmonoxidvergiftung durch einen defekten Ofen im Schlaf, ist dies „plötzlich", obwohl das Kohlenmonoxid über einen längeren Zeitraum einwirkte.

Das Ereignis muss „von außen" kommen. Eine Eigenbewegung kommt nie „von außen". Hebt der Versicherte also z. B. eine schwere Last und kommt es dadurch zu Rückenbeschwerden, fehlt die Einwirkung „von außen". Fällt der Versicherte aber durch eine Eigenbewegung zu Boden, ist der Aufprall auf dem Boden eine Einwirkung „von außen" (BGH, Urteil vom 06.07.2011 – IV ZR 29/09). Aber auch das Verschlucken von Gegenständen oder Giften, die erst im Körper ihre schädliche Wirkung entfalten, kommt „von außen". Der sog. Bolustod, also ein Herz-Kreislauf-Stillstand ausgehend von einer Reizung des Vagusnervs infolge Verschluckens eines größeren Nahrungsbrockens, wird als „von außen" kommend verstanden, obwohl die eigentliche Gesundheitsschädigung auf einer Fehlfunktion des eigenen Körpers beruht – geplante Handlung, aber ungeplante Wirkung durch von außen kommende Handlung (Grenzfall).

Das äußere Ereignis muss nicht *unmittelbar* auf den Körper einwirken. Es reicht eine mittelbare Einwirkung. Bleibt ein Bergsteiger nach Sturz in eine Gletscherspalte zunächst unverletzt und stirbt dann durch Erfrieren, ist der Sturz das Ereignis „von außen", obwohl dieser nur mittelbar zum Tode (Gesundheitsschädigung) führt (BGH, Urteil vom 15.02.1962 – II ZR 95/60).

Die Unfreiwilligkeit der Gesundheitsschädigung ist dem Unfallbegriff immanent.

5.3 Erweiterter Unfallbegriff

Die Private Unfallversicherung stellt Eigenbewegungen unter Versicherungsschutz, jedoch beschränkt auf klar definierte Gesundheitsschädigungen und beschränkt auf eine Verursachung durch „erhöhte Kraftanstrengung" (Deckungserweiterung).

Ziff. 1.4 AUB 2020 (§ 1 IV AUB 88, 94, und Ziff. 1.4 AUB 99/AUB 2008/AUB 2010/AUB 2014:

„Als Unfall gilt auch, wenn sich die versicherte Person durch eine erhöhte Kraftanstrengung

- ein Gelenk an Gliedmaßen oder der Wirbelsäule verrenkt.
- Muskeln, Sehnen, Bänder oder Kapseln an Gliedmaßen oder der Wirbelsäule zerrt oder zerreißt."

Meniskus und Bandscheiben sind weder Muskeln, Sehnen, Bänder noch Kapseln. Deshalb werden sie von dieser Regelung nicht erfasst.

Eine erhöhte Kraftanstrengung ist eine Bewegung, deren Muskeleinsatz über die normalen Handlungen des täglichen Lebens hinausgeht. Maßgeblich für die Beurteilung des Muskeleinsatzes sind die individuellen körperlichen Verhältnisse der versicherten Person.

Was eine „erhöhte Kraftanstrengung" ist, ist eine Rechtsfrage, fällt also nicht in die Kompetenz des ärztlichen Gutachters. Dafür gibt es keine allgemein gültige Maßeinheit. Entscheidend ist die individuelle Konstitution. Sportliche Betätigung gilt in der Regel als „erhöhte Kraftanstrengung", da es deren Ziel ist, sich körperlich anzustrengen.

Die Aufzählung der versicherten Strukturen ist abschließend. Eine Analogie ist also nicht möglich. Ein Knochenbruch ist über die Deckungserweiterung „erhöhte Kraftanstrengung" beispielsweise nicht versichert.

5.4 Kausalität

Als Teil des Zivilrechts gilt in der Privaten Unfallversicherung die Adäquanztheorie. Diese grenzt ganz unwahrscheinliche Ursachenzusammenhänge vom Versicherungsschutz aus. In der Regel stellt sich für die Private Unfallversicherung jedoch die Frage, inwieweit die Manifestation vorbestehender Veränderungen anlässlich eines „äußeren Ereignisses" den Kausalzusammenhang ausschließt.

BGH (Urteil vom 19.10.2016 – IV ZR 521/14)
„Das Adäquanzerfordernis bezweckt nicht, die Folgen von Gesundheitsschädigungen, die nahezu ausschließlich durch ihre gesundheitliche Verfassung geprägt sind, von vornherein vom Versicherungsschutz auszuschließen. Dies wird der durchschnittliche Versicherungsnehmer entgegen der Auffassung der Revisionserwiderung auch dem Klauselwerk nicht entnehmen. Er wird vielmehr gerade aus der Regelung über die Mitwirkung von Krankheiten und Gebrechen an der durch den Unfall verursachten Gesundheitsschädigung schließen, dass er im Grundsatz auch dann Versicherungsschutz genießt, wenn Unfallfolgen durch eine bereits vor dem Unfall vorhandene besondere gesundheitliche Disposition verschlimmert werden."

Der Entscheidung lagen Rückenschmerzen, deren morphologisches Substrat unterschiedlich benannt wurde, durch einen Sturz auf das Gesäß zugrunde. Der ärztliche Sachverständige hatte den Sturz als „Gelegenheitsursache" bezeichnet und mit dieser Begründung die Kausalität verneint. In der Privaten Unfallversicherung wird die Kausalität jedoch durch die „Mitwirkung von Krankheiten und/oder Gebrechen" begrenzt (Ziff. 3 AUB 2014), nicht durch die „Gelegenheitsursache", ein fragwürdiger Begriff des Sozialrechts.

5.5 Die Invalidität

Ziff. 2.1.1.1 AUB 2020, (§ 7 I. (1) AUB 88, 94 und Ziff. 2.1.1.1 AUB 99, 2008, 2010, 2014):
„Eine Invalidität liegt vor, wenn unfallbedingt

- die körperliche oder geistige Leistungsfähigkeit dauerhaft beeinträchtigt ist.

Dauerhaft ist eine Beeinträchtigung, wenn

- sie voraussichtlich länger als drei Jahre bestehen wird und
- eine Änderung dieses Zustandes nicht zu erwarten ist."

Die Bemessung der Invalidität ist die wesentliche Aufgabe des ärztlichen Gutachters. Zu unterscheiden ist zwischen der Bemessung innerhalb und außerhalb der Gliedertaxe.
Ziff. 2.1.2.2 AUB 2020 (§ 7 I. (2) a AUB 88, 94 und Ziff. 2.1.2.2.1 AUB 99, 2008, 2010, 2014):
„Der Invaliditätsgrad richtet sich

- nach der Gliedertaxe (Ziff. 2.1.2.2.1), sofern die betroffenen Körperteile oder Sinnesorgane dort genannt sind,
- ansonsten danach, in welchem Umfang die normale körperliche oder geistige Leistungsfähigkeit dauerhaft beeinträchtigt ist (Ziff. 2.1.2.2.2)."

5.5.1 Bemessung nach der Gliedertaxe

- Die Bemessung nach der Gliedertaxe hat Vorrang vor der Bemessung außerhalb der Gliedertaxe.
  Alle die Gliedmaßen und Sinnesorgane, die in der Gliedertaxe benannt sind, sind „ausschließlich" (Ziff. 2.1.2.2.1 AUB 2020) nach dem dort angegebenen festen Prozentsatz zu bemessen. Maßstab für die Bemessung ist dabei allein die unfallbedingte Funktionsbeeinträchtigung der betroffenen Gliedmaße/des betroffenen Sinnesorgans. Wirkt sich der Verlust des linken Beins deshalb besonders aus, weil das rechte Bein bereits zuvor amputiert wurde, ist dies irrelevant. Denn allein maßgeblich sind die unfallbedingten Funktionseinbußen im Bereich des linken Beins, die dort vorhandene Vorinvalidität (Ziff. 2.1.2.2.3 AUB 2020) und die dort zu sichernde Mitwirkung von Krankheiten und Gebrechen (Ziff. 3 AUB 2020).
- Maßgebend ist nicht der „Sitz der Verletzung", sondern der „Sitz der Funktionsausfälle" bzw. der „Sitz der Schädigung" (BGH, Urteil vom 24.05.2006 – IV ZR 203/03; BGH, Urteil vom 14.12.2011 – IV ZR 34/11).
  Es kommt nicht darauf an, an welchem Körperteil die Erstgesundheitsschädigung, also die primäre Verletzung, lokalisiert war. Entscheidend ist vielmehr, wo sich die unfallbedingten Defizite funktionell auswirken. Bei einer kompletten Querschnittlähmung nach einem Lendenwirbelbruch orientiert sich die Bemessung nicht in erster Linie daran, dass die Erstgesundheitsschädigung die Lendenwirbelsäule des Versicherten war, sondern zunächst an den Funktionsausfällen im Bereich beider Beine. Die völlige Funktionsunfähigkeit der Beine führt dazu, dass – nach der Gliedertaxe – jeweils ein Invaliditätsgrad von 70 % resultiert. Erst danach erfolgt die Bemessung der außerhalb der Gliedertaxe verbliebenen Unfallfolgen (z. B. Blasen- und Mastdarmlähmung, sexuelle Funktionsstörungen), wobei für die „Gesamt"invalidität 100 % der Versicherungssumme die Grenze ist (Ziff. 2.1.2.2.4 AUB 2020).

- Bei Funktionsbeeinträchtigungen an Arm und Bein ist stets vom Prozentsatz für den vollständigen Verlust bzw. für die vollständige Funktionsunfähigkeit auszugehen.
Die Gliedertaxe sieht neben den Werten für den vollständigen Verlust auch abgestufte Werte für Teilamputationen vor, beispielsweise einen Invaliditätsgrad von 45 % bei Verlust eines Beins bis zur Mitte des Unterschenkels. Die Folgen eines Unterschenkelbruchs sind jedoch nicht an diesem Wert, sondern am Invaliditätsgrad für den vollständigen Verlust bzw. die Funktionsunfähigkeit des ganzen Beins, also bezogen auf 70 %, zu bemessen. Denn eine teilweise Funktionsbeeinträchtigung des Beins „unterhalb der Mitte des Unterschenkels" oder – um einen anderen Wert aus der Gliedertaxe zu wählen – eines Arms „unterhalb des Ellenbogengelenks" ist nicht sachgerecht zu bemessen. Bezugspunkt für den Grad der Funktionsbeeinträchtigung müssen daher die Werte für den ganzen Arm bzw. das ganze Bein mit jeweils 70 %, für Unfallfolgen im Bereich der Hand der Invaliditätsgrad von 55 % sowie im Bereich des Fußes von 40 % sein.
- „Nach der für die Bemessung der Invaliditätsleistung maßgeblichen Gliedertaxe schließt der Verlust oder die Funktionsunfähigkeit eines funktionell höher bewerteten, rumpfnäheren Gliedes den Verlust oder die Funktionsunfähigkeit des rumpfferneren Gliedes ein" (Leitsatz: BGH, Urteil vom 14.12.2011 – IV ZR 34/11), wobei unter „Glied" ein Gliedmaßenabschnitt zu verstehen ist.
- Rechte und linke Gliedmaßen werden gleich bemessen (BGH, Urteil vom 10.10.1966 – II ZR 252/64).
- Die Funktionsbeeinträchtigung von Gliedmaßen und Sinnesorganen ist in Bruchteilen der vollen Funktion anzugeben.
Für diesen Grundsatz gibt es keine bindende Vorschrift in den Versicherungsbedingungen. In der gutachtlichen Praxis in Deutschland wird jedoch seit jeher so verfahren, dass die Funktionsbeeinträchtigung eines Arms beispielsweise mit 1/10 bemessen wird. Diese Bruchteile sind (vom Versicherer) ins Verhältnis zu den Prozentwerten der Gliedertaxe zu setzen. Eine Funktionsbeeinträchtigung eines Arms von 1/10 entspricht nach den Musterbedingungen einem Invaliditätsgrad von 7 % (1/10 von 70 %).

5.5.2 Auslegung des Bedingungswerks durch den BGH

Der Bundesgerichtshof hat die Gliedertaxe – in der Fassung der AUB 88/94/99 – in mehreren Entscheidungen dahin gehend interpretiert, dass die Versteifung im Schulter-, Hand- und Fußgelenk dem Verlust von Arm, Hand und Fuß gleichkommt. Die Entscheidungen des BGH sind für die Privaten Unfallversicherer, die die entsprechenden AUB ihren Verträgen zugrunde gelegt haben, praktisch verbindlich (Urteil vom 17.01.2001 – IV ZR 32/00; Urteil vom 09.07.2003 – IV ZR 74/02; Urteil vom 24.05.2006 – IV ZR 203/03). Es handelt sich um folgende Bestimmungen:

§ 7 I. (2) AUB 88, 94, die sinngemäß auch in Ziff. 2.1.2.2.1 AUB 99 übernommen wurden, also bis zu den AUB 2008 Musterbedingung waren:

„Als feste Invaliditätsgrade gelten – unter Ausschluss des Nachweises einer höheren oder geringeren Invalidität – bei Verlust oder Funktionsunfähigkeit

- eines Armes im Schultergelenk 70 %
- einer Hand im Handgelenk 55 %
- eines Fußes im Fußgelenk 40 %"

Der Bundesgerichtshof argumentiert mit der sog. Unklarheitenregel. Der „durchschnittliche Versicherungsnehmer" könne diese Vorschriften so verstehen, dass (schon) bei einer Versteifung und damit einer Funktionsunfähigkeit des Schulter-, Hand- oder Fußgelenks – und dem entsprechend bei Bewegungseinschränkungen des Arms im Schultergelenk – vom jeweils höchsten für den Verlust geltenden Invaliditätsgrad auszugehen sei, und zwar unabhängig davon, ob und inwieweit Arm, Hand bzw. Fuß noch teilweise funktionsfähig sind.

Diese Interpretation, die vielfach und zu Recht kritisiert wurde, führt dann zu Problemen, wenn z. B. sowohl Funktionseinbußen im Bereich der Schulter als auch im Bereich der Hand vorliegen. Da 70 % Armwert durch die Funktionseinbußen im Bereich der Schulter bereits belegt sind, müssen die Funktionseinbußen im Bereich der Hand nach Handwert bemessen werden, wobei zwar keine Addition von Arm- und Handwert erfolgt, der höchste Wert jedoch erhöht wird, wobei unklar ist, um welchen Prozentsatz.

BGH, Urteil vom 14.12.2011 – IV ZR 34/11:

„In jedem der in der Gliedertaxe genannten Invaliditätssätze ist bereits mitberücksichtigt, wie sich der unfallbedingte Verlust oder die Gebrauchsunfähigkeit eines Gliedteils auf den verbleibenden Gliedrest auswirkt. Daraus resultiert das Ansteigen des Invaliditätsprozentsatzes mit zunehmender Rumpfnähe des Gliedverlustes oder der Funktionsstörung."

Die Unfallversicherer haben auf diese Interpretation der AUB reagiert und diese ab den AUB 2008 wie folgt umformuliert:

Ziff. 2.1.2.2.1 AUB 2008:

„Bei Verlust oder vollständiger Funktionsunfähigkeit der nachstehend genannten Körperteile und Sinnesorgane gelten ausschließlich, soweit nicht etwas anderes vereinbart ist, die folgenden Invaliditätsgrade (Gliedertaxe):

- Arm 70 %"

Der BGH (Urteil vom 01.04.2015 – IV ZR 104/13) interpretiert diese Formulierung der Gliedertaxe – „Arm 70 %" –

dahingehend, dass die Schulter versicherungsrechtlich nicht Teil des Arms sei und außerhalb der Gliedertaxe bemessen werden müsse. Hintergrund der Entscheidung war die Frage, ob eine Vorinvalidität im Bereich des Arms bei der Bemessung der Invalidität im Bereich der Schulter zu berücksichtigen ist, was vom BGH verneint wurde.

BGH, Urteil vom 01.04.2015 – IV ZR 104/13:

„Vielmehr wird der durchschnittliche Versicherungsnehmer der von 5 % bis 70 % reichenden Staffelung entnehmen, dass zum Arm nur dessen in der Gliedertaxe im Einzelnen benannte Teile, nämlich die Finger, die Hand, der Arm unterhalb und bis oberhalb des Ellenbogens, schließlich der restliche Arm zählen sollen. Teile der Schulterpartie, mögen sie auch funktionell dazu bestimmt sein, die zwischen Arm und Rumpf auftretenden Kräfte aufzunehmen und somit die Funktionsfähigkeit des Armes zu gewährleisten, wird er nicht als vom Bedingungswortlaut erfasst ansehen".

Folgt man der BGH-Rechtsprechung, dann sind Unfallfolgen im Bereich der Schulter vereinbarungsgemäß außerhalb der Gliedertaxe zu regulieren. Zu bemessen ist also der Verlust der „normalen körperlichen oder geistigen Leistungsfähigkeit" (Nr. 2.1.2.2.2 AUB 2008) durch Funktionseinbußen im Bereich der Schulter unter „ausschließlich medizinischen Gesichtspunkten". Die Bedeutung der Schulter ist jedoch unter Berücksichtigung der Leistungsfähigkeit des Menschen insgesamt, die außerhalb der Gliedertaxe mit 100 % anzusetzen ist, gering.

In Kenntnis dessen argumentieren mehrere Obergerichte, so das OLG Karlsruhe – in dem Bemühen, die BGH-Rechtsprechung zu korrigieren – wie folgt:

OLG Karlsruhe, Urteil vom 30.12.2016 – 12 U 97/16:

„Andererseits können nach allgemeiner Auffassung die in der Gliedertaxe getroffenen Wertungen auch nicht gänzlich unberücksichtigt bleiben. Sie sind bei der individuellen Bewertung – wenn und soweit möglich – im Wege einer Kontrollüberlegung mit zu berücksichtigen."

Diese Argumentation führt – unter Berücksichtigung dessen, was Versicherer und Versicherungsnehmer vereinbaren wollten – zum richtigen Ergebnis. Sie ist jedoch inhaltlich falsch, wird jedoch vom BGH gestützt, der nicht die Größe hatte, seine eigene Entscheidung zu korrigieren bzw. zu interpretieren (Beschluss 27.09.2017 – IV ZR 511/15). Die in der Gliedertaxe vereinbarten Prozentsätze sind Sonderregelungen. Sie entsprechen unter keinem Gesichtspunkt den Leistungen für vergleichbare unfallbedingte Gesundheitsschädigungen außerhalb der Gliedertaxe. Es ist nicht zu begründen, dass bei Verlust eines „Arms" unter „ausschließlich medizinischen Gesichtspunkten" (Bemessung außerhalb der Gliedertaxe) die „normale körperliche Leistungsfähigkeit" um 70 % gemindert ist, da die Kappungsgrenze bei 100 % liegt. Das Gleiche gilt bei Verlust eines „Auges 50 %". Auch insofern lässt sich eine Relation zu der „normalen körperlichen oder geistigen Leistungsfähigkeit" nicht herstellen.

Der ärztliche Gutachter hat den rechtlichen Vorgaben des jeweiligen Auftraggebers zu folgen, für die wiederum die Rechtsprechung des BGH bindend ist. Ihm obliegt zwar die Bemessung außerhalb der Gliedertaxe nach „ausschließlich medizinischen Gesichtspunkten". Ob dabei das Schultergelenk zwar außerhalb der Gliedertaxe zu bemessen ist, aber dennoch – aus rechtlichen Gründen – der Armwert mit zu berücksichtigen ist, ist diesem vorzugeben. Die Versicherer folgen bei der Interpretation der Versicherungsbedingungen meist den Tatsachengerichten (AG, LG und OLG).

5.5.3 Bemessung außerhalb der Gliedertaxe

- Nur Gesundheitsschädigungen, die nicht durch die Gliedertaxe erfasst sind – diese hat Vorrang – sind außerhalb der Gliedertaxe zu bemessen.
- Maßgebend ist unter ausschließlich medizinischen Gesichtspunkten, welche Funktionsdefizite vorliegen und wie sich diese auf die normale körperliche oder geistige Leistungsfähigkeit des Versicherten auswirken.
- Die Invalidität für Unfallfolgen, die außerhalb der Gliedertaxe zu bemessen sind, wird stets in Prozent angegeben – bezogen auf 100 %.
- Mit 100 % zu bemessen, also Ausgangspunkt für die Bemessung der unfallbedingten Invalidität, sind alle Strukturen, die nicht durch die Gliedertaxe erfasst sind.
- Die Beeinträchtigung ist an der Leistungsfähigkeit eines Unversehrten gleichen Alters und gleichen Geschlechts zu messen. Dabei sind sämtliche Fähigkeiten des menschlichen Organismus zu berücksichtigen, auch solche, die nicht mit dem Erwerbsleben in Zusammenhang stehen, z. B. die Sexualfunktion.

Mit der Minderung der Erwerbsfähigkeit (MdE) oder dem Grad der Behinderung (GdB) bzw. dem Grad der Schädigungsfolgen (GdS) darf die Invalidität nicht gleichgesetzt werden. Für die MdE-Erfahrungswerte (Gesetzliche Unfallversicherung) und die „Versorgungsmedizinischen Grundsätze" (GdB und GdS) für das Schwerbehindertenrecht und das Soziale Entschädigungsrecht gelten andere Bewertungsmaßstäbe, die über das rein Medizinische weit hinausgehen. Letztere beziehen den Verlust der aktiven Teilhabe am Leben in der Gemeinschaft (ICF) ein.

5.5.4 Bemessung von Mehrfachverletzungen

Unfallfolgen, die nach der Gliedertaxe zu bemessen sind, sind zu addieren (Ziff. 2.1.2.2.4 AUB 2020), wobei 100 %

der Versicherungssumme die Obergrenze ist und zwar auch dann, wenn Unfallfolgen nach der Gliedertaxe und außerhalb der Gliedertaxe zu bemessen und zu addieren sind. Ein Mehr kann nicht verlangt werden. Bei Verlust beider Beine bis zur Mitte des Oberschenkels (je 60 %) ist diese Obergrenze bereits überschritten.

Zu den Unfallfolgen nach der Gliedertaxe sind zu addieren die Unfallfolgen außerhalb der Gliedertaxe. Unterschiedlich geregelt ist jedoch – je nach den vereinbarten AUB – deren Bemessung bei Mehrfachverletzungen.

> **Beispiel**
>
> Der Versicherte hat unfallbedingt einen Wirbelbruch und Lungenfunktionsstörungen erlitten.
>
> Nach § 7 I (2) d AUB 88/94 sind die Invaliditätsgrade nach Wirbelbruch und Lungenfunktionsstörung zu addieren. Zu ermitteln ist also der Verlust an „normaler körperlicher oder geistiger Leistungsfähigkeit" (§ 7 I (2) c AUB 88/94) durch den Wirbelbruch und – getrennt – durch die Lungenfunktionsstörung. Beide Werte sind zu addieren unter Hinzuziehung der Funktionsbeeinträchtigungen innerhalb der Gliedertaxe.
>
> Die AUB 99/2020 (Ziff. 2.1.2.2.2) gehen demgegenüber von der Bemessung der Beeinträchtigung der Leistungsfähigkeit „insgesamt" aus, also von der Beeinträchtigung durch Wirbelbruch und Lungenfunktionsstörungen, die dann zu der Funktionsbeeinträchtigung innerhalb der Gliedertaxe zu addieren ist. ◄

5.6 Vorinvalidität

Der Unfallversicherer gewährt Leistungen für die Folgen eines während der Vertragsdauer eingetretenen Unfalls, nicht jedoch für Funktionsbeeinträchtigungen, die bereits zuvor bestanden haben, seien sie unfallbedingt oder unfallfremd. Die Vorinvalidität ist von der nach dem Unfall gegebenen Gesamtinvalidität in Abzug zu bringen. Verliert der Versicherte ein Bein, dass schon zuvor durch einen Wadenbeinnervenschaden in seiner Funktion beeinträchtigt war, ist die durch den Nervenschaden bedingte Vorinvalidität von der nach dem Unfall verbliebenen Invalidität in Abzug zu bringen.

§ 7 I (3) AUB 88/94 wurde von der Rechtsprechung dahingehend interpretiert, dass ein Abzug der Vorinvalidität von der Invaliditätsleistung und nicht vom Invaliditätsgrad vorzunehmen ist. Dies führt zu unerwünschten Ergebnissen, wenn eine progressive Invaliditätsstaffel vereinbart ist. Deshalb sehen die AUB 99 ff. ausdrücklich vor, dass der Abzug vom „Invaliditätsgrad" zu erfolgen hat (Ziff. 2.1.2.2.3 AUB 99, 2008, 2010, 2014 und 2020).

5.7 Mitwirkungsregelung (Partialkausalität)

Der Unfallversicherer versichert grundsätzlich nur die reinen Unfallfolgen. Hat z. B. eine Zuckerkrankheit an der Erstgesundheitsschädigung und/oder ihren Folgen mitgewirkt, ist der Unfallversicherer für den Mitwirkungsanteil nicht leistungspflichtig. Ebenso wie zum Abzug der Vorinvalidität zeigte sich auch hier das Problem, dass bei progressiven Invaliditätsstaffeln der Abzug des Mitwirkungsanteils unter dem Geltungsbereich der AUB 88/94 von der „Invaliditätsleistung" zu unerwünschten Ergebnissen führte. Die AUB 99 ff. (Ziff. 3) sehen deshalb ausdrücklich die Kürzung des „Invaliditätsgrades" um den Mitwirkungsanteil vor:

Ziff. 3 AUB 99:

„Als Unfallversicherer leisten wir für Unfallfolgen. Haben Krankheiten oder Gebrechen bei der durch ein Unfallereignis verursachten Gesundheitsschädigung oder deren Folgen mitgewirkt, mindert sich

- im Falle einer Invalidität der Prozentsatz des Invaliditätsgrades,
- im Todesfall und, soweit nichts anderes bestimmt ist, in allen anderen Fällen die Leistung entsprechend dem Anteil der Krankheit oder des Gebrechens.

Beträgt der Mitwirkungsanteil weniger als 25 %, unterbleibt jedoch die Minderung."

> **Beispiel**
>
> Ein Versicherter tritt in eine Glasscherbe. Er zieht sich eine offene Großzehenverletzung zu. Es kommt zur Infektion, die wegen der Zuckerkrankheit zur Großzehenamputation führt. ◄

Die Mitwirkung von Krankheiten am Unfallereignis, also der Tritt in die Glasscherbe, führt nicht zur Kürzung des Invaliditätsgrades. Die Mitwirkung ist jedoch zu berücksichtigen bei der „Gesundheitsschädigung oder deren Folgen". Vorliegend steht zur Diskussion die Mitwirkung an den Folgen. Der Verlust der Großzehe ist mit einer Invalidität nach der Gliedertaxe von 5 % (§ 7 I (2) a AUB 88/94 bzw. Ziff. 2.1.2.2.1 AUB 99 ff.) zu bemessen. Die Mitwirkung der Zuckerkrankheit an den Folgen liegt bei mindestens 80 %. Der Anspruch des Versicherten beziffert sich also auf 20 % von 1/1 Großzehenwert.

Als Vorinvalidität besteht als Folge der Zuckerkrankheit – neurologisch gesichert – eine Polyneuropathie mit erheblichen Gefühlsstörungen im Bereich der Großzehe. Diese Vorinvalidität ist zunächst in Abzug zu bringen, ehe die Kürzung des Invaliditätsgrades wegen der Mitwirkung der Zuckerkrankheit erfolgt.

5.8 Fristen

Die Versicherungsbedingungen sehen als Voraussetzung für einen Anspruch auf Invaliditätsleistung vor, dass die dauernde Beeinträchtigung der Leistungsfähigkeit als Folge des Unfalls

- innerhalb eines Jahres (§ 7 I. (1) AUB 88, 94, Ziff. 2.1.1.1 AUB 99, 2008, 2010) bzw. innerhalb von 15 Monaten (Ziff. 2.1.1.2 AUB 2014, 2020) eingetreten ist (Invaliditätseintrittsfrist, Anspruchsvoraussetzung) sowie
- innerhalb von 15 Monaten (§ 7 I. (1) AUB 88, 94, Ziff. 2.1.1.1 AUB 99, 2008, 2010, Ziff. 2.1.1.2 AUB 2014, 2020) *schriftlich* ärztlich festgestellt wird (Anspruchsvoraussetzung) und
- von der versicherten Person innerhalb von 15 Monaten (§ 7 I. (1) AUB 88, 94, Ziff. 2.1.1.1 AUB 99, 2008, 2010, Ziff. 2.1.1.3 AUB 2014, 2020) geltend gemacht wird (Ausschlussfrist). Das Versäumen dieser Frist kann – im Gegensatz zu einem Versäumen der Fristen der Anspruchsvoraussetzungen – entschuldigt werden (OLG Koblenz, Urteil vom 26.11.1999 – 10 U 2072/98).

Diese Regelung bezweckt nach der Rechtsprechung des Bundesgerichtshofs, „regelmäßig schwer aufklärbare und unübersehbare Spätschäden" vom Versicherungsschutz auszunehmen (BGH, Urteil vom 28.06.1978 – IV ZR 7/77). Eine dauernde Beeinträchtigung der Leistungsfähigkeit, die erst *nach* Ablauf eines Jahres bzw. *nach* Ablauf von 15 Monaten seit dem Unfall eintritt oder erkennbar wird, begründet keinen Anspruch auf eine Invaliditätsleistung.

Zu der Art und Weise der ärztlichen Feststellung sind zahlreiche Entscheidungen ergangen:

- Für die ärztliche Feststellung (Anspruchsvoraussetzung) reicht die Mitteilung von Befunden nicht aus. Vielmehr muss zu erkennen sein, dass der Arzt aufgrund der Befunde auf eine Invalidität auf Dauer schließt (OLG Frankfurt, Urteil vom 16.04.1992 – 16 U 107/91).
- Die ärztliche Feststellung wahrt die Frist nur für solche Unfallfolgen, die im jeweils ausdrücklich benannten Verletzungsbereich liegen (OLG Hamm, Beschluss vom 05.01.2000 – 20 W 16/99). Fristgerecht ärztlich festgestellt worden war auf unfallchirurgischem Fachgebiet eine Gesundheitsschädigung im Bereich der Wirbelsäule. Nach Fristablauf und deshalb als Unfallfolge ausgeschlossen wurden Harnentleerungsstörungen festgestellt.
- Die ärztliche Feststellung muss schriftlich erfolgen (Ziff. 2.1.1.2 AUB 2014). Damit ist nicht gemeint die Schriftform des § 126 BGB. Die Schriftform dient Beweiszwecken. Voraussetzung ist nicht, dass sie an den Versicherer adressiert ist oder diesem innerhalb der Frist zugeht. Die ärztliche Feststellung kann also im Operationsbericht, in der Krankenakte oder in einem Bericht – z. B. an eine Berufsgenossenschaft – enthalten sein. Sie kann jedoch nicht nachgeholt werden (BGH; Urteil vom 16.12.1987 – IVa ZR 195/86).
- Der Grad der Invalidität muss nicht benannt werden (BGH, Urteil vom 06.11.1996 – IV ZR 215/95).

Eine Ausnahme von jeder Fristenregelung ist jedoch dann gegeben, wenn der Versicherer den Anschein erweckt, er werde sich nicht auf die Fristen berufen – z. B. wenn der Versicherer nach Fristablauf eine gutachtliche Untersuchung veranlasst.

5.9 Fälligkeit der Invaliditätsleistung

Die Invaliditätsleistung wird in aller Regel spätestens zum Ende des 3. Unfalljahres – bei Kindern kann die Frist verlängert werden – fällig (§ 188 VVG). Bis zu diesem Zeitpunkt kann, wenn eine Besserung oder Verschlechterung der Gesundheitsschädigung dies erfordert, die Neubemessung des Grades der Invalidität – nach der Erstbemessung – von beiden Seiten verlangt werden (§ 11 IV AUB 88, 94 und Ziff. 9.4 AUB 99, 2008, 2010, 2014, 2020).

Eine Neubemessung setzt eine Erstbemessung voraus. Diese ist in aller Regel 1–1,5 Jahre nach dem Unfall möglich. Lange Zeit war streitig, auf welchen Zeitpunkt sich die in einem Rechtsstreit zu klärende Erstbemessung zu beziehen hat. Abzustellen ist auf die Invaliditätseintrittsfrist, also 1 Jahr (§ 7 I. (1) AUB 88, 94, Ziff. 2.1.1.1 AUB 99, 2008, 2010) bzw. 15 Monate (Ziff. 2.1.1.2 AUB 2014, 2020) nach dem Unfall (BGH, Urteil vom 18.11.2015 – IV ZR 124/15). Auf diesen Zeitpunkt ist also auch für die Prognose der Unfallfolgen abzustellen, wobei alle Erkenntnisse zu den Prognosegrundlagen, die zum Zeitpunkt des Ablaufs der Invaliditätseintrittspflicht schon im Grundsatz vorlagen, verwertet werden dürfen, jedoch spätere nicht vorhersehbare Entwicklungen, die die Prognose beeinflussen würden, nicht berücksichtigt werden können.

5.10 Darlegungs- und Beweislast

Der Versicherte hat alle Anspruchsvoraussetzungen vorzutragen (darzulegen) und zu beweisen und zwar im Vollbeweis (§ 286 ZPO).

BGH, Urteil vom 17.10.2001 – IV ZR 205/00 und BGH, Urteil vom 12.11.1997 – IV ZR 191/96:

„Die gesundheitliche Beeinträchtigung als solche und die Frage ihrer Dauerhaftigkeit unterliegen uneingeschränkt dem Beweismaß des § 286 ZPO".

„In diesem Zusammenhang weist der Senat vorsorglich darauf hin, daß dem Kläger entgegen der von der Revision vertretenen Ansicht die Beweiserleichterung des *§ 287 ZPO* nur für die Frage der Kausalität zwischen der unstreitigen unfallbedingten Gesundheitsbeschädigung und einer bewiesenen Invalidität zugute kommt". „Die konkrete Ausgestaltung des Gesundheitsschadens und dessen Dauerhaftigkeit muß der Versicherungsnehmer dagegen nach *§ 286 ZPO* beweisen. Erst danach kann hinsichtlich der Auswirkungen dieses Dauerschadens auf die Gebrauchsfähigkeit des Daumens des Klägers eine Schätzung des Grades in Betracht kommen."

Im Einzelnen sind also im Vollbeweis zu sichern:

- das Unfallereignis,
- die Einhaltung der Invaliditätseintrittsfrist,
- die fristgerechte ärztliche Feststellung der Invalidität,
- die Invalidität, wobei zu den dadurch bedingten Funktionsbeeinträchtigungen Beweiserleichterungen (§ 287 ZPO) greifen und
- deren Verursachung durch das äußere Ereignis (Kausalität).

Die Prognose (auf Dauer), d. h. die voraussichtlich weitere Entwicklung der Unfallfolgen, hat auch der Versicherte zu beweisen; insofern kann er sich jedoch auf Beweiserleichterungen (§ 287 ZPO) berufen.

Darlegungspflichtig ist der Versicherte außerdem für alle Tatsachen, die nur ihm bekannt sein können, z. B. für Vorerkrankungen, vorbehandelnde oder behandelnde Ärzte. Er ist verpflichtet durch die Entbindung von der Schweigepflicht und durch entsprechende Angaben dem Versicherer zu ermöglichen, z. B. ein Vorerkrankungsverzeichnis beizuziehen sowie ärztliche Auskünfte zu erhalten (Ziff. 7 AUB 2014).

Der Versicherer ist im Vollbeweis (§ 286 ZPO) beweispflichtig für

- die Vorinvalidität,
- die Versäumung der Ausschlussfrist,
- die Mitwirkung, wobei für die 25 % übersteigende Mitwirkung Beweiserleichterungen (§ 287 ZPO) greifen. Begründet wird dies damit, dass die Mitwirkung als solche zur Leistungsminderung führe, deshalb bis zu 25 %, dem Punkt zu dem die Mitwirkung erstmals Auswirkungen hat, der Vollbeweis (§ 286 ZPO) anzuwenden sei. Die Höhe der Mitwirkung unterliege dann Beweiserleichterungen (BGH, Urteil vom 23.11.2011 – IV ZR 70/11).

Jeder Vertragspartner hat – grob gesagt – alle die Umstände zu beweisen, auf die er sich zu seinem Vorteil beruft.

5.11 Sonstige Leistungen

Die Invaliditätsleistung steht bei der ärztlichen Begutachtung für die Private Unfallversicherung im Vordergrund. Daneben sind – in Abhängigkeit von den jeweils vereinbarten Leistungen – zu benennen:

- Die *Übergangsleistung*, die zum Ziel hat, bei schweren Unfallverletzungen die Zeit bis zur Zahlung der Invaliditätsleistung zu überbrücken. Nach § 7 II AUB 88, 94 ist eine unfallbedingte Beeinträchtigung nach Ablauf von 6 Monaten von „mehr als 50 %" und zwar ununterbrochen vom Unfalltag erforderlich und zwar unter Beachtung der Mitwirkung von Krankheiten oder Gebrechen, ab den AUB 99 wird eine Invalidität von „mindestens 50 %" verlangt.
  In den AUB 2020 ist die Übergangsleistung nicht mehr vorgesehen.
- Die *Tagegeldleistung* zum Ausgleich von unfallbedingten Einkommenseinbußen, abgestuft nach dem Grad der Beeinträchtigung. Auch bei der Tagegeldleistung ist die Mitwirkung von Krankheiten oder Gebrechen zu berücksichtigen.
- Das *Krankenhaustagegeld*.
- Die *Todesfallleistung*.

5.12 Bemessungsempfehlungen für Unfallfolgen innerhalb und außerhalb der Gliedertaxe

Die nachfolgenden **Bemessungsempfehlungen** für Unfallfolgen im Bereich der Gliedertaxe – von Finger, Hand und Arm bzw. Zehen, Fuß und Bein – sowie die Bemessungsempfehlungen für Unfallfolgen außerhalb der Gliedertaxe wurden erstmals über einen langwierigen Abstimmungsprozess auf Vorschlag des Arbeitskreises „Sozialmedizin und Begutachtungsfragen" der Deutschen Gesellschaft für Orthopädie und Orthopädische Chirurgie (DGOOC) von F. Schröter und E. Ludolph erarbeitet. Sie wurden im Jahren 2007 den hierfür zuständigen Gremien der Deutschen Gesellschaft für Unfallchirurgie (DGU) und der Deutschen Gesellschaft für Orthopädie und Orthopädische Chirurgie (DGOOC) vorgestellt. Die von diesen Gremien ergangenen Anregungen wurden aufgegriffen, sodass diese von den beiden zuständigen Fachgesellschaften akzeptiert wurden und seit 2009 praktiziert wurden (herrschende Meinung).

Sie wurden in der Folge wiederholt ergänzt, insbesondere als Konsequenz aus dem BGH-Urteil vom 01.04.2015 (IV ZR 104/13), wonach die Schulter ausgehend von Ziff. 2.1.2.2.1 AUB 2008, 2010, 2014, 2020 („Arm 70 %") vereinbarungsgemäß nicht zum Arm gehöre. Diese Ergänzung hat dazu geführt, dass zwar die Konsequenzen dieser Rechtsprechung als unsinnig erkannt wurden, diese jedoch nicht direkt korrigiert wurde, sondern indirekt über sog. Wertungswidersprüche (BGH, Beschluss vom 27.09.2017 – IV ZR 511/15), die zwischen einer Bemessung innerhalb und außerhalb der Gliedertaxe vermieden werden müssten. Diese „Wertungswidersprüche" sind zwar – dies wurde nicht erkannt – den AUB immanent. Dennoch wurde mit dieser

Begründung die Rückkehr zur Bemessung analog der Gliedertaxe möglich gemacht.

Die nachfolgenden Empfehlungen für Unfallfolgen innerhalb und außerhalb der Gliedertaxe beruhen auf deren Bearbeitung durch die FGIMB (Fachgesellschaft Interdisziplinäre Medizinische Begutachtung), die erforderlich wurde, nachdem sich im Laufe der Jahre sowohl die medizinischen Voraussetzungen, z. B. die Standzeit des künstlichen Gelenkersatzes, geändert hatten als auch bessere Erkenntnisse aus der Beobachtung von Bewegungsausschlägen und Unfallfolgen resultieren. Aufgegriffen wurde zudem die aktuelle Rechtsprechung.

Die Tabellen, die laufend überprüft und überarbeitet werden, lassen dennoch Raum für individuelle Bemessungen für Befundsituationen, die zwischen den tabellarischen Vorgaben einzuordnen sind. Hierin liegt auch der Grund, dass nur wenige Vorgaben für jedes Gelenk in den Tabellen zu finden sind, die in ihrer Abstufung – jeweils gemessen an der Vollversteifung – auf den ersten Blick ihre Plausibilität erkennen lassen.

Der ärztliche Gutachter ist aufgerufen, in Orientierung an diesen Vorgaben in jedem Einzelfall eine plausibel begründete Invaliditätsbemessung abzugeben, abgestellt auf die von ihm gesicherten Einzelbefunde.

5.13 Aufbau und Systematik der Bemessungsempfehlungen innerhalb der Gliedertaxe

Die Systematik knüpft an verschiedene Verletzungsarten an, die in unterschiedlicher Weise Funktionseinbußen hinterlassen können. Zu unterscheiden sind grundsätzlich Verletzungen ohne und mit Gelenkbeteiligung.

5.13.1 Schaftverletzungen

Schaftverletzungen an den langen Röhrenknochen der Arme und Beine ohne Gelenkbeteiligung können als Dauerfolgen hinterlassen:

- Achsabweichungen
  Varus, Valgus, Rekurvation, Antekurvation
  Innenrotation, Außenrotation
  Verkürzung, Verlängerung
- Pseudarthrosen
  stabil
  instabil

Während die Achsabweichungen relevanter Ausprägung als Präarthrosen anzusehen sind, bewirken eine relevante Verkürzung/Verlängerung (besonders im Bereich der unteren Gliedmaßen) wie auch eine Pseudarthrose eine statische wie dynamische Belastungsminderung, die angemessen bei der Bemessung der Unfallfolgen zu berücksichtigen ist, in der Mehrzahl der Fälle aber von nachhaltigeren Unfallfolgen, ausgehend von Gelenkbeteiligungen, überlagert wird.

5.13.2 Weichteilverletzungen

Weichteilverletzungen können als Dauerfolgen hinterlassen:

- Narben
- (Muskel-)Substanzverluste
- Neurogen bedingte Funktionsstörungen
- Durchblutungsstörungen

Narben haben nur selten funktionell nachteilige Auswirkungen, sind somit in der Regel für die Invaliditätsbemessung nicht bedeutsam.

Besonders die muskulären Substanzverluste und die neurogenen Störungen bewirken Kraftdefizite und – im Bereich der unteren Gliedmaßen – Störungen der Balancehaltung mit negativer Beeinflussung des Gehvermögens. Durchblutungsstörungen können u. U. nachhaltig die trophische Leistungsfähigkeit des Hautmantels beeinträchtigen und zu konditionellen Problemen führen.

Funktionsstörungen infolge einer Nervenverletzung mit neurogenem Defizit fallen in die Kompetenz eines nervenärztlichen Gutachters. Stehen neurologische Unfallfolgen im Vordergrund, wird der maßgebliche Anteil der Invaliditätsbemessung vom Neurologen vorzunehmen sein, wobei insofern zwar darauf zu achten ist, dass vergleichbare Funktionseinbußen auf unfallchirurgisch-orthopädischem und neurologischem Fachgebiet konform bemessen werden. Auf die tabellarischen Bemessungsempfehlungen von Widder und Gaidzik (2018) darf verwiesen werden, wobei diese von neurologischer Seite erarbeiteten Werte noch abgeglichen werden müssen mit gleichen Funktionseinbußen auf unfallchirurgisch-orthopädischem Gebiet. Diese gemeinsame Überarbeitung steht derzeit noch aus.

5.13.3 Gelenkverletzungen

Gelenkverletzungen können unterschiedliche Strukturen betreffen:

- Knochen
- Knorpel (inklusive Menisken)
- Bänder

Daraus resultierende Dauerfolgen können sich manifestieren als:

- Knorpelschaden
- Gelenkdeformität
- Instabilität
- Veränderte Gelenkmechanik

Vorstellbar sind verschiedene Kombinationen der einzelnen Komponenten. Alle Schäden können potenziell eine präarthrotische Bedeutung haben. In der Begutachtung werden sich diese Schäden vordergründig mit Funktions- bzw. Bewegungsstörungen und einer eventuellen Instabilität bemerkbar machen. Diesen Befunden kommt insoweit eine besondere Bedeutung für die tabellarischen Bemessungen der Unfallfolgen zu.

5.13.4 Vorgehen bei der Begutachtung

Für die praktische *Begutachtung* gilt folgendes Vorgehen:
Erster Schritt: Befundsicherung

- Klinisch umfassend
- Soweit erforderlich: Bildgebend

Zur Objektivierung von Bewegungsstörungen ist neben einer aktiven Funktionsprüfung eine – geführte – Gegenprüfung unter manueller Entlastung durch den Untersucher erforderlich, die eine bewusstseinsnahe Beeinflussung der aktiven Beweglichkeit durch den Probanden unschwer erkennen lässt: Die so gewonnenen Funktionsdaten repräsentieren eher den objektiven Befund als allein das Ergebnis der aktiven Funktionsprüfung. Die geführt überprüften Bewegungen sind in die Messblätter einzutragen und der Bemessung zugrunde zu legen – nicht die aktiv vorgeführten.
Zweiter Schritt: Befunddifferenzierung

- Was ist eindeutig Unfallfolge?
- Was ist eindeutig unfallunabhängig?
- Was sind fragliche Unfallfolgen – was spricht für oder gegen einen Zusammenhang?

Ist der Unfall nicht allein ursächlich, müssen Vorinvalidität und unfallfremde Mitwirkung berücksichtigt werden.
Dritter Schritt: Invaliditätsbemessung

- Anhand sicherer unfallbedingter Befundkriterien
- **Nicht** abgestellt auf Subjektivismen
- Soweit erforderlich: Bemessung der Vorinvalidität

Nach Objektivierung der Befunde ist zu klären, welche der **verbliebenen Unfallresiduen** am bedeutsamsten sind:

- Funktion/Stabilität?
- Achsabweichung/Längendifferenz?
- Gelenkumformung?
- Neurogenes Defizit?

Die Entscheidung orientiert sich daran, welche Komponente der Unfallfolgen bei isolierter Betrachtung die höchste Invaliditätsbemessung (siehe nachfolgende Tabellen) nach sich zieht.

In einem weiteren Schritt ist zu prüfen, ob anderweitige Anteile der Unfallfolgen noch **zusätzlich** nachteilige Auswirkungen auf die Funktion der betroffenen Extremität haben.

Ist dies nicht der Fall, entspricht die Eingangsbemessung allein der unfallbedingten Invalidität.

Sind zusätzlich nachteilige Auswirkungen zu bestätigen, ist zu hinterfragen, ob daraus eine Erhöhung der Eingangsbemessung in einer subsumierenden Gesamtbetrachtung resultieren kann.

Vorgaben für die Bemessung nachrangiger Befundkriterien:

- 1/20 bleibt ohne Einfluss auf die „Gesamtinvalidität".
- 2/20 erlauben eine Erhöhung der Basisbemessung um 1/20.
- 4/20 erlauben eine Erhöhung der Basisbemessung um 2/20.

In jedem Einzelfall sollte der Abwägungsprozess hin zur Gesamtinvaliditätsbemessung transparent gestaltet werden und Plausibilität vermitteln.

5.13.5 Bemessungsempfehlungen zur Invalidität in der Privaten Unfallversicherung[1]

- Fachübergreifender Konsens – Stand 04/2024[2]
Von der Fachgesellschaft Interdisziplinäre Medizinische Begutachtung (FGIMB) e.V. zur Anwendung empfohlen am 06.10.2023

---

[1] Der Abschnitt 13.5 wurde als Open Access Artikel unter der Creative Commons Namensnennung CC BY 4.0 International Lizenz publiziert (Klemm et al. 2024, © Die Autoren 2024, https://link.springer.com/article/10.1007/s00113-024-01483-5, https://creativecommons.org/licenses/by/4.0/deed.de, abgerufen 10.01.2025.

[2] Korrekturen, Änderungen, Weiterentwicklungen der Bemessungsempfehlungen gegenüber der Erstpublikation sind mit Fußnoten erklärt.

Klemm, HT[3,4]; *Ludolph, E*[2,5]; *Willauschus, W*[2,6]; *Wich, M*[2,7]; *Weber, S*[2,8,9]; *Fuhrmann, R*[2,10,11]; *Heintel, T*[2,12,13]

Vorbemerkungen

Die Bemessungsempfehlungen (Publikation zu den Grundlagen erhältlich als Open Access Publikation bei Springer: https://doi.org/10.1007/s00113-024-01483-5 und im Gentner Verlag unter https://www.medsach.de/originalbeitraege/bemessungsempfehlungen-zur-invaliditaet-der-privaten-unfallversicherung) wurden erarbeitet unter Beteiligung ärztlicher Fachgesellschaften, mit gutachtlicher Materie vertrauten Institutionen und Personen aus Deutschland, Österreich und der Schweiz. Die Sektion Begutachtung der DGOU hat aufgrund eigener Entscheidung an der Erarbeitung dieser Bemessungsempfehlungen nicht mitgewirkt. Eine ausführliche Darstellung über die Erarbeitung und die konkreten Begründungen zu den Einzelwerten erfolgte bereits in einer Grundlagenpublikation (Klemm et al. 2022a, b, c, 2023a).

Die vorliegenden Bemessungsempfehlungen werden in Abständen evaluiert und aktualisiert. Eine Arbeitsgruppe analysiert Hinweise von Anwendern zu eventuellen Wertungswidersprüchen und nimmt gegebenenfalls Korrekturen oder Ergänzungen vor. Während in dieser Arbeit die Eckwerte vorzugsweise in Tabellenform dargestellt sind, ist die jeweils aktuelle Version derzeit online visualisiert und erreichbar unter www.invaliditaet-online.de (Klemm 2024). Dort werden alle Gelenkstellungen von unserem 3D-Modell (genannt: INVATAR) vorgeführt, sodass Bewertungen auch für Nicht-Mediziner wie Juristen, Sachbearbeiter und/oder Betroffene nachvollziehbar werden.

Bezugspunkt für die Invaliditätsbemessung sind die Allgemeinen Unfallversicherungsbedingungen (Musterbedingungen, herausgegeben vom Gesamtverband der Deutschen Versicherungswirtschaft) (GDV 2020).

Die Eckwerte der Invalidität sind zunächst in Tabellenform dargestellt und für den Bereich der Gliedertaxe aufgeteilt in die Komplexe Verlust (A) – Versteifung (B) – Funktionsbeeinträchtigung (C), jeweils beginnend mit dem größten Funktionsverlust. Ebenso sind Eckwerte für Funktionsbeeinträchtigungen außerhalb der Gliedertaxe angegeben.

Abkürzungen

A = Armwert, H = Handwert, D = Daumenwert, Fi = Fingerwert, B = Beinwert, F = Fußwert, Gz = Großzehenwert, Z = Zehenwert, ΔGDW = Delta des Grund-Deckplatten-Winkels, DGUV = Deutsche Gesetzliche Unfallversicherung

Relevanz konsentierter Invaliditätseckwerte

Bei der Begutachtung von Unfallverletzungsfolgen sollen gleiche Funktionsdefizite auch mit gleichen (vergleichbaren) Invaliditätswerten belegt werden. Für die Umsetzung dieses Ziels bedarf es Eckwerte, die nicht eminenzbasiert vorgetragen, sondern mit einem breiten Konsens erarbeitet wurden. Unterhalb der Werte für Gliedmaßenverluste (die durch die AUB vertraglich vorgegeben sind) hat die langjährige Begutachtungspraxis gezeigt, dass eine Umsetzung der tatsächlichen Funktions- und Leistungsdefizite der jeweiligen versicherten Person in eine dauernde Invalidität nur dann vergleichbar, transparent und nachvollziehbar formuliert werden kann, wenn sich diese auf spezifizierte und breit akzeptierte Bemessungsempfehlungen stützt.

Mit Veröffentlichung der Bemessungsempfehlungen der FGIMB werden die Empfehlungen aus 2009 zurückgenommen, so dass jetzt die Bemessungsempfehlungen der FGIMB an deren Stelle maßgeblich sind.

Umsetzung der Allgemeinen Unfallversicherungsbedingungen

Bezugspunkt für die Invaliditätsbemessung sind die Allgemeinen Unfallversicherungsbedingungen (Musterbedingungen, herausgegeben vom GDV, Stand 2020; https://www.gdv.de/resource/blob/6252/f5121ebea18eb5800be7566316330293/01-allgemeine-unfallversicherungsbedingungen-aub-2020%2D%2Ddata.pdf).

AUB-Musterbedingungen (Deutschland, Stand 2020)	
Arm	70 %
Arm bis oberhalb des Ellenbogengelenks	65 %
Arm unterhalb des Ellenbogengelenks	60 %
Hand	55 %
Daumen	20 %
Zeigefinger	10 %
Anderer Finger	5 %
Bein über der Mitte des Oberschenkels	70 %
Bein bis zur Mitte des Oberschenkels	60 %

(Fortsetzung)

---

[3] Fachgesellschaft Interdisziplinäre Medizinische Begutachtung e.V.
[4] Freies Institut für medizinische Begutachtungen Bayreuth/Erlangen.
[5] Institut für ärztliche Begutachtung Düsseldorf.
[6] Gutachteninstitut Orthopädisch-unfallchirurgische Praxisklinik alpha-MED Bamberg.
[7] Stellv. Direktor Klinik für Unfallchirurgie und Orthopädie, BG-Klinikum Unfallkrankenhaus Berlin und Chefarzt der Abteilung für Unfallchirurgie und Orthopädie Klinikum Dahme-Spreewald GmbH.
[8] Oberarzt der Hand- und funktionellen Mikrochirurgie, Klinik für Unfall-, Wiederherstellungschirurgie und rehabilitative Medizin Universitätsmedizin Greifswald.
[9] Delegierte im wissenschaftlichen Beirat der FGIMB der Deutschen Gesellschaft für Handchirurgie.
[10] Delegierte im wissenschaftlichen Beirat der FGIMB der Deutschen Assoziation Fuß und Sprunggelenk.
[11] Chefärztin Klinik für Fuß- und Sprunggelenkchirurgie am RHÖN-KLINIKUM Campus Bad Neustadt, Bad Neustadt, Deutschland.
[12] Oberarzt Klinik und Poliklinik für Unfall-, Hand-, Plastische und Wiederherstellungschirurgie des Universitätsklinikum Würzburg.
[13] Delegierter im wissenschaftlichen Beirat der FGIMB der Deutschen Wirbelsäulengesellschaft.

AUB-Musterbedingungen (Deutschland, Stand 2020)	
Bein bis unterhalb des Knies	50 %
Bein bis zur Mitte des Unterschenkels	45 %
Fuß	40 %
Große Zehe	5 %
Andere Zehe	2 %

Hinzuweisen ist für die Anwendung der Bemessungsempfehlungen, dass es nach den zugrunde liegenden AUB auf eine rein funktionelle Beurteilung der Unfallfolgen ankommt. Insbesondere bei der Beurteilung von Funktionsbeeinträchtigungen in Gelenken ist also nicht ausschließlich auf die eingeschränkte Winkelgradzahl der Bewegung im Vergleich zur Norm abzustellen.

Nur das Anlegen eines Winkelmessers an ein Gelenk mit Dokumentation der Einschränkung gegenüber der Norm wird der funktionellen Betrachtungsweise nicht gerecht.

In der Physiologie der Gelenkbeweglichkeit, also einer funktionellen Betrachtung, ist zu berücksichtigen, dass der Versicherte – beispielhaft an den oberen Gliedmaßen – erwarten darf, dass die notwendige Bewegung in Blickrichtung nach vorn (Vorwärtshebung des Arms) bis zur Horizontalen eine höhere Wertigkeit erfährt als z. B. die Vorwärtshebung des Arms über 120°. Diese „Wertigkeit" ist an einer Farbskala von rot (funktionell von untergeordneter Bedeutung) bis grün (funktionell von herausragender Bedeutung) dargestellt (Abb. 5.1).

Eine Bewegungseinschränkung in Blickrichtung nach vorn ist einschneidender als eine Minderung der Abhebefähigkeit des Arms seitlich über die Horizontale.

Die zur Bemessung von Funktionsbeeinträchtigungen angegebenen Werte stellen Eckwerte dar. Bei Unfallbetroffenheit verschiedener Gelenke an einer Gliedmaße ist zunächst das herausragendste Funktionsdefizit zu benennen und anschließend subsumierend zu betrachten, ob aus weiteren Unfallfolgen Änderungen der Invaliditätsbemessung (sowohl erhöhend als auch erniedrigend) resultieren.

Die Eckwerte der Invalidität sind zunächst in Tabellenform dargestellt und für den Bereich der Gliedertaxe aufgeteilt in die Komplexe Verlust (A) – Versteifung (B) – Funktionsbeeinträchtigung (C), jeweils also beginnend mit dem größten Funktionsverlust. Ebenso sind Eckwerte für Funktionsbeeinträchtigungen außerhalb der Gliedertaxe angegeben.

Zur Nutzung der Bemessungsempfehlungen auch durch Nicht-Mediziner wird weitestgehend auf lateinische Ausdrücke verzichtet bzw. werden diese in Klammern erklärt.

Anmerkung zur Vergleichbarkeit von Invaliditätswerten
Bei der Plausibilitätsprüfung von Bemessungseckwerten ist der Kliniker bei Gesamtbetrachtung des Individuums gewillt, Funktionsbeeinträchtigungen z. B. am Daumen mit der Handfunktion oder am Fuß mit der Beinfunktion zu vergleichen. Diese Herangehensweise ist aber zum Scheitern verurteilt, da vom Versicherer die Verlustwerte als Bezugspunkt vorgegeben sind. Betrachtet man also den Verlust des Arms im Vergleich zum Beinverlust, so zieht der Armverlust wesentlich mehr Funktionsbeeinträchtigungen nach sich als der Beinverlust, ist aber nach AUB-Musterbedingungen gleichwertig mit 70 % zu bemessen. Insofern kann nur eine Vergleichbarkeit von Werten innerhalb der Gliedmaße/des Gliedmaßenteils erfolgen. Beispielhaft ist also eine Handfunktionsbeeinträchtigung nur mit anderen Funktionsbeeinträchtigungen der Hand vergleichbar und eine Daumenfunktionsbeeinträchtigung nur mit einer anderen am Daumen.

Normalbeweglichkeit eines Gelenks
Zur Beurteilung von Funktionsbeeinträchtigungen eines Gelenks ist das Wissen über die Normalbeweglichkeit desselben unumgänglich (Abb. 5.2). Dabei sind z. B. beim Handgelenk Globalfunktionen in allen Bewegungsrichtungen zu wichten, während bei anderen Gelenken eine Bewegungsebene eine herausragende Bedeutung hat wie z. B. im Schulter- oder Hüftgelenk die Bewegung in Blickrichtung, auf die dann in der Regel die Invaliditätsbemessung abstellt, sofern nicht beurteilungsrelevante Beeinträchtigungen in den weiteren Bewegungsebenen vorliegen.

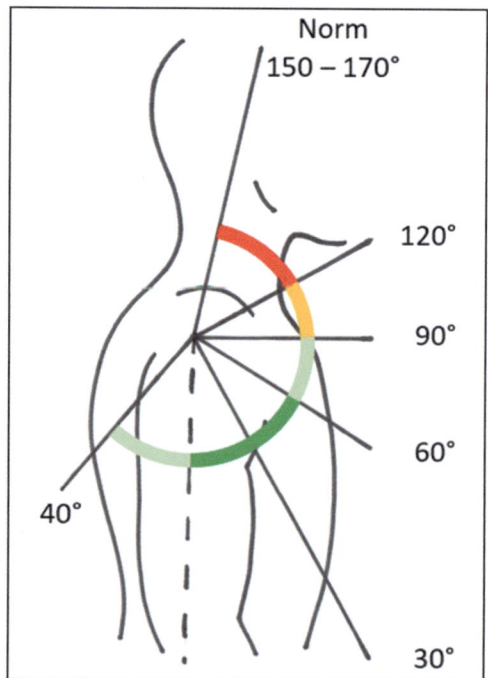

Abb. 5.1 Funktionelle Betrachtung einer Gelenkbeweglichkeit (beispielhaft am Schultergelenk). Erläuterung der Farbskala siehe Text

5.13 Aufbau und Systematik der Bemessungsempfehlungen innerhalb der Gliedertaxe

Schultergelenk Arm rückwärts/vorwärts 40 / 0 / 150–170°	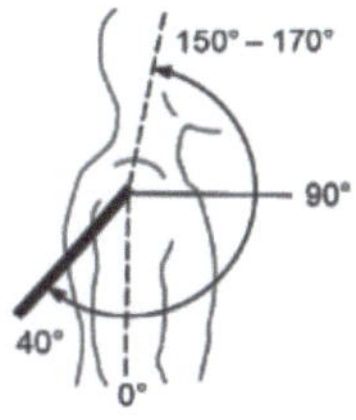
Ellenbogengelenk Streckung/Beugung 10 / 0 / 135°	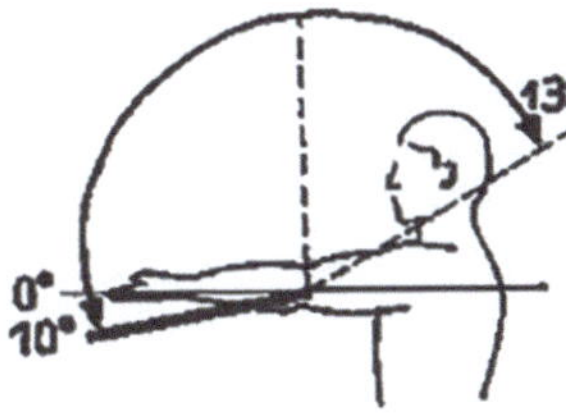
Unterarmdrehung Auswärts/einwärts 80–90 / 0 / 80–90°	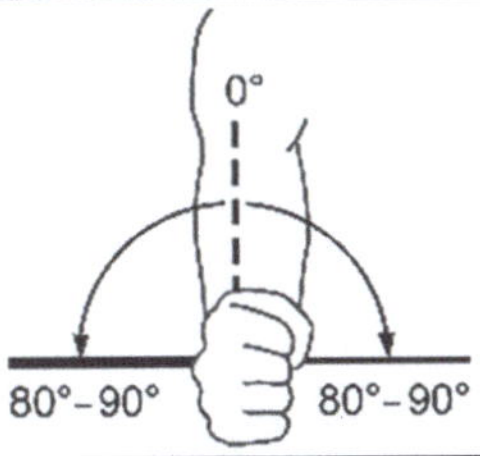
Handgelenk (nach Literaturrecherchen (Klemm et al. 2022c)) Handrücken-/hohlhandwärts 60–80 / 0 / 60–80° Speichenwärts/ellenwärts 20–30 / 0 / 40–60°	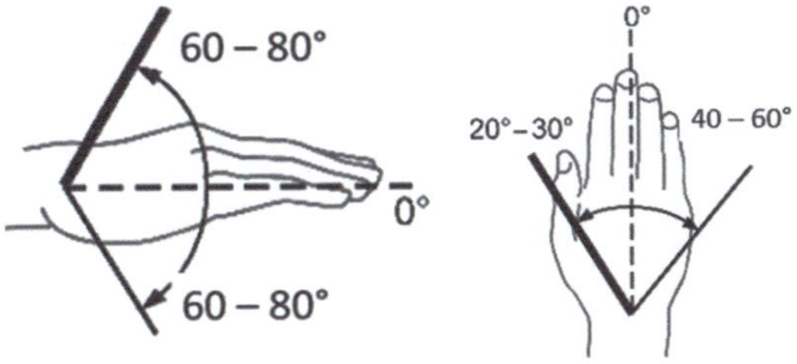
Handgelenk (nach Messblättern der DGUV) Handrücken-/hohlhandwärts 40–60 / 0 / 50–70° Speichenwärts/ellenwärts 20–30 / 0 / 30–40°	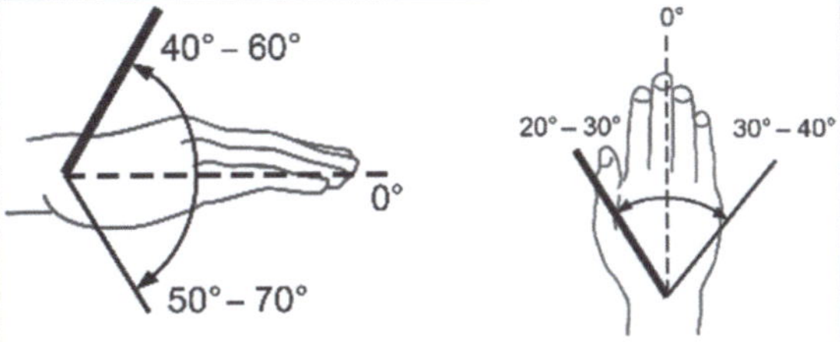
Daumenabspreizung In der Handebene 50–70° Rechtwinklig dazu 50–70°	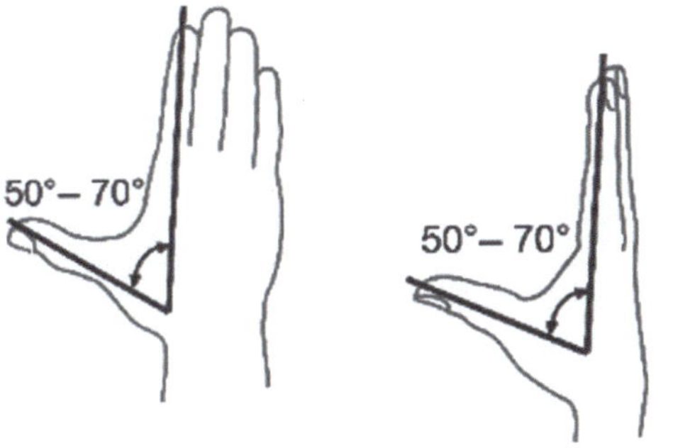

Abb. 5.2 Die wichtigsten Gelenk-Normbeweglichkeiten

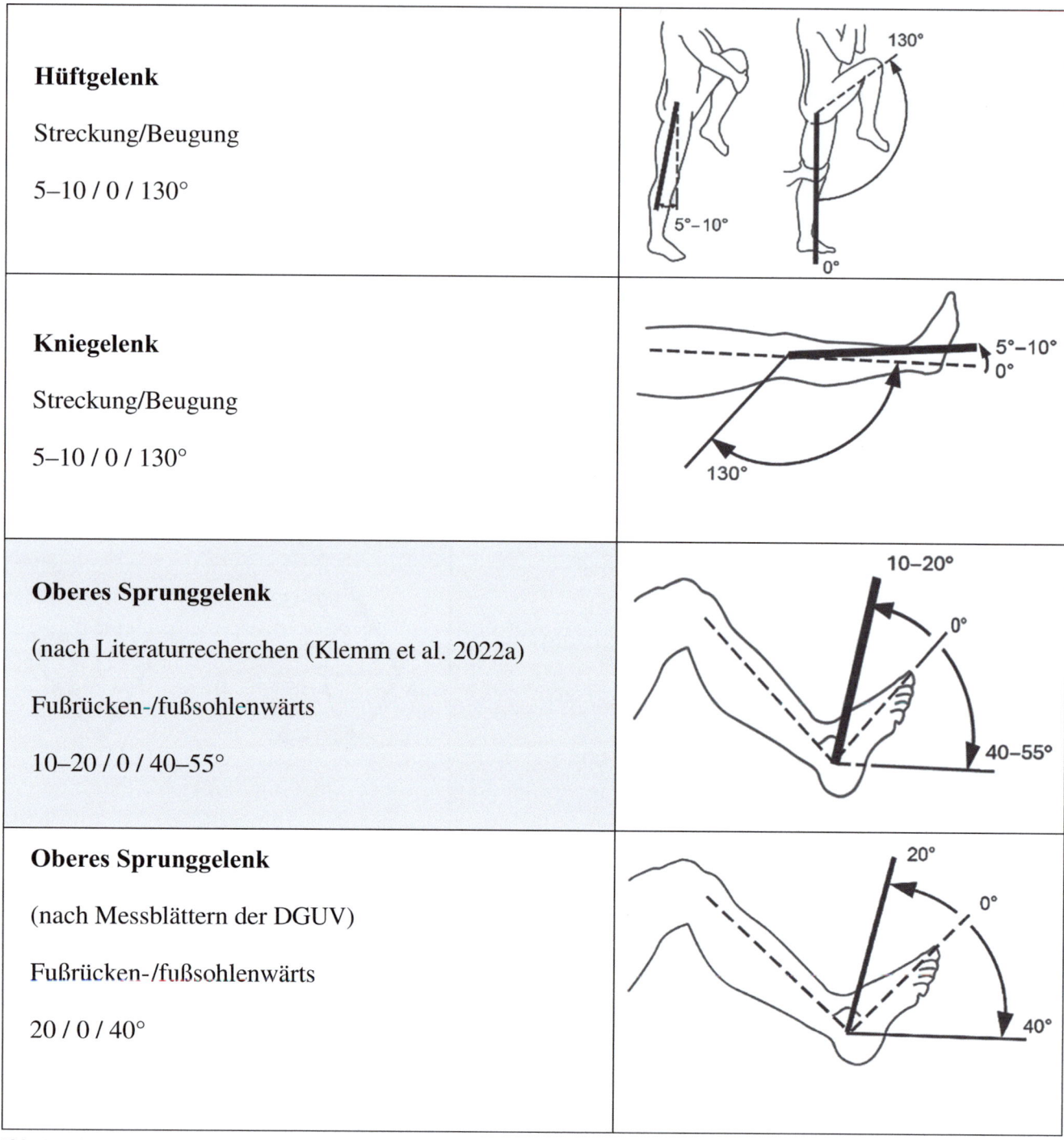

Hüftgelenk

Streckung/Beugung

5–10 / 0 / 130°

Kniegelenk

Streckung/Beugung

5–10 / 0 / 130°

Oberes Sprunggelenk

(nach Literaturrecherchen (Klemm et al. 2022a)

Fußrücken-/fußsohlenwärts

10–20 / 0 / 40–55°

Oberes Sprunggelenk

(nach Messblättern der DGUV)

Fußrücken-/fußsohlenwärts

20 / 0 / 40°

Abb. 5.2 (Fortsetzung)

(Skizzen mit freundlicher Genehmigung der DGUV, zum Teil entnommen aus den von ihr zur Verfügung gestellten Messblättern, wobei die Werte am Hand- und oberen Sprunggelenk entsprechend den Literaturrecherchen zu diesen Bemessungsempfehlungen eigentlich angepasst werden müssten (siehe transparenter dargestellte Werte). Da die von den Autoren recherchierten Werte von der DGUV zwar als korrekt, aber in den Messblättern für nicht korrekturbedürftig angesehen werden, da nicht MdE-relevant, ergibt sich eine Abweichung der Eckwerte im Vergleich zur Erstpublikation). **Es werden also die Normbeweglichkeiten der Messblätter verwendet, da diese allgemein anerkannt sind.**

5.13 Aufbau und Systematik der Bemessungsempfehlungen innerhalb der Gliedertaxe

Gliedertaxe – Obere Gliedmaßen

A – *Verlustwerte* (Abb. 5.3 und 5.4, Tab. 5.1)

B – *Versteifungswerte* (Tab. 5.2, 5.3, 5.4).

Es gilt der Grundsatz: **Je stammnäher die Versteifung, desto ausgeprägter ist das Funktionsdefizit.**

Ist das Kugelgelenk Schulter versteift, kann die Hand die meisten Orte für ihren Gebrauch nicht mehr erreichen; ein

Tab. 5.1 Verlustwerte von Daumenstrahl und Langfingern. (Abb. 5.3 und 5.4)

Verlustwerte von Daumen- bzw. Fingergliedern	
Daumen	20/20 D
Daumenendglied	12/20 D
Daumen und 1. Mittelhandknochen	10/20 H
Langfinger	20/20 Fi
Langfingerendglied	8/20 Fi
Langfingermittel- und -endglied	14/20 Fi

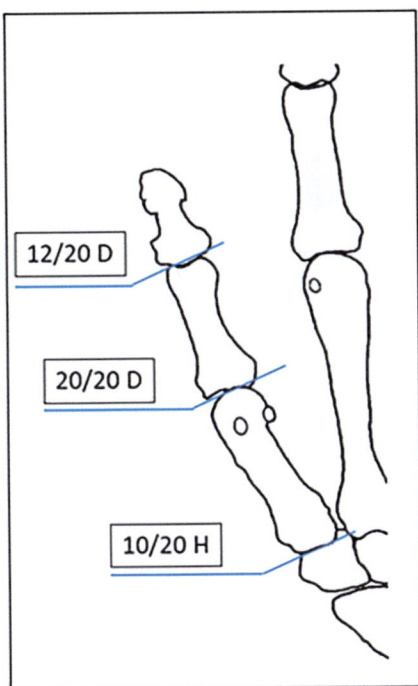

Abb. 5.3 Verlustwerte am Daumenstrahl. (Vgl. Tab. 5.1)

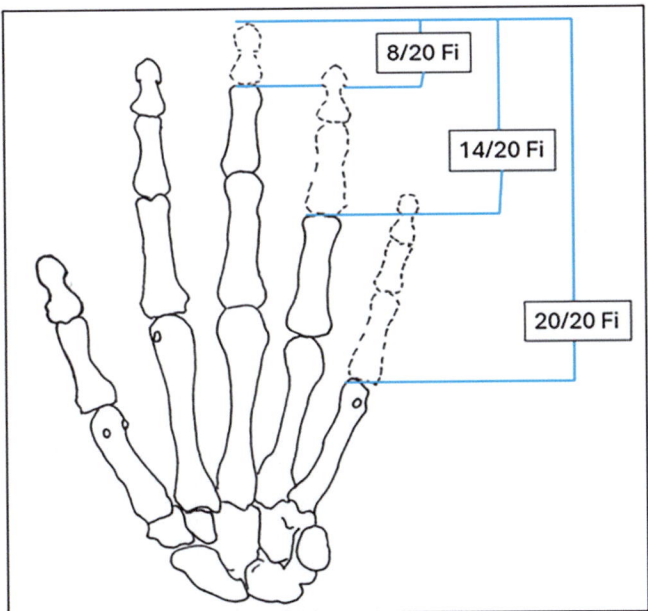

Abb. 5.4 Verlustwerte Langfinger. (Vgl. Tab. 5.1)

Tab. 5.2 Versteifungswerte in funktionsgünstiger Stellung an den oberen Gliedmaßen, s. a. Abb. 5.2

Versteifungswerte in funktionsgünstiger Stellung (isoliert 1 Gelenk)	
Schultergelenk (Abb. 5.5)	8/20 A
Ellenbogengelenk bei freier Unterarmdrehung (Abb. 5.6)	6/20 A
Unterarmdrehung aufgehoben in Auswärtsdrehung[1] (Abb. 5.7a)	7/20 H
Unterarmdrehung aufgehoben in Neutral-0-Stellung[2] (Abb. 5.7b)	6/20 H
Unterarmdrehung aufgehoben in Einwärtsdrehung[2] (Abb. 5.7c)	5/20 H
Handgelenk (Abb. 5.8)	5/20 H
Daumengrund- und -sattelgelenk (Abb. 5.9, 5.10)	6/20 H[2]
Daumensattelgelenk (Abb. 5.9, 5.10)	4/20 H[3]
Daumengrund- und -endgelenk (Abb. 5.9 und 5.10)	12/20 D[4]
Daumenendgelenk (Abb. 5.9, 5.10)	6/20 D
Daumengrundgelenk (Abb. 5.9, 5.10)	4/20 D
Langfingergrund-, -mittel- und -endgelenk (Abb. 5.11, 5.12)	18/20 Fi
Langfingergrund- und mittelgelenk (Abb. 5.11, 5.12)	14/20 Fi
Langfingermittel- und -endgelenk (Abb. 5.11, 5.12)	10/20 Fi
Langfingergrundgelenk (Abb 5.11, 5.12)	8/20 Fi
Langfingermittelgelenk (Abb. 5.11, 5.12)	6/20 Fi
Langfingerendgelenk (Abb. 5.11, 5.12)	4/20 Fi

[1] Die isolierte Aufhebung oder Einschränkung der Unterarmdrehung ist wegen der aus ihr folgenden Funktionsbeeinträchtigung der Handfunktion nach Handwert zu bemessen. Die *Aufhebung* der Unterarmdrehung tritt praktisch nie auf, wird regelhaft operativ korrigiert. Trotzdem werden Eckwerte benannt, um die z. T. extreme Funktionsbeeinträchtigung als Vergleichswert für andere Handfunktionsbeeinträchtigungen heranziehen zu können. Diesbezüglich wurde auch beim Vergleich mit der Erstpublikation eine deutliche Erhöhung der Eckwerte vorgenommen, da u. a. Ausgleichsbewegungen mit inkludiert waren

[2] Invaliditätswert für Versteifung Daumengrund- und -sattelgelenk im Vergleich zur Erstpublikation geändert, da die Funktionsstörung geringer ist als der Daumenverlust aber schlechter als die Handgelenksversteifung

[3] Der Wert wurde von ursprünglich 6/20 auf 4/20 reduziert, da die Versteifung des Handgelenks in funktionsgünstiger Stellung zu größeren Funktionsbeeinträchtigungen führt. Die Bemessung erfolgt nach Hand- und nicht Daumenwert, da globale Handfunktionen betroffen sind, die sich allein im Daumenwert nicht abbilden lassen

[4] Hier kommt es bei subsumierender Betrachtung zu einer Potenzierung des Invaliditätswertes über die reine Addition hinaus, da grundlegende Greiffunktionen beeinträchtigt sind

Gewinn der freien Beweglichkeit des Scharniergelenkes Ellenbogen resultiert lediglich in 1 Ebene. Umgekehrt kann die Hand mit versteiftem Ellenbogen-Scharniergelenk und freiem Schulterkugelgelenk unzählige Orte mehr im sog. Konfigurationsraum erreichen (Abb. 5.5, 5.6, 5.7, 5.8, 5.9, 5.10, 5.11 und 5.12).

C – Werte für Funktionsbeeinträchtigungen

Die funktionell bedeutenste Bewegungsebene ist die Neutral-0-Blickrichtung. Insofern werden die Eckwerte für Einschränkungen in dieser Ebene angegeben. Liegt zusätzlich eine *belangvolle* Funktionsstörung in einer anderen Ebene

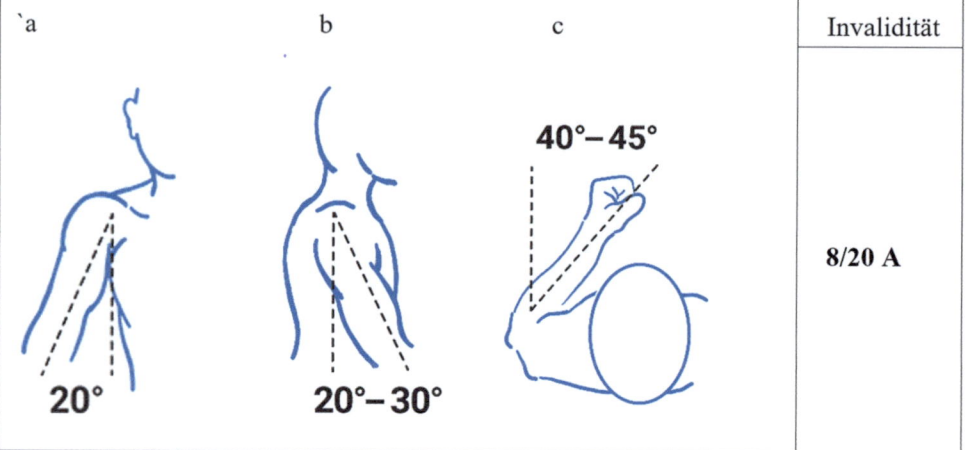

Abb. 5.5 Versteifung des Schultergelenks in funktionsgünstiger Stellung. (Vgl. Tab. 5.2)

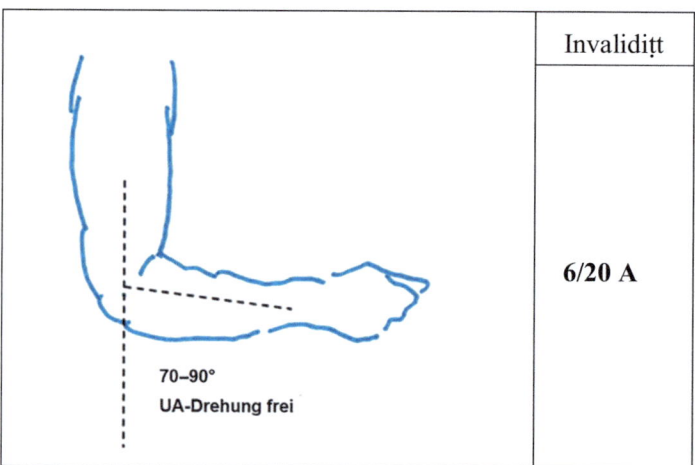

Abb. 5.6 Versteifung des Ellenbogengelenks in funktionsgünstiger Stellung. (UA-Drehung frei, vgl. Tab. 5.2)

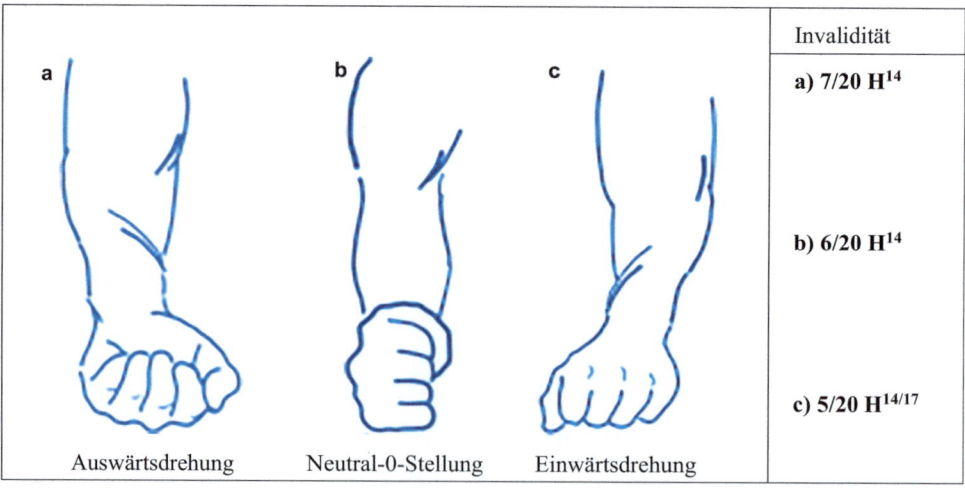

Abb. 5.7 Aufhebung der Unterarmdrehung in verschiedenen Stellungen. (Vgl. Tab. 5.2)

5.13 Aufbau und Systematik der Bemessungsempfehlungen innerhalb der Gliedertaxe

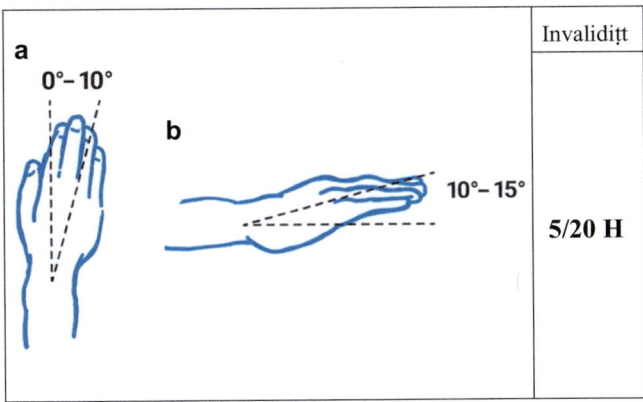

Abb. 5.8 Versteifung des Handgelenks in funktionsgünstiger Stellung. (Vgl. Tab. 5.2)

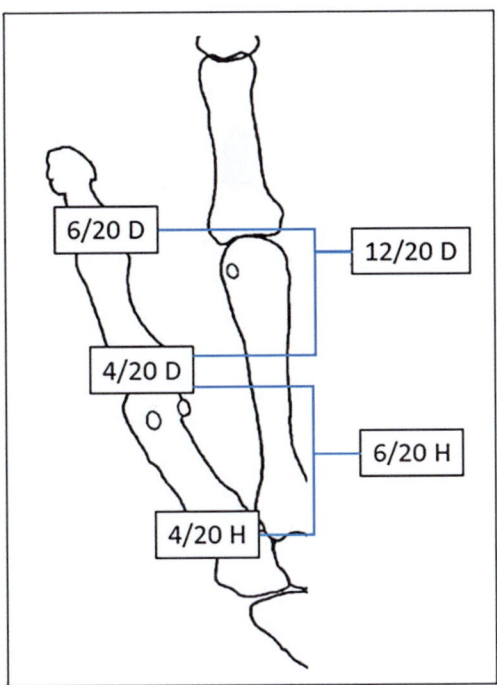

Abb. 5.10 Invaliditätswerte für verschiedene Daumenstrahlgelenkversteifungen in funktionsgünstiger Stellung isoliert und kombiniert. (Vgl. Tab. 5.2 mit Fußnoten 1 bis 4)

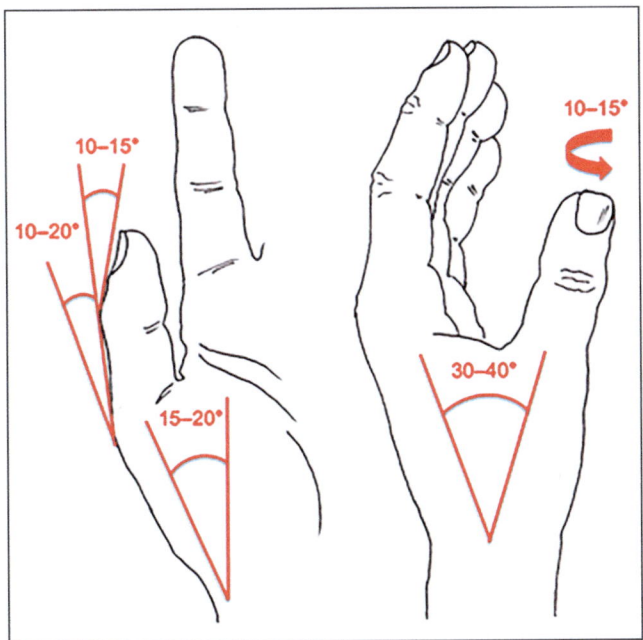

Abb. 5.9 Versteifung Daumenstrahl in funktionsgünstiger Stellung. (Vgl. Tab. 5.2)

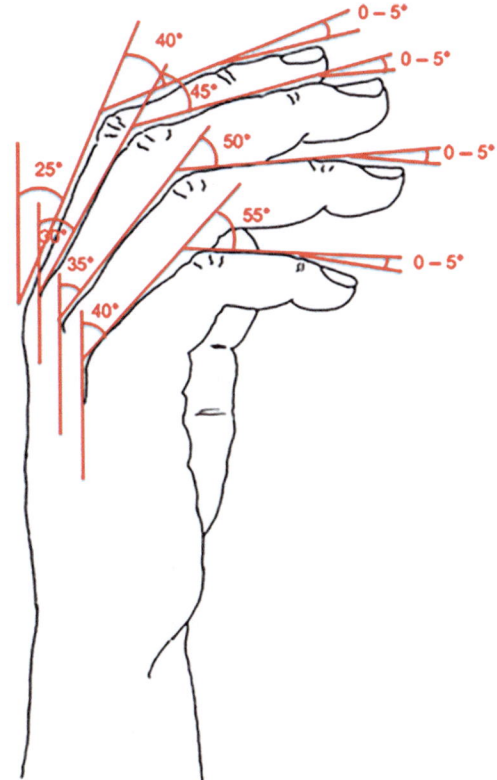

Abb. 5.11 Versteifungsstellung der Langfingergelenke in funktionsgünstiger Stellung

vor, muss der Sachverständige plausibel klären, ob daraus über die regelhafte Kombination derartiger Gelenkfunktionsbeeinträchtigungen ggf. zusätzliche Einschränkungen der Funktion vorhanden sind (Abb. 5.13 und Tab. 5.5).

Die hier beschriebenen Funktionseinschränkungen sind regelhaft mit Rotationseinschränkungen und einer Minderung der Seitwärtshebung vergesellschaftet und rechtfertigen ohne plausible Begründung keine Erhöhung (Abb. 5.14 und 5.15; Tab. 5.6 und 5.7).

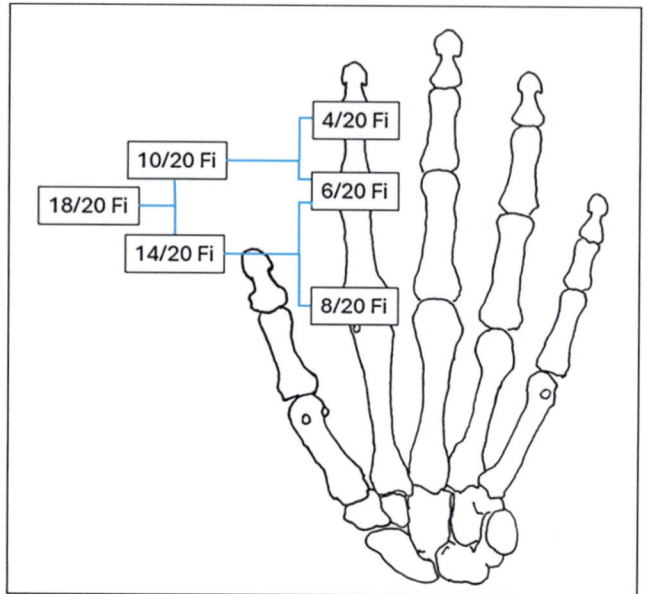

Abb. 5.12 Invaliditätswerte für Langfingergelenkversteifungen in funktionsgünstiger Stellung. (Isoliert und kombiniert, vgl. Tab. 5.2, 5.3 und 5.4)

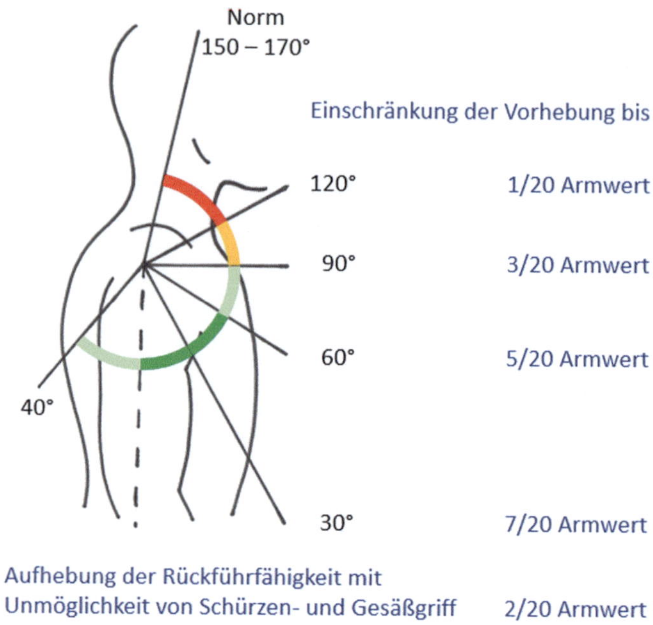

Abb. 5.13 Bewegungseinschränkung des Schultergelenks innerhalb der Gliedertaxe

Tab. 5.3 Versteifungswerte in funktionsgünstiger Stellung an den oberen Gliedmaßen (kombiniert) nach Armwert

Auswirkung der Aufhebung der Unterarmdrehfähigkeit bei Ellenbogenversteifung in funktionsgünstiger Stellung auf den ARMWERT			
Ellenbogengelenk	Handgelenk	Unterarmdrehung aufgehoben in	Invalidität
Versteift	Frei	Auswärtsdrehung	12/20 A
Versteift	Frei	Neutral-0-Stellung	8/20 A[1]
Versteift	Frei	Einwärtsdrehung	7/20 A

[1] Erhöhung des Wertes, da in der Erstpublikation Ausgleichsbewegungen eingerechnet wurden.

Tab. 5.4 Versteifungswerte in funktionsgünstiger Stellung an den oberen Gliedmaßen (kombiniert) nach Handwert

Auswirkung der Aufhebung der Unterarmdrehfähigkeit bei Handgelenksversteifung in funktionsgünstiger Stellung auf den HANDWERT			
Ellenbogengelenk	Handgelenk	Unterarmdrehung aufgehoben in	Invalidität
Frei	Versteift	Auswärtsdrehung	11/20 H
Frei	Versteift	Neutral-0-Stellung	9/20 H[1]
Frei	Versteift	Einwärtsdrehung	8/20 H

[1] Erhöhung des Wertes, da in der Erstpublikation Ausgleichsbewegungen eingerechnet wurden

Tab. 5.5 Funktionsbeeinträchtigungen im Schultergelenk. (Vgl. Abb. 5.13)

Funktionsbeeinträchtigungen im Schultergelenk[1]	
Einschränkung der Vorhebung bis 120°	1/20 A
Einschränkung der Vorhebung bis 90°	3/20 A
Einschränkung der Vorhebung bis 60°	5/20 A
Einschränkung der Vorhebung bis 30°	7/20 A
Aufhebung der Rückführfähigkeit mit Unmöglichkeit von Schürzen- und Gesäßgriff	2/20 A
Persistierende Schultereckgelenkinstabilität Rockwood 2 oder höher, je nach individuellem Funktionsdefizit im Vergleich zu anderen Eckwerten von Schulterfunktionsbeeinträchtigungen	1–2/20 A
Verformung/Subluxation im Schlüsselbein-/Brustbeingelenk mit klinischer Symptomatik	1/20 A
Vollständiger Funktionsverlust der langen Bizepssehne mit Kraftminderung bei der Seitwärtshebung des Armes im Schultergelenk, bei der Beugung im Ellenbogengelenk und bei der Auswärtsdrehung des Unterarms[2]	1/20 A
Vollständiger Funktionsverlust der körperfernen Bizepssehne mit Einschränkung der Beugung im Ellenbogengelenk und der Unterarmdrehung[2]	2/20 A

[1] Soll die Schulterrechtsprechung des BGH vom 01.04.2015 Anwendung finden, so ist die Invalidität außerhalb der Gliedertaxe zu bemessen (s. dazu Tab. 5.21). Die Instanzgerichte setzen die Rechtsprechung des BGH jedoch meist nicht um
[2] Der alleinige Defekt der Sehne rechtfertigt keine Invaliditätsbemessung, würde einer diagnoseassoziierten Invalidität entsprechen. Es ist also unbedingt darauf zu achten, dass die genannten Funktionsdefizite auch tatsächlich belegt sind

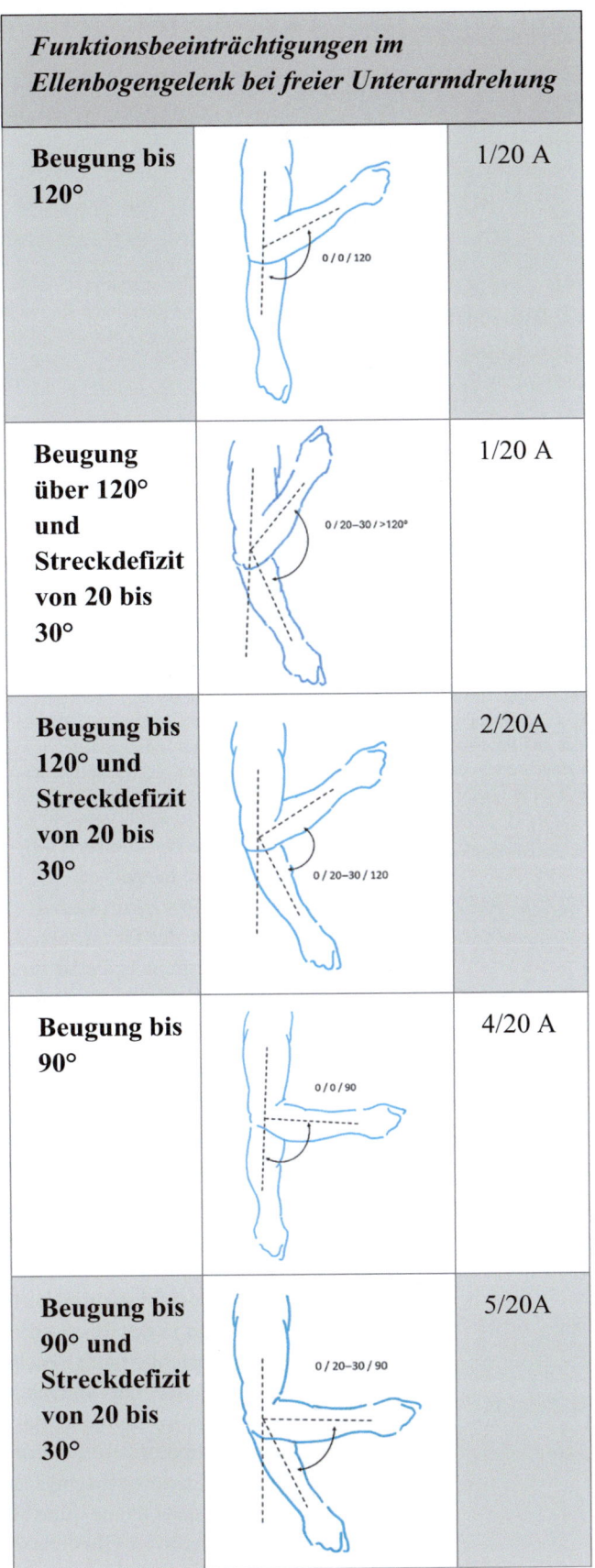

Abb. 5.14 Funktionsbeeinträchtigungen im Ellenbogengelenk bei freier Unterarmdrehung

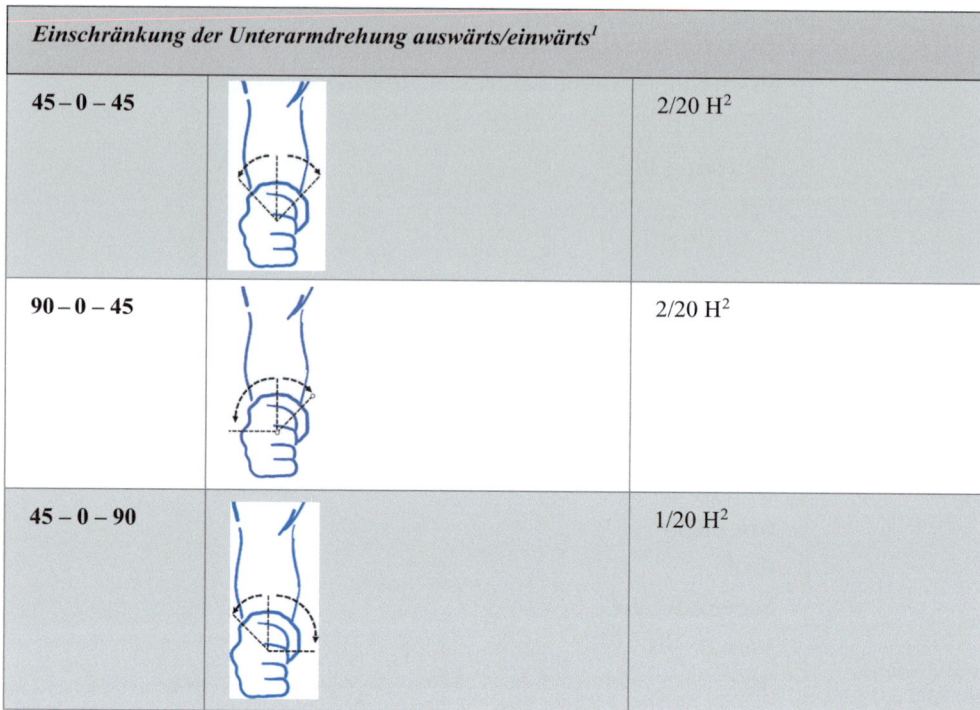

Einschränkung der Unterarmdrehung auswärts/einwärts[1]		
45 – 0 – 45		2/20 H[2]
90 – 0 – 45		2/20 H[2]
45 – 0 – 90		1/20 H[2]

Abb. 5.15 Einschränkung der Unterarmdrehung. [1]Im Vergleich zur Erstpublikation neu aufgenommen. [2]Die isolierte Aufhebung oder Einschränkung der Unterarmdrehung ist wegen der aus ihr folgenden Funktionsbeeinträchtigung der Handfunktion nach Handwert zu bemessen. Die *Aufhebung* der Unterarmdrehung tritt praktisch nie auf, wird regelhaft operativ korrigiert. Trotzdem werden Eckwerte benannt, um die z. T. extreme Funktionsbeeinträchtigung als Vergleichswert für andere Handfunktionsbeeinträchtigungen heranziehen zu können. Diesbezüglich wurde auch beim Vergleich mit der Erstpublikation eine deutliche Erhöhung der Eckwerte vorgenommen, da u. a. Ausgleichsbewegungen mit inkludiert waren

Tab. 5.6 Funktionsbeeinträchtigungen im Handgelenk bei freier Unterarmdrehung

Funktionsbeeinträchtigungen im Handgelenk	
Konzentrische Bewegungseinschränkung um drei Viertel der Norm	4/20 H
Konzentrische Bewegungseinschränkung um zwei Viertel der Norm	3/20 H
Konzentrische Bewegungseinschränkung um ein Viertel der Norm	2/20 H

Tab. 5.7 Funktionsbeeinträchtigungen Daumen und Finger

Daumen- und Fingerfunktionsbeeinträchtigungen	
Instabilität des Daumengrundgelenks nach „Skidaumen"	2/20 D
Instabilität des Daumengrundgelenk mit Einschränkung der Gegenüberstellfähigkeit des Daumens nach „Skidaumen"	4/20 D
Fehlende aktive Streckbarkeit im Endgelenk eines Langfingers bei z. B. Defekt der Strecksehne	2/20 Fi

Gliedertaxe – Untere Gliedmaßen

A – Verlustwerte

B – Versteifungswerte

Es gilt der Grundsatz: **Je stammnäher die Versteifung, desto ausgeprägter ist das Funktionsdefizit** (Tab. 5.9).

C – Werte für Funktionsbeeinträchtigungen

Die funktionell bedeutendsten Bewegungsebenen sind die in Fortbewegungsrichtung. Insofern werden die Eckwerte für Einschränkungen in diesen Ebenen angegeben. Liegt zusätzlich eine *belangvolle* Funktionsbeeinträchtigung in einer anderen Ebene vor, muss der Sachverständige plausibel klären, ob daraus über die regelhafte Kombination derartiger Gelenkfunktionsbeeinträchtigungen ggf. zusätzliche Einschränkungen der Funktion vorhanden sind (Tab. 5.10, 5.11, 5.12, 5.13, 5.14 und 5.15).

Thrombosefolgen und unfallbedingte Lymphödeme

Diese sind in der Regel durch einen internistischen/angiologischen Gutachter unter Beachtung der Leitlinien zur Diagnostik und Therapie der Venenthrombose und Lungenembolie zu beurteilen. Insbesondere bei einem eindeutig zu definierenden postthrombotischen Syndrom geht es vor allem um den doppler-/duplexsonografischen Befund und die Bemessung eines begleitenden Ödems. Eine blutgerinnungshemmende Therapie ist außerhalb der Gliedertaxe zu bemessen. Eine Umfangsvermehrung sagt noch nichts aus über die (wiedererlangte) Durchgängigkeit des Gefäßsystems und kann nicht alleinige Grundlage einer Invaliditätsbemessung sein.

Ist die Durchgängigkeit der Gefäße nach einer Thrombose sonografisch belegt, liegt keine Klappeninsuffizienz vor und beträgt die Umfangsdifferenz weniger als 2 cm, kann auf eine Zusatzdiagnostik/Zusatzbegutachtung verzichtet werden, da dann keine Invalidität bemessen werden kann.

Empfehlungen werden aktuell mit den internistischen Fachkollegen diskutiert und werden nach Konsentierung unter invaliditaet-online.de abrufbar sein.

Unfallbedingte Arthrosen

Für die Beurteilung von Funktionsbeeinträchtigungen durch eine unfallbedingte Arthrose ist – wie grundsätzlich – der Zeitpunkt der Erstbemessung (12 bzw. 15 Monate nach Unfall) maßgeblich. Auf diesen Zeitpunkt müssen der Ist-Zustand und dessen Prognose bezogen werden. Kommen zu diesem Zeitpunkt umformende Gelenkveränderungen bildgebend nicht zur Darstellung, kann die Möglichkeit negativer Veränderungen einer Prognose nicht zugrunde gelegt werden. Kommen sie aber bildgebend zur Darstellung, ist die Frage der Relevanz in Bezug auf die Prognose zu stellen, denn selbst bildgebend gesicherte Arthrosen müssen nicht zwangsläufig auch mit einer invaliditätsrelevanten Verschlechterung der Gelenkfunktion verknüpft sein. Nur wenn also zum Zeitpunkt der Erstbemessung eine unfallbedingte Arthrose bildgebend gesichert ist und daraus resultierende Funktionseinschränkungen vorliegen, ist deren weitere Prognose zu beachten. Liegen demgegenüber zum Zeitpunkt der Erstbemessung funktionell nicht relevante unfallbedingte Arthrosezeichen vor, so ist eine Neubemessung kurz vor Ablauf des vereinbarten Regulierungszeitpunkts zu veranlassen (regelhaft vor Ablauf des 3. Unfalljahres).

Unfallbedingte Endoprothesen

Pauschalierte Endoprothesenzuschläge in Abhängigkeit vom Alter sind nicht zu rechtfertigen. Es ist gutachtlich eine Beurteilung der Gelenkfunktion vorzunehmen und dann zu berücksichtigen, dass der Endoprothesenträger allein durch die einliegende Prothese funktions-, leistungs- und belastungslimitiert ist. Der ärztliche Sachverständige muss also dazu Stellung nehmen, inwieweit prothesen-, material-, zugangs- und/oder instrumentierungsassoziierte Folgen neben z. B. der Störung der Propriozeption vorhanden sind. Weiter muss er beurteilen, ob allein durch das Vorhandensein der Endoprothese bestimmte Funktionen z. B. aus präventiven Gründen vermieden werden müssen. Diese Faktoren wirken sich invaliditätsrelevant auf die Prognosebeurteilung aus, was in der Regel eine Invalidität von mindestens 1/20 Extremitätenwert nach sich zieht.

Tab. 5.8 Verlustwerte an den unteren Gliedmaßen. (S. Abb. 5.16)

Verlustwerte von Fußteilen	
Chopart-Amputation (lediglich Rückfuß erhalten mit Sprung- und Fersenbein)	14/20 F
Lisfranc-Amputation (zwischen Fußwurzel und Mittelfuß)	10/20 F
Sharp-Amputation (Mittelfuß teilweise erhalten)	7/20 F

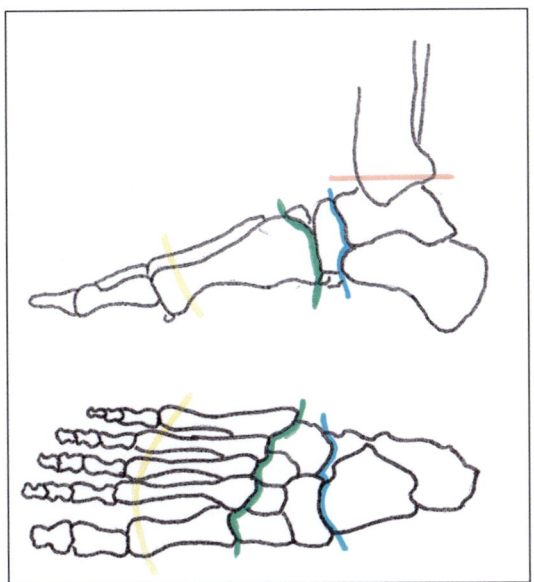

Abb. 5.16 Verlustwerte am Fuß (vgl. Tab. 5.8). *Orange: Syme-Amputation entspr. Fußverlust. Blau: Chopart-Amputation (Der Eckwert bezieht sich auf eine gebrauchsgünstige Stellung, umfasst also nicht den häufigen Fall, dass es durch Zug der Achillessehne bei ungenügender Refixation der Tibialis-anterior-Sehne zu einer ungünstigen Spitzfußstellung kommt, die trotz orthetischer Versorgung eine Belastung des Fußes unmöglich macht.). Grün: Lisfranc-Amputation. Gelb: Sharp-Amputation*

Tab. 5.9 Versteifungswerte untere Extremität in funktionsgünstiger Stellung

Versteifungswerte in funktionsgünstiger Stellung	
Hüftgelenk (Abb. 5.17)	10/20 B
Kniegelenk (Abb. 5.18 und 5.19)	8/20 B
Oberes Sprunggelenk (Abb. 5.19)	6/20 F
Unteres Sprunggelenk[1]	4/20 F
Oberes und unteres Sprunggelenk	9/20 F
Großzehengrundgelenk[2]	8/20 Gz
Grundgelenk andere Zehe (Abb. 5.20)	6/20 Z

[1]Hinteres und vorderes unteres Sprunggelenk werden als eine funktionelle Einheit betrachtet
[2]Die ursprünglich postulierte funktionsgünstige Großzehenversteifung im Grundgelenk in Dorsalextension von 20–25° wurde wieder verlassen, da sie in Relation zur Fußauftrittsebene des belasteten Fußes nur schwierig messbar ist. Es wurde konsentiert, dass am belasteten Fuß beurteilt wird, ob die Großzehe bei Flexion im Endgelenk suffizienten Bodenkontakt hat. Dies mindert auch die Schwierigkeit der Beurteilung der Stellung bei Fußfehlformen (Hohl- oder Plattfuß)

Tab. 5.10 Versteifungswerte Zehen in funktionsungünstiger Stellung

Versteifungswerte Zehe in funktionsungünstiger Stellung	
Großzehengrundgelenk in Neutral-0-Stellung	12/20 Gz
Großzehengrundgelenk in Beugestellung	20/20 Gz
Grundgelenk andere Zehe in funktionsungünstiger Stellung	10/20 Z

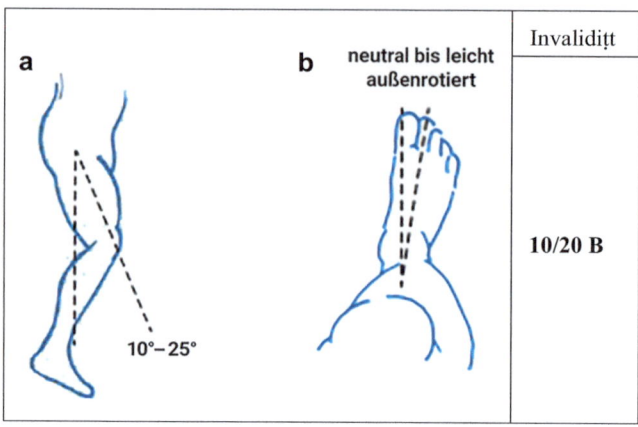

Abb. 5.17 Versteifung Hüftgelenk in funktionsgünstiger Stellung. (Vgl. Tab. 5.9)

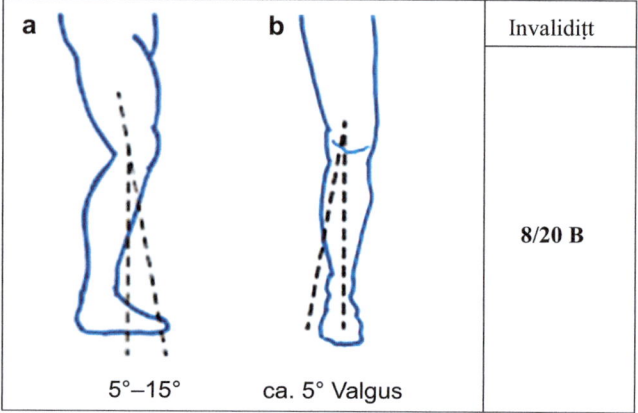

Abb. 5.18 Versteifung Kniegelenk in funktionsgünstiger Stellung. (Vgl. Tab. 5.9)

Invalidität außerhalb der Gliedertaxe
Wirbelsäule

Die gutachtliche Bemessung von verbliebenen Funktionsbeeinträchtigungen am Achssystem bzw. nicht paarigen Organen des Menschen stellt den ärztlichen Sachverständigen vor ganz besondere Herausforderungen. Der Sachverständige muss alle Einflussfaktoren auf das funktionelle Endergebnis kennen, die sich bereits aus Art und Ausmaß der Erstgesundheitsschädigung aber auch aus den unterschiedlichen Ausheilungsmöglichkeiten in Abhängigkeit von der betroffenen funktionellen Bewegungsregion der Wirbelsäule ergeben.

Die Invalidität ist nicht punkt-/prozentgenau zu beziffern. Außerdem sind auch nach langstreckigen Versteifungen im Bereich mehrerer funktioneller Bewegungsregionen kaum Funktionsstörungen vorstellbar, die eine Invaliditätsbemessung über 30 % rechtfertigen könnten, sofern keine zusätzlichen neurologischen Ausfälle zu beachten sind. Dies bedürfte einer individuell sehr plausiblen Erklärung. Würde man einer Systematik der Abstufung der Invalidität in 5er Schritten folgen, so zeigt die Erfahrung, dass damit die verschiedenen Funktionsdefizite nicht ausreichend abzubilden sind, also auch Bemessungen z. B. zwischen den Werten 5 und 10 zu diskutieren sind, also 2,5 usw. Das scheint zunächst ein Widerspruch zur fehlenden Möglichkeit einer punktgenauen Invaliditätsbemessung, bestimmt aber letztlich nur systematisch einen definierten Zwischenwert.

In der nachfolgenden Systematik finden die erheblichen funktionellen Unterschiede verschiedener Wirbelsäulenabschnitte Beachtung. Unfallbedingt verbliebene Formverbildungen oder Versteifungen können nicht losgelöst vom betroffenen Wirbelsäulenabschnitt beurteilt werden. Die Versteifung eines Bewegungssegments der Halswirbelsäule zieht andere Funktionsstörungen nach sich als die eines Bewegungssegments der Brustwirbelsäule oder wieder andere bei Betroffenheit des thorakolumbalen Übergangs (Brust-Lendenwirbelsäulenübergang). Unabdingbar ist auch die Beantwortung der Frage nach dem Vorliegen einer Störung des sagittalen (Ebene, die sich von oben nach unten, wie von

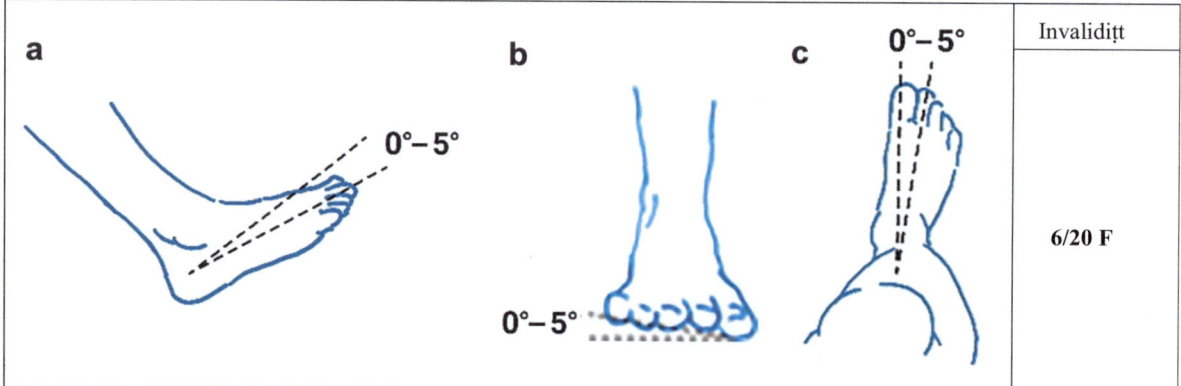

Abb. 5.19 Versteifung oberes Sprunggelenk in funktionsgünstiger Stellung. (Vgl. Tab. 5.9)

Abb. 5.20 Versteifung Großzehe in funktionsgünstiger Stellung. (Vgl. Tab. 5.9)

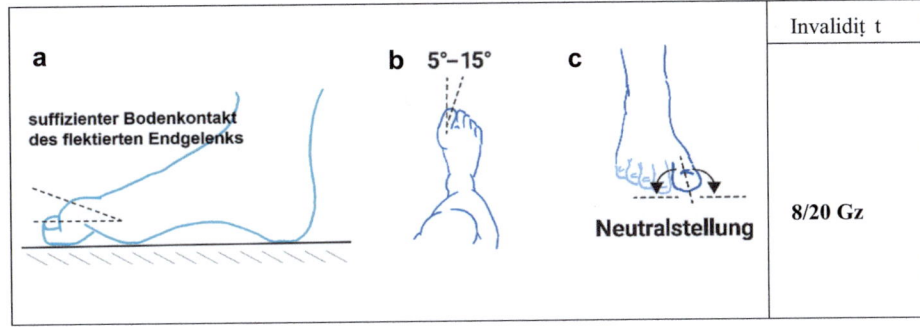

Tab. 5.11 Funktionsbeeinträchtigungen im Hüftgelenk

Funktionsbeeinträchtigungen im Hüftgelenk	
Streckdefizit	
> 5° bis ≤ 10°	1/20 B
Beugung	
bis 120°	1/20 B
bis 90°	2/20 B
bis 60°	4/20 B
bis 30°	8/20 B

Tab. 5.12 Funktionsbeeinträchtigungen im Kniegelenk

Funktionsbeeinträchtigungen im Kniegelenk	
Streckdefizit	
> 5° bis ≤ 10°	1/20 B
> 10° bis ≤ 15°	2/20 B
> 15° bis ≤ 20°	3/20 B
> 20°	Je nach Ausmaß, mindestens jedoch 4/20 B
Beugung	
bis 90°	1/20 B
bis 60°	4/20 B
bis 30°	7/20 B
Instabilität	
leichtgradig eindimensional[1]	1/20 B
leichtgradig zweidimensional[2]	3/20 B
mittelgradig eindimensional[2]	3/20 B
mittelgradig zweidimensional[2]	6/20 B
hochgradig eindimensional[2]	5/20 B
hochgradig zweidimensional[2]	10/20 B

[1] Leicht-, mittel- und hochgradig werden nach der klinischen Bandnachgiebigkeit definiert wie folgt: Leichtgradig: > 3mm bis ≤ 5mm; Mittelgradig: > 5mm bis ≤ 10 mm; Hochgradig: > 10 mm
[2] Leicht-, mittel- und hochgradig werden nach der klinischen Bandnachgiebigkeit definiert wie folgt: Leichtgradig: > 3 mm bis ≤ 5 mm; Mittelgradig: > 5 mm bis ≤ 10 mm; Hochgradig: > 10 mm

Tab. 5.13 Funktionsbeeinträchtigungen der Sprunggelenke

Funktionsbeeinträchtigungen der Sprunggelenke	
Oberes Sprunggelenk Bewegungseinschränkung (fußrücken-/fußsohlenwärts) auf Werte von:	
10/0/30	2/20 F[1]
10/0/20	3/20 F[1]
0/0/30	3/20 F
0/0/20	4/20 F
0/0/10	5/20 F
0/10/x*	10/20 F
0/> 10/x*	12/20 F

*x deshalb, weil die Restbeugefähigkeit bei Spitzfuß relativ unerheblich ist, bei Erhalt der Restbeugefähigkeit also kein relevanter Funktionsgewinn erzielt wird.

Unteres Sprunggelenk Bewegungseinschränkung um	
1/3 der Norm	2/20 F
2/3 der Norm	3/20 F

Kombinierte Funktionsstörungen von oberem und unterem Sprunggelenk sind nicht additiv, sondern subsumierend zu bewerten. Als ein Vergleichswert gilt dabei die Versteifung von oberem und unterem Sprunggelenk mit 9/20 F.

[1] Wert im Vergleich zur Erstpublikation erhöht, da zur Vereinheitlichung die Normbeweglichkeit nach derzeit Anwendung findenden Messblättern der DGUV zu Grunde gelegt wird (s. auch Anmerkungen zu Tab. 5.1)

Tab. 5.14 Funktionsbeeinträchtigungen durch isolierte Längenabweichungen

Funktionsbeeinträchtigungen durch (isolierte) Längenabweichungen[1]	
> 1 cm bis ≤ 2 cm	1/20 B
> 2 cm bis ≤ 3 cm	2/20 B
> 3 cm bis ≤ 5 cm	3/20 B

Unfallbedingte Längendifferenzen > 5 cm bedürfen einer ganz individuellen Betrachtung, da regelhaft andere Verletzungsfolgen im Vordergrund stehen dürften.

[1] Längen- und Achsabweichungen treten selten isoliert auf und sind regelhaft subsumierend in der „Gesamt"-Invalidität zu berücksichtigen

Tab. 5.15 Funktionsbeeinträchtigungen durch isolierte Achsabweichungen

Funktionsbeeinträchtigungen durch (isolierte) Achsabweichungen[1]	
> 5° bis ≤ 10°	1/20 B
> 10° bis ≤ 20°	2/20 B

Unfallbedingte Achsabweichungen > 20° bedürfen einer ganz individuellen Betrachtung, da regelhaft andere Verletzungsfolgen im Vordergrund stehen dürften.

[1] Längen- und Achsabweichungen treten selten isoliert auf und sind regelhaft subsumierend in der „Gesamt"-Invalidität zu berücksichtigen

hinten nach vorn im Körper erstreckt – teilt also den Körper in einen linken und rechten Anteil) Profils mit Abweichung desselben vom ehemaligen (vor dem Unfall bestehenden) Profil der Wirbelsäule (ΔGDW).

Aufgrund der erheblichen anatomischen und biomechanischen Unterschiede innerhalb des Achsenskeletts ist eine Gliederung zielführend, die neben anatomischen und biomechanischen Gesichtspunkten auch die jeweiligen funktionellen Besonderheiten berücksichtigt. Auf Grund der differenten Anzahl von Spinalnervsegmenten an der Halswirbelsäule wird eine Nomenklatur verwendet, die sich an der knöchernen Struktur orientiert, nämlich dem Wirbel selbst. Auch wird bewusst von einem Wirbel (z. B. HW2 für 2. Halswirbel) und nicht einem Wirbelkörper (z. B. HWK2 für 2. Halswirbelkörper) gesprochen, da Letzterer nur einen Teil des Wirbels darstellt.

- *Region 1:* Kraniozervikaler Übergang (Kopf-Hals-Übergang) und obere Halswirbelsäule (Occiput – Hinterhaupt – bis HW2)

Die Kopf-Halsgelenke bilden zusammen mit der oberen Halswirbelsäule (Atlas und Axis) eine funktionell geschlossene Einheit (Putz 1981). Die HW1/HW2-Gelenke sind auf Rotation ausgelegt. Das Zapfengelenk des Dens axis (Zahnfortsatz des 2. Halswirbels) ermöglicht 20 bis 30° Rotation zu jeder Seite. Bis zu 70 % der Kopfdrehung erfolgen aus diesem unteren Kopfgelenk, der Rest aus der übrigen HWS.

- *Region 2:* Subaxiale (unterhalb des 2. Halswirbels) Halswirbelsäule (HW2 bis HW5)

Die subaxiale HWS ist der wesentliche Bereich für die Seitneigung sowie für die Beugung und Streckung der Halswirbelsäule. Für die Rotation spielen diese Bewegungssegmente verglichen mit dem unteren Kopfgelenk (HW1/HW2) nur eine untergeordnete Rolle.

- *Region 3:* Zervikothorakaler (Übergang der Hals- zur Brustwirbelsäule) Übergang (HW5 bis BW2)

In dieser Junktionszone trifft die Halswirbelsäule mit ihrem hohen Grad an Mobilität und Flexibilität auf die durch den Brustkorb stabilisierte und rigidere Brustwirbelsäule. Ähnlich dem Übergang zwischen Brust- und Lendenwirbelsäule ist dieser Abschnitt bedeutenden Belastungen ausgesetzt und wird bei Unfällen daher häufiger verletzt.

- *Region 4:* Brustwirbelsäule (BW2 bis BW10)

Im Vergleich mit der Hals- und Lendenwirbelsäule ist die segmentale Beweglichkeit der Brustwirbelsäule, insbesondere für Beugung/Streckung, mit einer Amplitude von in der Regel unter 5° gering. Aufgrund der höheren Anzahl an Bewegungssegmenten hat dieser Wirbelsäulenabschnitt dennoch Bedeutung für die Beweglichkeit der Wirbelsäule im Gesamten (Seitneigung und Rotation).

- *Region 5:* Brust-Lendenwirbelsäulenübergang (BW10 bis LW2)

Dieser Übergangsbereich nimmt eine Sonderstellung innerhalb der Wirbelsäule ein. Mehr als die Hälfte aller Verletzungen der Brust- und Lendenwirbelsäule betreffen die Region zwischen BW10 und LW2. Verantwortlich hierfür sind der Wechsel von der Kyphose (nach rückenwärts verstärkte Krümmung) der Brust- in die Lordose (Krümmung der Wirbelsäule nach vorn) der Lendenwirbelsäule, der Wegfall der stabilisierenden Wirkung des Brustkorbes und die Änderung der Ausrichtung der Wirbelgelenke von einer vorwiegend frontalen Stellung im BWS-Bereich zu einer nahezu sagittalen Orientierung im LWS-Bereich, was mit einem sprunghaften Anstieg der Rotationssteifigkeit verbunden ist (White und Panjabi 1990). Aufgrund der großen Rotationsmöglichkeit kommt diesem Übergang funktionell besondere Bedeutung zu.

- *Region 6:* Lendenwirbelsäule und lumbosakraler (Übergang Lendenwirbelsäule zum Kreuzbein) Übergang (LW2 bis SW1)

Aufgrund der fast sagittalen Ausrichtung der Wirbelgelenke sind in diesem Abschnitt nur minimale Rotationsbewegungen möglich. Die mittlere Bewegungsamplitude für Flexion/Extension steigt vom thorakolumbalen zum lumbosakralen Übergang sukzessive an. Mit einer Amplitude von durchschnittlich 20° für Extension/Flexion besitzt das Bewegungssegment LW5/SW1 die größte segmentale Beweglichkeit der gesamten Wirbelsäule in dieser Raumebene.

Ist die Wertigkeit der Bewegungsregion geklärt, muss der ärztliche Sachverständige Stellung nehmen zu folgenden Fragen:

Bewegungs-/Entfaltungsstörung
Anzahl der betroffenen Bewegungssegmente
Zugangs-, instrumentierungs- und/oder bandscheibenassoziierte Folgen
Stabilität des/der Bewegungssegment(e) und/oder der Instrumentierung
Anschlussinstabilität oder -überlastung
Knöcherne Ausheilung/Versteifung
Störung der sagittalen Balance (ΔGDW ≥ 15–20°)
Störung der frontalen Balance (Skoliosewinkel > 10°)
Morbidität durch Fremdmaterial und/oder Entnahmemorbidität
Weitere klinische oder bildgebende Pathologika
Neurologische Folgen (regelhaft separat zu bewerten).

Bzgl. weiterer Einzelheiten wird auf die Erstpublikation verwiesen (Klemm et al. 2023b).

Nach diesen Kriterien kann ein Vergleich der Funktionsparameter mit Referenzwerten erfolgen. Der Gutachter kann die aktuelle Situation des von ihm begutachteten Probanden mit konkreten guten und schlechten Ausheilungsergebnissen in der von ihm zu beurteilenden Region vergleichen und dann schlüssig seine Invaliditätsbemessung begründen. Die Referenzwerte der Bemessungsempfehlung sind zu erreichen unter: www.invaliditaet-online.de.

Abschließend sei noch einmal darauf hingewiesen, dass keine Invaliditätswerte anhand einzelner Messparameter zu bestimmen sind, wie z. B. „ab einem ΔGDW von x oder y resultiert eine „Mindest"-Invalidität von z. B. z". Dafür sind die Einflussfaktoren auf das Funktionsdefizit des Achsorgans zu vielschichtig.

Becken

Im Bereich des Beckens können nach Verletzungen regelhaft auch Unfallverletzungsfolgen bestehen bleiben, die einer gutachtlichen Untersuchung nur schwer zugänglich sind. Bei gesicherter Erstgesundheitsschädigung sind einerseits die bildgebenden Veränderungen wie z. B. Knochennarben oder MR-tomo-/szintigrafische Nachweise von Reizzuständen zu beschreiben und andererseits ist der ärztliche Sachverständige gehalten, die in diesem Zusammenhang nachweisbaren Funktionsbeeinträchtigungen möglichst genau zu beschreiben und einer Plausibilitätsprüfung zu unterziehen. Der Gutachter muss also subjektive Beschwerdeangaben an nachweisbaren Funktionsbeeinträchtigungen plausibel machen oder bei fehlendem Nachweis von funktionellen Beeinträchtigungen ausschließen:

- Verkürzte Dauer des erträglichen Sitzens,
- Sitzimbalance mit Angewiesensein auf ein orthopädisches Sitzkissen oder einen orthopädischen Bürostuhl,
- Verminderung der Gehstrecke,
- Auftreten einer belastungsabhängigen Gangbildstörung durch zunehmende Schmerzen im Becken,
- Ausstrahlende Schmerzen in die Lendenwirbelsäule und in die Hüften durch eine fehlende Beckenrotation (Versteifung der Kreuz-Darmbeingelenk-Fugen),
- Unmöglichkeit des Einnehmens von Zwangshaltungen mit tiefem Hocksitz oder weitem Vornüberbeugen durch dabei auftretende Zugspannungen im aus der Verletzung resultierenden knöchernen und Weichteil-Narbengewebe,
- Beinlängenunterschied durch Fehlstellung.

Diese Funktionsstörungen müssen durch möglichst viele bildgebende *und* klinische Befunde gestützt oder widerlegt werden:

- Ausbildung der Gesäßmuskulatur
- Weichteilgrübchen
- Asymmetrie Beinmuskulatur
- Fußsohlenbeschwielung
- Verknöcherung der ISG-Fugen bzw. Osteophytenbildungen
- Radiologisch nachweisbare Beckenasymmetrie (auch dynamisch durch Aufnahmen bei wechselndem Einbeinstand)
- Im MRT-Zeichen des chronischen Reizzustandes im Bereich der Schoßfuge oder der Kreuz-Darmbeingelenke
- Bildgebende Veränderungen am lumbosakralen Übergang
- Schädigung des N. pudendus (Schamnerv)
- Piriformis-Syndrom (Schmerzen und Taubheitsgefühle auf Grund Einengung des Ischiasnervs durch den Piriformis-Muskel)

Auch im Bereich des Beckens gilt, dass bei normüberschreitenden nozizeptischen und/oder neuropathischen Schmerzen ggf. eine neurologische und/oder psychiatrische Zusatzbegutachtung veranlasst werden sollte (Tab. 5.16).

Brustkorb, Brustbein, Rippen

Bei stabil verheilten Brüchen des Brustbeins ohne erkennbare Knochennarbe resultiert regelhaft keine messbare Invalidität. Bei Ausheilung mit Achsenknick je nach Ausprägung der Funktionsstörung ist eine Invalidität um 5 % zu erwarten.

Knöchern ohne jegliche erkennbare Knochennarben oder Fehlstellung ausgeheilte Rippenbrüche lassen regelhaft eine messbare Invalidität nicht begründen. Ist aber röntgenmorphologisch eine funktionell relevante Fehlstellung oder ein Falschgelenk vorhanden oder die Irritation der interkostalen

Tab. 5.16 Beurteilung von Unfallfolgen am Becken

Unfallfolgen	Invalidität je nach Ausprägung der Funktionsstörung
Beckenasymmetrie (umfassende radiologische Diagnostik notwendig)	10 bis 20 %
Verknöcherung oder Reizzustand der Schoßfuge oder der Kreuzdarmbeingelenke	0 bis ≤ 10 %
Symphysale Diastase > 15 mm	5 bis 10 %
Atrophes/instabiles Falschgelenk im Bereich des Scham- oder Sitzbeins	0 bis 5 %
Atrophes/instabiles Falschgelenk vorderer Beckenring einseitig	um 15 %
Atrophes/instabiles Falschgelenk vorderer Beckenring beidseitig	um 20 %
Unfallfolgen wie ein Piriformis-Syndrom oder eine Schädigung des Nervus pudendus sind Einzelfälle; sie sind zusammen mit neurologischem und ggf. urologischem Zusatzgutachten zu beurteilen.	

Tab. 5.17 Bemessung von Unfallfolgen am Brustkorb, -bein und den Rippen

Funktionsbeeinträchtigungen im Bereich Brustkorb/Brustbein/Rippen	Invalidität
Mit Achsenknick verheilter Brustbeinbruch je nach Funktionsbeeinträchtigung	um 5 %
In Fehlstellung oder falschgelenkig verheilter Rippenbruch je nach Funktionsbeeinträchtigung (1 bis 2 Rippen oder Rippenserienbruch)	0 bis ≤ 10 %
Fehl- oder flaschgelenkig verheilte Rippenbrüche nach Serienbruch mit erkennbarer Deformierung des Brustkorbes bei nachgewiesener Störung der Atemmechanik	10 %

Tab. 5.18 Bemessung von Unfallfolgen im Bereich der Bauchdecke

Funktionsbeeinträchtigungen im Bereich Bauchdecke	Invalidität
Narbige Umwandlungen eines Teiles der Bauchwandmuskulatur	≤ 5 %
Reponible Bauchwandhernie bis Tischtennisballgröße	≤ 10 %
Reponible Bauchwandhernie bis Faustgröße	≤ 15 %
Reponible Bauchwandhernie über Faustgröße	≤ 20 %

Nerven nachzuweisen, so ist je nach Ausdehnung (1 bis 2 Rippen oder Rippenserienbruch) eine Invalidität bis ≤ 10 % zu begründen. Fehl- oder falschgelenkig verheilte Rippenbrüche nach Rippenserienbruch mit erkennbarer Deformierung des Brustkorbes sind bei nachgewiesener Störung der Atemmechanik mit 10 % zu bemessen bei interpolierender Betrachtung der Lungenfunktionsstörung. Es ist also in diesen Fällen (und das auch insbesondere bei Schwielen- und Schwartenbildungen) eine fachinternistische Lungenfunktionsdiagnostik/Zusatzbegutachtung erforderlich. Diesbezüglich sind auch Folgen von Blut- oder Luftansammlungen zwischen Lunge und Brustkorbwand ggf. fachinternistisch mitzubeurteilen (Tab. 5.17).

Bauchdecke

Reizlos und stabil verheilte Bauchwandnarben nach Eröffnung der Bauchhöhle führen regelhaft nicht zu funktionellen Beeinträchtigungen.

Liegen narbige Umbildungen im Sinne eines Keloids oder auch Verwachsungsbeschwerden vor, so sind bei nachgewiesenen Funktionsstörungen (z. B. mit fotografischen und/oder sonografischen/kernspintomografischen Befunden) Invaliditätswerte bis 5 % zu rechtfertigen.

Bei großen Bauchwandhernien kommt es bereits bei der normalen Bauchpresse zum Austritt von Eingeweiden, sodass regelhaft das Tragen eines Bruchbandes bereits bei normalen Verrichtungen des täglichen Lebens erforderlich ist. Allerdings spielen in der PUV Hilfsmittel mit Ausnahme der Brille/Kontaktlinse keine Rolle. Deshalb ist die Größe/Ausdehnung des Bauchwandbruchs invaliditätsrelevant. Andererseits führen Vorwölbungen von Eingeweiden bei kleineren Bauchwandhernien eher zu einer Einklemmung. Ein solcher Zustand ist aber regelhaft eine Operationsindikation und wird dementsprechend nicht als Unfallverletzungsfolgezustand zu bewerten sein. Insofern bleibt unter funktionellen Gesichtspunkten lediglich die „funktionelle" Abstufung anhand der Größe des Bauchwandbruchs (Tab. 5.18).

Verbrennungs-/Verbrühungs-/Verätzungsfolgen

Zu diesem Komplex können keine allgemein gültigen Eckwerte einer Invaliditätsbemessung angegeben werden, da die Folgen von Verbrennungen und/oder Verbrühungen weit gestreut sind. Es müssen aber Kenntnisse aus den ärztlichen Behandlungsdokumentationen vorliegen über den Schweregrad und die Ausdehnung der Primärverletzung. Erst dann ist es auch möglich, die Haut als Organ des Körpers zu begreifen mit ihrer sowohl äußeren Schutzfunktion als auch ihrer Mitbeteiligung an der Regulation des Temperatur-, Flüssigkeits- und Elektrolythaushalts (Menke 2016). Kann sich also der Betroffene noch Temperaturschwankungen aussetzen oder ist ihm das auf Grund der Temperaturregulationsstörung verwehrt? Auch müssen Berücksichtigung finden ggf. vorliegende taktile Funktionsstörungen, Störungen über die der originären Hautfunktion hinausgehende Folgen z. B. durch Narbenstränge mit Störungen der Gelenkbeweglichkeit.

Zur Beschreibung der Narben müssen Aussagen getroffen werden über

- die Pigmentierung des Narbenareals
- die Höhe der Narbe über Hautniveau
- ihre Textur, Stabilität und Dehnbarkeit

Weiter sind Informationen notwendig über

- die Durchblutung
- die Plausibilität eines Juckreizes oder der
- Störung der Schweißsekretion

All diese und ggf. noch weitere Parameter müssen beschrieben und diskutiert werden, bevor man das Gesamtbild dann mit Funktionsbeeinträchtigungen inner- und außerhalb der Gliedertaxe vergleicht. Dies macht es dem Gutachter möglich, eine plausible und transparente Invaliditätsbemessung vorzunehmen.

Punktesysteme, wie sie zur Schätzung der MdE vorgeschlagen werden (Menke 2016), gaukeln nur eine mathematische Genauigkeit vor und können bei der Invaliditätsbemessung keine Anwendung finden.

Addendum

Nach der BGH-Rechtsprechung vom 01.04.2015 soll die Schulter nicht zum Arm gehören. Danach müsste die Invali-

Tab. 5.19 Bemessung von Schulterfunktionsbeeinträchtigungen außerhalb der Gliedertaxe inkl. Versteifung

Schulterfunktionsbeeinträchtigungen außerhalb der Gliedertaxe	Invalidität
Schultergelenksversteifung	3 %
Einschränkung der Vorhebung bis 120°	1 %
Einschränkung der Vorhebung bis 90°	2 %
Einschränkung der Vorhebung bis 60°	2 %
Einschränkung der Vorhebung bis 30°	3 %
Persistierende Schultereckgelenkinstabilität Rockwood 2 oder höher je nach individuellem Funktionsdefizit im Vergleich zu anderen Eckwerten von Schulterfunktionsbeeinträchtigungen	2 %
Verformung/Subluxation im Schlüsselbein-/Brustbeingelenk mit klinischer Symptomatik	3 %

dität wie folgt außerhalb der Gliedertaxe bemessen werden (Tab. 5.19).

Fazit für die Praxis

- Diese Bemessungsempfehlungen lösen die bisher allgemein anerkannten Bemessungsempfehlungen von Schröter und Ludolph aus dem Jahre 2009 ab.
- Die Invaliditätseckwerte sind (erstmals!) fach- und länderübergreifend konsentiert.
- Online (invaliditaet-online.de) erfolgt regelmäßig eine Evaluierung und ggf. Anpassung, sodass der Anwender immer den neuesten Stand einsehen kann.
- Die Online-Visualisierung unter invaliditaet-online.de erleichtert das Verständnis für die Bewertung von Funktionsstörungen auch für Nicht-Mediziner wie Richter, Rechtsanwälte und Sachbearbeiter.

5.13.6 Bemessung der Invalidität nach Abdominalverletzungen

Dieses Spezialthema spielt in der Praxis der PUV nur eine untergeordnete Rolle. In etwa 80 % aller unfallbedingten Gesundheitsschädigungen kommt die sog. Gliedertaxe zur Anwendung – also Unfallfolgen im Bereich der oberen und unteren Gliedmaßen und der Sinnesorgane (Visus, Gehör, Geruch und Geschmack). Zu den verbleibenden 20 % zählen vor allem Schädel-Hirnverletzungen sowie Verletzungen der Wirbelsäule, des Brustkorbs und des Beckens. *Abdominalverletzungen* machen nur einen verschwindend kleinen Bruchteil aller Invaliditätsfälle aus. Folglich fehlen weitgehend Erfahrungswerte zur Bemessung der Invalidität.

Vorgaben zur Bewertung nach Abdominalverletzungen/-erkrankungen finden sich im Schwerbehindertenrecht und im Sozialen Entschädigungsrecht in den „Versorgungsmedizinischen Grundsätzen" unter Teil B:

- *10.2 Magen- und Darmkrankheiten*
- *11 Brüche (Hernien)*
- *12.1 Nierenschäden*
- *13 Männliche Geschlechtsorgane*
- *14 Weibliche Geschlechtsorgane*
- *16.1 Verlust der Milz*

Zum einen betreffen diese Vorgaben überwiegend „Krankheiten". Zum anderen sind sie „ein Maß für die körperlichen, geistigen, seelischen und sozialen Auswirkungen" einer Funktionsbeeinträchtigung (Teil A 2. a) der „Versorgungsmedizinischen Grundsätze", während die *Invalidität* sich danach bemisst, „inwieweit die normale körperliche oder geistige Leistungsfähigkeit" (Ziff. 2.1.2.2.2 AUB 2020) beeinträchtigt ist. Es fehlt also die Berücksichtigung der „seelischen" und „sozialen" Auswirkungen bei der Bemessung der Invalidität. Die Invalidität ist unter „ausschließlich medizinischen Gesichtspunkten" zu bemessen (Ziff. 2.1.2.2.2 AUB 2020), während der GdB/GdS auch den Verlust an Teilhabe am gesellschaftlichen Leben berücksichtigt. Die in den „Versorgungsmedizinischen Grundsätzen" aufgeführten Werte können deshalb nicht auf die Private Unfallversicherung übertragen werden, weil sie nicht „ausschließlich" nach „medizinischen Gesichtspunkten" ermittelt/vorgegeben sind.

Das Gleiche gilt für die MdE-Erfahrungswerte der Gesetzlichen Unfallversicherung (GUV). Auch diese sind kein Maßstab zur Bemessung der Invalidität. Geschütztes Rechtsgut der GUV ist die Erwerbsfähigkeit – bezogen abstrakt auf den Allgemeinen Arbeitsmarkt. Eingeschätzt wird also „der Umfang der sich aus der Beeinträchtigung des körperlichen und geistigen Leistungsvermögens ergebenden verminderten Arbeitsmöglichkeiten auf dem gesamten Gebiet des Erwerbslebens" (§ 56 (2) SGB VII) – ein Einschätzungskriterium, das für die Private Unfallversicherung irrelevant ist, da nicht ausschließlich medizinische Gesichtspunkte Berücksichtigung finden.

Es kommt hinzu, dass sowohl die Werte für das Schwerbehindertenrecht und des Sozialen Entschädigungsrechts, die ab dem 01.01.2009 durch Verordnung festgeschrieben sind, als auch – vor allem – die Erfahrungswerte der GUV, die im Sinne der Gleichbehandlung aller Versicherten anzuwenden sind, sich über einen langen Zeitraum entwickelt haben und sich von der Beeinträchtigung der *normalen körperlichen oder geistigen Leistungsfähigkeit* unter rein *„medizinischen Gesichtspunkten"*, wie sie dem aktuellen medizinischen Standard entspricht, entfernt haben. Es gibt also keine Erfahrungswerte zur Bemessung der Invalidität nach Abdominalverletzungen.

Welche Grundsätze sind bei der Bemessung der Invalidität zu beachten?

Auszugehen ist von einer Invalidität von 100 % für alle „Körperteile und Sinnesorgane", die nicht durch die sog. Gliedertaxe erfasst sind. Darunter fallen der Schädel, das Hirn, die Wirbelsäule, das Rückenmark, der Thorax mit seinen Organen, die Abdominalorgane, das Becken und der Urogenitaltrakt.

Vergleichsmaßstab für die Bemessung der Invalidität ist eine durchschnittliche Person gleichen Alters und Geschlechts, also nicht z. B. die Lungenkapazität eines Profi-Radrennfahrers. Unter einer durchschnittlichen Person (Ziff. 2.1.2.2.2 AUB 2020) wird verstanden ein Mensch in altersentsprechendem Zustand, also in völligem körperlichen und geistigen Wohlbefinden – so zwischen den Vertragsparteien vereinbart -, während die WHO-Definition aus dem Jahre 1994 auch das „soziale Wohlbefinden" umfasst, was jedoch in der PUV nicht zu bemessen ist.

Die unfallbedingte Invalidität bemisst sich beim Erwachsenen nach dem körperlichen und geistigen Verlust an Funktionen zum Ende des 3. Unfalljahres – voraussichtlich auf Dauer (§ 287 ZPO). Zu berücksichtigen sind jedoch, wie bei allen Empfehlungen für die Private Unfallversicherung, die Vorinvalidität und die Mitwirkung unfallfremder Krankheiten oder Gebrechen. Soweit nachfolgend Empfehlungen ausgesprochen werden, sind Abzüge dafür nicht berücksichtigt.

Darauf hinzuweisen ist, dass im Gegensatz z. B. zur Gesetzlichen Unfallversicherung Hilfsmittel (Prothesen, Orthesen, Bandagen, Bruchbänder) bei der Bemessung der unfallbedingten Invalidität nicht zu berücksichtigen sind, also nicht invaliditätsrelevant sind.

1. Verlust der Milz

Der unfallbedingte Verlust der *Milz* fällt nach den Österreichischen Versicherungsbedingungen (AUVB) unter die sog. Gliedertaxe und bedingt danach eine Invalidität von 10 %.

Nach den deutschen Musterbedingungen (AUB) ist der unfallbedingte Milzverlust außerhalb der Gliedertaxe erfasst.

Der unfallbedingte Milzverlust, der Organverlust, hinterlässt beim Erwachsenen nach einer Anpassungsphase von etwa sechs Monaten und bei Kleinkindern nach Erreichen des 7./8. Lebensjahres in der Regel keine objektivierbaren Funktionseinbußen. Das OLG Koblenz (Urteil vom 17.04.2009 – 10 U 691/07) unterstellte ein fortbestehendes Erkrankungsrisiko, jedoch ohne dass dafür konkret irgendwelche Anhaltspunkte vorlagen. Selbst wenn bei einem vergleichbaren Sachverhalt das Risiko, an einer Infektion zu erkranken, auf Dauer erhöht sein sollte, resultieren allein aus diesem Risiko weder eine gegenwärtige Funktionseinbuße noch Funktionseinbußen voraussichtlich auf Dauer (§ 287 ZPO). Denn eine solche Infektion ist zwar möglich, aber nicht hinreichend wahrscheinlich. Es ist also völlig offen, ob sich das Risiko einer Infektionskrankheit verwirklichen wird. Mangels objektiver Funktionseinbußen lässt sich grundsätzlich eine Invalidität zum Ablauf des 3. Unfalljahres nicht begründen – es sei denn, es hat sich eine durch den Milzverlust bedingte Infektionsanfälligkeit konkretisiert, z. B. durch Vergleich der Infektionshäufigkeit vor und nach dem Unfall.

2. Verlust einer Niere

Der unfallbedingte Verlust einer *Niere* fällt nach den Österreichischen Versicherungsbedingungen (AUVB) unter die sog. Gliedertaxe und bedingt danach eine Invalidität von 20 %.

Nach den deutschen Musterbedingungen (AUB) ist die Invalidität außerhalb der Gliedertaxe zu regulieren.

Die „Versorgungsmedizinischen Grundsätze" sehen unter Teil B 12.1.1 vor: „Verlust, Ausfall oder Fehlen einer Niere bei Gesundheit der anderen Niere: GdB/GdS 25."

Die MdE-Erfahrungswerte (GUV) sehen für den Nierenverlust bei normaler Funktion der Restniere eine MdE von 20 % vor.

Diese Werte für den GdB/GdS und die MdE überzeugen jedoch nicht, da in der Regel durch die Auswirkungen einer zu diskutierenden gegenwärtigen Prävention – der Betroffene sollte ausreichend trinken und nicht in großer Hitze arbeiten – weder das körperliche, geistige und soziale Wohlbefinden messbar (GdB/GdS 25) beeinträchtigt ist, noch 20 % (MdE) des Allgemeinen Arbeitsmarktes verschlossen sind.

Eine dauernde Beeinträchtigung der körperlichen Leistungsfähigkeit (PUV) lässt sich im Falle des unfallbedingten *einseitigen Nierenverlustes* – vorausgesetzt, dass die verbliebene Niere alle Funktionen des verlorenen Organs übernimmt, was der Regelfall ist – nicht begründen, auch nicht mit der latenten Gefahr des Verlustes der verbliebenen Niere. Denn dieses Risiko ist zwar möglich, jedoch nicht hinreichend wahrscheinlich (§ 287 ZPO), sodass sich daraus eine Invalidität voraussichtlich auf Dauer nicht ableiten lässt.

Dementsprechend hat das OLG Celle (Urteil vom 13.09.2007 – 8 U 100/07) eine unfallbedingte Invalidität verneint.

Obwohl eine dauernde Beeinträchtigung der Leistungsfähigkeit nicht zu konkretisieren ist, gewähren einige Unfallversicherer mit Blick auf die Regelungen in der Gesetzlichen Unfallversicherung und im Schwerbehindertenrecht/Sozialen Entschädigungsrecht und die AUVB eine freiwillige Invaliditätsleistung auf der Basis eines Invaliditätsgrades von 20 %. Bei ausschließlicher Berücksichtigung medizinischer Gesichtspunkte ist diese Handhabung jedoch nicht zu rechtfertigen.

Grundlegend anders stellt sich die Situation bei Verlust der Niere bei *Einnierigkeit* dar.

Beispiel

Eine 13-jährige Schülerin verliert unfallbedingt die rechte Niere, die operativ entfernt wurde. Postoperativ kam es zu einem akuten Nierenversagen. Es hatte sich bei dem verletzten Organ um eine Einzelniere gehandelt. Das paarige Organ fehlte anlagebedingt. ◄

Die anlagebedingte Einnierigkeit begründet keine Vorinvalidität mit der Folge eines Abzugs bei Verlust der Einzelniere nach Ziff. 2.1.2.2.3 AUB 2020. Denn es fehlen jegliche Leistungsbeeinträchtigungen. Es ist jedoch einleuchtend, dass der hohe Invaliditätsgrad bei völligem Nierenverlust in einem solchen Fall nicht allein dem Unfall (mit Verlust der Einzelniere), sondern teilweise auch dem vorbestehenden Fehlen einer zweiten Niere anzulasten ist. Das vorbestehende Fehlen einer Niere ist als Krankheit im Sinne eines objektiv feststellbaren regelwidrigen Zustandes aufzufassen, sodass eine Leistungskürzung wegen der Mitwirkung einer Krankheit an der unfallbedingten Invalidität bei Verlust der Restniere in Betracht kommt. Zu entscheiden ist über die Höhe des Mitwirkungsanteils der Krankheit (Ziff. 3 AUB 2020). Es ist vertretbar, den Anteil des Unfalls einerseits, der zum Verlust der letzten Niere führt, und die Mitwirkung der vorbestehenden Einnierigkeit andererseits am dialysepflichtigen Endzustand jeweils mit 50 % zu bemessen mit der Folge, dass eine Kürzung der Invaliditätsleistung um die Hälfte zu rechtfertigen ist.

Bei beidseitigem Nierenverlust kann der Betroffene heute im Gegensatz zu früher durch die Möglichkeit der Dialyse am Leben erhalten werden. Es bedarf deshalb für diese Fälle der Bemessung des Invaliditätsgrades, denn die Leistungsfähigkeit ist in der Regel maßgeblich beeinträchtigt. Die Höhe des Invaliditätsgrades hängt von den Funktionsausfällen und von der Häufigkeit der Dialyse ab. Hohe Invaliditätsgrade von 70 bis 80 % sind zu erwarten. Zwar ist nur *ein* Organ von der Vielzahl der Strukturen und Organe, die außerhalb der Gliedertaxe mit einer Invalidität von insgesamt 100 % zur Diskussion stehen, betroffen. Der Verlust dieses Organs bedingt aber, dass die Leistungsfähigkeit des Betroffenen ganz erheblich eingeschränkt ist. Er kann die Leistungsfähigkeit der anderen Strukturen und Organe, die unverletzt sind, aufgrund des beidseitigen Nierenverlustes nur noch ganz eingeschränkt abrufen.

3. Verletzungen der Harn- und Geschlechtsorgane

Schädigungen bzw. Funktionsstörungen an den *Harn-* und *Geschlechtsorganen* können durch Verletzungen im Abdominalbereich verursacht werden. Der Invaliditätsgrad hängt vom Ausmaß der dadurch bedingten Funktionsstörungen ab, vom Verlust also an normaler körperlicher Leistungsfähigkeit. Dies ist im Einzelfall konkret zu begründen. Zu bemessen ist also die konkrete, d. h. individuelle Einbuße an Leistungsfähigkeit des Versicherten durch den Unfall.

Ein besonderes Problem stellen unfallbedingte *Potenzstörungen* dar, weil die „Impotentia coeundi" in der Mehrzahl der Fälle mehr oder weniger stark psychisch überlagert ist. Nach den AUB ist ein Invaliditätsanspruch jedenfalls für die organische Funktionsstörung begründet, weil durch die Impotenz die Leistungsfähigkeit des menschlichen Organismus beeinträchtigt ist. Die Schwierigkeit besteht darin, die organischen von den psychischen Folgen zu trennen, weil Letztere als „krankhafte Störungen infolge psychischer Reaktionen" seit den AUB 88 nicht mehr unter den Versicherungsschutz fallen (Ziff. 5.2.6 AUB 2020).

In einem Standardwerk zur urologischen Begutachtung (Bichler, KH 2004. Das urologische Gutachten. 2. Aufl. Springer Berlin Heidelberg New York) wird vorgeschlagen die MdE (!) bei Erektionsstörungen wie folgt einzuschätzen:
Kompletter Erektionsverlust

- ohne subjektive Beeinträchtigung 0 %
- bei durchschnittlicher psychischer Beeinträchtigung 10–20 %
- bei außergewöhnlicher psychischer Beeinträchtigung 30–40 %

Mit diesen Prozentsätzen wird offensichtlich nur der psychische Anteil des Erektionsverlustes erfasst. Das organische Funktionsdefizit bleibt hingegen unberücksichtigt, weil es die Erwerbsfähigkeit des (gesetzlich) Unfallversicherten nicht mindert.

In der Privaten Unfallversicherung kann jedoch die Beeinträchtigung der körperlichen Leistungsfähigkeit in solchen Fällen nicht mit 0 % bemessen werden. Andererseits sind Vorschläge, die durch unfallbedingte Organschädigung hervorgerufene Beischlafunfähigkeit mit einer Teilinvalidität von 20 % zu bemessen (Fabra M 2001. Neurologische Begutachtung der erektilen Dysfunktion. MedSach 97:4 ff.), als überhöht zu bezeichnen. Mit einer dauernden Beeinträchtigung der körperlichen Leistungsfähigkeit des Mannes um 20 % wird die sexuelle Komponente im Rahmen der körperlichen Funktionen deutlich überbewertet. Ein Invaliditätsgrad von 5 bis 10 % – je nach Alter des Versicherten – für das organische Funktionsdefizit ist dagegen angemessen (Ludolph E u, Reis St 2022. Die Invalidität in der privaten Unfallversicherung. 6. Aufl. VVW Karlsruhe). Die psychische Reaktion auf das sexuelle Versagen bleibt nach Ziff. 5.2.6 AUB 2020 vom Versicherungsschutz ausgeschlossen.

Der unfallbedingte Verlust eines *Hodens/Nebenhodens* begründet in der Privaten Unfallversicherung keinen Invaliditätsanspruch, sofern der verbliebene Hoden/Nebenhoden intakt, also funktionsfähig ist. Auswirkungen auf die normale Leistungsfähigkeit des Betroffenen ergeben sich durch diese Gesundheitsschädigung nicht.

4. Verletzungen des Verdauungstraktes

Angegeben werden können nur Eckwerte, weil das Erscheinungsbild von Folgen nach Verletzungen des Verdauungstraktes zu variantenreich ist, sodass ggf. interpoliert werden muss (Tab. 5.20).

Tab. 5.20 Bemessungsvorschläge nach Verletzungen des Verdauungstraktes

Unfallfolge	Invalidität (%)
Kunstafter (Dünndarm)	30
Kunstafter (Dickdarm)	15
Verlust von Dünndarmteilen (um mehr als 1/3)	10
Verlust von Kolonteilen bei normalem After	< 10
Leberteilverlust von ca. 50 %	< 10
Magenresektion (Teilverlust)	10
Magenresektion (Totalverlust)	20

Beispiel

Verletzungsbedingt besteht beim Versicherten ein künstlicher Darmausgang, dessen Rückverlagerung möglich ist, die der Versicherte jedoch bis zum Ende des 3. Unfalljahres nicht durchführen lässt. ◄

Der Versicherte ist nicht verpflichtet, die operative Rückverlegung des künstlichen Darmausgangs vornehmen zu lassen. Er kann also zur operativen Rückverlegung nicht gezwungen werden. Es fragt sich aber, welche Prognose zum Ende des 3. Unfalljahres gestellt werden kann.

In Ziff. 2.1.1.1 AUB 2020 heißt es:

„Dauerhaft ist eine Beeinträchtigung, wenn sie voraussichtlich länger als drei Jahre bestehen wird und eine Änderung dieses Zustandes nicht zu erwarten ist."

Es fragt sich also, ob die Rückverlegung hinreichend wahrscheinlich ist (§ 287 ZPO). Wenn keine Gründe vorliegen, die die Verweigerung des operativen Eingriffs nachvollziehbar machen, dann ist davon auszugehen, dass die Rückverlegung in Zukunft erfolgen wird. Der Invalidität ist der Zustand nach Rückverlegung des künstlichen Darmausgangs zu Grunde zu legen.

Zwar besteht bei der Rückverlagerung des künstlichen Darmausgangs das Narkoserisiko. Die Beeinträchtigung bei künstlichem Darmausgang ist jedoch bei weitem größer, sodass jeder *verständige Versicherte* sich für die Rückverlegung entscheiden wird.

5.13.7 Bemessung der Invalidität bei Funktionseinbußen des Herzens[14]

Für das Soziale Entschädigungsrecht und das Schwerbehindertenrecht sehen die „Versorgungsmedizinischen Grundsätze" Bewertungen hinsichtlich des „Grades der Schädigungsfolgen" (GdS) bzw. des „Grades der Behinderung" (GdB) auch bei „Krankheiten des Herzens" vor. Die dort angegebenen Werte dürfen jedoch nicht mit dem Invaliditätsgrad in der PUV gleichgesetzt werden, weil auf diesen Rechtsgebieten auch über das Medizinische hinausgehende Kriterien berücksichtigt werden.

Für die PUV gibt es, soweit ersichtlich, bisher keine Vorschläge zur Bemessung kardialer Funktionseinbußen. Deshalb soll im Folgenden versucht werden, für die Ergebnisse kardiologischer Untersuchungen Empfehlungen zur Bemessung des Invaliditätsgrades zu geben. Abweichungen von diesen Vorschlägen sollten dann vom Gutachter im konkreten Fall begründet werden.

Es versteht sich von selbst, dass bei der Begutachtung unfallbedingter Funktionseinbußen des Herzens vor allem probandenunabhängige Diagnostikverfahren eingesetzt werden. So gibt zwar das Belastungs-EKG recht valide Ergebnisse bei den einzelnen Belastungsstufen wieder. Das Erreichen der Belastungsgrenze wird aber überwiegend probandenseitig bestimmt (Angabe von Luftnot, kardialer und peripherer Schmerzen, Schwindel), wobei die Symptomatik dem Untersuchten zunächst abgenommen werden muss. Ähnliches gilt für die Lungenfunktion. Somit ist nachvollziehbar, dass diagnostische Methoden zur Anwendung kommen müssen, deren Ergebnisse weitgehend unabhängig von der Mitarbeit des zu Untersuchenden erstellt werden können.

Unter Berücksichtigung dieser Kriterien kommen bei der Beurteilung herzbedingter Unfallfolgen vor allem sechs Untersuchungsmethoden zum Einsatz:

- Das Belastungs-EKG
- Die Farbdoppler-Echokardiographie und eventuell die Stress-Echokardiographie
- Die nuklearmedizinische Untersuchung des Herzens
- Die Spiroergometrie
- Die Rechtsherzkatheteruntersuchung (sog. kleiner Katheter)
- Die Linksherzkatheteruntersuchung (sog. großer Katheter)

Das entscheidende Einstufungskriterium für fast alle herzbedingten Unfallfolgen im Rahmen der Privaten Unfallversicherung ist die nach dem Unfallereignis verbleibende *linksventrikuläre Funktion* (Funktion der linken Herzkammer) als zentraler Faktor der Hämodynamik (Leistungsfähigkeit des Herz-Kreislauf-Systems).

Wichtig ist, dass bei einem Unfallereignis, bei dem das Herz-Kreislauf-System betroffen ist oder zumindest der Verdacht besteht, zeitnah die entsprechende kardiologische Diagnostik erfolgt. Unter zeitnah versteht man „sobald es der klinische Gesamtzustand erlaubt", wobei Ultraschalluntersuchungen des Herzens (Farbdoppler-Echokardiographie) praktisch immer sofort – auch auf der Intensivstation oder im Operationssaal – erfolgen können. Die Erfahrung lehrt, dass man es dabei dann meistens bewenden lässt und die weitere speziellere Diagnostik nicht mehr durchführt, da die Verletzungsfolgen auf unfallchirurgischem Gebiet meist im Vordergrund stehen oder die entsprechenden Untersuchun-

---

[14] Unter Mitarbeit von H.G. Gieretz an diesem Beitrag.

gen nicht im eigenen Krankenhaus durchgeführt werden können und somit – nicht selten aus Kostengründen – darauf verzichtet wird.

Erst Wochen oder Monate später soll dann im Rahmen eines Gutachtens die kardiale Gesamtsituation beurteilt werden. Es liegt auf der Hand, dass dann, besonders bei einer bereits bestehenden *unfallunabhängigen* Krankheit des Herzens, die Beurteilung hinsichtlich eventuell vorliegender Unfallfolgen erschwert, wenn nicht gar unmöglich ist.

Der Beiziehung von Vorbefunden kommt große Bedeutung zu, zumal das Erinnerungsvermögen des Versicherten – besonders wenn zusätzlich eine zentralnervöse Gesundheitsschädigung vorliegt – nicht selten versagt. Erst das gezielte Nachforschen und „Bohren" in der Krankengeschichte mit Fragen wie: „Ist bei Ihnen früher einmal eine Untersuchung durchgeführt worden, bei der eine Sonde in die Leiste eingeführt wurde und Sie nachher für mehrere Stunden flach auf dem Rücken liegen mussten?", fördert zutage, dass bereits früher einmal eine Herzkatheteruntersuchung erfolgt ist und somit ein Vorbefund hinsichtlich der Herzkranzgefäße vorliegt, welcher zum Vergleich herangezogen werden muss.

Bei der Auswertung von Vorbefunden ist darauf zu achten, dass Originalunterlagen vorliegen, da bei der „Filterung" von Befunden durch mehrere Arztbriefe und Atteste manchmal kleine, aber wichtige Veränderungen am Herz-Kreislauf-System unabsichtlich verschwinden oder hinzugefügt werden oder aber – im Vergleich mit dem Original – uminterpretiert werden (sog. „Syndrom der Stillen Post").

Beurteilung der kardiopulmonalen Leistungsfähigkeit anhand nicht-invasiver und semi-invasiver Belastungstests

Die Leistungsfähigkeit des Herz-Kreislauf-Systems lässt sich durch verschiedene Belastungstests beurteilen. Hierzu zählen:

- das Belastungs-EKG
- die Spiroergometrie
- die Stress-Echokardiographie und
- die nuklearmedizinische Untersuchung

Sowohl das Belastungs-EKG als auch die nuklearmedizinische Untersuchung (fahrradergometrische Myokardszintigraphie) sind von der Mitarbeit des Untersuchten abhängig. Die Spiroergometrie ist aufgrund erweiterter Untersuchungsmöglichkeiten nicht an die Kooperation des Probanden gebunden, da durch die Bestimmung der anaeroben Schwelle ein willkürlich nicht zu beeinflussender Parameter vorliegt. Wenn dem Versicherten aufgrund anderer Leiden eine fahrradergometrische Myokardszintigraphie nicht möglich ist, kann auch eine pharmakologische Myokardszintigraphie erfolgen.

Die Stressechokardiographie und auch die Myokardszintigraphie können *pharmakologisch* erfolgen. Dabei werden verschiedene Wirkstoffe infundiert, welche zum Ziel haben, die Herzfrequenz in den Bereich von etwa 130 Schlägen/Min. anzuheben und dabei die Pumpfunktion der linken Herzkammer zu beurteilen. Der Vorteil dieser Untersuchungsmethode liegt darin, dass zum einen keine Probandenmitarbeit erforderlich ist und zum anderen neben der globalen auch die regionale Kontraktionsfähigkeit der linken Herzkammer beurteilt werden kann (s. u.).

Für das Belastungs-EKG und die fahrradergometrisch durchgeführte Myokardszintigraphie wird bei Vorliegen pathologischer Messdaten die Bemessung der Invalidität entsprechend Tab. 5.21 empfohlen.

Tab. 5.21 Bemessung der Invalidität anhand von Belastungstests

Symptome und Befunde	Invalidität
Keine kardiopulmonalen Symptome bei mittlerer und schwerer Belastung; Belastungstest unauffällig	0 %
Auftreten kardiopulmonaler Symptome bei mittelschwerer Belastung; Belastungs-EKG, Spiroergometrie und/oder Myokardszintigraphie bei 75 W (2 Min.) pathologisch; pathologische Daten bei hoher pharmakologischer Belastung (z. B.: 40 Mikrogramm Dobutamin/kg KG/Min.) in der Stressechokardiographie	20 %
Auftreten kardiopulmonaler Symptome bei Alltagsbelastungen; pathologische Messdaten im Belastungs-EKG, der Spiroergometrie, der Myokardszintigraphie bei 50 W; in der Stress-Echokardiographie pathologisch verändertes linksventrikuläres Kontraktionsverhalten bei geringer pharmakologischer Belastung (z. B.: 20 Mikrogramm Dobutamin/kg KG/Min.)	50 %

Einstufung der kardialen Leistungsfähigkeit nach der linksventrikulären Funktion

Die Messung der linksventrikulären Funktion kann auf zwei Wegen erfolgen: Zum einen über die Darstellung des linken Ventrikels bei der Herzkatheteruntersuchung (Messwert: EF = ejection fraction = Auswurfleistung), zum anderen durch eine Ultraschalluntersuchung des Herzens durch die Farbdoppler-Echokardiographie (Messwert FS = fraction shortening = Maß für die systolische Verkürzung der linken Herzkammer). Beide Messwerte korrelieren gut miteinander. Moderne Farbdoppler-Echokardiographiegeräte weisen *beide Messwerte in einem Untersuchungsgang* aus.

Die Ultraschalluntersuchung des Herzens kann fast immer sofort nach dem Unfallereignis erfolgen, wobei allerdings einschränkend zu sagen ist, dass es sich bei den gewonnenen Daten – lässt man die Einflüsse der Stresshormone außer Acht – um die Funktion der linken Herzkammer *in Ruhe* handelt (Tab. 5.22).

Einschränkend muss allerdings berücksichtigt werden, dass sich die oben genannten Messwerte auf die *Gesamtfunktion* des linken Ventrikels beziehen. Umschriebene Bewegungsstörungen, wie sie etwa durch eine Narbe als Rest-

Tab. 5.22 Beurteilung der Funktion der linken Herzkammer (linker Ventrikel) nach den EF-Werten

Beurteilung der Funktion der linken Herzkammer (linker Ventrikel) nach den EF-Werten		
EF	70 %	Normalbefund
EF	60–70 %	Leichtgradig eingeschränkte Ventrikelfunktion
EF	45–55 %	Mäßiggradig eingeschränkte Ventrikelfunktion
EF	30–40 %	Deutlich eingeschränkte Ventrikelfunktion
EF	< 30 %	Schwerst eingeschränkte Ventrikelfunktion

Tab. 5.23 Bemessung der Invalidität entsprechend der linksventrikulären Funktion

EF	> 70 %	keine Invalidität
EF	60–70 %	10 % Invalidität
EF	45–55 %	30 % Invalidität
EF	30–40 %	50 % Invalidität
EF	< 30 %	80–100 % Invalidität

zustand nach durchgemachtem Herzinfarkt bestehen, müssen dann bezogen auf die Gesamtleistung der linken Kammer bewertet werden (etwa: umschriebene Kontraktionsstörung der Kammerscheidewand mit kompensatorischer Zunahme der Kontraktilität der Hinterwand; Vorliegen eines umschriebenen aneurysmatisch veränderten Wandanteils).

Hinsichtlich einer Bewertung der Funktion der linken Herzkammer im Rahmen der Privaten Unfallversicherung ist jedoch nicht die initial vorliegende, sondern die dauerhaft bestehende Funktionseinbuße von entscheidender Bedeutung. Hier kann die Farbdoppler-Echokardiographie wiederum gute Dienste leisten. Aber auch hier gilt, dass es sich hierbei um einen *Ruhe*parameter handelt. Auch die Messung der linksventrikulären Pumpfunktion bei der Herzkatheteruntersuchung stellt primär einen Ruhewert dar, wobei zunächst die Volumenbelastung durch die Kontrastmittelgabe außer Acht gelassen wird.

Will man einen Messwert für die Kontraktilität der linken Herzkammer unter Belastung erzielen, so empfiehlt sich die Durchführung einer Stress-Echokardiographie oder einer nuklearmedizinischen Untersuchung des Herzens. Auf diese Weise ist eine genauere Bemessung der kardialen Leistungsfähigkeit möglich als unter alleiniger Bewertung der Messparameter unter Ruhebedingungen, da es durchaus vorkommt, dass die Funktion der linken Herzkammer in Ruhe gerade noch (evtl. medikamentös) kompensiert ist, das Herz jedoch nicht mehr in der Lage ist, selbst unter geringen Belastungen die adäquate Versorgung des Körpers mit Blut bzw. Sauerstoff zu gewährleisten (s. o.).

Wenn also eine unfallbedingte *dauerhafte* Beeinträchtigung der linksventrikulären Funktion besteht, so wird empfohlen, die Invalidität entsprechend Tab. 5.23 zu bemessen.

Wenn zusätzlich schwere hämodynamisch wirksame Herzrhythmusstörungen vorliegen, erhöht sich die Invaliditätsbemessung jeweils um 10 %. Unter hämodynamisch wirksamen Herzrhythmusstörungen versteht man Extrasystolien, welche aufgrund ihrer Intensität und Dauer die Pumpleistung des Herzens und damit die Sauerstoffversorgung des Körpers beeinträchtigen (z. B. ventrikuläre Salven oder Tachykardien).

Einstufung der kardialen Leistungsfähigkeit bei hämodynamischen Veränderungen im kleinen Kreislauf

Während die Beurteilung der kardialen Leistungsfähigkeit im Hochdrucksystem des Herzens (linker Ventrikel) durch eine Ultraschalluntersuchung, eine nuklearmedizinische Untersuchung des Herzens und/oder durch eine Linksherzkatheteruntersuchung relativ einfach gelingt, gestaltet sich die Bewertung der Hämodynamik im Niederdrucksystem (zwischen rechtem und linkem Vorhof) schwieriger. Die *rechte* Herzkammer ist aufgrund ihrer Geometrie einer Ultraschallausmessung nicht ausreichend zugänglich. So beurteilt man die Verhältnisse im sog. „kleinen Kreislauf" unter anderem vorwiegend anhand der vorliegenden Druckwerte, wobei aber eventuell zusätzliche Lungenerkrankungen (Vorbefunde!) berücksichtigt werden müssen. Eine Druckerhöhung in diesem Kreislaufgebiet wird dann als pathologisches Zeichen gewertet, wobei der alleinige Nachweis eines Druckanstiegs nicht immer direkt *einem* Herzfehler zugeordnet werden kann. So kann ein erhöhter Druck in der Lungenschlagader zum Beispiel Ausdruck eines primär pulmonalen Prozesses oder aber eines Mitralklappenfehlers sein.

Als neuere Untersuchungsmethode kommt hier die *Magnetresonanzuntersuchung des Herzens* ins Spiel (sog. kardiales MRT). In den Händen erfahrener Untersucher kann diese Methode die Ultraschalluntersuchung ergänzen, wobei insbesondere Herzabschnitte gut beurteilt werden können, welche in aller Regel der Farbdoppler-Echokardiographie kaum oder nur unzureichend zugänglich sind (z. B. Vorderwand des rechten Ventrikels).

Die entscheidende Untersuchungsmethode zum Aufspüren und *Differenzieren* von pathologischen Veränderungen im kleinen Kreislauf ist daher der Rechtsherzkatheter (sog. „kleiner Katheter"). Mit dieser Methode gelingt es sicher, Veränderungen den einzelnen Herz-Kreislauf-Bereichen zuzuordnen, da nicht nur Druckmessungen, sondern auch Blutentnahmen aus den verschiedenen Herz- und Gefäßabschnitten erfolgen (Hohlvenen, rechter Vorhof, rechte Kammer, rechte und linke Lungenschlagader, Pulmonalkapillarbereich). Zusätzlich liefern die durch die ermittelten Werte mögliche Bestimmung des Herzminutenvolumens (= diejenige Menge Blut, die das Herz pro Minute durch den Körper pumpt; Normalwert etwa 5 L/Min.) sowie die Berechnung der Widerstandswerte im kleinen Kreislauf wertvolle Informationen. So gelingt es, eine Druckerhöhung in der Lungenschlagader (= pulmonale Hypertonie) in eine sog. präkapilläre und eine postkapilläre Form zu unterscheiden. Während die präkapilläre Form für einen Lungenprozess als Krankheitsursache spricht (z. B. Lungenembolie), lenkt die postkapilläre Form den Verdacht auf einen krankhaften Befund vor der linken Herzkammer (z. B.

Tab. 5.24 Referenzwerte (Normalwerte) für die Druckwerte im kleinen Kreislauf in Ruhe und unter Belastung in mmHg. (Modif. nach Löllgen 1990)

	Ruhe	50 W	100 W	150 W	Erholung
Systolischer PA-Druck	25	27	30	33	25
Mittlerer PA-Druck	15	19	22	24	15
Diastolischer PA-Druck	10	13	14	17	10

PA-Druck = Druck in der Pulmonalarterie (Lungenschlagader)

Tab. 5.25 Bemessung der Invalidität bei erhöhten Mitteldrucken in der Lungenschlagader

Werte in Ruhe	Werte unter Belastung	Invaliditätsgrad
20–30 mmHg	30–40 mmHg	10 %
30–40 mmHg	40–50 mmHg	40 %
40–50 mmHg	50–60 mmHg	70 %
Druckwerte annähernd gleich den Werten im arteriellen System		100 %

Tab. 5.26 Normalwerte für den Pulmonalkapillarmitteldruck (PCW)

Ruhewert	25 W	50 W	75 W	100 W
10 mmHg	15 mmHg	17 mmHg	19 mmHg	21 mmHg

Mitralklappenfehler) bzw. auf eine diastolische Störung des linken Ventrikels.

Anders als bei der Beurteilung der linksventrikulären Funktion nach den jeweiligen EF-Werten unterscheidet man bei der Rechtsherzkatheterdiagnostik zunächst nur nach normalen und pathologisch erhöhten Werten.

Im zweiten Schritt wird dann, wie oben beschrieben, versucht, die Messwerte den einzelnen Krankheitsbildern zuzuordnen.

Der diastolische Pulmonalarteriendruck korreliert gut mit dem Pulmonalkapillardruck (= Druck in den kleinen Lungengefäßen), welcher wiederum dem enddiastolischen Füllungsdruck in der linken Kammer entspricht.

Wie sich aus Tab. 5.24 entnehmen lässt, steigen beim Gesunden die Druckwerte unter körperlicher Belastung nur leicht an, während beim Vorliegen einer Funktionsstörung des Herzens ein rascher Druckanstieg zu beobachten ist, wobei der Druck in der Lungenschlagader in besonders schlimmen Fällen fast dem Druck in der Aorta gleichkommt (Beispiel aus dem eigenen Krankheitsgut: 49-jährige Patientin mit einem schweren pulmonalen Hypertonie-Lungenhochdruck infolge Appetitzüglereinnahme).

Somit kann bei der gutachtlichen Beurteilung primär nur die Einteilung *normal/pathologisch* vorgenommen werden, wobei neben den Druckwerten auch die Widerstandsmessungen im Herz-Kreislauf-System berücksichtigt werden müssen. Diese Parameter werden aus den bei der Herzkatheteruntersuchung gewonnenen Werten errechnet.

In Abweichung von den „Versorgungsmedizinischen Grundsätzen" und aufgrund eigener klinischer Erfahrungen, insbesondere bei der Begutachtung von Versicherten aus dem Steinkohlebergbau, kann eine Bemessung des Invaliditätsgrades bei unfallbedingten Dauerschäden im kleinen Kreislauf analog Tab. 5.25 erfolgen. Dabei hat sich der Mitteldruck in der Lungenschlagader (mittlerer PA-Druck) als bestes Bewertungskriterium erwiesen.

Neben den mittleren Druckwerten in der Lungenschlagader können – wie oben beschrieben – auch die Druckwerte in den kleinen Lungengefäßen erfasst werden, um so einen Hinweis auf die diastolische Funktion der linken Herzkammer zu erhalten. In Tab. 5.26 sind die Normalwerte für diesen Kreislaufabschnitt angegeben.

Eine Bemessung des Invaliditätsgrades anhand einer isolierten Betrachtung des Pulmonalkapillardruckwertes ist nicht sinnvoll, da es sich hierbei lediglich um einen Messwert handelt, der nur im Kontext mit anderen Parametern (z. B. EF) zu betrachten ist.

5.13.8 Bemessung der Invalidität bei Lungenfunktionsstörungen[15]

Für die Bemessung der Invalidität (Beeinträchtigung der körperlichen Leistungsfähigkeit) unfallbedingter Lungenfunktionsstörungen sind neben den klinischen Befunden und den Blutgaswerten vor allem die Lungenfunktionswerte und die Druckwerte im kleinen Kreislauf (Lungenkreislauf) maßgeblich. Die Bemessungsvorschläge finden sich in Tab. 5.27.

5.13.9 Bemessung der Invalidität nach Nierenverletzungen[16]

Die Invaliditätsbemessung nach Nierenverletzungen und unfallbedingten Nierenfunktionsstörungen sind in Tab. 5.28 gelistet.

5.13.10 Bemessung der Invalidität nach Verbrennungen/Verbrühungen/ Verätzungen[17]

Um den Dauerzustand möglichst sicher – auch für die Zukunft (Prognose) – zu bemessen, ist die Begutachtung mög-

---

[15] Unter Mitarbeit von H.G. Gieretz an diesem Beitrag.

[16] Unter Mitarbeit von X. Krah und M. Reuter an diesem Beitrag (Aus: Kursbuch der ärztlichen Begutachtung, Loseblattwerk 2005. Hrsg. Ludolph/Schürmann/Gaidzik, 56. Erg.-Lfg. 12/19. ecomed MEDIZIN Landsberg/Lech).

[17] Beitrag von F. Jostkleigrewe (aus: Kursbuch der ärztlichen Begutachtung, Loseblattwerk 2005. Hrsg. Ludolph/Schürmann/Gaidzik, 44. Erg.-Lfg. 12/16. Ecomed MEDIZIN Landsberg/Lech).

Tab. 5.27 Invaliditätsbemessung von Lungenfunktionsstörungen

Klinische Befunde	Lungenfunktionsmesswerte; Druckmessungen im kleinen Kreislauf	Invalidität
Geringe Luftnot	VC, FEV 1 % VC 60–80 % des Sollwertes; pO2 und pCO2-Werte im Normbereich; Pulmonalarterienmitteldruck im Normbereich	< 10 %
Luftnot bei Belastung; Luftnot im Alltag (≥ 2 Etagen Treppensteigen); gelegentlich nächtliche Luftnot	VC, FEV 1 % VC 50–70 % des Sollwertes; pO2 50–70 mmHg; pCO2 40–50 mmHg; Pulmonalarterienmitteldruck ≤ 35 mmHg	20 %
Luftnot bei leichter Belastung; Luftnot im Alltag (1 Etage Treppensteigen); Luftnotanfälle nachts	VC, FEV 1 % VC 40–60 % des Sollwertes; pO2 45–55 mmHg; pCO2 > 50 mmHg; Pulmonalarterienmitteldruck 35–45 mmHg	40 %
Luftnot bereits in Ruhe; oft Atemnotanfälle (tagsüber und nachts)	VC, FEV 1 % VC ≤ 40 % des Sollwertes; pO2 < 45 mmHg; pCO2 > 55–60 mmHg; Pulmonalarterienmitteldruck > 55 mmHg	50 %

Tab. 5.28 Invaliditätsbemessung nach Nierenverletzungen und unfallbedingten Nierenfunktionsstörungen

Unfallfolge	Invalidität (außerhalb der Gliedertaxe)
Nierenverlust, einseitig; Nierenfunktionsverlust, einseitig	
• jeweils bei alterentsprechender Funktion der Restniere	0 %
Nierenverlust beidseits; Nierenfunktionsverlust beidseits unabhängig von einer evtl. späteren Nierentransplantation, aber abhängig von Funktionseinbußen und Häufigkeit der Dialyse	70–80 %
Nierenverlust/Nierenfunktionsverlust bei Einnierigkeit	
• keine Vorinvalidität bei einwandfreier Nierenfunktion vor dem Unfall • „Mitwirkungsfaktor"	70–80 % 50 %
Nierenverlust beidseits oder Nierenverlust bei Einnierigkeit mit rascher Lebendspende und guter Funktion abhängig vom Alter zum Zeitpunkt der Ersttransplantation	30–50 %
Nierenfunktionsstörung	
Stadium I	0 %
Stadium II	0 %
Stadium III (altersabhängig)	0–10 %
Stadium IV	20 %
Stadium V	70–80 %
Dialyseshunt (Hand- bzw. Armwert)	2/10

lichst spät, d. h. erst kurz vor Ablauf des 3. Unfalljahres als Neubemessung, durchzuführen.

Orientierungswerte sind wie folgt:

• Narbenareale (Grad 2a und höher) von 9 % an Armen/Beinen:	1/20 Armwert/Beinwert
• Narbenareale (Grad 2a und höher) von 18 % an Armen/Beinen:	2/20 Armwert/Beinwert
• Narbenareale von 9 % am Rumpf:	3–5 % Invalidität
• Narbenareale von 1 % im Gesicht:	5 % Invalidität

5.13.11 Bemessung der Invalidität bei Lymphödem[18]

Für die Folgen des unfallbedingten Lymphödems (Rückflussstörungen, Hautveränderungen, Bewegungseinschränkungen, Beschwerden) sind Orientierungswerte wie folgt (Tab. 5.29).

Tab. 5.29 Folgen des unfallbedingten Lymphödems, Orientierungswerte

Funktionelle Einschränkungen		Invaliditätsgrad (Arm- bzw. Beinwert)
Lymphödem Stadium I ohne notwendige Kompressionstherapie		je 1/20
Lymphödem Stadium I mit notwendiger Kompressionstherapie		je 1/10
Lymphödem Stadium II ohne Dermatoliposklerose und mittelgradiger Funktionseinschränkung des		je 2/10
Beines ohne Einschränkung der Fußfunktion, keine Geschwüre	Armes ohne Einschränkung der Handfunktion, keine Geschwüre	
Lymphödem Stadium II mit Dermatoliposklerose mit hochgradiger Funktionseinschränkung des		je 3/10
Beines ohne Einschränkung der Fußfunktion, mit rezidivierenden Wundrosen	Armes ohne Einschränkung der Handfunktion, keine Geschwüre	
Lymphödem Stadium II mit Dermatoliposklerose mit hochgradiger Funktionseinschränkung des		je 4/10
Beines mit leichter Einschränkung der Fußfunktion, mit rezidivierenden Wundrosen	Armes ohne Einschränkung der Handfunktion	

(Fortsetzung)

---

[18] Beitrag von U. Wahl und T. Hirsch (aus: Kursbuch der ärztlichen Begutachtung, Loseblattwerk 2005. Hrsg. Ludolph/Schürmann/Gaidzik, 66. Erg.-Lfg. 5/22. ecomed MEDIZIN Landsberg/Lech).

5.13 Aufbau und Systematik der Bemessungsempfehlungen innerhalb der Gliedertaxe

Tab. 5.29 (Fortsetzung)

Funktionelle Einschränkungen		Invaliditätsgrad (Arm- bzw. Beinwert)
Lymphödem im Stadium III mit hochgradiger Funktionseinschränkung des		je 6/10
Beines mit mittelgradiger Einschränkung der Fußfunktion, rezidivierender Geschwürbildung/ Wundrosen	Armes mit leichtgradiger Einschränkung der Handfunktion und/ oder rezidivierenden Wundrosen	
Lymphödem im Stadium III mit hochgradiger Funktions-einschränkung des		je 7/10
Beines mit hochgradiger Einschränkung der Fußfunktion, persistierenden Geschwüren und rezidivierendenWundrosen	des Armes mit mittel-gradiger Einschränkung der Handfunktion, und/ oder rezidivierenden Wundrosen	
Lymphödem im Stadium III mit hochgradiger Funktionseinschränkung des		je 8/10
Beines mit hochgradiger Einschränkung der Fußfunktion, persistierenden Geschwüren und anhaltender Wundrose	Armes mit hochgradiger Einschränkung der Handfunktion, Geschwürbildung und anhaltender Wundrose	
Lymphödem imStadium III mit weitgehen komplettem Funktionsverlust		je 9/10
des Beins	des Arms	

5.13.12 Bemessung der Invalidität bei peripheren Nervenschäden[19]

Sensibilitätsstörungen der Fingerbeeren und ein kompletter Verlust einer Nervenfunktion am Arm sowie am Bein sind in den Tab. 5.30, 5.31 und 5.32 gelistet.

Tab. 5.30 Sensibilitätsstörungen der Fingerbeeren durch Nervenschäden

Unfallfolge	Bemessung
Am Daumen	
• volar: nur speichenseitig	2/10 D
• volar: nur ellenseitig	2/10 D
• volar: ellen- und speichenseitig	4/10 D
An den Fingern II-V	
• volar: einseitig	2/10 Fi
• volar: beidseitig	4/10 Fi
Betrifft die Sensibilitätsstörung nicht nur die Fingerbeere, sondern den ganzen Finger, erlaubt dies eine um jeweils 1/10 höhere Bemessung nach Daumen- und Fingerwert	

Tab. 5.31 Kompletter Verlust einer Nervenfunktion am Arm

Unfallfolge	Bemessung
Vollständige Armplexuslähmung (Lähmung des gesamten Armnervengeflechts)	1/1 A
Obere Armplexuslähmung	5/10 A
Untere Armplexuslähmung	6/10 A
Lähmung des N. radialis (Speichennerv)	3/10 A
Lähmung des N. ulnaris (Ellennerv)	4/10 H
Lähmung des N. medianus (Mittelnerv)	7/10 H
Lähmung des N. radialis und ulnaris	6/10 A
Lähmung des N. radialis und medianus	8/10 A
Lähmung des N. thoracicus longus (langer Brustkorbnerv)	2/10 A
Lähmung des N. accessorius (Beinerv, XI Hirnnerv)	2/10 A
Lähmung des N. axillaris (Achselnerv)	3/10 A
Lähmung des N. musculocutaneus (Muskel-Hautnerv)	3/10 A
Lähmung des N. suprascapularis (Oberschulterblattnerv)	1/10 A

Tab. 5.32 Kompletter Verlust einer Nervenfunktion am Bein

Unfallfolge	Bemessung
Totale Beinplexuslähmung	1/1 B
Lähmung des N. ischiadicus (Hüftnerv)	8/10 B
Lähmung des N. femoralis (Schenkelnerv)	5/10 B
Lähmung des N. glutaeus inferior oder superior (Gesäßnerven)	5/20 B
Lähmung des N. cutaneus femoris lateralis	1/20 B
Lähmung des N. peronaeus communis (gemeinsamer Wadenbeinnerv)	5/10 F
Lähmung des N. peronaeus superficialis (oberflächlicher Wadenbeinnerv)	2/10 F
Lähmung des N. peronaeus profundus (tiefer Wadenbeinnerv)	5/10 F
Lähmung des N. tibialis (Schienbeinnerv)	6/10 F

---

[19] Beitrag von B. Widder (nach: Neurowissenschaftliche Begutachtung, Gutachten in Neurologie und nicht forensischer Psychiatrie. Hrsg. Widder/Gaidzik 2018. 3. Aufl. Thieme, Stuttgart).

Literatur

Der größte Teil der Literatur, die im Rahmen der Erarbeitung der Bemessungsempfehlungen in Bezug genommen wurde, findet sich in den angegebenen Erstpublikationen

GDV (2020) https://www.gdv.de/resource/blob/6252/f5121ebea18eb5800be7566316330293/01-allgemeine-unfallversicherungsbedingungen-aub-2020%2D%2Ddata.pdf. Zugegriffen 27.01.2025

Klemm (2024) invaliditaet-online.de

Klemm HT, Wittchen V, Willauschus W, Fuhrmann RA, Hohendorff B (2020) Joint arthrodesis in functionally favorable position: Considerations on measurement of disability in private accident insurance. Unfallchirurg 123(12):988–998. https://doi.org/10.1007/s00113-020-00913-4. (Gelenkversteifung in gebrauchsgünstiger Stellung: Überlegungen zur Invaliditätsbemessung in der privaten Unfallversicherung.)

Klemm HT, Ludolph E, Willauschus W, Wich M (2022a) New assessment recommendations for disability in private accident insurance part 3: An interdisciplinary consensus approach-Lower extremities. Unfallchirurgie (Heidelb). https://doi.org/10.1007/s00113-022-01265-x. (Neue Bemessungsempfehlungen zur Invaliditat in der PUV, Teil 3 : Ein fachubergreifend konsentierter Ansatz – untere Extremitaten.)

Klemm HT, Ludolph E, Willauschus W, Wich M (2022b) New assessment recommendations for disability in private accident insurance, part 1: An interdisciplinary consented approach-Basics. Unfallchirurg. https://doi.org/10.1007/s00113-022-01161-4. (Neue Bemessungsempfehlungen zur Invaliditat in der PUV, Teil 1 : Ein fachubergreifend konsentierter Ansatz – Grundlagen.)

Klemm HT, Ludolph E, Willauschus W, Wich M (2022c) New assessment recommendations for disability in private accident insurance, part 2 : An interdisciplinary consented approach-upper extremities. Unfallchirurgie (Heidelb). https://doi.org/10.1007/s00113-022-01223-7. (Neue Bemessungsempfehlungen zur Invaliditat in der PUV, Teil 2 : Ein fachubergreifend konsentierter Ansatz – Obere Extremitaten.)

Klemm HT, Ludolph E, Willauschus W, Wich M, Heintel T (2023a) New assessment recommendations for disability in private accident insurance, part 4 : An interdisciplinary consensus approach-Disability outside the compensation scheme. Unfallchirurgie (Heidelb). https://doi.org/10.1007/s00113-023-01344-7. (Neue Bemessungsempfehlungen zur Invaliditat in der PUV, Teil 4 : Ein fachubergreifend konsentierter Ansatz – Invaliditat ausserhalb der Gliedertaxe.)

Klemm HT, Ludolph E, Willauschus W, Wich M, Heintel T (2023b) New assessment recommendations for disability in private accident insurance, part 4 : An interdisciplinary consensus approach-Disability outside the compensation scheme. Unfallchirurgie (Heidelb) 126(9):736–746. https://doi.org/10.1007/s00113-023-01344-7. (Neue Bemessungsempfehlungen zur Invaliditat in der PUV, Teil 4 : Ein fachubergreifend konsentierter Ansatz – Invaliditat ausserhalb der Gliedertaxe.)

Klemm HT (2024) Bemessungsempfehlungen zur Invalidität in der privaten Unfallversicherung – Fachübergreifender Konsens – Stand 06/2024. MedSach 120(6):263–274

Klemm HT, Ludolph, E, Willauschus, W et al (2024) Bemessungsempfehlungen zur Invalidität in der privaten Unfallversicherung – fachübergreifender Konsens – Stand 09/2024. Unfallchirurgie 127:748–766. https://doi.org/10.1007/s00113-024-01483-5

Löllgen H (1990) Kardiopulmonale Funktionsdiagnostik, 2. Aufl. Ciba-Geigy, Wehr

Menke H (2016) Begutachtung von Verbrennungsfolgen. In: Lehnhardt M, Hartmann B, Reichert B (Hrsg) Verbrennungschirurgie. Springer, Berlin/Heidelberg, S 473–479. https://doi.org/10.1007/978-3-642-54444-6_41

Putz R (1981) In: Doerr W, Leonhardt H (Hrsg) Funktionelle Anatomie der Wirbelgelenke, Bd 43. Georg Thieme, Stuttgart/New York

White AA, Panjabi MM (1990) Clinical biomechanics of the spine, 2. Aufl. Lippincott, Philadelphia

Widder B (2018) Bemessung der Invalidität bei peripheren Nervenschäden. In: Widder B, Gaidzik C, Hrsg. Neurowissenschaftliche Begutachtung. Georg Thieme Verlag KG, Stuttgart

Orthopädie und Unfallchirurgie: Das ärztliche Gutachten 6

Inhalt

6.1 Was ist unter einem Gutachten, insbesondere einem ärztlichen Gutachten, zu verstehen? ... 121
6.2 Welche Rolle hat der ärztliche Gutachter/Sachverständige? ... 122
6.2.1 Der ärztliche Sachverständige als „Lotse" ... 122
6.2.2 Rechtsstellung des ärztlichen Sachverständigen ... 123
6.2.3 Pflichten des ärztlichen Sachverständigen ... 124
6.2.4 Das „Sagen" über die Tätigkeit des Sachverständigen ... 126
6.2.5 Beschränkung auf die eigene Sachkunde ... 127
6.2.6 Höchstpersönliche Verpflichtung ... 128
6.2.7 Die ärztliche Schweigepflicht ... 129
6.2.8 Der Vergütungsanspruch des ärztlichen Gutachters ... 130
6.2.9 Umsatzsteuerpflicht für ärztliche Gutachten ... 135
6.3 Wie ist die gutachtliche Untersuchung auf unfallchirurgisch/orthopädischem Fachgebiet zu gestalten? ... 135
6.3.1 Die Angaben zur Person ... 135
6.3.2 Inspektion ... 135
6.3.3 Palpation ... 136
6.3.4 Stabilitätsprüfung ... 136
6.3.5 Funktionsprüfung ... 137
6.3.6 Bildgebende Untersuchungsmethoden ... 141
6.3.7 Fotodokumentation ... 143

Literatur ... 143

6.1 Was ist unter einem Gutachten, insbesondere einem ärztlichen Gutachten, zu verstehen?

Leichter ist die Antwort auf die Frage, was nicht darunter zu verstehen ist. Keine ärztlichen Gutachten sind:

- Auskünfte, auch ärztliche, über eigene Wahrnehmungen (sachverständiger Zeuge, § 414 ZPO)
- Berichte (Befund-, Behandlungs- und Verlaufsberichte)
- die Behandlungsdokumentation
- Atteste
- Stellungnahmen, die aufgrund einer Sonderverbindung für einen konkreten Auftraggeber erstattet werden, unabhängig von ihrer Bezeichnung – beratende, gutachtliche, beratungsfachärztliche (BSG, Urteil vom 05.02.2008 – B 2 U 8/07 R)

Einem Gutachten liegt in aller Regel ein Auftrag mit gezielten Fragen zugrunde, die in Umsetzung wissenschaftlicher Erkenntnisse zu beantworten sind. Es ist, wenn es in Auftrag gegeben wird, als Entscheidungshilfe unentbehrlich. Es dient einem bestimmten Zweck, der sich aus den Beweisfragen ergibt. Das ärztliche Gutachten hat dienende Funktion und darf über den gestellten Auftrag nicht hinausgehen. Die Beantwortung wertender, nicht medizinisch-naturwissenschaftlicher Fragen kann deshalb nie Aufgabe eines ärztlichen Gutachtens sein.

Da das Gutachten im Auftrag eines Dritten, der in aller Regel keine ärztlichen Kenntnisse hat, erstellt wird, sind Fachausdrücke zu vermeiden. „Die Gerichtsprache ist

Deutsch" (§ 184 Satz 1 Gerichtsverfassungsgesetz – GVG). Dies gilt für alle ärztlichen Gutachten, auch soweit der Auftraggeber kein Gericht ist. Durch Gesetz vom 27.12.2024 wurden, die Landesregierungen zwar ermächtigt, „jeweils durch Rechtsverordnung zu bestimmen, dass Verfahren, die ausgewählte Sachgebiete der in § 119b Absatz 1 Satz 1 genannten Streitigkeiten betreffen, vollständig in englischer Sprache geführt werden", § 184a GVG. Diese Ausnahme betrifft jedoch nicht das ärztliche Gutachten.

6.2 Welche Rolle hat der ärztliche Gutachter/Sachverständige?

Klar definiert ist die Rolle des vom Gericht beauftragten Sachverständigen. Die Bestimmungen der ZPO (§ 402 bis 414 ZPO), die inhaltlich von allen Prozessordnungen weitestgehend übernommen wurden, geben dazu klare Vorgaben, die im Wesentlichen auch außerhalb der Prozessordnungen gelten.

6.2.1 Der ärztliche Sachverständige als „Lotse"

Der ärztliche Gutachter ist der Lotse, der Berater. Kapitän, Herr des Verfahrens, ist der Auftraggeber. Dieser bestimmt Inhalt und Umfang des Auftrags und weist dem Gutachter den Weg.

Die Grundsätze der „Gewaltenteilung", der vertikalen Zuständigkeit zwischen Auftraggeber und ärztlichem Sachverständigen, sind wie folgt definiert:

§ 404a (3) ZPO
Bei streitigem Sachverhalt bestimmt das Gericht, welche Tatsachen der Sachverständige der Begutachtung zugrunde legen soll.

§ 407a (4) Satz 1 ZPO
Hat der Sachverständige Zweifel am Inhalt und Umfang des Auftrages, so hat er unverzüglich eine Klärung durch das Gericht herbeizuführen.

Der ärztliche Gutachter ist Wissensvermittler des jeweiligen Auftraggebers (Gerichte, Unfallversicherungsträger, Private Versicherungsgesellschaften usw.). Die Aufgabe des ärztlichen Sachverständigen ist begrenzt auf:

1. die Feststellung von Befundtatsachen und
2. die Beurteilung von Befund- und Verlaufstatsachen.

Seine *primäre* Aufgabe ist die Feststellung/Ermittlung der medizinischen Fakten – z. B. aufgrund der Behandlungs- und Verlaufsinformationen und der klinischen, bildgebenden, laborchemischen, elektrophysiologischen, makroskopischen und mikroskopischen Befunde. Es folgt die Beurteilung dieser Befunde unter Berücksichtigung der verletzungs-/krankheitsspezifischen Verlaufsinformationen. Dabei ist zu unterscheiden zwischen der Beurteilung der Wertigkeit der Befunde (Zustands-/Finalgutachten) und/oder deren Ursachen (Zusammenhangsgutachten). Wesentliche Erkenntnisquellen ärztlicher Begutachtung sind statistische, anatomische und biomechanische Überlegungen, Verlaufsbeobachtungen und insbesondere gesicherte ärztliche Erfahrungen.

Die Funktion des ärztlichen Sachverständigen erschöpft sich jedoch nicht in der Bildung einer eigenen Überzeugung. Der ärztliche Sachverständige erfüllt seine Aufgabe nur, wenn es ihm gelingt, seine Feststellungen und seine Beurteilung dem Auftraggeber zu vermitteln, dessen Wissensstand also entsprechend zu erweitern. Wesentliche Aufgabe des ärztlichen Sachverständigen ist es, die Befundtatsachen und deren Beurteilung „überzubringen" und den Auftraggeber sachkundig (schlau) zu machen. Es ist dem Auftraggeber zu vermitteln, ob eine Tätigkeit/Belastung dem Bauplan einer Körperstruktur entspricht, also physiologisch und damit nicht gefährdend ist oder nicht. Im Bereich der „Psycho-Wissenschaften" ist die Abgrenzung schwieriger, wobei es im Kern auch dort um die Frage geht, welche Belastungen sozialadäquat sind, also toleriert werden müssen, und wann diese Schwelle überschritten ist. Dort liegt das Wissensdefizit des Auftraggebers, das es auszufüllen gilt.

Wie Wissen vermittelt werden kann, darf an einem einfachen Beispiel gezeigt werden:

> **Fallbeispiel**
>
> *Der 75-jährige Proband führt Veränderungen der Rotatorenmanschette auf eine direkte Krafteinwirkung auf die Schulter zurück: Sturz auf die Schulter bei angelegtem Arm.* ◀

- Statistik: Ab einem bestimmten Alter werden Veränderungen der Rotatorenmanschette zu einem Regelbefund. Das Schadensbild (Veränderungen der Rotatorenmanschette) ist also nicht verletzungstypisch oder gar verletzungsspezifisch.
- Anatomie: Der Deltamuskel ist der Rotatorenmanschette vorgelagert. Daraus ergibt sich die biomechanische Konsequenz, dass die Rotatorenmanschette durch eine *direkte* Krafteinwirkung nur nachrangig gefährdet ist. Ohne deutliche äußere Verletzungszeichen lässt sich der Unfallzusammenhang eines Rotatorenmanschettenschadens nicht begründen.

Es kommt also nicht darauf an, dass der Sachverständige „meint", „überzeugt ist", „glaubt", „sich sicher ist". Entscheidend ist, dass der Auftraggeber so umfassend informiert wird, dass er sich eine eigene Überzeugung bilden und diese auch verantworten kann.

Für die Verständigung von Juristen und Ärzten ist es wichtig, dass der ärztliche Gutachter die Grundlagen des Rechtsgebietes, für das das Gutachten bestimmt ist, kennt. Denn jedes Rechtsgebiet hat seinen eigenen Ductus und von daher auch seine eigenen Rechtsbegriffe (z. B. Vorschaden, Vorinvalidität, MdE, GdS, Adäquanz, wesentliche Teilursache usw.) und Beweisregeln (Vollbeweis, hinreichende Wahrscheinlichkeit, Anscheinsbeweis usw). Die Vermittlung dieser Kenntnisse ist Ziel der Weiterbildung zum „Arzt für Sozialmedizin" und der „Curricularen Fortbildung", die es – erfolgreich durchlaufen – entsprechend § 27 Abs. 4 der (Muster-)Berufsordnung erlaubt, die Bezeichnung „Medizinische Begutachtung" zu führen, die eine „sachliche berufsbezogene Information" über besondere Kenntnisse ist, jedoch keine Zusatzbezeichnung, wie z. B. Chirotherapie.

Die Erörterung/Erläuterung/Beantwortung von Rechtsfragen ist dagegen nicht Aufgabe des ärztlichen Sachverständigen. Für diese Fragen ist der ärztliche Gutachter weder sachverständig noch bedarf der Auftraggeber dazu seiner Hilfestellung. Die Argumentationsschiene ist also im Kernbereich der Medizin anatomisch-naturwissenschaftlich. Sie ist nie juristisch wertend.

Gefragt ist der ärztliche Gutachter in aller Regel dennoch zum Ergebnis seiner Feststellungen.

Soweit die Beurteilung allein unter anatomisch-funktionellen Gesichtspunkten erfolgt, fällt sie unter die Zuständigkeit des ärztlichen Sachverständigen. Dies ist z. B. bei der *Invalidität* (Private Unfallversicherung) der Fall und unterscheidet diese z. B. von der *MdE* (Gesetzliche Unfallversicherung). Während die Invalidität definiert ist als „Verlust oder Funktionsunfähigkeit", die zu bemessen ist, wobei „die Bemessung" „ausschließlich" nach „medizinischen Gesichtspunkten" „erfolgt" (Allgemeine Unfallversicherungsbedingungen – AUB – 2020, Ziff. 2.1.2.2.2), geht die Einschätzung der MdE (Minderung der Erwerbsfähigkeit) deutlich über die Beurteilung anatomisch-funktioneller Kriterien hinaus. Sie umfasst deren Auswirkungen auf den Allgemeinen Arbeitsmarkt, eine Frage, für die der ärztliche Gutachter nicht sachverständig ist. Auch insofern hat der ärztliche Gutachter jedoch häufig durch die unmittelbare Kenntnis der Befundtatsachen einen Informationsvorsprung, der trotz guten Bemühens verbal nicht immer auszugleichen ist. Äußerungen insoweit sind jedoch nur ein unverbindlicher Vorschlag.

> Der ärztliche Gutachter hat dem Auftraggeber das diesem fehlende ärztliche Wissen zu vermitteln. Er hat Befunde zu erheben und daraus Schlussfolgerungen auf seinem Fachgebiet zu ziehen. Das Sagen zu den daraus resultierenden Rechtsfolgen hat allein der Auftraggeber.

6.2.2 Rechtsstellung des ärztlichen Sachverständigen

Zur Rechtsstellung des ärztlichen Gutachters ist zu unterscheiden zwischen derjenigen gegenüber dem Auftraggeber (Gericht, Versicherung, Schlichtungsstelle usw.) und derjenigen gegenüber dem Probanden (Kläger, Antragsteller, Versicherter, Verletzter usw.). Ärztliche Begutachtung ist ein Dreiecksverhältnis. Alle Beteiligten dieses Dreiecksverhältnisses unterliegen allgemeinen und besonderen – aus dem Sonderrechtsverhältnis – resultierenden Rechtspflichten.

Bei einem Gutachten im privaten Auftrag, z. B. im Auftrag einer Privaten Unfallversicherung, gilt zwischen ärztlichem Sachverständigen und Auftraggeber das Werkvertragsrecht. Geschuldet wird also das Ergebnis, nicht die Tätigkeit:

§ 631 ff. BGB

(1) Durch den Werkvertrag wird der Unternehmer zur Herstellung des versprochenen Werkes, der Besteller zur Entrichtung der vereinbarten Vergütung verpflichtet.

Für Fehler des Gutachtens oder sonstige Mängel haftet der Gutachter dem Auftraggeber gegenüber nach § 634 BGB.

Ist der ärztliche Gutachter demgegenüber Beamter und als solcher z. B. an einem Gesundheitsamt tätig, gelten im Verhältnis zum Auftraggeber die §§ 60 ff. BBG (Bundesbeamtengesetz) bzw. die entsprechenden Bestimmungen in den Landesbeamtengesetzen.

Für vom Gericht beauftragte Sachverständige ist das Rechtsverhältnis zum Auftraggeber (Gericht) geregelt in der Zivilprozessordnung, §§ 402 ff. ZPO.

Es fragt sich jedoch, wie die Rechtslage zwischen Sachverständigem und Probanden ist. Obwohl in der Regel ein persönlicher Kontakt zwischen Probanden und Gutachter zustande kommt – der Proband sucht den Gutachter zum Zwecke der gutachtlichen Untersuchung auf –, wird zwischen diesen kein Sonderrechtsverhältnis begründet. Es gelten die allgemeinen Schutzbestimmungen. Gehaftet wird aus „Unerlaubten Handlungen" (Titel 27, §§ 823 ff. BGB):

§ 823 (1) BGB Schadensersatzpflicht

Wer vorsätzlich oder fahrlässig das Leben, den Körper, die Gesundheit, die Freiheit, das Eigentum oder ein sonstiges Recht eines anderen widerrechtlich verletzt, ist dem anderen zum Ersatz des daraus entstehenden Schadens verpflichtet.

Wird der Gutachter als Beamter tätig, z. B. als Bediensteter eines Gesundheitsamtes, gilt:

§ 839 (1) BGB Haftung bei Amtspflichtverletzung

Verletzt ein Beamter vorsätzlich oder fahrlässig die ihm einem Dritten gegenüber obliegende Amtspflicht, so hat er dem Dritten den daraus entstehenden Schaden zu ersetzen.

Für den gerichtlich bestellten Sachverständigen gilt:

§ 839a (1) BGB Haftung des gerichtlichen Sachverständigen
(1) Erstattet ein vom Gericht ernannter Sachverständiger vorsätzlich oder grob fahrlässig ein unrichtiges Gutachten, so ist er zum Ersatz des Schadens verpflichtet, der einem Verfahrensbeteiligten durch eine gerichtliche Entscheidung entsteht, die auf diesem Gutachten beruht.

Diese Norm gilt auch für den von einer Behörde bestellten Sachverständigen. Zwar ist dieser Fall nicht ausdrücklich durch § 839a ZPO erfasst. Dies ergibt sich aber aus § 65 VwVfG (Verwaltungsverfahrensgesetz).

Es bestehen also zwischen Gutachter und dem Probanden grundsätzlich keine über die allgemeinen Normen hinausgehenden Rechte und Pflichten, wobei teilweise zwar vertreten wird, die Rechtsbeziehung zwischen Auftraggeber und Gutachter strahle auf den Probanden aus. Daraus ergebe sich ein Vertrag mit Schutzwirkung zu Gunsten Dritter, zu Gunsten des Probanden.

Fallbeispiel

Der Proband rutscht nach Betreten des Untersuchungsraums auf Nässe aus und verletzt sich. Der Gutachter verweist den Probanden an sein Personal und trägt vor, er habe dies bestens ausgebildet und überwacht. Er entlastet sich (§ 831 (1) BGB). ◄

Die Möglichkeit, sich zu exkulpieren, wird ihm genommen, wenn davon ausgegangen wird, dass der zwischen Auftraggeber und Gutachter abgeschlossene Werkvertrag insoweit zu Gunsten des Probanden ausstrahlt, als dieser aufgrund von Anweisungen des Auftraggebers zur gutachtlichen Untersuchung erscheint (§ 278 BGB).

> Das Rechtsverhältnis zwischen Gutachter und Auftraggeber richtet sich – in Abhängigkeit vom Innenverhältnis Auftraggeber und Gutachter – entweder nach Werkvertragsrecht (BGB), nach Beamtenrecht oder nach der ZPO. Dem Probanden stehen gegenüber dem Gutachter nur die allgemeinen Schutzbestimmungen zu, es sei denn, man folgt dem Konstrukt eines Vertrags mit Schutzwirkung zugunsten Dritter.

6.2.3 Pflichten des ärztlichen Sachverständigen

Die Pflichten des ärztlichen Gutachters/Sachverständigen sind im Einzelnen festgehalten in der ZPO (§ 402 ZPO bis § 414 ZPO), auf die andere Prozessordnungen und das Verwaltungsverfahrensgesetz (§ 65 VwVfG) verweisen. Sie strahlen auf den ärztlichen Gutachter außerhalb von Prozessordnung und Verwaltungsverfahren aus. Eine Ausnahme bildet nur die Strafprozessordnung, die aber zu den zentralen Fragen vergleichbare Vorschriften enthält. Die nachfolgende Diskussion folgt der ZPO.

Im Gegensatz zum BGB, das es dem Gutachter freistellt, ob er einen Auftrag übernimmt, ist die Tätigkeit als Sachverständiger nach der ZPO eine Staatsbürgerpflicht. Dennoch besteht keine grundsätzliche Verpflichtung, als solcher tätig zu werden. Davon bestehen jedoch drei Ausnahmen (§ 407 ZPO):

- Öffentliche Bestellung als Gutachter
- Öffentliche Ausübung einer Wissenschaft, einer Kunst oder eines Gewerbes
- Erklärung der Bereitschaft zur Erstellung des Gutachtens dem Gericht gegenüber

Der Arzt ist mit der Approbation zur Erstattung von Gutachten öffentlich bestellt. Er muss also auf Verlangen des Gerichts tätig werden (§ 407 ZPO). Er kann jedoch aus den gleichen Gründen die Erstellung eines Gutachtens verweigern wie ein Zeuge (§ 408 ZPO in Verbindung mit § 383 ZPO), v. a. also aus verwandtschaftlichen Gründen.

Von zentraler Bedeutung – auch außerhalb der Zivilprozessordnung – ist die Verpflichtung des ärztlichen Gutachters zur Unbefangenheit:

§ 407a ZPO Weitere Pflichten des Sachverständigen
(2) Der Sachverständige hat unverzüglich zu prüfen, ob ein Grund vorliegt, der geeignet ist, Misstrauen gegen seine Unparteilichkeit zu rechtfertigen. Der Sachverständige hat dem Gericht solche Gründe unverzüglich mitzuteilen. Unterlässt er dies, kann gegen ihn ein Ordnungsgeld festgesetzt werden.

Den ärztlichen Sachverständigen hat Unbefangenheit auszuzeichnen. Er muss also beiden Parteien mit gleicher sachlicher Distanz gegenübertreten. Liegt ein möglicher Ausschluss- bzw. Ablehnungsgrund vor, ein Recht, von dem beide Parteien Gebrauch machen können (§ 406 ZPO i.v. m. §§ 41, 42 ZPO), nicht jedoch der Sachverständige selbst, so hat der Sachverständige die ihm erkennbaren Gründe, die zur Ablehnung führen könnten, vor Aufnahme seiner sachverständigen Tätigkeit offenzulegen (§ 407a (2) ZPO), will er nicht den Anspruch auf Entschädigung verlieren (§ 413 ZPO i.v. mit § 8a (1) JVEG). Er ist also zur Vorabinformation verpflichtet. Er darf nicht abwarten, ob und wie eine Partei reagiert. Dabei ist nicht maßgeblich, ob der ärztliche Sachverständige tatsächlich befangen ist. Entscheidend ist, ob „ein Grund vorliegt, der geeignet ist, Misstrauen gegen die Unparteilichkeit" des Sachverständigen zu begründen (§ 42 (2) ZPO). Ablehnungsgründe können sein:

1. Eine besondere Beziehung zu einer der Parteien (intensive berufliche Zusammenarbeit, z. B. als Beratender Arzt – Bayerisches LSG, Beschluss vom 25.09.2015 – L 2 SF 64/13 B).
2. Vorbefassung mit der gutachtlich zu beantwortenden Frage, wobei der Gutachter nach § 109 SGG davon eine Ausnahme ist, also auch zu beauftragen ist, wenn er zuvor schon therapeutisch tätig war oder gutachtlich Stellung genommen hat.
3. Abweichen von den Beweisfragen oder den vorgegebenen Anknüpfungstatsachen (Pfälzisches OLG Zweibrücken, Beschluss vom 20.01.2016 – 1 U 9/07).
4. Überschreiten des Gutachtenauftrags durch eigenmächtiges Handeln (nicht vom Auftrag gedeckte Befragung, klinische, bildgebende Untersuchung).
5. Abwertende Äußerungen oder despektierliches Verhalten gegenüber dem zu Begutachtenden (z. B. Duzen).

Kein Befangenheitsgrund sind grundsätzlich sachliche Fehler des Gutachtens. Denn fehlende Qualifikation trifft beide Parteien (Bayerisches LSG, Beschluss vom 10.06.2014 – L 2 SF 50/14 AB).

Das Lehrer-Schülerverhältnis wird immer wieder als Grund für eine Befangenheit angeführt, dies auch unter Hinweis auf die (Muster-)Berufsordnung (MBO), die dazu jedoch im Widerspruch steht:

§ 29 Kollegiale Zusammenarbeit

(1) Ärztinnen und Ärzte haben sich untereinander kollegial zu verhalten. Die Verpflichtung der Ärztin oder des Arztes, in einem Gutachten, auch soweit es die Behandlungsweise einer anderen Ärztin oder eines anderen Arztes betrifft, nach bestem Wissen ihre ärztliche Überzeugung auszusprechen, bleibt unberührt.

Durch Bekanntmachung der Neufassung der Zivilprozessordnung vom 05.12.2005 wurden strafbewehrte Erledigungsfristen eingeführt. Ursache war die Prozessverschleppung durch ausbleibende Gutachten:

§ 411 ZPO Schriftliches Gutachten

(1) Wird schriftliche Begutachtung angeordnet, setzt das Gericht dem Sachverständigen eine Frist, innerhalb derer er das von ihm unterschriebene Gutachten zu übermitteln hat.

(2) Versäumt ein zur Erstattung des Gutachtens verpflichteter Sachverständiger die Frist, so soll gegen ihn ein Ordnungsgeld festgesetzt werden. Das Ordnungsgeld muss vorher unter Setzung einer Nachfrist angedroht werden. Im Falle wiederholter Fristversäumnis kann das Ordnungsgeld in der gleichen Weise noch einmal festgesetzt werden. Das einzelne Ordnungsgeld darf 3000 EURO nicht übersteigen.

§ 407a ZPO Weitere Pflichten des Sachverständigen

(1) Der Sachverständige hat unverzüglich zu prüfen, ob der Auftrag ... innerhalb der vom Gericht gesetzten Frist erledigt werden kann. Ist das nicht der Fall, so hat der Sachverständige das Gericht unverzüglich zu verständigen.

§ 8a JVEG Wegfall oder Beschränkung des Vergütungsanspruchs

(2) Der Berechtigte erhält eine Vergütung nur insoweit, als seine Leistung bestimmungsgemäß verwertbar ist, wenn er
    1. gegen die Verpflichtung aus § 407a Absatz 1 bis 4 Satz 1 der Zivilprozessordnung verstoßen hat, es sei denn, er hat den Verstoß nicht zu vertreten;
    4. trotz Festsetzung eines weiteren Ordnungsgeldes seine Leistung nicht vollständig erbracht hat.

Im Auftrag einer Privaten Unfallversicherung wird der Versicherte 4 Wochen nach Auftragseingang gutachtlich untersucht. Das Gutachten selbst geht jedoch erst 6 Monate nach der gutachtlichen Untersuchung mit aktuellem Datum beim Auftraggeber ein.

Mit Ausnahme des „Ärzteabkommens", das für Begutachtungen im Auftrag der Berufsgenossenschaften/Unfallkassen eine Erledigungsfrist von 3 Wochen für die gutachtliche Untersuchung, die Absetzung und den Eingang des Gutachtens vorsieht, gibt es keine verbindlichen Erledigungsfristen. Direkte Konsequenzen bei Überschreiten der Frist sind zudem in der sicherlich zu kurzen Frist im Ärzteabkommen nicht vereinbart. Es entfällt nicht etwa die Vergütung. Es werden auch keine sonstigen Sanktionen ausgesprochen. Orientierungspunkt sind jedoch die Fristen für die Absetzung von Gerichtsurteilen:

§ 275 (1) StPO

1) Ist das Urteil mit den Gründen nicht bereits vollständig in das Protokoll aufgenommen worden, so ist es unverzüglich zu den Akten zu bringen.

Dies muss spätestens fünf Wochen nach der Verkündung geschehen; diese Frist verlängert sich, wenn die Hauptverhandlung länger als drei Tage gedauert hat, um zwei Wochen, und wenn die Hauptverhandlung länger als zehn Tage gedauert hat, für jeden begonnenen Abschnitt von zehn Hauptverhandlungstagen um weitere zwei Wochen.

Nach Ablauf der Frist dürfen die Urteilsgründe nicht mehr geändert werden.

Die Frist darf nur überschritten werden, wenn und solange das Gericht durch einen im Einzelfall nicht voraussehbaren unabwendbaren Umstand an ihrer Einhaltung gehindert worden ist.

§ 310 ZPO

(1) Das Urteil wird in dem Termin, in dem die mündliche Verhandlung geschlossen wird, oder in einem sofort an-

zuberaumenden Termin verkündet. Dieser wird nur dann über drei Wochen hinaus angesetzt, wenn wichtige Gründe, insbesondere der Umfang oder die Schwierigkeit der Sache, dies erfordern.
(2) Wird das Urteil nicht in dem Termin, in dem die mündliche Verhandlung geschlossen wird, verkündet, so muss es bei der Verkündung in vollständiger Form abgefasst sein.

Diese Erledigungsfristen gehen insgesamt, abgeändert nach den unterschiedlichen Zwängen von Zivil- und Strafrecht, von einem **engen zeitlichen Zusammenhang** zwischen mündlicher Verhandlung und Urteilsverkündung aus. Ein Gerichtsurteil ist im Zivilprozess somit in aller Regel innerhalb von 3 Wochen nach seiner Verkündung vollständig schriftlich abzufassen. Bei Überschreitung einer Frist von 5 Monaten gilt es als nicht mit Gründen versehen und ist ein alleiniger Grund für die Berufung/Revision. Dazu der BGH (Urteil vom 19.05.2001 – XII 7 R 270/02):

„Tragender Gesichtspunkt für diesen übergreifenden verfahrensrechtlichen Grundsatz ist – unabhängig davon, ob die jeweiligen Verfahrensordnungen (wie hier § 548 ZPO) die Fünfmonatsfrist als absolute Frist für die Rechtsmitteleinlegung vorsehen – die Einsicht, dass das richterliche Erinnerungsvermögen abnimmt und nach Ablauf von mehr als fünf Monaten nicht mehr gewährleistet ist, dass der Eindruck von der mündlichen Verhandlung und das Beratene noch zuverlässigen Niederschlag in den so viel später abgefassten Gründen der Entscheidung findet. Es geht mithin um die Vermeidung von Fehlerinnerungen und damit um Gründe der Rechtssicherheit."

Vergleichbare Anforderungen gelten auch für ärztliche Gutachten. Dem entspricht auch § 25 der (Muster-)Berufsordnung, die eine „angemessene" Erledigungsfrist verlangt. Das schriftliche Gutachten muss noch unter dem Eindruck der Untersuchung abgefasst werden. Der Hintergrund ist, dass der persönliche Eindruck, der auf der gutachtlichen Untersuchung basiert, ungeachtet aller evtl. in der Untersuchungssituation angefertigten Aufzeichnungen, mit zunehmendem Zeitablauf immer mehr verblasst, bis das Gutachten allenfalls noch den Wert eines Gutachtens nach Aktenlage hat.

Im Übrigen signalisiert ein erhebliches Intervall zwischen Untersuchung des Probanden und Absetzung des Gutachtens in aller Regel, dass der Gutachter mit den an ihn gestellten Fragen überfordert ist.

> **Übersicht**
> Die Approbation ist mit der Verpflichtung verbunden, als ärztlicher Sachverständiger tätig zu werden (§ 407 ZPO).
>
> Ein ärztliches Sachverständigengutachten wird in aller Regel – vor dem Hintergrund der Menschenwürde des Untersuchten – unter Ausschluss zumindest einer Partei erstattet. Dann ist aber durch den ärztlichen Sachverständigen in besonderem Maße darauf zu achten, dass seinem Verhalten keine Gründe zu entnehmen sind, die Misstrauen gegen seine Unparteilichkeit begründen können (§ 42 (2) ZPO). Soweit dem ärztlichen Sachverständigen Befangenheitsgründe bekannt sind, hat der Sachverständige diese vor Übernahme des Gutachtensauftrags offenzulegen (§ 407a (2) ZPO), will er seine Entschädigung nicht verlieren (§ 8a (1) JVEG).
>
> Ebenso offenzulegen hat der ärztliche Sachverständige, ob er das Gutachten innerhalb der vom Gericht gesetzten Frist erledigen kann (§ 407 (1) ZPO).

6.2.4 Das „Sagen" über die Tätigkeit des Sachverständigen

Der „Herr" über die Tätigkeit des Sachverständigen ist das Gericht:

§ 404a (1) ZPO Leitung der Tätigkeit des Sachverständigen
Das Gericht hat die Tätigkeit des Sachverständigen zu leiten und kann ihm für Art und Umfang seiner Tätigkeit Weisungen erteilen.

Dies gilt v. a. für „Art und Umfang" der Beweisaufnahme und den Umgang des Sachverständigen mit den Parteien.

§ 404a (3) und (4) ZPO
(3) Bei streitigem Sachverhalt bestimmt das Gericht, welche Tatsachen der Sachverständige der Begutachtung zugrunde legen soll.
(4) Soweit es erforderlich ist, bestimmt das Gericht, in welchem Umfang der Sachverständige zur Aufklärung der Beweisfrage befugt ist, inwieweit er mit den Parteien in Verbindung treten darf und wann er ihnen die Teilnahme an seinen Ermittlungen zu gestatten hat.

Grundsätzlich gibt das Gericht die nicht-medizinische Anknüpfungstatsache, den Sachverhalt, vor. Gegen diese Grenzziehung zwischen Auftraggeber und ärztlichem Sachverständigen wird bei der Auftragsvergabe und Auftragsausführung besonders häufig verstoßen.

> **Fallbeispiel**
> *Der Sachverständige erhält den Auftrag, zum Kausalzusammenhang zwischen einem Bizepssehnenschaden und einer versicherten Tätigkeit gutachtlich Stellung zu nehmen und die unfallbedingten Funktionseinbußen zu*

sichern. Angaben dazu, welcher Sachverhalt der Beurteilung zugrunde zu legen ist, fehlen.

Zum Ablauf der versicherten Tätigkeit ergeben sich unterschiedliche Angaben aus den Aktenunterlagen Einmal soll es beim Anheben einer mit Mörtel gefüllten Wanne zum Schaden gekommen sein, zum anderen will der Proband die abrutschende Wanne abgefangen haben. Der ärztliche Sachverständige legt eine 3. Version seiner Beurteilung zugrunde, die er vom Versicherten anlässlich der gutachtlichen Untersuchung erfragt hat. Die Mörtelwanne wurde zu zweit getragen. Der Partner stolperte und ließ die Mörtelwanne plötzlich los. Die beiden letzten Alternativen gefährden die Bizepssehne. ◂

Das Gericht muss sich entweder, ggf. nach Beweisaufnahme, auf einen bestimmten Sachverhalt festlegen – das ist der korrekte Weg –, oder es muss das Problem offenlegen und den Sachverständigen ausdrücklich beauftragen, wenn dem Gericht der nötige Sachverstand fehlt, wobei der dann korrekte Weg die Anhörung der Partei und die Vernehmung von Zeugen durch das Gericht in Gegenwart des Sachverständigen ist. Die Schaffung der Voraussetzungen für eine gutachtliche Aussage muss für beide Prozessparteien durchschaubar sein. Die Verlagerung von Aufgaben des Gerichts auf den Sachverständigen bzw. die Nichtbeachtung dieser Aufgabenteilung durch den Sachverständigen sind die Ursache häufiger Fehler von Gutachten.

Das Vorgehen des Gerichts und des ärztlichen Sachverständigen im o. g. Beispielsfall verstößt gegen § 404a ZPO und führt zur Angreifbarkeit des Gutachtens.

> Das Gericht gibt dem Sachverständigen die Anknüpfungstatsachen vor (§ 407a (3) ZPO) und bestimmt Art und Umfang von dessen Tätigkeit. Hat der Sachverständige „Zweifel zu Inhalt und Umfang des Auftrags" (§ 407a (4) ZPO), so hat er deren „Klärung durch das Gericht zu veranlassen".

6.2.5 Beschränkung auf die eigene Sachkunde

Die Beschränkung des Sachverständigen auf die eigene Sachkunde ist eigentlich eine Selbstverständlichkeit. Das ist der Bezeichnung als Sachverständiger immanent.

§ 407a (1) ZPO Weitere Pflichten des Sachverständigen
(1) Der Sachverständige hat unverzüglich zu prüfen, ob der Auftrag in sein Fachgebiet fällt und ohne die Hinzuziehung weiterer Sachverständiger … erledigt werden kann. Ist das nicht der Fall, so hat der Sachverständige das Gericht unverzüglich zu verständigen.

„Schuster bleib bei Deinem Leisten", dieser Satz, den der griechische Maler Apelles (4. Jahrhundert v. Chr.) einem Schuster zurief, als dieser außer der Schuhschnalle meinte, auch die Ausprägung der Wade, zu der er kein Fachmann war, auf einem Gemälde des Apelles kritisieren zu müssen, hat auch die Richtschnur für den ärztlichen Sachverständigen zu sein.

Fallbeispiel

Als Gutachter beauftragt ist der Unfallchirurg. Dieser ist, um Aussagen auf seinem Gebiet treffen zu können, auf die Befundung von kernspintomografischen Aufnahmen angewiesen. Diese befundet er selbst. Bei der klinischen Untersuchung gibt der Betroffene zudem Nervenversorgungsstörungen an. Diese – unter vermeintlichem Antwortzwang stehend – beurteilt der Unfallchirurg ebenfalls selbst, ohne die dazu erforderlichen apparativen Untersuchungen ausführen zu können. ◂

Der Unfallchirurg oder auch der Orthopäde ist letztlich weder primär sachverständig zur Befundung kernspintomografischer Aufnahmen noch zur Sicherung und Beurteilung von Nervenversorgungsstörungen. Er überschreitet sein Fachgebiet. Zuständig sind die Radiologie und die Neurologie. Diese nicht vom eigenen Sachverstand gedeckten Teile eines Gutachtens sind deshalb so gefährlich, weil diese Mängel vom Auftraggeber in der Regel nicht erkannt werden.

Ein besonderer Wirrwarr ist bei der Begutachtung von **Schmerzen** gegeben. Hier streiten die Unfallchirurgie, die Orthopädie, die Psychiatrie und die Anästhesiologie um die Zuständigkeit. Die Zuständigkeit für die Begutachtung folgt der Zuständigkeit für die Therapie (Tab. 6.1). Die Unfallverletzung wird durch den Unfallchirurgen behandelt, die psychische Fehlentwicklung durch den Psychiater und die Schmerzkrankheit durch den Anästhesisten. Zuständig für die Begutachtung strukturell bedingter Schmerzen ist demzufolge das Fachgebiet, das für die Behandlung der strukturellen Veränderungen zuständig ist (Unfallchirurgie). Zuständig für die Begutachtung strukturell nicht erklärter Schmerzen ist die Psychiatrie. Die Anästhesie ist für die Begutachtung des krankheitskonformen Verlaufs zuständig. Diese Abgrenzung der Zuständigkeiten ist dann von besonderer Bedeutung, wenn sich die Schmerzen von den strukturell bedingten Veränderungen lösen und ins Subjektive verlagern. Dann ist der Fachmann gefragt.

> Der Sachverstand zur Erstattung ärztlicher Gutachten richtet sich nach dem Sachverstand für die Therapie. Damit ergibt sich der Sachverstand in aller Regel aus der Weiterbildungsordnung. Überschreitet der ärztliche Gutachter sein spezielles Fachwissen, liegt kein Sachverständigengutachten mehr vor. Der ärztliche Gutach-

Tab. 6.1 Zuständigkeit für die ärztliche Begutachtung; Auswahl des richtigen Sachverständigen

Sachverständiger	Aufgabe
Unfallchirurg	Sicherung und Behandlung von Verletzungen und deren Folgen, Rückschlüsse von Verletzungsmechanismen auf Unfallfolgen
Orthopäde	Sicherung und Behandlung anlagebedingter und erworbener Störungen des Haltungs- und Bewegungsapparats
Neurochirurg	Behandlung von Erkrankungen und Verletzungen des zentralen und peripheren Nervensystems
Anästhesist	Schmerzausschaltung, Schmerzbehandlung
Internist	Sicherung und Behandlung von Erkrankungen und Unfallfolgen auf internem Fachgebiet
Neurologe	Sicherung und Behandlung von Nervenschäden
Psychiater	Sicherung und Behandlung psychischer Veränderungen
Pathologe	Feingewebliche Befundung
Rechtsmediziner	Sicherung der Ursachen unklarer Verletzungen und eines unklaren Todes
Radiologe	Sicherung, vor allem aber Beurteilung bildgebender Aufnahmen, wobei zu Röntgen-Aufnahmen teilweise auch die Zuständigkeit anderer Fachrichtungen gegeben ist

ter ist dafür verantwortlich, dass er sich nur im Rahmen seiner Sachkunde äußert. Fehlende Sachkunde hat der Gutachter unverzüglich dem Gericht mitzuteilen (§ 407a (1) ZPO).

6.2.6 Höchstpersönliche Verpflichtung

Die Tätigkeit als Sachverständiger ist eine höchst persönliche Verpflichtung.

§ 407a (3) ZPO Weitere Pflichten des Sachverständigen
Der Sachverständige ist nicht befugt, den Auftrag auf einen anderen zu übertragen. Soweit er sich der Mitarbeit einer anderen Person bedient, hat er diese namhaft zu machen und den Umfang ihrer Tätigkeit anzugeben, falls es sich nicht um Hilfsdienste von untergeordneter Bedeutung handelt.

Der persönliche Charakter der Sachverständigentätigkeit spiegelt sich bereits im Gutachtenauftrag wider. Zu benennen ist eine *bestimmte Person*, keine Institution bzw. Klinik. Der Sachverständige ist nicht befugt, den Gutachtenauftrag auf einen anderen zu übertragen. Davon gibt es zwei vermeintliche Ausnahmen:

- „Hilfsdienste", gemeint ist die Hilfe bei Arbeitsgängen, die in aller Regel von ärztlichen Hilfskräften ausgeführt werden, und
- „Mitarbeit einer anderen Person", die dann aber „namhaft" gemacht werden muss und deren Tätigkeitsumfang benannt werden muss.

Unter „Hilfsdiensten" ist die Erhebung untergeordneter Befunde zu verstehen, die keiner Interpretation zugänglich sind und deren Kenntnis (Eindruck) nicht für die Interpretation weiterer Befunde maßgeblich ist. Neben Laborwerten sind dies z. B. das Körpergewicht, die Körperlänge und fotografisch zu erhebende Befunde. Die Erhebung der Umfangmaße ist dagegen kein „Hilfsdienst", weil sie Teil der Inspektion insgesamt ist, also von Muskulatur, Beschwielung, Arbeitsspuren, Hauttugor (Spannungszustand der Haut) und Durchblutung. Kein „Hilfsdienst" ist die Überprüfung der Beweglichkeit in den einzelnen Gelenken. Diese ist – ebenso wie die Erhebung der Umfangmaße, die in Relation zu der geführten Beweglichkeit stehen muss – wesentlicher Teil der klinischen Befunderhebung.

Unter „Mitarbeit einer anderen Person" sind z. B. die Durchführung von Testverfahren sowie psychologische Untersuchungen als Teil psychiatrischer Gutachten zu verstehen. Im Rahmen unfallchirurgisch-orthopädischer Gutachten ist eine solche „Mitarbeit" kaum vorstellbar und nicht sinnvoll. Denn die persönliche Verantwortung für die Beantwortung der Beweisfragen verbleibt beim vom Gericht beauftragten Sachverständigen. Dieser kann der Sachverständige nur nachkommen, wenn er die Klagen des Probanden zur Kenntnis nimmt und die klinische Untersuchung und Befundung bildgebender Untersuchungen (Röntgen-Aufnahmen, Sonografie) als entscheidende Erkenntnisquellen, die nicht delegiert werden können, selbst durchführt. Delegiert werden kann allenfalls ein Teil des Aktenstudiums, wobei der beauftragte Sachverständige dessen Kern selbst zur Kenntnis nehmen muss. Dass die Beurteilung nicht delegiert werden kann, ist eine Selbstverständlichkeit.

Gegen die Verpflichtung zur persönlichen Erstattung des Gutachtens wird besonders häufig verstoßen. Diese Verstöße sind durch einen medizinischen Laien gelegentlich nur schwer erkennbar oder werden auch vom Gericht – im verständlichen Wunsch nach Beschleunigung des Rechtsstreits – nur selten zur Kenntnis genommen.

Fallbeispiel

Das dem Gericht vorgelegte Gutachten trägt drei Unterschriften mit dem Zusatz: „Aufgrund eigener Untersuchung und Urteilsbildung". Als Sachverständiger beauftragt war der Chefarzt der Klinik. ◄

Wenn es zutreffen würde, dass ein zu Untersuchender von drei Ärzten klinisch untersucht wurde, widerspricht dies sowohl dem Gutachtenauftrag als auch der Schweigepflicht und dem Datenschutz sowie der Menschenwürde des Probanden. Tatsächlich entspricht es jedoch schlechter gutachtlicher Praxis, dass der Proband von dem in der Hierarchie an letzter Stelle Stehendem klinisch untersucht wird und dass dieser auch das Gutachten absetzt und der als Sachverständiger beauftragte Chefarzt nur seine Unterschrift unter das Gutachten setzt, während der mitunterzeichnende Oberarzt nur im Rahmen der Klinikhierarchie mitunterzeichnet. Allenfalls wird der Proband, nachdem alle Untersuchungen durchgeführt wurden, dem Chefarzt kurz vorgestellt.

Diese Praxis widerspricht nicht nur den Pflichten des Sachverständigen zur persönlichen Erstattung des Gutachtens. Sie ist zudem weder mit der ärztlichen Schweigepflicht, mit dem Datenschutz noch mit der Menschenwürde vereinbar. Sie geht auch über eine „Mitarbeit", die dem Gericht anzuzeigen ist, deutlich hinaus.

Mit einem im Kern vergleichbaren Problem befasste sich das Bundessozialgericht (BSG, Urteil vom 07.05.2019 – B 2 U 25/17 R):

> **Fallbeispiel**
>
> *Nach einem gesetzlich versicherten Unfall, bei dem die Klägerin einen Kahnbeinbruch erlitten hatte, wurden der Klägerin 3 Gutachter zur Auswahl benannt (§ 200 (2) SGB VII), von denen sie einen auswählte. Die gutachtliche Untersuchung wurde jedoch nicht von diesem durchgeführt, sondern von dessen Oberarzt. Der von der Klägerin ausgewählte Gutachter unterzeichnete das Gutachten mit dem Zusatz „Aufgrund eigener Urteilsbildung", der Oberarzt mit „Aufgrund eigener Untersuchung und Urteilsbildung".* ◀

Das BSG hat das Urteil des LSG, das sich vorrangig auf dieses Gutachten stützte, aufgehoben mit der Begründung, es bleibe „unklar, ob dem LSG bewusst war, dass das im Verwaltungsverfahren eingeholte Gutachten nicht im Wege des Sachverständigenbeweises" … „sondern allenfalls als Urkundenbeweis gewürdigt werden durfte" mit folgender Begründung:

> „c) Dieses Übertragungsverbot verbietet zwar grundsätzlich nicht, weitere Personen zu unterstützenden Diensten nach Weisung heranzuziehen, sofern der beauftragte Gutachter seine das Gutachten prägenden und regelmäßig in einem unverzichtbaren Kern von ihm selbst zu erbringenden Zentralaufgaben selbst wahrnimmt, die abhängig vom Fachgebiet differieren können. Insofern können hier die Grundsätze des § 407a ZPO herangezogen werden …".

> Die Tätigkeit als Sachverständiger/Gutachter kann im Kern nicht auf einen anderen übertragen werden. Der Unfallchirurg/Orthopäde hat die entscheidenden Befunde, auf die er seine Beurteilung stützt, eigenhändig zu erheben. Das gilt im Grundsatz auch für die anderen Fachgebiete.

6.2.7 Die ärztliche Schweigepflicht

> **§ 203 I StGB Verletzung von Privatgeheimnissen**
>
> (1) Wer unbefugt ein fremdes Geheimnis, namentlich ein zum persönlichen Lebensbereich gehörendes Geheimnis oder ein Betriebs- oder Geschäftsgeheimnis, offenbart, das ihm als Arzt, Zahnarzt, Tierarzt, Apotheker oder Angehöriger eines anderen Heilberufs, der für die Berufsausübung oder die Führung der Berufsbezeichnung eine staatlich geregelte Ausbildung erfordert, anvertraut worden oder sonst bekannt geworden ist, wird mit Freiheitsstrafe bis zu einem Jahr oder mit Geldstrafe bestraft.

Die Verletzung der ärztlichen Schweigepflicht ist ein Vergehen (§ 12 StGB), das jedoch nur auf Antrag verfolgt wird. Die Zahl der Strafverfahren steht deshalb in keinem Verhältnis zu der Zahl der Verstöße.

Die ärztliche Schweigepflicht dient dem Schutz der informationellen Selbstbestimmung als Teil des allgemeinen Persönlichkeitsrechts, das Verfassungsrang hat (Art. 1 Abs. 1 i.v. m. Art. 2 Abs. 1 GG). Sie ist ausgestaltet in § 9 der (Muster-)Berufsordnung. Ihre Entsprechung findet die ärztliche Schweigepflicht in den §§ 35, 62 SGB I und in den §§ 67 ff. SGB X, die einerseits die Mitwirkungspflichten an ärztlichen Untersuchungen und andererseits die Schweigepflicht der Auftraggeber regeln.

Die ärztliche Schweigepflicht besteht in aller Regel nicht dem Auftraggeber eines Gutachtens gegenüber. Diesem gegenüber hat der Geheimnisträger entweder auf deren Einhaltung verzichtet oder es besteht eine Mitwirkungspflicht.

Problematisch ist die Weitergabe von Informationen, z. B. von Gutachtenaufträgen innerhalb einer Klinik, wobei sich diese Diskussion nicht auf vom Gericht beauftragte Gutachten beziehen kann, da deren Weitergabe von vornherein durch § 407a (3) ZPO ausgeschlossen ist.

> **Fallbeispiel**
>
> *Ein an einen namentlich benannten Arzt gerichteter Gutachtenauftrag wird von diesem an einen anderen in der gleichen Klinik tätigen Arzt weitergegeben, weil seine Arbeitsbelastung die Gutachtenerstellung nicht erlaubt.* ◀

Die Erlaubnis zur Weitergabe von der Schweigepflicht unterliegenden Informationen kann vom Betroffenen stillschweigend gegeben werden. Davon war in der Vergangenheit bei Aufträgen an die an einer Klinik tätigen Ärzte auszugehen. Wurde also der Chefarzt beauftragt, war damit stillschweigend die Zustimmung zur Weitergabe des Auftrags an den Oberarzt verbunden. Das Problembewusstsein hat sich jedoch mit Einführung des § 200 (2) SGB VII, § 407a ZPO und der Datenschutzgesetze und -verordnungen deutlich verschärft.

> Der ärztliche Gutachter unterliegt der Schweigepflicht (§ 203 StGB). Fakten, die allgemein bekannt sind, sind davon jedoch nicht umfasst. Der ärztliche Gutachter kann von der ärztlichen Schweigepflicht entbunden werden, auch stillschweigend.

6.2.8 Der Vergütungsanspruch des ärztlichen Gutachters

Der ärztliche Gutachter hat das versprochene Werk (Werkvertrag), das Gutachten, zu liefern. Im Gegenzug steht ihm dafür die Vergütung zu (§ 631 BGB). Ist keine Vereinbarung über die Vergütung getroffen, besteht jedoch eine „Taxe", so steht diese dem ärztlichen Gutachter zu (§ 632 (2) BGB). Die GOÄ ist für den Tätigkeitsbereich des Gutachters eine solche Taxe (Tab. 6.2).

§ 1 GOÄ Anwendungsbereich

Die Vergütungen für die beruflichen Leistungen der Ärzte bestimmen sich nach dieser Verordnung, soweit nicht durch Bundesgesetz etwas anderes bestimmt ist.

Eine andere Bestimmung enthalten v. a. das seit dem 01.07.2004 – zuletzt geändert am 11.10.2016 – geltende Justizvergütungs- und Entschädigungsgesetz (JVEG) sowie der Vertrag zwischen den Trägern der Gesetzlichen Unfallversicherung und der Kassenärztlichen Bundesvereinigung.

Der Punktwert (GOÄ) beträgt zurzeit 5,82873 Cent. Der Honoraranspruch berechnet sich aus Punktzahl x Punktwert x Steigerungssatz.

Der Steigerungssatz reicht bis zum 3,5-fachen Satz. Bei einer Erhöhung bis zum 2,3-fachen ist eine Begründung nicht erforderlich.

Nicht steigerungsfähig sind Schreibgebühren und Kosten für Kopien. Sie können zudem nur neben gutachtlichen Äußerungen nach den Nrn. 80/85 GOÄ berechnet werden. In den Leistungen nach den Nrn. 70/75 GOÄ sind Schreibgebühren enthalten.

Zu den Kriterien, nach denen der Steigerungssatz berechnet wird, stellt § 5 (2) GOÄ ab auf „Schwierigkeit" und „Zeitaufwand". Der „Zeitaufwand" ist jedoch kein Gesichtspunkt zur Anhebung des Steigerungssatzes nach Nr. 85 GOÄ. Denn dieser wird ausdrücklich bei Gutachten nach Nr. 85 GOÄ getrennt vom Steigerungssatz vergütet – „je angefangene Stunde Zeit". Der Steigerungssatz richtet sich also bei der Nr. 85 GOÄ nur nach dem Schwierigkeitsgrad des Gutachtens.

> **Fallbeispiel**
>
> *Einem Assistenzarzt wird ein Gutachten zum Ursachenzusammenhang einer gedeckten Zusammenhangstrennung der Achillessehne übertragen. Um dieses Gutachten verantwortlich erstellen zu können, ist es erforderlich, dass der zu dieser Frage unerfahrene Arzt ein Literaturstudium betreibt.* ◄

Das Literaturstudium kann weder als erforderlicher Zeitaufwand angesetzt noch kann der Steigerungssatz des Gutachtens wegen der subjektiven Schwierigkeit der Leistung angehoben werden. Denn für den zu gutachtlichen Fragen durchschnittlich erfahrenen Gutachter war weder ein Literaturstudium erforderlich noch war die Kausalitätsfrage besonders schwierig. Angesetzt werden können also nur der 2,3-fache Satz und die für einen durchschnittlich erfahrenen Gutachter erforderliche Stundenzahl. Es handelt sich um ein Gutachten zur Zusammenhangsfrage mit einem mittleren Schwierigkeitsgrad.

Entscheidend sind nicht die Schwierigkeit und/oder der Zeitaufwand, die der einzelne Gutachter mit dem Gutachten hat. Entscheidend sind die Schwierigkeit und der Zeitaufwand der Leistung, also der durch die gutachtliche Fragestel-

Tab. 6.2 Gebührenverzeichnis der GOÄ (Auszug)

Nummer	Leistung	Punktzahl	Einfache Gebühr
70	Kurze Bescheinigung oder kurzes Zeugnis, Arbeitsunfähigkeitsbescheinigung	40	€ 2,33
75	Ausführlicher schriftlicher Befund- oder Krankheitsbericht (einschl. Angaben zur Anamnese, zu dem(n) Befund(en), zur epikritischen Bewertung und ggf. zur Therapie	130	€ 7,58
80	Schriftliche gutachtliche Äußerung	300	€ 17,49
85	Schriftliche gutachtliche Äußerung mit einem das gewöhnliche Maß übersteigenden Aufwand – ggf. mit wissenschaftlicher Begründung –, je angefangene Stunde Arbeitszeit	500	€ 29,14
95	Schreibgebühr, je angefangene DIN A4-Seite	60	€ 3,50
96	Schreibgebühr, je Kopie	3	€ 0,18

lung bedingte Schwierigkeitsgrad für einen *durchschnittlich erfahrenen* Gutachter. Gutachten, die z. B. eine wissenschaftliche Auseinandersetzung mit der Literatur und mit darin vertretenen Thesen erfordern, können mit einem bis zum 3,5-fachen Steigerungssatz abgerechnet werden.

> **Fallbeispiel**
>
> *Der Assistenzarzt fügt dem Gutachten ein seitenlanges Literaturverzeichnis an und berechnet den 3,5-fachen Steigerungssatz.* ◄

Entscheidend ist, ob für einen kompetenten und mit der zur Diskussion stehenden Problemstellung vertrauten Gutachter das Literaturstudium und die Auseinandersetzung mit unterschiedlichen in der Literatur vertretenen Thesen erforderlich ist, nicht ob Literatur studiert und zitiert wurde.

Nach § 10 (3) GOÄ können Versand- und Portokosten angesetzt werden, jedoch nicht für die Arztrechnung (§ 10 (3) Satz 4 GOÄ).

Sind sich die Parteien einig, dass der 3,5-fache Steigerungssatz nach Nr. 85 GOÄ als Vergütung nicht ausreicht, ist eine *vor* Erstattung des Gutachtens verfasste *schriftliche* Vereinbarung nach § 2 GOÄ erforderlich.

> **Fallbeispiel**
>
> *Erstellt wird auftragsgemäß ein Gutachten zu den möglichen Ursachen der Multiplen Sklerose. Der Gutachter verlangt den 5-fachen Steigerungssatz. Da der Auftraggeber nicht zahlen will, gibt der Gutachter das Gutachten nicht heraus.* ◄

Als Schuldner des Werkvertrags muss der Gutachter das Gutachten dem Auftraggeber übergeben, wenn ihm dieser die Gegenleistung, die geschuldete Vergütung, übergibt. Geschuldet wird von diesem jedoch allenfalls der 3,5-fache Satz, weil eine anders lautende vorherige Vereinbarung fehlt.

Fällig wird die Vergütung erst mit Zugang der Rechnung (§ 12 GOÄ), die selbstverständlich (§ 12 (2) Nr. 1 GOÄ) „das Datum der Erbringung der Leistung" voraussetzt.

§ UV-GOÄ

Der zwischen den Trägern der Gesetzlichen Unfallversicherung – der Deutschen Gesetzlichen Unfallversicherung e. V. (DGUV) und dem Bundesverband der landwirtschaftlichen Berufsgenossenschaften e. V. – einerseits und der Kassenärztlichen Bundesvereinigung andererseits geschlossene Vertrag in der Fassung vom 01.04.2008 als eine von der GOÄ abweichende gesetzliche Regelung beruht auf § 34 (3) des Sozialgesetzbuches VII (SGB VII). Danach sind Verträge über die Durchführung der Heilbehandlung, die Vergütung der Ärzte und Zahnärzte sowie die Art und Weise der Abrechnung zu schließen. Die Vergütung für ärztliche Leistungen richtet sich gem. § 51 (1) des Vertrages nach dem vereinbarten Leistungs- und Gebührenverzeichnis, der „UV-GOÄ", die dem Vertrag als Anlage beigefügt ist. Als Grundlage der UV-GOÄ dient die Systematik der GOÄ.

§ 46 des Vertrages verpflichtet den Arzt, der die Erstversorgung geleistet oder den Versicherten behandelt hat, dem Unfallversicherungsträger die Auskünfte, Berichte und Gutachten zu erstatten, die dieser zur Erfüllung seiner gesetzlichen Aufgaben von ihm einholt. Die Entscheidung darüber, ob ein Formulargutachten oder ein freies Gutachten zu erstellen ist, trifft der Unfallversicherungsträger (§ 48 (1) des Vertrages).

Der Arzt ist nach § 49 (1) des Vertrages zur pünktlichen Berichterstattung verpflichtet. Für Gutachten gilt eine Frist von längstens drei Wochen. Falls der Arzt das Gutachten nicht fristgemäß erstatten kann, ist der Unfallversicherungsträger nach § 49 (2) unverzüglich zu benachrichtigen. Grundlage für die Berichterstattung sind die zwischen den Vertragspartnern vereinbarten Vordrucke (§ 58), von denen nicht abgewichen werden darf. Die vom Auftraggeber zu zahlenden Gebühren sind in den Nrn. 110 ff. der UV-GOÄ ausgewiesen (Tab. 6.3). Unvollständige Auskünfte, Bescheinigungen, Berichte und Gutachten werden nicht vergütet (§ 57 (2) des Vertrages). Die Höchstsätze für frei erstattete Gutachten dürfen (nur) bei Vorliegen besonderer Gründe und nach vorheriger Zustimmung des Unfallversicherungsträgers überschritten werden (§ 59 des Vertrages). Im Gegensatz zur Regelung der GOÄ handelt es sich bei den Gebühren für Berichte und Gutachten nach dem Leistungsverzeichnis der UV-GOÄ um nicht steigerungsfähige Beträge.

Die Rechnung des Arztes ist unmittelbar an den Unfallversicherungsträger zu richten. Sie muss nach § 64 (1) des Vertrages enthalten:

- die Personaldaten des Versicherten,
- den Unfalltag,
- den Unfallbetrieb,
- das Datum der Erbringung der Leistung,
- die entsprechende Nummer im Leistungs- und Gebührenverzeichnis,
- den jeweiligen Betrag, der im Leistungs- und Gebührenverzeichnis aufgeführt ist.

Von der GOÄ und der UV-GOÄ abweichende gesetzliche Regelungen enthält das JVEG (Justizvergütungs- und -entschädigungsgesetz) für vom Gericht beauftragte Sachverständige. Dieses sieht drei Honorargruppen vor (Tab. 6.4).

Der Sachverständige erhält pro Stunde (§ 9 JVEG):

Tab. 6.3 Gebührenverzeichnis der UV-GOÄ (Auszug)

Formulargutachten (gültig ab 01.01.2022)		€
146	Vordruck A 4200 Erstes Rentengutachten	159.96
147	Arztvordruck A 4202 Erstes Rentengutachten Augen	159.96
148	Arztvordruck A 4500 Zweites Rentengutachten (Rente auf unbestimmte Zeit)	131.40
149	Vordruck A 4502 Zweites Rentengutachten Augen (Rente auf unbestimmte Zeit)	131.40
150	Vordruck A 4510 Rentengutachten (Nachprüfung MdE)	131.40
151	Vordruck A 4512 Zweites Rentengutachten Augen (Nachprüfung MdE)	131.40
152	Vordruck A 4520 Rentengutachten (Rente nach Gesamtvergütung)	131.40
153	Vordruck A 4550 Gutachten bei Abfindung	54.31
154	Vordruck 5512 Gutachten erhöhte Witwen-/Witwerrente	54.31
155	Vordruck A 8200-2301 (neu: vgl. DGUV-Rundschreiben 0207/2012) Gutachten BK 2301	310.57
Freie Gutachten (gültig ab 01.01.2022)		
160	Begutachtungsmaterie mit normalem Schwierigkeitsgrad. Abhandlungen in Fachliteratur und Begutachtungs-Standardwerken bzw. von den Fachgesellschaften herausgegebene Begutachtungsempfehlungen sind regelmäßig vorhanden. Es sind keine sich widersprechenden Vorgutachten zum Kausalzusammenhang zu berücksichtigen.	377.05
161	Begutachtungsmaterie mit hohem Schwierigkeitsgrad. Es existieren keine konsentierten Begutachtungsempfehlungen bzw. trotz Vorliegens einer solchen setzt die Begutachtung eine anspruchsvolle medizinische Bewertung voraus. Regelmäßig sind deshalb verschiedene medizinische Quellen und diverse Fachliteratur zu sichten bzw. bedarf es einer Literaturrecherche oder entsprechender fundierter Fachkenntnisse oder es ist eine umfassende Auseinandersetzung mit Vorgutachten notwendig.	651.27
Sonstige Gebühren (gültig ab 01.01.2022)		
165	Begutachtungsmaterie mit hohem Schwierigkeitsgrad und sehr hohem zeitlichen Aufwand zu speziellen Kausalzusammenhängen und/oder differenzialdiagnostischen Problemstellungen. Es gibt nur wenig gesicherte medizinisch-wissenschaftliche Erkenntnisse bzw. die Erkenntnislage ist unübersichtlich oder es liegen divergierende Auffassungen in der Fachliteratur vor. Die Begutachtung bedarf umfangreicher Recherchen und tiefgehender eigener wissenschaftlich fundierter Überlegungen und Begründungen. Zusätzlich ist das Gutachten mit einem deutlich überdurchschnittlichen Zeitaufwand verbunden, zum Beispiel durch aufwändige Anamnese, Auswertung umfangreicher Voruntersuchungen, weit überdurchschnittlichen Aktenumfang etc.	959.76
190	Schreibgebühren für Arztvordrucke nach den Nummern 117 bis 124 und Gutachten nach Nummern 146 bis 154, 155 (ausgenommen	5.15

(Fortsetzung)

Tab. 6.3 (Fortsetzung)

Sonstige Gebühren (gültig ab 01.01.2022)		
	audiologischer Befundbogen), 160, 161, 165 je Seite	
191	je verlangte Kopie	0,24
194	Kopie und Versand von Tonschwellenaudiogrammen – auch beiderseits –, zuzüglich Porto	3,14
9792	Fotografische Aufnahme, schwarz-weiß oder bunt	0,28

- In Honorargruppe M1 ein Honorar von 87,00 €
- in Honorargruppe M2 ein Honorar von 98,00 €
- in Honorargruppe M3 ein Honorar von 131,00 €

Der Sachverständige hat 3 h und 15 min für sein Gutachten benötigt. Er erhält bei einem Gutachten nach Honorargruppe M1 € 304.50.

Die Grundsätze zur Berechnung der Vergütung regelt § 8 JVEG. Die Berechnung des zu vergütenden Zeitaufwandes regelt § 8 II JVEG.

§ 8 Abs. 2 JVEG
(2) Soweit das Honorar nach Stundensätzen zu bemessen ist, wird es für jede Stunde der erforderlichen Zeit einschließlich notwendiger Reise- und Wartezeiten gewährt. Die letzte bereits begonnene Stunde wird voll gerechnet, wenn sie zu mehr als 30 Minuten für die Erbringung der Leistung erforderlich war; anderenfalls beträgt das Honorar die Hälfte des sich für eine volle Stunde ergebenden Betrags.

Erforderlich ist der Zeitaufwand für

- das Aktenstudium
- die Erhebung der Vorgeschichte
- die notwendige Untersuchung
- die Auswertung und Zusammenfassung aller für die Beantwortung der Beweisfragen erforderlichen Befunde (klinische, bildgbende, feingewebliche, testpsychologische etc.)
- die Abfassung der Beurteilung
- Diktat, Durchsicht und Korrektur

Es fehlt das Literaturstudium. Dieses ist jedoch in aller Regel nicht erforderlich. Wenn dies im Einzelfall anders sein sollte, kann dies problemlos berechnet werden.

Neben dem Zeitaufwand können geltend gemacht werden:

- Fahrtkostenersatz (§ 5, bei Benutzung eines Pkw € 0,42 pro Kilometer)
- Reise- und Wartezeiten
- Entschädigung für Aufwand (§ 6, v. a. ein Tagegeld) sowie

Tab. 6.4 Honorargruppen des JVEG für vom Gericht beauftragte Sachverständige. (Auszug: Anlage 1 zu § 9 Abs. 1 JVEG)

Honorar-gruppe	Gegenstand medizinischer oder psychologischer Gutachten	Stundensatz €
M 1	Einfache gutachtliche Beurteilungen ohne Kausalitätsfeststellungen, insbesondere	87
	1. in Gebührenrechtsfragen,	
	2. zur Verlängerung einer Betreuung oder zur Überprüfung eines angeordneten Einwilligungsvorbehalts nach § 1903 des Bürgerlichen Gesetzbuchs,	
	3. zur Minderung der Erwerbsfähigkeit nach einer Monoverletzung.	
M 2	Beschreibende (Ist-Zustands-)Begutachtung nach standardisiertem Schema ohne Erörterung spezieller Kausalzusammenhänge mit einfacher medizinischer Verlaufsprognose und mit durchschnittlichem Schwierigkeitsgrad, insbesondere Gutachten	98
	1. in Verfahren nach dem Neunten Buch Sozialgesetzbuch,	
	2. zur Erwerbsminderung oder Berufsunfähigkeit in Verfahren nach dem Sechsten Buch Sozialgesetzbuch,	
	3. zu rechtsmedizinischen und toxikologischen Fragestellungen im Zusammenhang mit der Feststellung einer Beeinträchtigung der Fahrtüchtigkeit durch Alkohol, Drogen, Medikamente oder Krankheiten,	
	4. zu spurenkundlichen oder rechtsmedizinischen Fragestellungen mit Befunderhebungen (z. B. bei Verletzungen und anderen Unfallfolgen),	
	5. zu einfachen Fragestellungen zur Schuldfähigkeit ohne besondere Schwierigkeiten der Persönlichkeitsdiagnostik,	
	6. zur Einrichtung oder Aufhebung einer Betreuung oder zur Anordnung oder Aufhebung eines Einwilligungsvorbehalts nach § 1903 des Bürgerlichen Gesetzbuchs,	
	7. zu Unterhaltsstreitigkeiten aufgrund einer Erwerbsminderung oder Berufsunfähigkeit,	
	8. zu neurologisch-psychologischen Fragestellungen in Verfahren nach der Fahrerlaubnis-Verordnung,	
	9. zur Haft-, Verhandlungs- oder Vernehmungsfähigkeit.	
M 3	Gutachten mit hohem Schwierigkeitsgrad (Begutachtungen spezieller Kausalzusammenhänge und/oder differenzialdiagnostischer Probleme und/oder Beurteilung der Prognose und/oder Beurteilung strittiger Kausalitätsfragen), insbesondere Gutachten	131
	1. zum Kausalzusammenhang bei problematischen Verletzungsfolgen,	
	2. zu ärztlichen Behandlungsfehlern,	
	3. in Verfahren nach dem Sozialen Entschädigungsrecht,	
	4. zur Schuldfähigkeit bei Schwierigkeiten der Persönlichkeitsdiagnostik,	
	5. in Verfahren zur Anordnung einer Maßregel der Besserung und Sicherung (in Verfahren zur Entziehung der Fahrerlaubnis zu neurologisch/psychologischen Fragestellungen),	
	6. zur Kriminalprognose,	
	7. zur Glaubhaftigkeit oder Aussagetüchtigkeit,	
	8. zur Widerstandsfähigkeit,	
	9. in Verfahren nach den §§ 3, 10, 17 und 105 des Jugendgerichtsgesetzes,	
	10. in Unterbringungsverfahren,	
	11. zur Fortdauer der Unterbringung im Maßregelvollzug über zehn Jahre hinaus,	
	12. zur Anordnung der Sicherungsverwahrung oder zur Prognose von Untergebrachten in der Sicherungsverwahrung,	
	13. in Verfahren nach den §§ 1904 und 1905 des Bürgerlichen Gesetzbuchs,	
	14. in Verfahren nach dem Transplantationsgesetz,	
	15. in Verfahren zur Regelung von Sorge- oder Umgangsrechten,	
	16. zu Fragestellungen der Hilfe zur Erziehung,	
	17. zur Geschäfts-, Testier- oder Prozessfähigkeit,	
	18. in Aufenthalts- oder Asylangelegenheiten,	
	19. zur persönlichen Eignung nach § 6 des Waffengesetzes,	
	20. zur Anerkennung von Berufskrankheiten, Arbeitsunfällen, zu den daraus folgenden Gesundheitsschäden und zur Minderung der Erwerbsfähigkeit nach dem Siebten Buch Sozialgesetzbuch,	
	21. zu rechtsmedizinischen, toxikologischen oder spurenkundlichen Fragestellungen im Zusammenhang mit einer abschließenden Todesursachenklärung, mit ärztlichen Behandlungsfehlern oder mit einer Beurteilung der Schuldfähigkeit,	
	22. in Verfahren nach dem Transsexuellengesetz.	

- Ersatz für sonstige und für besondere Aufwendungen (§§ 7 und 12 JVEG) z. B. für erforderliche Labor- und Röntgen-Untersuchungen.

Gerade bei den Röntgen-Untersuchungen ist ganz streng auf das für die Beantwortung der Beweisfrage Erforderliche abzustellen. Dies liegt einmal an der von dieser Untersuchung ausgehenden Strahlenbelastung und zum anderen an den Kosten. Kernspintomografie und Computertomografie sind in aller Regel für die Beantwortung gutachtlich relevanter Fragen nicht erforderlich.

Eine von der Vergütung nach § 9 JVEG abweichende Vergütung kann nach § 13 JVEG von den Parteien des Rechtsstreits vereinbart werden. Bezieht sich die Abweichung lediglich auf den Stundensatz nach § 9 JVEG, reicht die Erklärung nur einer Partei aus, wenn das Gericht zustimmt. Voraussetzung ist jedoch, dass das Eineinhalbfache des nach den §§ 9 bis 11 JVEG zulässigen Honorars nicht überschritten wird.

Die Vergütung besonderer ärztlicher Leistungen, wie Leichenschau und Abstammungsgutachten, sind in § 10 JVEG geregelt.

Schwierigkeiten macht die Honorierung des Sachverständigen für Arbeitsaufwand, der vor der Übernahme des Gutachtenauftrags angefallen ist.

Fallbeispiel

In einem Mordprozess geht es um die Glaubhaftigkeit einer Zeugin. Der Auftrag zur Begutachtung wird einem Psychiater erteilt. Nach sorgfältigem und langwierigem Aktenstudium kommt dieser zur Überzeugung, dass ein psychologisches Gutachten erwartet wird und angezeigt ist. Er schickt die Akten mit einer entsprechenden Begründung und dem namentlichen Vorschlag eines sachverständigen Psychologen dem Gericht zurück und berechnet ein Honorar für 2 h. ◄

Die Abgrenzung zwischen der Beauftragung eines Psychiaters oder eines Psychologen macht oft erhebliche Schwierigkeiten. Zwar muss der Sachverständige seine Zuständigkeit unverzüglich prüfen (§ 407a (1) ZPO). Diese Prüfung hat – als Voraussetzung für die Auftragsannahme – in aller Regel kostenlos zu erfolgen. Ist damit jedoch zwingend ein besonderer Aufwand verbunden, steht ihm wohl ein Honorar zu, zumal die ZPO nunmehr eine „unverzügliche" Prüfungspflicht vorsieht.

Nach § 407a (4) Satz 2 ZPO hat der Sachverständige zu prüfen und das Gericht darauf hinzuweisen, wenn

- die voraussichtlichen Kosten seines Gutachtens in „keinem erkennbaren Verhältnis zum Wert des Streitgegenstandes" stehen oder

- (2. Variante) den angeforderten Kostenvorschuss „erheblich" überschreiten.

Umstritten und für den ärztlichen Gutachter relevant ist vor allem die 2. Variante. Das OLG Frankfurt hat durch Beschluss vom 12.11.2019 (18 W 155/19) dazu folgende Grundsätze aufgestellt, die der ärztliche Gutachter beachten sollte, will er seinen Vergütungsanspruch nicht verlieren, auch wenn die Entscheidung in Teilen umstritten ist:

Der Hinweis an das Gericht, dass der Kostenvorschuss unzureichend ist, hat *vor* Fertigstellung des Gutachtens zu erfolgen, und zwar zu dem Zeitpunkt, zu dem die Überschreitung des Kostenvorschusses erkennbar ist. Wird der Hinweis erst mit Übersendung des Gutachtens erteilt, ist er wirkungslos, da der kostenträchtige Aufwand nicht mehr zu vermeiden ist.

„Erheblich" ist eine Überschreitung des Kostenvorschusses jedenfalls dann, wenn das voraussichtliche Honorar den Kostenvorschuss um „mehr" als 20 % übersteigt, wobei auch ein Überschreiten von unter 20 % schon „erheblich" sein kann.

Streitig ist, ob das Fehlen des Hinweises auf einen unzureichenden Kostenvorschuss automatisch dazu führt, dass ein den Vorschuss übersteigender Betrag entfällt. Das OLG Frankfurt bejaht dies ohne Ausnahme. Es hält sich dazu strikt an den Gesetzeswortlaut des JVEG:

§ 8a JVEG Wegfall oder Beschränkung des Vergütungsanspruchs

(4) Übersteigt die Vergütung den angeforderten Auslagenvorschuss erheblich und hat der Berechtigte nicht rechtzeitig nach § 407a Absatz 4 Satz 2 der Zivilprozessordnung auf diesen Umstand hingewiesen, erhält er die Vergütung nur in Höhe des Auslagenvorschusses.

Das OLG Frankfurt argumentiert, der Wortlaut lasse keine Ausnahme erkennen und sei so beibehalten worden, obwohl das JVEG mehrfach geändert worden sei.

Andere Gerichte, z. B. das OLG Karlsruhe (Beschluss vom 10.04.2017 – 13 W 25/17) und das OLG Celle (Beschluss vom 02.10.2007 – 2 W 85/07) prüfen demgegenüber im Rahmen einer Prognoseentscheidung, ob bei pflichtgemäßer Anzeige die Tätigkeit des Sachverständigen eingeschränkt oder ihre Fortsetzung unterbunden worden wäre. Wenn diese Frage zu verneinen sei, sei das den Kostenvorschuss übersteigende Honorar zu zahlen.

> Die Vergütung des ärztlichen Gutachters richtet sich für Gerichtsgutachten nach dem JVEG, für ärztliche Gut-

> achten für die Träger der Gesetzlichen Unfallversicherung nach der UV-GOÄ, im Übrigen nach der GOÄ.

6.2.9 Umsatzsteuerpflicht für ärztliche Gutachten

Der ärztliche Gutachter unterliegt der Umsatzsteuerpflicht, dies im Gegensatz zu einer rein ärztlichen Tätigkeit, insbesondere der Tätigkeit als Therapeut, welche nicht umsatzsteuerpflichtig ist.

Durch die Entscheidung des EuGH (Europäischer Gerichtshof, Urteil vom 14.09.2000 – C-384/98) steht nunmehr fest, dass die Umsatzsteuerfreiheit für ärztliche Gutachten nur dann gegeben ist, wenn diese eine kurative (therapeutische) Zielsetzung haben. Andere Gutachten unterliegen der Umsatzsteuerpflicht. Abgrenzungsmerkmal zwischen umsatzsteuerfreier Therapie und grundsätzlich umsatzsteuerpflichtigem Gutachten ist dessen Hauptzweck. Handelt es sich um ein Gutachten, das dazu dient, dass ein Dritter eine Entscheidung fällt, also ein Gericht sein Urteil darauf stützt oder eine Berufsgenossenschaft einen Bescheid erlässt oder eine Versicherung Zahlungen erbringt oder ablehnt, so liegt kein therapeutisches Gutachten vor. Das Gutachten ist umsatzsteuerpflichtig.

Eine rein umsatzsteuerrechtliche Ausnahme ist die Kleinsteuerunternehmerregelung. Belaufen sich die grundsätzlich umsatzsteuerpflichtigen Umsätze auf nicht mehr als € 22.000,00 im laufenden Kalenderjahr und voraussichtlich nicht mehr als € 50.000,00 im kommenden Kalenderjahr, so spricht man von einem „Kleinunternehmer". Er ist von der Umsatzsteuerpflicht befreit, kann auf die Befreiung jedoch auch verzichten. Im Falle eines Verzichts spricht man davon, dass man zur Umsatzsteuer optiert.

Mit der Umsatzsteuerpflicht ist das Recht zum Vorsteuerabzug verbunden, das Recht also, an Dritte gezahlte Mehrwertsteuer in Abzug zu bringen.

Grundsätzlich umsatzsteuerpflichtig sind (die Aufzählung erhebt keinen Anspruch auf Vollzähligkeit):

- Gutachten zum Kausalzusammenhang zwischen rechtserheblichen Tatsachen (versicherte/geschützte Tätigkeit, unerlaubte Handlung, Betriebsgefahr) und einem Gesundheitsschaden, einer Gesundheitsschädigung, einem Körperschaden bzw. einer Gesundheitsstörung.
- Zustandsgutachten, d. h. Gutachten über den Gesundheitszustand eines Menschen in Vergangenheit und Gegenwart sowie – soweit erforderlich – über die wahrscheinliche Prognose als Entscheidungshilfe z. B. zur Festsetzung der MdE (Minderung der Erwerbsfähigkeit, Gesetzliche Unfallversicherung/Beamtenversorgungsgesetz), des GdB (Grad der Behinderung, Schwerbehindertenrecht), des GdS (Grad der Schädigungsfolgen, Soziales Entschädigungsrecht), der Invalidität (Private Unfallversicherung), der konkreten Behinderung (Haftpflichtrecht), der Fahrtüchtigkeit (Fahrerlaubnisverordnung), der Berufstauglichkeit oder Verwendungsfähigkeit (z. B. Flugtauglichkeitsuntersuchung) oder als Grundlage für Versicherungsabschlüsse
- Prognosegutachten im Rahmen des Strafvollzugs
- Blutgruppengutachten und DNA-Analysen
- Gutachten zur Genehmigung zur Feuerbestattung
- Vertragszahnärztliche Planungsgutachten
- Gutachten zur Höhe des berechneten Entgelts z. B. für Arzt- und Krankenhausrechnungen
- Gutachtliche Beratung im Bereich der Krankenhaushygiene

> Ärztliche Gutachten unterliegen grundsätzlich der Umsatzsteuerpflicht.

6.3 Wie ist die gutachtliche Untersuchung auf unfallchirurgisch/orthopädischem Fachgebiet zu gestalten?

Die gutachtliche Untersuchung gliedert sich in:

1. Angaben zur Person (Alter, Körperlänge, Körpergewicht, Händigkeit)
2. Inspektion
3. Palpation
4. Funktionsprüfung (aktiv und geführt)
5. Bildgebende Untersuchung

6.3.1 Die Angaben zur Person

Die Identifizierung durch Vorlage des Personalausweises ist bei unfallchirurgischer/orthopädischer Fragestellung nur in den seltensten Fällen erforderlich, weil schon die Verletzungsfolgen zur Identifizierung ausreichen.

Zwingend erforderlich sind, wenn Unfallfolgen oder Veränderungen im Bereich der oberen Gliedmaßen zur Diskussion stehen, Angaben zur Händigkeit. In seltenen Fällen ist deren Überprüfung geboten. Dazu stehen die in Tab. 6.5 aufgeführten Prüfkriterien zur Verfügung.

6.3.2 Inspektion

Die Inspektion (Tab. 6.6), das Betrachten der veränderten Struktur, hat, soweit möglich, im *Seitenvergleich* zu erfolgen und zwar bezogen auf die Funktionseinheiten Arm, Bein, Wirbelsäule usw.

Tab. 6.5 Prüfung der Händigkeit

Inventar nach Scharitzer	Edingburgher-Händigkeits-Inventar
Karten mischen	Schreiben
Brot schneiden	Zeichnen
Ball werfen	Werfen
Einfädeln	Schere
Zähne putzen	Zahnbürste
Hämmern	Messer oder Gabel
	Besen
	Streichholz anzünden
	Schachtel öffnen (Deckel)
	Welchen Fuß bevorzugen Sie beim Fußball?
	Welches Auge benutzen Sie, wenn Sie nur ein Auge gebrauchen?

Tab. 6.6 Inspektion. (In Abhängigkeit von der verletzten Funktionseinheit)

Objektive (nicht von der Mitarbeit abhängige) Befunde	Semi-objektive (von der Mitarbeit abhängige) Befunde
Schulterstand bei locker herabhängenden Armen	Haltung (Kopf, Brustkorb, Becken, Wirbelsäule, Gliedmaßen)
Arm-/Beinlänge	Stand-/Gangbild
Arm-/Beinachsen	
Deformierungen, Achsabweichungen	
Gelenkkonturen	
Beckenstand, zu bestimmen durch Brettchenunterlage (s. Abb. 1) und Beckenwaage	
Weichteilausprägung (Muskulatur, Unterhaut, Dystrophiezeichen)	
Narben/Pigmentierungen/Tätowierungen	
Venen-/Sehnenrelief, Nagelwachstum	
Hautfältelungen	
Hautfarbe (Rötung, Verfärbungen etc.)	
Beschwielung/Arbeitsspuren	

6.3.3 Palpation

Es folgt die Palpation, also die tastmäßige Untersuchung der verletzten Strukturen, ggf. im Seitenvergleich – ebenfalls bezogen auf die Funktionseinheiten (Tab. 6.7).

6.3.4 Stabilitätsprüfung

Beispielhaft für Gelenkinstabilitäten wird das Kniegelenk besprochen, das besonders häufig von Bandverletzungen betroffen ist.

Tab. 6.7 Palpation

Objektive Befunde	Subjektive Befunde
Muskeltonus	Druck-/Berührungsempfindlichkeiten
Hautturgor	Missempfindungen
Hautwärme	Bewegungs-/Zug-/Stauchungs-/Fallschmerz
Nagelwachstum	
Arterielle Pulse	
Gelenkergüsse	
Ödematöse Weichteilschwellungen mit Angabe des Untersuchungszeitpunkts	
Verschieblichkeit von Narben	
Knöcherne Verhärtungen/Deformierungen, Weichteiltumore	
Instabilitäten	

Fallbeispiel

Der Betroffene hat eine Kapsel-Bandverletzung im Bereich des rechten Kniegelenks erlitten. Verblieben ist eine Instabilität. Das Gangbild ist jedoch regelhaft. Die Muskulatur, die Beschwielung und der Kalksalzgehalt sind seitengleich ausgeprägt. ◄

Die Stabilität eines Gelenks ist wesentlich für die Belastbarkeit der Gliedmaße. Die seitengleiche Ausprägung der Muskulatur, der Beschwielung und des Kalksalzgehalts belegen im vorgestellten Fall, dass die unfallbedingte Instabilität weitestgehend – muskulär – stabilisiert ist/wird. Entscheidend ist also nicht nur das Ausmaß der Instabilität für die Belastbarkeit einer Gliedmaße, sondern auch das Ausmaß der muskulären Kompensation und die neuromuskuläre Koordination – zu überprüfen anhand des Gangbildes und der differenzierten Stand- und Gangarten und zu sichern anhand der Umfangmaße, der Beschwielung und des Kalksalzgehalts im Seitenvergleich.

Zu unterscheiden sind am Kniegelenk die mediale und die laterale Instabilität (Kollateralbänder), die Instabilität in Pfeilrichtung (Kreuzbänder) und die kombinierten Instabilitäten.

Die Bewertung der Instabilitäten erfolgt nach der Aufklappbarkeit des Gelenks in Millimetern (Tab. 6.8).

Die klinische Stabilitätsprüfung ist zwingend auch an der kontralateralen Gliedmaße durchzuführen. Als wichtigste klinische Tests sind erforderlich:

- Abduktionsprüfung in Streckstellung und 30°-Beugestellung zur Überprüfung der medialen Kapsel-Band-Strukturen
- Adduktionsprüfung in Streckstellung und 30°-Beugestellung zur Überprüfung der lateralen Kapsel-Band-Strukturen
- Vordere und hintere Schubladenbewegung in 90°-Beugung im Kniegelenk und Neutralrotation des Unterschen-

6.3 Wie ist die gutachtliche Untersuchung auf unfallchirurgisch/orthopädischem Fachgebiet zu gestalten?

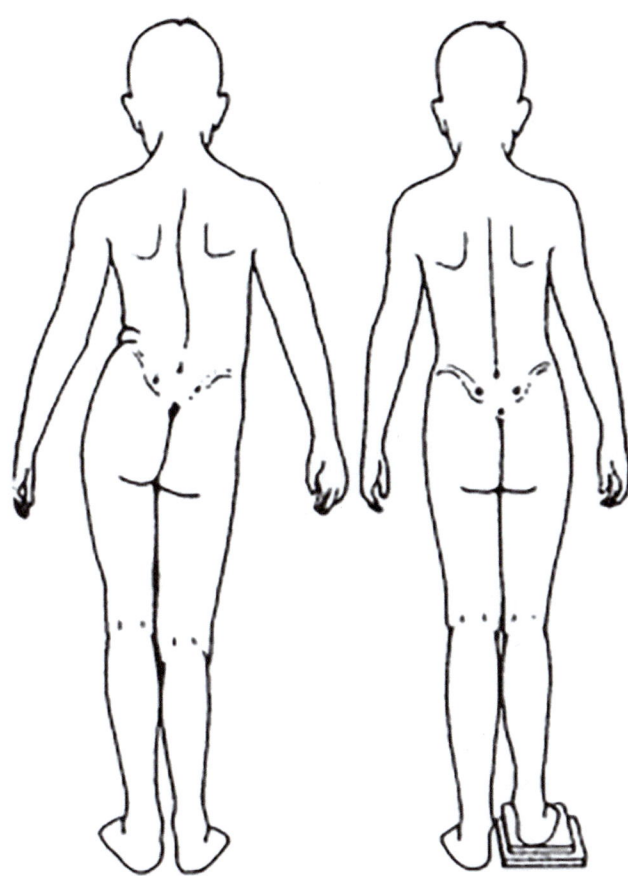

Abb. 6.1 Beinlängenmessung im Stehen durch Brettchenunterlage. (Aus: Der Unfallmann, Mollowitz 1998)

Tab. 6.8 Bewertung der Instabilität anhand der Aufklappbarkeit des Gelenks

Bewertung	Aufklappbarkeit in mm
0	0–2 mm
(+)	grenzwertig
+	3–5 mm (leichtgradig)
++	6–10 mm (mittelgradig)
+++	>10 mm (hochgradig)

kels, in 15°-Innenrotation und 30°-Außenrotation des Unterschenkels sowie in leichter Beugung (20–30°) im Kniegelenk (Lachman-Test) zur Überprüfung der Kreuzbänder.

6.3.5 Funktionsprüfung

Beweglichkeit und Belastbarkeit

Die Funktionsprüfung ist der Kern der klinischen Untersuchung. Denn entscheidend ist in allen Rechtsgebieten die **Funktion**. Zu beantworten ist also stets die Frage, was der Proband noch kann bzw. welche Tätigkeiten/Bereiche ihm verschlossen sind. Maßgeblich für die Funktion sind die Beweglichkeit und Belastbarkeit, die u. a. durch die Eintragungen in den Messblättern und Skelettskizzen dokumentiert werden (s. Abschn. 3.5.3).

- Die Funktion des Arms ist es, die Hand an den „Ort der Tat" zu bringen.
- Ist die Hand am „Ort der Tat", ist maßgeblich für deren Funktion die Beweglichkeit im Handgelenk, damit die Finger den „Ort der Tat" erreichen.
- Ist dieser erreicht, ist maßgeblich die Funktion der Finger, damit die differenzierten Griffe am „Ort der Tat" ausgeführt werden können.
- Die Funktion der Beine ist v. a. die Fortbewegung und die Belastung (Stand, Gang, differenzierte Stand- und Gangarten, Knie-Hüftbeuge). Endgradige Einschränkungen der Streckung (5°) und der Beugung (10°) im Kniegelenk sind funktionell unerheblich.
- Die Funktion der Wirbelsäule ist statisch und dynamisch, also die Belastbarkeit und Beweglichkeit.

> **Fallbeispiel**
>
> *Der Proband führt nach einem geschlossenen Oberarmschaftbruch links die Beweglichkeit des linken Arms im Schultergelenk nicht vor. Hinweise für Nervenversorgungsstörungen fehlen. Die Muskulatur ist für einen Rechtshänder im Bereich beider Arme seitengleich ausgeprägt.* ◂

Die – semi-objektiven – Bewegungsausschläge, die stets von der Mitarbeit des Probanden abhängen, sind im Bereich der Gliedmaßen durch Seitenvergleich unter besonderer Berücksichtigung der – objektiven – Umfangmaße auf ihre Plausibilität zu hinterfragen.

Zwar ist die **aktive**, vom Probanden vorgeführte, Beweglichkeit zunächst orientierend zu prüfen. Ziel der klinischen Untersuchung ist jedoch die Feststellung der **geführt überprüften** Beweglichkeit. Darunter werden die ohne Kraftaufwand vom Untersucher begleiteten, wiederholt überprüften Bewegungen in den Gelenken bzw. Gelenkketten verstanden. Der Proband wird also im Beispielsfall aufgefordert, den Arm im Schultergelenk zu bewegen, z. B. ihn seitwärts zu heben. Gleichzeitig wird diese Bewegung ohne Kraftaufwand durch den Untersucher begleitet durch die Führung des Unterarms und durch Überprüfung der Oberarmmuskulatur und der Schultermuskulatur. So besteht die Chance zu erspüren, ob der Proband die Muskulatur anspannt und damit gegenspannt oder nicht, ob er also in der Lage ist, den Arm zu bewegen. Dadurch kann auch festgestellt werden, ob Bewegungen willentlich abgebrochen werden. Die geführte Beweglichkeit, also die Bewegungen, die der Proband ausführen kann, sind im „Messblatt" einzutragen.

Tab. 6.9 Funktionsprüfung

Semi-objektive/semi-subjektive (von der Mitarbeit abhängige) Befunde	
Hinterhauptsgriff Nackengriff Gesäßgriff Schürzengriff	Funktionseinheit Arm
Prüfung der groben Kraft Faustschluss Spitzgriff des Daumens mit sämtlichen Langfingern Gegenüberstellen des Daumens	Funktionseinheit Hand/Finger
Einnehmen der Hocke Differenzierte Gangarten (Einbeinstand, Einbeinhüpfen, Zehenballenstand, Zehenballengang, Hackenstand, Hackengang, Fußinnenkantengang, Fußaußenkantengang)	Funktionseinheit Bein
Untersuchung im Gehen, Stehen, Sitzen und Liegen Beugung/Streckung Drehung Entfaltbarkeit (Ott-Zeichen; Schober-Zeichen)	Funktionseinheit Wirbelsäule

Unzutreffend ist es, die **passiven** Bewegungsausschläge im „Messblatt" anzugeben, wobei die geführten Bewegungen teilweise in der Literatur irrig als „passive Bewegungen" (Thomann et al. 2020) bezeichnet werden. Unter einer „passiven Bewegung" wird eine fremdtätige Bewegung in einem Gelenk verstanden, was gutachtlich nur bei Lähmungen von Interesse ist und dann im Text bzw. im „Messblatt" zu erläutern ist.

Sind an einer Bewegung mehrere Gelenke (Gelenkkette) beteiligt, so ist auf eine sorgfältige Zuordnung der einzelnen gemessenen Bewegungsausschläge zu achten. Abzugrenzen ist z. B. die Beweglichkeit im eigentlichen Schultergelenk von Bewegungsausschlägen, die unter Einsatz des Schultergürtels erzielt werden, der, wenn die Beweglichkeit im Bereich des Schulterhauptgelenks erfragt ist, ggf. zu fixieren ist. Diese Trennung von Funktionen, die anatomisch-funktionell eine Einheit bilden, ist jedoch dadurch wieder zurechtzurücken, dass Kombinationsbewegungen (Tab. 6.9) zu erfassen sind.

Fallbeispiel

Dem um 50 kg übergewichtigen Probanden gelingt bei der klinischen Untersuchung mit der Fragestellung nach den Folgen eines Bruchs des 1. Lendenwirbelkörpers eine Rumpfbeugung nur bis zu einem Fingerspitzen-Fußbodenabstand von 40 cm. Der ausgeprägte Bauchumfang verhindert eine weitergehende Rumpfbeuge. ◂

Zu beachten ist, dass eine Mehrzahl von Bewegungsausschlägen durch Kombinationsbewegungen z. B. von Hüftgelenk und Lendenwirbelsäule (Fingerspitzen-Fußbodenabstand) oder von Lendenwirbelsäule und Brustwirbelsäule (Drehbewegungen des Rumpfs) erzielt werden. Wird also z. B. der Fingerspitzen-Fußbodenabstand maßgeblich durch eine Beugeeinschränkung im Bereich der Hüftgelenke begrenzt, so ist dies zu dokumentieren.

Wird die Beweglichkeit durch Faktoren begrenzt, die nicht im Gelenk selbst ihre Ursache haben (z. B. Bewegungseinschränkung durch extreme Adipositas), ist dies erläuternd zu vermerken.

> Für alle Rechtsgebiete sind entscheidend die unfallbedingt verbliebenen Funktionseinbußen. Diese sind im Seitenvergleich unter Berücksichtigung der objektiven Beurteilungskriterien (Muskulatur, Beschwielung, Kalksalzgehalt) zu erheben. Entscheidend sind die geführt überprüften Bewegungsausschläge, nicht die aktiv vorgeführten oder die passiv erhobenen.

Prüfung der groben Kraft

Fallbeispiel

Der Versicherte führt nach einem stattgehabten handgelenksnahen Speichenbruch rechts den Händedruck kraftlos vor. Muskulatur und Beschwielung sind jedoch für einen Rechtshänder typisch, also rechts kräftiger ausgebildet als links. ◂

Zur Überprüfung der groben Kraft stehen als objektive Beurteilungskriterien die Ausprägung der Beschwielung, der Muskulatur und des Kalksalzgehalts zur Verfügung – letzterer überprüft im seitenvergleichenden Röntgenbild in einem Strahlengang. Die grobe Kraft selbst ist ein semi-objektiver Befund. Dieser wird also stets nur vorgeführt – unabhängig davon, ob dieser mit wiederholt geprüftem gekreuztem Händedruck unter Wechsel der Unter-/Überkreuzungen oder mit einem Vigorimeter (Abb. 6.2) oder mit einem hydraulischen Handdynamometer ermittelt wird. Bei apparativ gesteuerten und gut dokumentierten Messverfahren ist es jedoch – je nach deren Gestaltung – schwieriger, die Messergebnisse willentlich zu beeinflussen und eine Kraftminderung vorzuspiegeln.

Bei Teillähmungen (Paresen) oder vollständigen Lähmungen (Paralysen) wird – vornehmlich auf neurologischem Gebiet – die Einteilung nach dem *Kraftgrad* vorgenommen. Es handelt sich um eine motorische Funktionsprüfung einzelner Muskelgruppen gegen Widerstand (British Medical Research Council, 1978), deren Ergebnis wie folgt definiert ist:

- Kraftgrad 5: Normale Kraft
- Kraftgrad 4+: Aktive Bewegung gegen Widerstand, jedoch schwächer als auf der Gegenseite
- Kraftgrad 4: Aktive Bewegung gegen mäßigen Widerstand
- Kraftgrad 4−: Aktive Bewegung gegen leichten Widerstand
- Kraftgrad 3: Aktive Bewegung gegen die Schwerkraft

6.3 Wie ist die gutachtliche Untersuchung auf unfallchirurgisch/orthopädischem Fachgebiet zu gestalten?

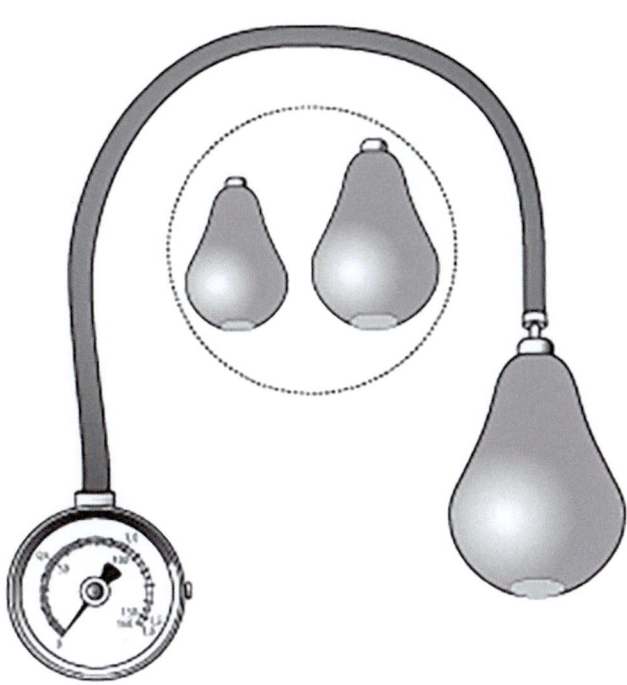

Abb. 6.2 Vigorimeter. (Aus: Der Unfallmann, Mollowitz 1998)

- Kraftgrad 2: Bewegung des Gliedmaßenabschnitts bei Ausschaltung der Schwerkraft
- Kraftgrad 1: Eben sichtbare Muskelanspannung
- Kraftgrad 0: Fehlende Muskelkontraktion, komplette Lähmung

> Die grobe Kraft ist ein semi-objektiver Befund, der maßgeblich von der Mitarbeit abhängig ist. Er kann z. B. durch den überkreuzten Händegriff überprüft werden. Die Mitarbeit kann durch apparative Messverfahren zusätzlich hinterfragt werden.

Messblätter und Skelettskizzen

Zum Standard der gutachtlichen klinischen Untersuchung gehört die Verwendung der Messblätter (Internet: https://dguv.de/formtexte/aerzte/index.jsp) und Skelettskizzen (Abb. 6.3). Die Messblätter dienen der Dokumentation der Beweglichkeit in den Gelenken, der Umfangmaße und der Gliedmaßenlängen; die Skelettskizzen der Dokumentation von Narben, insbesondere von Verbrennungsnarben, auffälligen Pigmentierungen und Amputationshöhen.

Darauf hinzuweisen ist, dass das Messblatt für die oberen und für die unteren Gliedmaßen 2016 aktualisiert wurde, was aber teilweise in der aktuellen Standardliteratur noch nicht Eingang gefunden hat (z. B. Thomann et al. 2020). Den Messblättern liegt die Neutral-0-Methode zugrunde. Die Messblätter dienen der Vergleichbarkeit von Behandlungsergebnissen über die nationalen Grenzen hinaus. Sie gehören zwingend zum Standard eines unfallchirurgisch-orthopädischen Gutachtens.

Die **Neutral-0-Methode** geht von einer anatomischen Grundstellung des Menschen aus, die im aufrechten Stand mit gestreckten Armen und Beinen, mit Blick nach vorn und nach vorne gerichteten Daumen und Füßen fingiert wird (Abb. 6.4). Dementsprechend ist die Winkelbezeichnung z. B. für die Streckung im Ellenbogengelenk 0.

Als **Beweglichkeit** in den Gelenken sind in den Messblättern grundsätzlich die **geführt überprüften** Bewegungsausschläge anzugeben.

Die Bewegungsausschläge werden grundsätzlich mit dem Winkelmesser erhoben (Abb. 6.5). Winkelmesser mit langen Schenkeln erlauben eine größere Genauigkeit der Messung. Für die Fingergelenke gibt es extra kleindimensionierte Winkelmesser.

Das Zentrum des Winkelmessers ist im Bewegungszentrum des Gelenks anzulegen. Die Schenkel sind mit den Extremitätenachsen zur Deckung zu bringen. Das Messergebnis ist über die Extremitätenachsen anzupeilen. Erfahrungsgemäß ist das Augenmaß des erfahrenen Untersuchers dem Winkelmesser nicht selten überlegen, zumal, wenn die Anlage des Winkelmessers schwierig ist, wie dies z. B. beim Schulter- und Hüftgelenk oder bei Adipositas der Fall ist.

Die Messblätter sehen zu den Bewegungsausschlägen drei Ziffern vor. Im Einzelnen gilt Folgendes:
- Sind Bewegungen in den Gelenken aus der Neutral-0-Stellung in beiden Richtungen möglich, wird jeweils von der Neutral-0-Stellung aus gemessen. Die 0 steht also in der Mitte (Handgelenk: Handrückenwärts/hohlhandwärts 50/0/55).
- Fehlt ein Bewegungsausschlag – kann also z. B. im Handgelenk über die Neutral-0-Stellung nicht nach handrückenwärts bewegt werden – wird die 0 wiederholt (handrückenwärts/hohlhandwärts: 0/0/55).
- Wird die Neutral-0-Stellung nicht erreicht – kann im Handgelenk also z. B. über eine Stellung von 15° nach hohlhandwärts nicht zur Neutral-0-Stellung und nach handrückenwärts bewegt werden, so wird dies dadurch angezeigt, dass statt der Neutral-0-Stellung die Beugekontraktur dokumentiert wird (handrückenwärts/hohlhandwärts: 0/15/55). Kann demgegenüber im Handgelenk über eine Stellung von 15° nach handrückenwärts nicht nach hohlhandwärts bewegt werden, wird dies umgekehrt dokumentiert (handrückenwärts/hohlhandwärts: 50/15/0).
- Gelenkversteifungen werden durch Wiederholung der Versteifungsstellung angezeigt: Das Handgelenk ist in einer Stellung von 15° nach hohlhandwärts versteift (handrückenwärts/hohlhandwärts: 0/15/15). Das Handgelenk ist in einer Stellung von 15° nach handrückenwärts versteift (handrückenwärts/hohlhandwärts: 15/15/0).

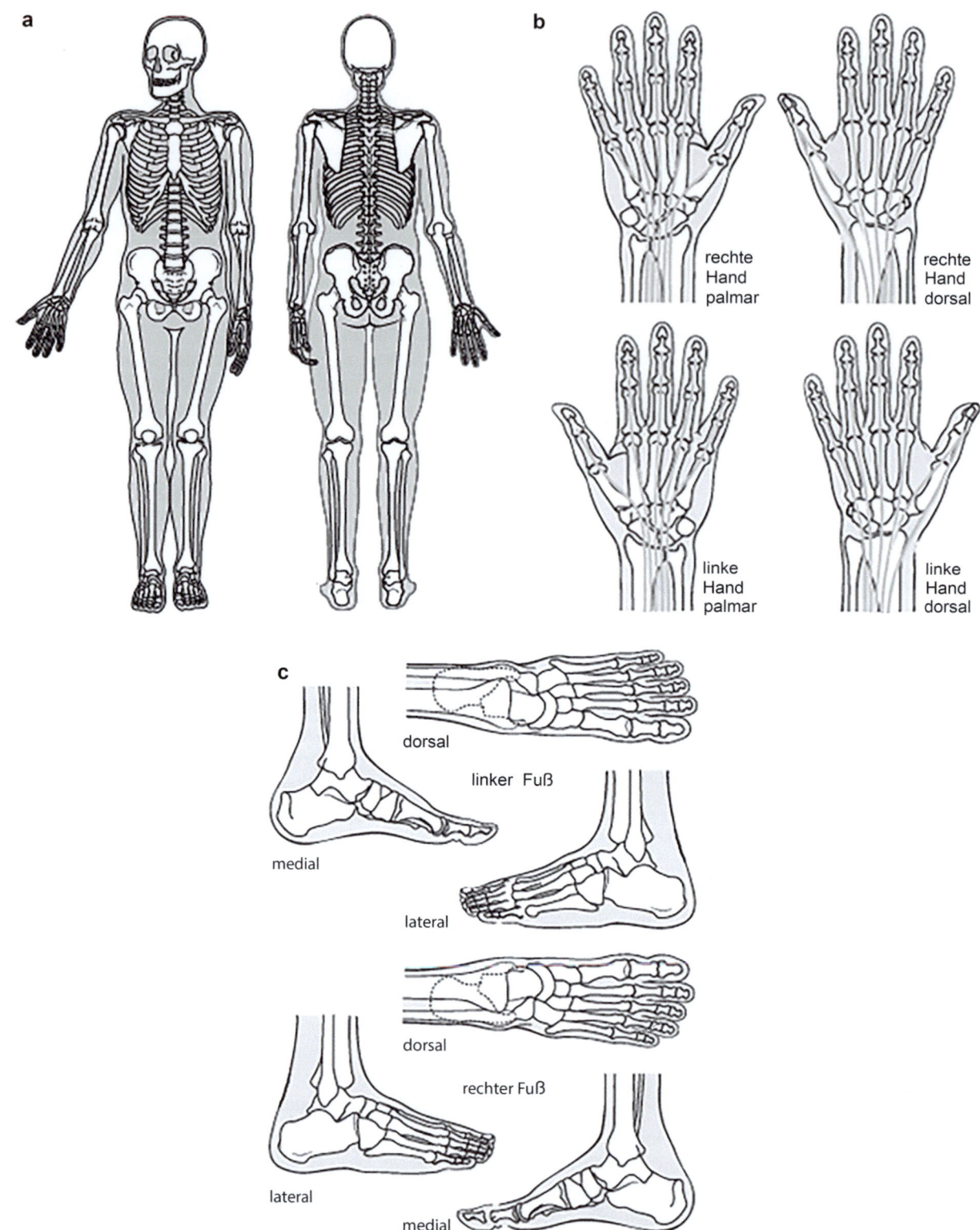

Abb. 6.3 a–c Skelettskizzen. (Mit freundlicher Genehmigung der Deutschen Gesetzlichen Unfallversicherung)

6.3 Wie ist die gutachtliche Untersuchung auf unfallchirurgisch/orthopädischem Fachgebiet zu gestalten?

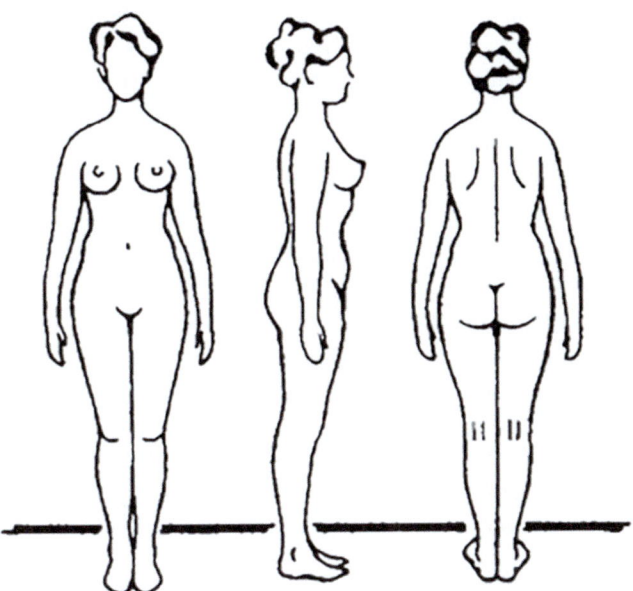

Abb. 6.4 Neutral-0-Stellung. (Aus: Der Unfallmann, Mollowitz 1998)

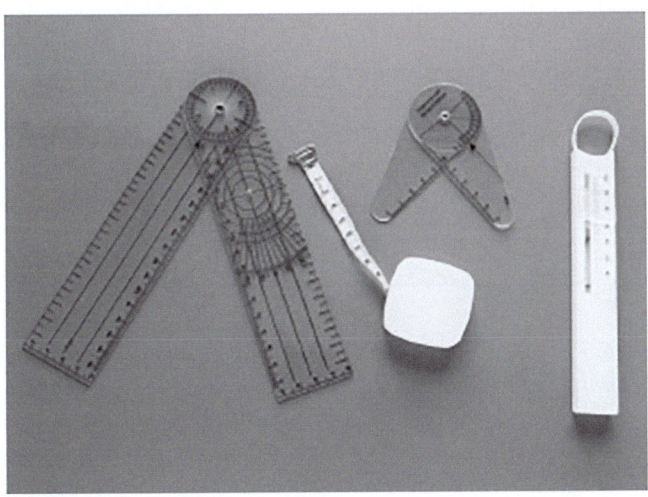

Abb. 6.5 Winkelmesser, Maßband, Fingergoniometer und Finger-Ring-Maßband. (Foto: © Deborah Reichert/Springer Verlag GmbH)

Beispiel

Im Messblatt sind für das Kniegelenk (Streckung/Beugung) eingetragen:

- Rechts: 5/0/130
- Links: 0/30/30 ◄

Dies bedeutet, dass im rechten Kniegelenk normal bewegt wird, das linke Kniegelenk jedoch in einer Beugestellung von 30° versteift ist.

Beispiel

Im Messblatt sind für das Handgelenk eingetragen:

- Handrücken-/hohlhandwärts: Rechts 50/0/20 und links 50/0/60
- Speichen-/ellenwärts: Rechts 5/0/35 und links 25/0/35 ◄

Dies bedeutet, dass im rechten Handgelenk die Beweglichkeit nach hohlhandwärts und nach speichenwärts eingeschränkt ist und im linken Handgelenk die Beweglichkeit frei ist. Bei der Interpretation der Bewegungsausschläge ist zu beachten, dass die Beweglichkeit in allen Gelenken mit zunehmendem Alter im physiologischen (normalen) Rahmen abnimmt.

Die *Beinlänge* kann klinisch nur im Stehen durch Brettchenunterlage unter Zuhilfenahme einer Beckenwaage annähernd genau bestimmt werden (Abb. 6.1). Kommt es auf eine exakte Längenmessung an und muss geprüft werden, wo (Ober- und/oder Unterschenkel) die Differenz lokalisiert ist, dann sind ausnahmsweise Röntgen-Aufnahmen in Aufsicht mit den jeweils angrenzenden Gelenken erforderlich.

Die *Messpunkte* für die Umfangmaße ergeben sich aus den Messblättern. Diese sind exakt zu ermitteln und zu markieren. Die Umfangmaße im Bereich der Beine sind im Liegen zu erheben. Für die Finger ist ein Ring-Maßband zu empfehlen (Abb. 6.5).

Die Messergebnisse sind – um keine mathematische Genauigkeit vorzutäuschen – zwar so exakt wie möglich zu messen, jedoch mit Ausnahme der Finger, nur in 5°-Schritten (Bewegungsausschläge) bzw. 5 mm-Schritten (Umfangmaße) anzugeben.

> Grundlage für die Messung der Bewegungsausschläge ist die Neutral-0-Methode. Dokumentiert werden die Bewegungsausschläge und die Umfangmaße in den Messblättern. Die Messungen sind sorgfältig und vollständig durchzuführen und einzutragen.

6.3.6 Bildgebende Untersuchungsmethoden

Die Indikation von bildgebenden Aufnahmen, die mit einer Strahlenbelastung verbunden sind (Röntgen-Nativ-Aufnahmen, Computertomografie Szintigrafie), zum Zwecke der Begutachtung ist immer wieder Diskussionsgegenstand. Wenn im Rahmen der Begutachtung geröntgt wird, erfolgt dies nicht „im Rahmen einer medizinischen Exposition" (§ 83 (1) 1. StrlSchG – Strahlenschutzgesetz). Geröntgt wird in aller Regel, um finanzielle Ansprüche zu verifizieren. Dennoch darf die Röntgenstrahlung am Menschen ausgeübt werden und zwar „im Rahmen der Exposition der Bevölkerung zur Untersuchung einer Person in durch Gesetz vorgesehenen oder zugelassenen Fällen … (nichtmedizinische Anwendung)" (§ 83 (1) 2. StrlschG). Im Sozialrecht z. B. ist die dafür maßgebliche Vorschrift § 62 SGB I:

§ 62 SGB I

Wer Sozialleistungen beantragt oder erhält, soll sich auf Verlangen des zuständigen Leistungsträgers ärztlichen und psychologischen Untersuchungsmaßnahmen unterziehen, soweit diese für die Entscheidung über die Leistung erforderlich sind.

„Zugelassen" sind bildgebende Untersuchungen auch zur Durchsetzung finanzieller Ansprüche.

Vor Durchführung einer strahlenbelastenden Untersuchung sind jedoch die Voraussetzungen der „Rechtfertigenden Indikation" nach §§ 83 StrlSchG/119 StrlSchV (Strahlenschutzverordnung) zu prüfen und zu beachten:

- Vor jeder einzelnen Strahlenanwendung ist die Feststellung erforderlich, dass der Nutzen der jeweiligen Anwendung das Strahlenrisiko überwiegt,
- die Indikation ist nur durch den Arzt mit der erforderlichen Fachkunde im Strahlenschutz zu stellen, auch dann, wenn dieser aufgrund eines „Zielauftrags" durch den Therapeuten tätig wird,
- der Arzt, der die rechtfertigende Indikation stellt, hat die Möglichkeit den Betroffenen persönlich vor Ort zu untersuchen.

Der Nutzen einer Röntgenuntersuchung im Rahmen der Begutachtung übersteigt dann deren Risiko, wenn die Untersuchung erforderlich ist, um einen bestimmten Sachverhalt festzustellen, an den bestimmte Rechtsfolgen geknüpft werden (z. B. sozial- und/oder entschädigungsrechtliche Leistungen). Zu klären sind bei der Nutzen-Risiko-Abwägung im Einzelnen folgende Fragen:

- Welche Informationen ergeben sich aus der Vorgeschichte der zu untersuchenden Person (Anamnese, körperlicher Befund, Voruntersuchungen)?
- Ist die konkrete bildgebende Aufnahme überhaupt das richtige Mittel der Wahl?
- Gibt es bildgebende Aufnahmen neueren Datums oder sonstige aktuelle bildgebende Aufnahmen, die herangezogen werden können oder kann die Fragestellung nur mit einer aktuellen Aufnahme geklärt werden?
- Kann der diagnostische Zweck mit einer weniger belastenden Maßnahme erreicht werden (Ultraschall, „normales" Röntgen anstelle von CT)?
- Sind Besonderheiten aufgrund der besonderen Strahlenempfindlichkeit der zu untersuchenden Person zu beachten?

Ist die Indikation gestellt, erfolgt die Aufklärung, die bei Röntgen-Aufnahmen kurz ausfallen kann. Erforderlich ist jedoch zu jeder bildgebenden Untersuchung die – ggf. auch konkludente – Einwilligung. Die Sonografie und die Magnetresonanztomografie (Kernspintomografie) unterliegen als nicht strahlenbelastende Untersuchung der Medizinischen Geräteverordnung (MedGV). Auch diese Untersuchungen bedürfen der Einwilligung.

Die Aussagekraft bildgebender Aufnahmen ist unterschiedlich.

> **Fallbeispiel**
>
> *Unfallbedingt hatte der Proband einen geschlossenen Bruch des 3. Mittelhandknochens rechts erlitten. Nach seinen Angaben ist die rechte Hand nicht mehr belastbar. Die angefertigten Röntgen-Aufnahmen im Seitenvergleich in einem Strahlengang zeigen einen in anatomischer Stellung ausgeheilten Bruch und einen seitengleichen und völlig regelrechten Kalksalzgehalt.* ◀

Nach Gliedmaßenverletzungen sind im Rahmen der Begutachtung in aller Regel Röntgen-Nativ-Aufnahmen im Seitenvergleich erforderlich, soweit wie möglich in einem Strahlengang, zur Beurteilung der Gelenkstrukturen, der Achsen- und Längenverhältnisse und des Mineralsalzgehalts. Die Ausheilung in anatomischer Stellung und ein seitengleicher Kalksalzgehalt sind – gemeinsam mit der Ausprägung der Hohlhandbeschwielung/der Arbeitsspuren und der Muskulatur objektive, von der Mitarbeit unabhängige, Beurteilungskriterien, also sichere Zeichen für die Funktion der rechten Hand.

> **Fallbeispiel**
>
> *Bei einem 19-Jährigen wurde nach einer Zerrung des linken oberen Sprunggelenks eine Instabilität gesichert, die durch gehaltene Röntgen-Aufnahmen nur des linken Sprunggelenks bestätigt wurde. Anlässlich einer Nachuntersuchung des 19-Jährigen an anderer Stelle wurden gehaltene Röntgen-Aufnahmen im Seitenvergleich angefertigt. Beide Sprunggelenke waren seitengleich instabil. Die Instabilität links ging also nicht ursächlich auf den Unfall zurück.* ◀

Zur Sicherung bzw. zum Ausschluss einer Instabilität sind stets gehaltene Aufnahmen im Seitenvergleich erforderlich. Das heißt, der Gelenkspalt wird passiv während der Röntgen-Aufnahme aufgeweitet, entfaltet, um anhand der Aufklappbarkeit einen Bandschaden zu dokumentieren. Liegt eine seitengleiche Aufklappbarkeit vor und fehlen Anhaltspunkte für eine Verletzung im Bereich der kontralateralen Gliedmaße, spricht dies für eine anlagebedingte Bandlaxität.

Durchgeführt werden gehaltene Aufnahmen in aller Regel mit einer Belastung von 15 kp, bei frisch verletzten muskelkräftigen Personen können auch 20 kp erforderlich werden.

> **Fallbeispiel**
>
> *Nach einem Sprunggelenksverrenkungsbruch rechts kommen im Bereich des oberen Sprunggelenks umformende Veränderungen zur Darstellung.* ◀

Kommen umformende (arthrotische) Veränderungen zur Darstellung, ist dies kein Indiz für daraus resultierende gegenwärtige Funktionseinbußen. Diese müssen vielmehr klinisch gesichert werden. Allenfalls sind Rückschlüsse auf die zukünftige Entwicklung (Prognose) möglich.

> **Fallbeispiel**
>
> *Nach einer Heckkollision wird ein sogenanntes Schleudertrauma diagnostiziert. 3 Tage nach dem Verkehrsunfall wird eine kernspintomografische Untersuchung durchgeführt, die erhebliche vorzeitige Veränderungen, jedoch keinerlei eng begrenzte, auf eine äußere Krafteinwirkung hinweisende Ödeme und keinerlei Begleitverletzungen im Bereich der Weichteile zur Darstellung bringt.* ◀

Die Kernspintomografie gibt, wenn sie innerhalb eines Intervalls von bis zu 3 Monaten nach einer Krafteinwirkung (Unfallereignis) durchgeführt wird, eine deutliche Hilfestellung zur Beantwortung der Frage, ob und ggf. welche Strukturen durch eine äußere Krafteinwirkung betroffen waren/sind. Eine äußere Krafteinwirkung führt innerhalb von wenigen Stunden zur Ausbildung von Ödemen (Flüssigkeitseinlagerungen), die sich im weiteren Verlauf – bis zum Ablauf von mehreren (bis zu 9) Monaten – dann wieder zurückbilden. Zur Darstellung kommen können zudem Begleitverletzungen an den Weichteilen und Einblutungen. Der kernspintomografische Befund kann also, wenn er sachverständig durch einen mit Kausalitätsfragen vertrauten Radiologen/Neuroradiologen erhoben wird, eine deutliche Hilfestellung zur Beantwortung der Frage sein, ob überhaupt eine messbare äußere Kraft auf den Probanden gewirkt hat.

Aufgrund der hohen Kosten sind kernspintomografische Aufnahmen zum Zwecke der Begutachtung nur in Ausnahmefällen und nach vorheriger Rücksprache mit dem Auftraggeber anzufertigen. Es ist aber, wenn zur Kausalität Zweifel bestehen, sehr empfehlenswert, im Rahmen der Therapie angefertigte Aufnahmen fachradiologisch durch einen zu Kausalitätsfragen erfahrenen Radiologen mit ganz konkreten Fragen nachbefunden zu lassen, da die Kausalität für die Therapie nur ganz nachgeordnet von Bedeutung ist und deshalb entsprechende Überlegungen nicht vorausgesetzt werden können.

Die Fragen an den Radiologen zur Interpretation kernspintomografischer Aufnahmen, wenn die Kausalität zwischen einem sogenannten Schleudertrauma und einer Heckkollision beurteilt werden soll, sind in Tab. 6.10 aufgelistet.

Tab. 6.10 Fragen an den Radiologen zur Interpretation kernspintomografischer Aufnahmen

1. Welche Befunde kommen bildgebend zur Darstellung? Handelt es sich um altersentsprechende Befunde oder aber um Befunde, die dem Alter des Probanden vorauseilen?
2. Lassen sich frische, bis zu … Tage alte, Verletzungszeichen sichern? Wenn ja, an welchen Strukturen?
3. Lassen sich Zeichen einer stattgehabten äußeren Krafteinwirkung (Weichteilödeme/knöcherne Ödeme) sichern?
4. Lassen sich Flüssigkeitsansammlungen/Gelenkergüsse sichern? Wenn ja, kann eine Aussage zu ihrer Qualität gemacht werden?

In der Regel erfordert die gutachtliche Untersuchung die Anfertigung von Röntgen-Nativ-Aufnahmen im Seitenvergleich zur Beurteilung der Gelenkstrukturen, der Achsen- und Längenverhältnisse und der Gelenkstabilität – nach Möglichkeit in *einem* Strahlengang zur Beurteilung des Kalksalzgehalts im Seitenvergleich. Stehen Kausalitätsfragen zur Diskussion, kann sich in Abhängigkeit von der Fragestellung die fachradiologische Nachbefundung von während des Verlaufs angefertigter bildgebender (Röntgen, CT, MRT) Aufnahmen empfehlen.

6.3.7 Fotodokumentation

Die Dokumentation klinischer und bildgebender Befunde mithilfe der digitalen Fotografie ist zwischenzeitlich Standard im ärztlichen Gutachten. Ein Foto ist mitunter besser geeignet, einen Befund zu veranschaulichen als viele Worte. Die Fotodokumentation muss allerdings auf das Sinnvolle beschränkt werden, da eine „Bilderflut" Überinformation und damit Desinformation bedeutet und auch aus Kostengründen nicht zu vertreten ist. Zur Fotodokumentation eignen sich z. B. die Bewegungsausschläge in den Gelenken, die Ausprägung der Weichteile, insbesondere der Muskulatur, die Arbeitsspuren, die Beschwielung und der Kalksalzgehalt (Röntgenbild) sowie Achsabweichungen, Deformierungen, Narben, Pigmentierungen, Geschwüre, Weichteilschwellungen und Gliedmaßen(teil)verluste.

Literatur

Becker P (1995) Die neuen Wirbelsäulen-Berufskrankheiten Nr. 2108-2110. Anmerkungen aus richterlicher Sicht. Soziale Sicherheit 3: 100–105

Deutsche Gesetzliche Unfallversicherung. Formtexte https://www.dguv.de/formtexte/index.jsp. Zugegriffen am 04.07.2022

Grossmann G (1995) Unabhängigkeit und Unparteilichkeit oder Besorgnis der Befangenheit bei Sachverständigen am Beispiel des medizinischen Sachverständigen im sozialgerichtlichen Verfahren. Med Sach 91:36–39

Ludolph E, Schürmann J, Gaidzik PW (Hrsg) (2022) Kursbuch der ärztlichen Begutachtung. ecomed MEDIZIN, Landsberg

Mollowitz GG (Hrsg) (1998) Der Unfallmann, 12. Aufl. Springer, Berlin

Schulenberg D (2009) Das Ausstellen unrichtiger Gesundheitszeugnisse. Rheinisches Ärztebl 12

Thomann KD, Grosser V, Schröter F (2020) Orthopädisch-unfallchirurgische Begutachtung, 3. Aufl. Elsevier, München

Weding H-D (1995) Rechtsfragen bei der Beurteilung von HWS-Schäden. DAR 2/95

Zobel K (1990) Sind Gutachter neutral? Orthop Praxis 26:525

7 Orthopädie und Unfallchirurgie: Gesetzliche Krankenversicherung

Inhalt

7.1 Geschichte 145
7.2 Die Organisation der Gesetzlichen Krankenkassen 146
7.3 Der Medizinische Dienst (MDK) 147
7.4 Das GKV-WSG; der Gesundheitsfond (§ 271 SGB V) 148
7.5 Gemeinsamer Bundesausschuss 149
7.6 Der Vertragsarzt 149
7.7 Leistungen der GKV – Grundsätze 150
7.7.1 Wirtschaftlichkeitsgebot 151
7.7.2 Die besonderen Therapierichtungen 153
7.7.3 Qualität und Wirksamkeit der Leistungen 153
7.7.4 Die lebensbedrohliche Erkrankung 154
7.8 Der Anspruch auf Krankenbehandlung 155
7.8.1 Die behandlungsbedürftige Krankheit 156
7.8.2 Die zur Arbeitsunfähigkeit führende Krankheit 157
7.9 Anspruch auf Krankenhausbehandlung 158
7.10 Krankengeld 160
7.11 Hilfsmittel 163
7.12 Heilmittel 163
7.13 Begutachtung 164

7.1 Geschichte

Die Krankenpflege als wesentlicher Bestandteil der großen medizinischen Leistungen war von jeher ein Grundanliegen der Menschheit. Die Krankenunterstützungsvereine der Bergleute waren die frühesten Organisationen, die der heutigen Krankenversicherung nahe kamen. Auf dem Marktplatz in Goslar steht ein Gedenkstein mit der Aufschrift „750 Jahre Knappschaft Rammelsberg Wiege der Sozialversicherung". Erinnert wird an einen historisch belegten Fond, Vorläufer der Knappschaftsversicherung, in denen die Bergleute des Bergwerks Rammelsberg, heute UNESCO-Welterbe, einzahlten, um ihre und ihrer Familien Versorgung im Krankheitsfall sicher zu stellen.

Der soziale Umbruch und die damit verbundenen Unruhen waren ein Grund für die Kodifikation der Gesetzlichen Krankenversicherung am 15. Juni 1883, die erste der mittlerweile 5 Säulen der Sozialversicherung:

- Gesetzliche Krankenversicherung (SGB V)
- Gesetzliche Unfallversicherung (SGB VII)
- Gesetzliche Rentenversicherung (SGB VI)

- Gesetzliche Arbeitslosenversicherung (SGB III)
- Gesetzliche Pflegeversicherung (SGB XI)

Unter dem damaligen Reichskanzler Otto von Bismarck wurde das „Gesetz betreffend der Krankenversicherung der Arbeiter" erlassen, das sich von Anfang an auf Familienangehörige erstreckte und das nachfolgend auf Angestellte erweitert wurde. Von Anfang an sah es einerseits die Versicherungspflicht bzw. den Versicherungszwang und andererseits folgende Leistungen vor:

- Freie ärztliche Behandlung
- Freie Arzneimittel
- Krankengeld ab dem 3. Tag von mindestens 50 % des Lohnes im Falle der Arbeitsunfähigkeit (Höchstdauer 26 Wochen)
- Sterbegeld
- Wöchnerinnenunterstützung für vier Wochen nach der Niederkunft

In den Genuss dieser Leistungen kamen ab 1941 auch Rentner. In den 1970er-Jahren folgte eine Ausdehnung der Gesetzlichen Krankenversicherung auf selbstständige Landwirte, Schüler und Studenten sowie Behinderte in geschützten Einrichtungen, wobei nur die wichtigsten Änderungen/Ergänzungen benannt werden.

Ab 1911 war die Gesetzliche Krankenversicherung in der Reichsversicherungsordnung (RVO) geregelt (Zweites Buch). Zum 01.01.1989 wurde die Gesetzliche Krankenversicherung in das Sozialgesetzbuch integriert (SGB V), wobei dieser Schritt verbunden war mit der Aufnahme von Leistungen bei Schwerpflegebedürftigkeit, zur Förderung der Gesundheit und der Früherkennung von Krankheiten.

Wahrgenommen wurden die Aufgaben u. a. durch Ortskrankenkassen, Betriebskrankenkassen, Innungskrankenkassen, Knappschaftskrankenkassen und Landwirtschaftliche Kassen, die sich selbstständig verwalteten. 1933 endete die Selbstverwaltung. 1952 erhielten die Krankenkassen ihre Selbstverwaltung zurück.

Die Anzahl der Gesetzlichen Krankenkassen nahm nach einem zunächst rasanten Anstieg – ca. 20.000 Kassen in den 1920er-Jahren – im Laufe der Jahre stetig ab. Eine der Ursachen, die zu zahlreichen Fusionen sowohl der gesetzlichen als auch der privaten Krankenkassen führten, waren die stetig steigenden Krankheitskosten, die von kleineren Krankenkassen zu wettbewerbsfähigen Beitragssätzen nicht mehr getragen werden konnten, wobei ein zusätzlicher Druck zu Fusionen durch das GKV-Wettbewerbsstärkungsgesetz (GKV-WSG) vom 26.03.2007 ausgelöst wurde. Während es 1970 noch 1815 gesetzliche Krankenkassen gab, waren dies zum 01.01.2022 nur noch 97.

7.2 Die Organisation der Gesetzlichen Krankenkassen

Die Organisation der Gesetzlichen Krankenkassen ergibt sich aus dem SGB V. Grundsätzlich gilt Folgendes: Als Körperschaft des öffentlichen Rechts ist die Gesetzliche Krankenversicherung finanziell und organisatorisch selbstständig, unterliegt jedoch der staatlichen Aufsicht. Verwaltungsrat und Vorstand jeder Gesetzlichen Krankenversicherung führen diese. Der Verwaltungsrat gibt – soweit dies neben der staatlichen Aufsicht und den gesetzlichen Vorgaben (SGB V) möglich ist – Entscheidungen vor. Der Vorstand führt diese aus. Der Verwaltungsrat, der sich – mit Ausnahmen – aus den paritätisch gewählten Vertretern von Arbeitnehmern und Arbeitgebern zusammensetzt und der ehrenamtlich tätig ist, beschließt die Satzung der Gesetzlichen Krankenversicherung, für die er gewählt wurde. Er entscheidet über die Höhe der Beitragssätze und wählt den Vorstand, der hauptamtlich tätig ist und die Verwaltungsaufgaben übernimmt. Der Verwaltungsrat wird alle sechs Jahre im Rahmen von Sozialwahlen gewählt. Für diese sechs Jahre wird auch der Vorstand bestimmt. Zu den Aufgaben des Vorstandes gehört, Verträge mit Leistungserbringern zu schließen. Er zieht außerdem die Kassenbeiträge von Arbeitgebern, Arbeitnehmern und Mitgliedern ein und sorgt für die Bezahlung erbrachter Leistungen.

Die Ersatzkassen (§ 148 Satz 1 SGB V) bilden eine Ausnahme gegenüber der paritätischen Beteiligung von Arbeitgebern und Versicherten an wesentlichen Entscheidungen der GKV. Hier sind nur die Versicherten in der Selbstverwaltung vertreten. Ihr Bestehen ist historisch bedingt. Sie sind aus sog. Hilfskassen hervorgegangen, in denen Arbeitnehmer bereits zum Zeitpunkt der Kodifikation der Gesetzlichen Krankenversicherung 1883 organisiert waren. Eine von den Gesetzlichen Krankenkassen abweichende Organisation haben auch die Betriebskrankenkassen (§ 149 SGB V).

Alle Gesetzlichen Krankenkassen sind ab dem 01.07.2008 organisiert im GKV-Spitzenverband, einer Körperschaft des öffentlichen Rechts (§ 1 der Satzung des GKV). Er vertritt die Gesetzlichen Krankenkassen im Gemeinsamen Bundesausschuss und nimmt insgesamt die gemeinsamen Interessen aller Gesetzlichen Krankenkassen wahr. Er unterstützt seine Mitglieder z. B. bei der „Bekämpfung von Fehlverhalten im Gesundheitswesen" (§ 197a SGB V).

Den Gesetzlichen Krankenkassen gegenüber stehen die Kassenärztlichen/Kassenzahnärztlichen Vereinigungen. Sie sind für die vertragsärztliche Versorgung verantwortlich und vertreten die Ärzte, die die Behandlung von Kassenpatienten sicherstellen. Die Organe der kassenärztlichen Vereinigungen – Vertreterversammlung und Vorstand – werden von ihren Mitgliedern, nämlich den Ärzten, gewählt.

Sie alle zusammen – die kassenärztlichen Vereinigungen, die Gesetzlichen Krankenkassen, die Vertreter der Krankenhäuser (Deutsche Krankenhausgesellschaft – DKG) und unparteiische Mitglieder – beraten im Gemeinsamen Bundesausschuss (G-BA) über die Inhalte der medizinischen Versorgung, insbesondere über die konkrete Ausgestaltung des Leistungskatalogs der GKV.

Ganz überwiegend muss eine Gesetzliche Krankenkasse seitens des Gesetzgebers vorgegebene Pflichtaufgaben erfüllen. In einigen Bereichen darf sie jedoch im Rahmen von Satzungsleistungen, sofern diese auf einer gesetzlichen Ermächtigung beruhen, über die gesetzgeberischen Leistungsvorgaben hinausgehen (§ 4a SGB V). Die Krankenkassen können zur Verbesserung der Qualität und Wirtschaftlichkeit der kassenärztlichen Versorgung z. B. sog. Modellvorhaben durchführen oder vereinbaren (§§ 63 ff. SGB V). Sie können auch einen Bonus für gesundheitsbewusstes Verhalten in ihre Satzung aufnehmen (§ 65a SGB V). Grenzen erfahren Gesetzliche Krankenkassen durch das Wirtschaftlichkeitsprinzip, wonach die Leistungen für die Versicherten zweckmäßig, ausreichend und wirtschaftlich sein müssen. Das bedeutet, dass sie das Maß des Notwendigen nicht übersteigen dürfen, dieses aber erfüllen müssen. Anders als Private Krankenkassen, die gewinnorientiert arbeiten, ist eine Gesetzliche Krankenversicherung zur Kostendeckung verpflichtet. Das heißt, dass keine Schulden gemacht werden dürfen, aber auch keine Gewinne.

Im Gegensatz zu den Privaten Krankenversicherungen orientieren sich die Pflichtmitgliedschaft und die Beitragsbemessung in der Gesetzlichen Krankenversicherung nicht am Alter und am Gesundheitsstatus des Versicherten, sondern sind abhängig vom persönlichen Einkommen des Versicherten und seiner wirtschaftlichen Leistungsfähigkeit. Das bedeutet, dass Versicherte mit hohem Einkommen höhere Beiträge zahlen als Versicherte mit einem niedrigen Einkommen.

Insgesamt sind ca. 74 Mio. in der GKV versichert. Die Jahresarbeitsentgeltgrenze, die Frage also, ob sich Beschäftigte freiwillig krankenversichern können, hängt vor allem davon ab: Ob das regelmäßige Brutto-Arbeitsentgelt unter oder über der Jahresarbeitsentgeltgrenze (JAEG) liegt. 2025 beträgt die allgemeine JAEG 73.800 Euro.

Die Beitragsbemessungsgrenze in der GKV beträgt im Jahr 2025 pro Monat € 5.512,50. Wenn das Arbeitsentgelt diese Grenze überschreitet, wird es nur bis zu dieser Höhe berücksichtigt.

7.3 Der Medizinische Dienst (MDK)

Mit Inkrafttreten des SGB V zum 01.01.1989 und dem Wegfall der RVO entfiel der VÄD (Vertrauensärztliche Dienst). Dieser war bis dahin für die Kontrolle der Arbeitsunfähigkeit zuständig. Der VÄD war 1934 gegründet worden. Im Gegensatz zu diesem sind die Aufgaben des MDK deutlich breiter aufgestellt. Nachdem die Krankenkassen durch das SGB V zu zentralen Akteuren im Gesundheitswesen wurden, war es nur folgerichtig, ihnen medizinischen Sachverstand zur Seite zu stellen, der über die Kontrolle der Arbeitsunfähigkeit hinaus die Qualität der Leistungen der Gesetzlichen Krankenversicherung mitgestaltet.

§ 278 SGB V Medizinischer Dienst
(1) In jedem Land wird ein Medizinischer Dienst als Körperschaft des öffentlichen Rechts errichtet. …
(2) Die Fachaufgaben des Medizinischen Dienstes werden von Ärztinnen und Ärzten, Pflegefachkräften sowie Angehörigen anderer geeigneter Berufe im Gesundheitswesen wahrgenommen.

Der Medizinische Dienst ist eine Körperschaft des öffentlichen Rechts außerhalb der Krankenkassen. Er wird in deren Auftrag tätig, wobei teilweise eine Verpflichtung besteht, diesen zu beauftragen.

Der organisatorische Aufbau des Medizinischen Dienstes entspricht dem der Krankenkassen. Organe des Medizinischen Dienstes als Körperschaft des öffentlichen Rechts sind der Verwaltungsrat und der Vorstand (§ 279 SGB V). Der Verwaltungsrat, der überwiegend aus gewählten Vertretern der Krankenkassen besteht, aber auch Patientenvertreter umfasst, hat nach § 279 Abs. 2 SGB V u. a. folgende Aufgaben: Die Satzung zu beschließen, den Haushaltsplan festzustellen, die jährliche Betriebs- und Rechnungsführung zu prüfen und den Vorstand zu wählen und zu entlasten. Der Vorstand führt die Geschäfte und vertritt den Medizinischen Dienst nach außen. Finanziert wird der Medizinische Dienst durch die Gesetzlichen Krankenkassen und „Nutzerentgelte" (§ 280 SBG V), also durch ein Entgelt des jeweiligen Auftraggebers.

Um tätig zu werden, bedarf der Medizinische Dienst eines Auftrags. Eine Tätigkeit aufgrund eigener Initiative ist ausgeschlossen. Dies gilt auch z. B. für die Qualitätskontrollen in Krankenhäusern (§ 275a SGB V) oder sonstige Kontrollfunktionen.

Der Medizinische Dienst hat zahlreiche Aufgaben der Begutachtung (s. Unterkapitel: Begutachtung) und Beratung, die im Einzelnen in den §§ 275 ff. SGB V aufgeführt sind. Er arbeitet in Form von Empfehlungen. Im Jahr 2020 waren dies über 4 Mio. Ihm obliegt es auch, die Verpflichtung der Gesetzlichen Krankenkassen zu erfüllen, ihre Versicherten bei der Verfolgung von Behandlungsfehlern zu unterstützen, nämlich auf Ersuchen zu überprüfen, „ob Versicherten bei der Inanspruchnahme von Versicherungsleistungen aus Behandlungsfehlern ein Schaden entstanden ist (§ 66)" (§ 275 Abs. 3

Nr. 4 SGB V). Für diese Aufgabe wurden eigene Abteilungen aufgebaut, die im Jahr 2020 14.000 Fälle bearbeiteten und die in 20,1 % der Fälle einen Behandlungsfehler als Ursache für einen Gesundheitsschaden bejahten. Der Kern der Aufgaben ist jedoch die Beratung der Krankenkassen in Bezug auf Zweckmäßigkeit und Wirtschaftlichkeit ihrer Leistungen, zu neuen bzw. unkonventionellen Untersuchungs- und Behandlungsmethoden, Heil- und Hilfsmitteln und die Kontrolle bei Auffälligkeiten, sei es von Abrechnungen der Vertragsärzte, sei es von Arbeitsunfähigkeitszeiten der Versicherten. Die Krankenkassen sind verpflichtet, „wenn es nach Art, Schwere, Dauer oder Häufigkeit der Erkrankung oder nach dem Krankheitsverlauf erforderlich ist" eine gutachtliche Stellungnahme des Medizinischen Dienstes einzuholen (§ 275 Abs. 1 SGB V). Der häufigste Grund sind fragwürdige Arbeitsunfähigkeitsbescheinigungen.

Der Medizinische Dienst erstellt seine Gutachten auf der Basis des ICF (Internationale Klassifikation der Funktionsfähigkeit, Behinderung und Gesundheit).

Für das Jahr 2020 liegt ein Tätigkeitsbericht des Medizinischen Dienstes vor, der im Internet abrufbar ist: „Die Arbeit des medizinischen Dienstes, Zahlen, Daten, Fakten 2023". Aus diesem ergibt sich die Vielzahl der Aufgaben.

▶ Der medizinische Dienst ist eine eigenständige Körperschaft des öffentlichen Rechts. Er ist der Gesetzlichen Krankenversicherung zur Seite gestellt. Er berät diese. Er arbeitet in der Regel in Form von Empfehlungen. Sein Tätigwerden setzt einen entsprechenden Auftrag voraus.

7.4 Das GKV-WSG; der Gesundheitsfond (§ 271 SGB V)

Die tiefgreifendste Reform der Gesetzlichen Krankenversicherung war das GKV-WSG (Gesetzliche Krankenversicherung-Wettbewerbsstärkungsgesetz) vom 26.03.2007 mit der Schaffung des Gesundheitsfonds. Dieses Gesetz hat zwei Schwerpunkte:

- Eingeführt wurde die allgemeine Versicherungspflicht. Jeder Deutsche muss krankenversichert sein. Die freiwillig Versicherten können zwar zwischen der Gesetzlichen und der Privaten Krankenversicherung wählen, die dafür einen Basistarif vorhalten muss.
- Bezogen auf die Gesetzliche Krankenversicherung hatte dieses Gesetz durch Bildung des *Gesundheitsfonds* zum Ziel, die steigenden Kosten in der Gesetzlichen Krankenversicherung zu regulieren und den Wettbewerb zwischen den Versicherungsunternehmen bei gleicher Ausgangslage zu stärken.

Zum 01.01.2009 startete der *Gesundheitsfonds* (§ 271 SGB V), der eine Umstellung von einem System brachte, in dem die Beitragszahler (Mitglieder, aber auch Arbeitgeber und Sozialleistungsträger) die Beiträge unmittelbar an die einzelnen Versicherungsträger (Krankenkassen) zahlten, zu einem System, in dem die Beiträge an eine zentrale Stelle gezahlt werden, die die Mittel dann wiederum an die einzelnen Versicherungsträger verteilt. Voraussetzung ist, um die gleichen Chancen aller am System Beteiligten zu begründen, die grundsätzlich gleiche Höhe aller Versichertenbeiträge zu den einzelnen Gesetzlichen Krankenkassen, was durch deren Festsetzung (§ 241 SGB V) erreicht wird. Der Gesundheitsfonds wird als Sondervermögen verwaltet vom Bundesamt für Soziale Sicherung. In ihn fließen Beiträge der Arbeitgeber, anderer Sozialversicherungsträger – z. B. von Trägern der Rentenversicherung, der Mitglieder der Gesetzlichen Krankenkassen – und Beiträge des Bundes aus Steuermitteln ein (§ 221a SGB V). Aus dem Gesundheitsfonds erhalten die einzelnen Krankenkassen ihre Mittel, um ihre Leistungen für ihre Mitglieder zu bezahlen. Diese werden in der Form unter den Gesetzlichen Krankenkassen verteilt, dass diese zunächst eine Grundpauschale für jeden Versicherten erhalten und darüber hinaus Zu- und Abschläge entsprechend der Besonderheiten der einzelnen Krankenkassen (§ 266 SGB V). Rechnung getragen wird z. B. der Altersstruktur der Mitglieder. Kommt eine Krankenkasse mit den Zahlungen aus dem Gesundheitsfonds nicht aus, kann sie – außer einer Kürzung des Leistungsangebots, was an erster Stelle steht – von den bei ihr Versicherten einen Zusatzbeitrag verlangen (§ 242 SGB V), der jedoch 1 % des beitragspflichtigen Einkommens nicht übersteigen darf. Die Versicherten können im Gegenzug dazu einen Wechsel der Gesetzlichen Krankenkasse vornehmen, wobei diese Wahlfreiheit bereits seit 1996 besteht.

Ergänzt wird das GKV-WSG durch das GKV-FKG (Gesetzliche Krankenversicherung-Fairer Kassenwettbewerb-Gesetz), das am 01.04.2020 in Kraft getreten ist. Durch dieses Gesetz wurde der Risikostrukturausgleich systematisch weiterentwickelt. Ab dem Jahr 2021 werden alle Krankheitsbilder sowie regionale Ausgabenunterschiede berücksichtigt. Um die Inanspruchnahme von Vorsorge- und Früherkennungsmaßnahmen von Versicherten zu fördern, wurde zudem eine Vorsorgepauschale eingeführt. Dennoch ist der Wettbewerb unter den einzelnen Gesetzlichen Krankenkassen groß. Besondere Außenwirkung hat insbesondere das Angebot von Wahltarifen.

Das SGB V unterliegt stetigen Veränderungen, die jedoch den grundlegenden Aufbau der Gesetzlichen Krankenversicherung nicht betreffen.

▶ Mit dem GKV-WSG vom 26.03.2007 wurde die Krankenversicherungspflicht, gesetzlich oder privat, für alle Deutschen eingeführt.

Eingeführt wurde der Gesundheitsfonds, der zum 01.01.2009 startete. Die Beiträge der Versicherten und weitere Zahlungseingänge fließen ab diesem Zeitpunkt an eine zentrale Stelle, die die Mittel dann wiederum an die einzelnen Versicherungsträger verteilt unter Beachtung der Besonderheiten der einzelnen Krankenkassen.

7.5 Gemeinsamer Bundesausschuss

§ 91 SGB V
(1) Die Kassenärztlichen Bundesvereinigungen, die Deutsche Krankenhausgesellschaft und der Spitzenverband Bund der Krankenkassen bilden einen Gemeinsamen Bundesausschuss. Der Gemeinsame Bundesausschuss ist rechtsfähig. Er wird durch den Vorsitzenden des Beschlussgremiums gerichtlich und außergerichtlich vertreten.
(2) Das Beschlussgremium des Gemeinsamen Bundesausschusses besteht aus einem unparteiischen Vorsitzenden, zwei weiteren unparteiischen Mitgliedern, einem von der Kassenzahnärztlichen Bundesvereinigung, jeweils zwei von der Kassenärztlichen Bundesvereinigung und der Deutschen Krankenhausgesellschaft und fünf von dem Spitzenverband Bund der Krankenkassen benannten Mitgliedern.

Der *Gemeinsame Bundesausschuss* (G-BA) hat die Aufgabe, einerseits dafür Sorge zu tragen, dass alle Versicherten die gleichen Leistungen erhalten, die andererseits „ausreichend, zweckmäßig und wirtschaftlich" (§ 12 SGB V) sein müssen. Er erlässt Richtlinien zu „Untersuchungs- und Behandlungsmethoden der Vertragsärztlichen Versorgung" (§ 92 SGB V) und bewertet „neue Untersuchungs- und Behandlungsmethoden" (§ 135 SGB V). Patientenvertreter haben ein Mitberatungsrecht und Antragsrecht (§ 146f SGB V). An Entscheidungen des Gemeinsamen Bundesausschusses sind sie jedoch nicht beteiligt. Der Gemeinsame Bundesausschuss ist das wichtigste Gremium der gemeinsamen Selbstverwaltung im Gesundheitswesen überhaupt.

Die Richtlinien, die vom Gemeinsamen Bundesausschuss erlassen werden, sichern einerseits und beschränken andererseits die Behandlungsverpflichtung und den Leistungsumfang der Gesetzlichen Krankenkassen. Ihr Rechtscharakter, ob es sich um verwaltungsinterne Durchführungsbestimmungen handelt oder um unmittelbar verbindliches außenwirksames Recht, war zunächst streitig. Mit Inkrafttreten des SGB V sind sie jedoch rechtlich verbindlich. Dazu das BSG (Urteil vom 16.09.1997 – 1 RK 28/95):

> „Nach den Vorschriften dieses Gesetzes sind die Richtlinien des Bundesausschusses der Ärzte und Krankenkassen nicht mehr bloße dem Innenrechtsbereich des Leistungserbringungsrechts zuzuordnende Verwaltungsvorschriften, die nach Maßgabe der jeweiligen Satzung von den Krankenkassen und den an der vertragsärztlichen Versorgung teilnehmenden Ärzten beachtet werden sollen (so früher § 368p III RVO). Gemäß §§ 92 VII, 82 I 2 SGB V sind sie nunmehr in die Bundesmantelverträge und die Gesamtverträge über die vertragsärztliche Versorgung eingegliedert und nehmen an deren normativer Wirkung teil. Für die vertragsunterworfenen Krankenkassen und Vertragsärzte setzen sie unmittelbar verbindliches, außenwirksames Recht (vgl. §§ 83 I 1, 95 III 2 SGB V…)."

> „Indessen vermag der Senat dem Grundgesetz keinen numerus clausus zulässiger Rechtsetzungsformen in dem Sinne zu entnehmen, daß neben den ausdrücklich genannten Instrumenten des formellen Gesetzes und der Rechtsverordnung sowie den vom BVerfG anerkannten Regelungstypen der autonomen Satzung und der Tarifvertragsnormen weitere Formen der Rechtsetzung schlechthin ausgeschlossen wären. Er hält deshalb" „die gesetzliche Ermächtigung gemeinsamer Rechtsetzung durch die Körperschaften der Krankenkassen und Ärzte bzw. von diesen gebildete Ausschüsse im Ergebnis für verfassungsgemäß."

Die „Richtlinie des Gemeinsamen Bundesausschusses zu Untersuchungs- und Behandlungsmethoden der vertragsärztlichen Versorgung" (Richtlinie: Methoden vertragsärztlicher Versorgung) vom 17.01.2006 benennt nach § 1 „in Anlage I die vom Gemeinsamen Bundesausschuss nach Überprüfung gemäß § 135 Abs. 1 SGB V anerkannten ärztlichen Untersuchungs- und Behandlungsmethoden der vertragsärztlichen Versorgung und – soweit zur sachgerechten Anwendung der neuen Methode erforderlich – die notwendige Qualifikation der Ärzte, die apparativen Anforderungen sowie die Anforderungen an Maßnahmen der Qualitätssicherung und die erforderliche Aufzeichnung über die ärztliche Behandlung."

Die Richtlinie ist „nach § 91 Abs. 9 SGB V für die an der vertragsärztlichen Versorgung teilnehmenden Leistungserbringer (s. Unterkapitel: Vertragsarzt), für die Gesetzlichen Krankenkassen und deren Versicherte verbindlich. Vom Gemeinsamen Bundesausschuss nicht anerkannte Untersuchungs- und Behandlungsmethoden sind von der vertragsärztlichen Versorgung zu Lasten der Gesetzlichen Krankenversicherung ausgeschlossen."

Von diesem Ausschluss sind zwar nicht betroffen Behandlungsmaßnahmen bei lebensbedrohenden Erkrankungen (§ 2 Abs. 1a SGB V sowie Leitsatz des Beschlusses des Bundesverfassungsgerichts vom 6. Dezember 2005 – 1 BvR 347/98).

▶ Der Gemeinsame Bundesausschuss bestimmt grundsätzlich die Behandlungsverpflichtung und den Leistungsumfang der Gesetzlichen Krankenkassen.

7.6 Der Vertragsarzt

Der Vertragsarzt, das heißt ein zur „vertragsärztlichen Versorgung" zugelassener Arzt (§ 95 Abs. 3 SGB V) ist für die Behandlung von Mitgliedern der Gesetzlichen Krankenkassen zuständig. Benannt sind in § 95 Abs. 1 SGB V darüber hinaus die zugelassenen Medizinischen Versorgungszentren, ein durch unterschiedliche Verträge verbundener Zusammenschluss von Ärzten und medizinischem Personal sowie ermächtigte Ärzte und ermächtigte Einrichtungen. Ermächtigt werden können Krankenhausärzte, soweit dafür Bedarf besteht und die Einrichtung, in der sie tätig sind, dies erlaubt (§ 116 SGB V). Das gleiche gilt für ermächtige Einrichtungen. Der niedergelassene Arzt hat also immer Vorrang, ehe eine Ermächtigung erteilt wird. Man unterscheidet zwei Arten des Bedarfs für eine Ermächtigung:

- Der quantitativ-allgemeine Bedarf: Im Planungsbereich gibt es zu wenige Vertragsärzte, um den Bedarf zu decken.
- Der qualitativ-spezielle Bedarf: Die niedergelassenen Ärzte in einem Planungsbereich können bestimmte, für eine ausreichende Versorgung der Versicherten benötigte Leistungen nicht oder nicht im erforderlichen Umfang vorhalten.

Voraussetzung sowohl für die Zulassung als auch für die Ermächtigung ist die Eintragung in das „Arztregister", das von den Kassenärztlichen Vereinigungen für jeden Zulassungsbezirk geführt wird (§ 95 Abs. 2 SGB V). Die Eintragung in das Arztregister erfolgt auf Antrag. Voraussetzung ist in der Regel die Approbation und eine Weiterbildung zum Arzt für Allgemeinmedizin oder zu einem anderen Facharzt (§ 95a Abs. 1 SGB V).

Die Zulassung erfolgt für den „Ort der Niederlassung als Arzt oder den Ort der Niederlassung als medizinisches Versorgungszentrum (Vertragsarztsitz)" (§ 95 Abs. 1 Satz 5 SGB V). Wie und durch wen die Zulassung erfolgt, ist in § 96 SGB V geregelt. Kriterium für die Zulassung ist neben der fachlichen Eignung des Antragstellers der Bedarf an Vertragsärzten (§§ 99-105 SGB V).

Entscheidend ist, dass trotz aller Zulassungsvoraussetzungen und trotz der dann gegebenen Berechtigung aber auch Verpflichtung als Vertragsarzt am Vertragssitz tätig zu werden, der Arzt in Ausübung seiner ärztlichen Tätigkeit weisungsfrei ist. Er übt also seine ärztliche Tätigkeit in eigener Verantwortung aus. Er unterliegt nur seinem Gewissen und den allgemeinen Regeln des Arzthaftungsrechts (§ 630a-630h BGB). Gebunden ist er aber dadurch, dass nur die Leistungen abgerechnet werden können, die die Richtlinien des Gemeinsamen Bundesausschusses vorsehen.

Dem Versicherten steht grundsätzlich die Auswahl frei zwischen den Ärzten, die für die kassenärztliche Behandlung zugelassen sind (§ 76 SGB V).

Behandlungen durch Heilpraktiker gehören nicht zum Leistungsumfang der Gesetzlichen Krankenversicherung.

▶ Der Vertragsarzt, das heißt der zur Behandlung gesetzlich Versicherter zugelassene, aber auch verpflichtete Arzt, ist in Ausübung seiner ärztlichen Tätigkeit weisungsfrei. Er ist aber insoweit gebunden, als er nur Leistungen abrechnen kann, die die Richtlinien des Gemeinsamen Bundesausschusses vorsehen.

Der Versicherte kann zwischen den zur Behandlung gesetzlich Krankenversicherter zugelassenen Ärzten, den Vertragsärzten, frei wählen.

7.7 Leistungen der GKV – Grundsätze

Die Grundsätze zur sozialen Sicherheit und sozialen Gerechtigkeit in Deutschland finden sich im SGB I und damit auch die Grundlagen der GKV.

§ 4 SGB I Sozialversicherung
(1) Jeder hat im Rahmen dieses Gesetzbuchs ein Recht auf Zugang zur Sozialversicherung.
(2) Wer in der Sozialversicherung versichert ist, hat im Rahmen der gesetzlichen Kranken-, Pflege-, Unfall- und Rentenversicherung einschließlich der Alterssicherung der Landwirte ein Recht auf
  1. die notwendigen Maßnahmen zum Schutz, zur Erhaltung, zur Besserung und zur Wiederherstellung der Gesundheit und der Leistungsfähigkeit und
  2. wirtschaftliche Sicherung bei Krankheit, Mutterschaft, Minderung der Erwerbsfähigkeit und Alter.
Ein Recht auf wirtschaftliche Sicherung haben auch die Hinterbliebenen eines Versicherten.

Die von der GKV anzubietenden Leistungen sind zusammengefasst in § 21 SGB I. Dies ist die Vorschrift, die die Grundlagen der GKV festlegt.

§ 21 Leistungen der gesetzlichen Krankenversicherung
(1) Nach dem Recht der gesetzlichen Krankenversicherung können in Anspruch genommen werden:
1. Leistungen zur Förderung der Gesundheit, zur Verhütung und zur Früherkennung von Krankheiten,
2. bei Krankheit Krankenbehandlung, insbesondere
  a) ärztliche und zahnärztliche Behandlung,
  b) Versorgung mit Arznei-, Verband-, Heil- und Hilfsmitteln,
  c) häusliche Krankenpflege und Haushaltshilfe,
  d) Krankenhausbehandlung,
  e) medizinische und ergänzende Leistungen zur Rehabilitation,
  f) Betriebshilfe für Landwirte,
  g) Krankengeld,
3. bei Schwangerschaft und Mutterschaft ärztliche Betreuung, Hebammenhilfe, stationäre Entbindung, häusliche

7.7 Leistungen der GKV – Grundsätze

Pflege, Haushaltshilfe, Betriebshilfe für Landwirte, Mutterschaftsgeld,

4. *Hilfe zur Familienplanung und Leistungen bei durch Krankheit erforderlicher Sterilisation und bei nicht rechtswidrigem Schwangerschaftsabbruch.*

Die GKV ist, wie im Unterkapitel „Geschichte" ausgeführt, eine der 5 Säulen der Sozialversicherung. Arbeitsunfälle und Berufskrankheiten, für die über eine andere der 5 Säulen Versicherungsschutz gewährt wird (GUV), fallen nicht unter den Versicherungsschutz der GKV (§ 11 Abs. 5 SGB V).

Leitfaden für den Umfang der Leistungen im Einzelnen und die Form der Erfüllung des Leistungsanspruchs der GKV ist das SGB V und dessen oberster Leitsatz „Solidarität und Eigenverantwortung" (§ 1 SGB V).

§ 1 SGB V
Die Krankenversicherung als Solidargemeinschaft hat die Aufgabe, die Gesundheit der Versicherten zu erhalten, wiederherzustellen oder ihren Gesundheitszustand zu bessern. Das umfasst auch die Förderung der gesundheitlichen Eigenkompetenz und Eigenverantwortung der Versicherten. Die Versicherten sind für ihre Gesundheit mitverantwortlich; sie sollen durch eine gesundheitsbewußte Lebensführung, durch frühzeitige Beteiligung an gesundheitlichen Vorsorgemaßnahmen sowie durch aktive Mitwirkung an Krankenbehandlung und Rehabilitation dazu beitragen, den Eintritt von Krankheit und Behinderung zu vermeiden oder ihre Folgen zu überwinden. Die Krankenkassen haben den Versicherten dabei durch Aufklärung, Beratung und Leistungen zu helfen und unter Berücksichtigung von geschlechts-, alters- und behinderungsspezifischen Besonderheiten auf gesunde Lebensverhältnisse hinzuwirken.

Dem Leistungsversprechen der GKV, der Solidargemeinschaft, stehen also Obliegenheiten ihrer Mitglieder gegenüber (Eigenverantwortung).

Die Gesetzliche Krankenkasse stellt den bei ihr Versicherten durch die Vertragsärzte, die ermächtigten Ärzte oder Institutionen Leistungen zur Verfügung, also Sach- und Dienstleistungen. Die Versicherten erhalten grundsätzlich keine Kostenerstattung, wovon jedoch abgewichen werden kann.

§ 2 Abs. 2 Satz 1 SGB V
(2) Die Versicherten erhalten die Leistungen als Sach- und Dienstleistungen, soweit dieses oder das Neunte Buch nichts Abweichendes vorsehen.

§ 13 Abs. 2 SGB V sieht für alle Versicherten ein Wahlrecht auf Kostenerstattung vor, dessen Modalitäten wiederholt geändert wurden. Seit dem GKV-Modernisierungsgesetz vom 14.11.2003 steht das Wahlrecht auf Kostenerstattung mit Wirkung 01.01.2004 definitiv allen Versicherten offen. Dieses Wahlrecht wird jedoch nur von einem verschwindend kleinen Anteil der Versicherten wahrgenommen.

Ein Anspruch auf Kostenerstattung ist bei einem sog. „Systemversagen" (BSG, Urteil vom 16.09.1997 – 1 RK 28/95) gegeben, geregelt in § 13 Abs. 3 Satz 1 SGB V.

§ 13 Abs. 3 Satz 1 SGB V
(3) Konnte die Krankenkasse eine unaufschiebbare Leistung nicht rechtzeitig erbringen oder hat sie eine Leistung zu Unrecht abgelehnt und sind dadurch Versicherten für die selbstbeschaffte Leistung Kosten entstanden, sind diese von der Krankenkasse in der entstandenen Höhe zu erstatten, soweit die Leistung notwendig war.

Voraussetzung ist, dass eine Leistung, die grundsätzlich zum Leistungsumfang der Gesetzlichen Krankenkasse gehört, von einer Krankenkasse

1. nicht rechtzeitig erbracht werden kann, obwohl sie notwendig und unaufschiebbar ist oder
2. zu Unrecht abgelehnt wurde.

Art und Umfang der Leistungen ergeben sich aus den §§ 12 ff. SGB V.

Die Gesetzlichen Krankenkassen schulden ihren Mitgliedern im Rahmen der gesetzlichen Bestimmungen eine umfassende medizinische Versorgung. Kommt es zu einem Versagen des Beschaffungssystems, sei es durch einen medizinischen Notfall oder infolge eines anderen unvorhergesehenen Mangels, ist das Mitglied berechtigt, sich die Leistung selbst zu beschaffen; Voraussetzung ist jedoch, die Leistung gehört zum Leistungsumfang der Gesetzlichen Krankenkassen.

Unter einer Leistung ist grundsätzlich nicht z. B. eine einzelne Injektion (Spritze) zu verstehen, sondern das Gesamtkonzept des behandelnden Arztes.

Den Umfang der Leistungen der GKV umschreibt § 2 SGB V „Leistungen".

7.7.1 Wirtschaftlichkeitsgebot

§ 2 Abs. 1 Satz 1 SGB V
(1) Die Krankenkassen stellen den Versicherten die im Dritten Kapitel genannten Leistungen unter Beachtung des Wirtschaftlichkeitsgebots (§ 12) zur Verfügung, soweit diese Leistungen nicht der Eigenverantwortung der Versicherten zugerechnet werden.

§ 12 SGB V Wirtschaftlichkeitsgebot
(1) Die Leistungen müssen ausreichend, zweckmäßig und wirtschaftlich sein; sie dürfen das Maß des Notwendigen

nicht überschreiten. Leistungen, die nicht notwendig oder unwirtschaftlich sind, können Versicherte nicht beanspruchen, dürfen die Leistungserbringer nicht bewirken und die Krankenkassen nicht bewilligen.

Die Leistungen müssen also einerseits dem Leistungsversprechen der GKV, die eine Zwangsgemeinschaft ist, dafür dann aber auch eine umfassende „ausreichende" und „zweckmäßige" Gesundheitsfürsorge anzubieten hat, entsprechen, dürfen aber andererseits „das Maß des Notwendigen" nicht überschreiten. Sie müssen wirtschaftlich sein.

Die Wirtschaftlichkeit der Leistungen wird überwacht nach den §§ 106-106d SGB V.

§ 106a Abs. 2 SGB V
Veranlassung für die Prüfung der Wirtschaftlichkeit nach Absatz 1 besteht insbesondere
1. *bei begründetem Verdacht auf fehlende medizinische Notwendigkeit der Leistungen (Fehlindikation),*
2. *bei begründetem Verdacht auf fehlende Eignung der Leistungen zur Erreichung des therapeutischen oder diagnostischen Ziels (Ineffektivität),*
3. *bei begründetem Verdacht auf mangelnde Übereinstimmung der Leistungen mit den anerkannten Kriterien für ihre fachgerechte Erbringung (Qualitätsmangel), insbesondere in Bezug auf die in den Richtlinien des Gemeinsamen Bundesausschusses enthaltenen Vorgaben,*
4. *bei begründetem Verdacht auf Unangemessenheit der durch die Leistungen verursachten Kosten im Hinblick auf das Behandlungsziel oder*
5. *bei begründetem Verdacht, dass Leistungen des Zahnersatzes und der Kieferorthopädie unvereinbar mit dem Heil- und Kostenplan sind.*

Die Landesverbände der Krankenkassen und die Ersatzkassen sowie die Kassenärztlichen Vereinigungen haben dazu jeweils eine gemeinsame Prüfungsstelle und einen gemeinsamen Beschwerdeausschuss gebildet (§ 160c SGB V).

Prüfungsmöglichkeiten können sein:

- Auffälligkeiten, also z. B. ein hoher Anteil an Arztbriefen oder z. B. Sonografien, die in keinem Verhältnis zur Anzahl der Patienten steht,
- Zufälligkeitsprüfung, also Überprüfung anhand von Stichproben einzelner Behandlungsverläufe und
- Prüfung nach Durchschnittswerten von Vergleichsgruppen in der Vorstellung, dass die Vergleichsgruppe insgesamt wirtschaftlich handelt. Einmal muss die Vergleichsgruppe passen. Es fragt sich z. B. ob Praxen aus dem ländlichen Raum mit einem hohen Anteil alter Versicherter mit Praxen aus einem städtischen Industriegebiet vergleichbar sind. Zu beachten sind zudem atypische Merkmale. Es muss also Gleiches mit Gleichem verglichen werden.

BSG, Urteil vom 13.05.2020 – B 6 KA 3/19 R
„Dem Beklagten ist bei der – grundsätzlich nicht zu beanstandenden" – „Bildung eines" „Vergleichswerts aus den Fallwerten von MKG-Chirurgen und Zahnärzten ein systematischer Fehler unterlaufen, indem er die Klägerin bezogen auf den spezifischen MKG-Bereich mit Fallwerten von Praxen verglichen hat, in die auch die Leistungen von Allgemeinzahnärzten eingegangen sind. Dies kann sich zum Nachteil der Klägerin auf die Höhe des Vergleichswerts und damit auf den Kürzungsbetrag auswirken."

„Ergibt die Prüfung, dass der Behandlungs- oder Verordnungsaufwand des geprüften Arztes – beim Gesamtfallwert, bei Sparten- oder bei Einzelleistungswerten – in offensichtlichem Missverhältnis zum durchschnittlichen Aufwand der Vergleichsgruppe steht, diesen nämlich in einem Ausmaß überschreitet, das sich nicht mehr durch Unterschiede in der Praxisstruktur wie Praxisbesonderheiten und/oder sog kompensierende Einsparungen erklären lässt, so ist die Folgerung der Unwirtschaftlichkeit gerechtfertigt."

Ein Beispiel für eine Einzelfallprüfung des Wirtschaftlichkeitsgebots ist der Umgang mit Fallpauschalen bei stationärer Behandlung.

BSG, Urteil vom 26.04.2022 – B 1 KR 14/21 R
Die bei der beklagten Krankenkasse Versicherte wurde zunächst stationär aufgenommen wegen der Abklärung von Blutabgängen. Die Versicherte wurde mit der Diagnose Analkarzinom am Tag vor der interdisziplinären Tumorkonferenz des Krankenhauses entlassen. In Umsetzung des Ergebnisses der Tumorkonferenz wurde die Versicherte 8 Tage später zur operativen Behandlung erneut stationär aufgenommen. Das Krankenhaus berechnete zwei Fallpauschalen.

Das BSG vertrat die Ansicht, dass die Berechnung von zwei Fallpauschalen, die dadurch anfielen, weil die Versicherte zwischenzeitlich entlassen wurde, unwirtschaftlich sei. Dies sei vermeidbar gewesen, wenn sie z. B. beurlaubt worden wäre. Denn die Notwendigkeit der erneuten stationären Aufnahme sei vorhersehbar gewesen. Es kam dann zu der Überlegung, dass dem Krankenhaus grundsätzlich bei unwirtschaftlicher Behandlungsweise keinerlei Vergütung zustehe, gab dann jedoch einer fiktiven Berechnung der Kosten bei Einhaltung des Wirtschaftlichkeitsgebots den Vorzug.

„Das Krankenhaus behandelte die Versicherte jedoch nicht in jeder Hinsicht wirtschaftlich und hat daher lediglich Anspruch auf die Vergütung, die bei fiktivem wirtschaftlichem Alternativverhalten angefallen wäre."

▶ Die Leistungen der Krankenkassen müssen ausreichend, zweckmäßig und wirtschaftlich sein; sie dürfen das Maß des Notwendigen nicht überschreiten. In der Mehrzahl der Fälle erfolgt die Überprüfung der Wirtschaftlichkeit anhand von Vergleichsgruppen.

7.7.2 Die besonderen Therapierichtungen

§ 2 Abs. 1 Satz 2 SGB V
Behandlungsmethoden, Arznei- und Heilmittel der besonderen Therapierichtungen sind nicht ausgeschlossen.

Nicht von den Leistungen der Gesetzlichen Krankenversicherung ausgeschlossen sind „Behandlungsmethoden, Arznei- und Heilmittel der *besonderen Therapierichtungen*". Es fragt sich, ob mit dieser Formulierung die Alternativmedizin gemeint ist und wenn, dann unter welchen Voraussetzungen. Zu beiden Fragen darf zitiert werden aus den Beratungen des Bundestages (BT-Drucks 11/3480, S. 49) zum SGB V, insbesondere zur Aufnahme der „besonderen Therapierichtungen" als Leistung der Gesetzlichen Krankenversicherung in das SGB V:

> „Die Änderung stellt klar, daß die Ausrichtung der Gesundheitsleistungen am allgemein anerkannten Stand der medizinischen Erkenntnisse die Leistungen der besonderen Therapierichtungen nicht ausschließt. Der besonderen Wirkungsweise der Mittel und Methoden der Naturheilkunde und der Vielfalt der therapeutischen Ansätze ist dabei unter Beachtung des Wirtschaftlichkeitsgebotes und der Qualitätssicherung Rechnung zu tragen; allerdings wird den besonderen Therapierichtungen auch keine Sonderstellung eingeräumt."

Die Aufnahme der „besonderen Therapierichtungen", der Alternativmedizin, in den Leistungsumfang der GKV trägt dem Umstand Rechnung, dass nicht unerhebliche Teile der Bevölkerung – auch aufgrund weltanschaulicher Prägung – deren unterschiedlichen wissenschaftlichen Ansätzen folgen. Das Sozialstaatsprinzip, das den Bürgern eine Versicherungspflicht auferlegt und als Gegenleistung umfassenden Schutz im Krankheitsfall verspricht, ist nicht damit vereinbar, dass breite Teile der Bevölkerung von dem mit dieser Pflicht verbundenem Nutzen, nämlich der Versicherung bei Krankheit, praktisch ausgeschlossen sind, wenn sie nicht – gerade im Krankheitsfall – sich entgegen ihrer Überzeugung therapieren lassen müssten. Der Staat ist gegenüber der Weltanschauung seiner Bürger grundsätzlich neutral. Diese Neutralität hat auch in Bezug auf die Versorgung im Krankheitsfall Bestand. Breit praktizierte Therapierichtungen, wie z. B. die Homöopathie, die anthroposophische oder chinesische Medizin und die Phytotherapie sind deshalb nicht von der Gesetzlichen Krankenversicherung ausgeschlossen. Sie haben aber auch keine Sonderrolle.

Es muss sich um eine Therpierichtung handeln, um ein Gesamtkonzept. Unter einer „Therapierichtung" ist nicht eine einzelne alternative, nicht konventionelle Behandlungsmethode zu verstehen. Wird also bei einem nach den Regeln der Schulmedizin behandelten Kopfschmerz von einem Schulmediziner einmalig ein Therapieversuch mittels Akkupunktur gemacht, ist dies nicht die Ausübung einer besonderen Therapierichtung. Mit dieser ist ein weltanschaulich geprägtes therapeutisches Gesamtkonzept gemeint, das sich von der Schulmedizin abgrenzt, welches einem klar konzipierten Denkansatz folgt, den weite Bevölkerungskreise und Teile der Ärzteschaft teilen, das also breit akzeptiert ist.

Die Therapierichtung muss in sich geschlossen sein, sodass sich aus dieser Regeln ergeben, die es erlauben, eine nach den Regeln der Therapierichtung behandlungsfehlerhafte Behandlung von einer der Therapierichtung entsprechenden Behandlung zu unterscheiden. Sie muss Behandlungserfolge aufweisen. Zwar sind ihre Erfolge in aller Regel nicht evidenzbasiert zu ermitteln – im Gegensatz zur Schulmedizin. Erforderlich ist aber die Binnenanerkennung durch die ganz überwiegende Zahl derjenigen, die diese Therapierichtung vertreten. Ihr Konzept ist ebenso wie ein Behandlungskonzept der Schulmedizin auf Wirksamkeit und Wirtschaftlichkeit zu überprüfen (§ 12 SGB V), jedoch ausgehend von der Ideologie der besonderen Therapierichtung.

Die Tragfähigkeit des Denkansatzes der besonderen Therapierichtungen steht demgegenüber nicht zur Disposition. Dieser ist nicht überprüfbar, er kann und darf nicht der Überprüfbarkeit durch staatliche Einrichtungen unterworfen werden. Er ist Teil der Ideologie, die die besonderen Therapierichtung prägt. Nur auf diesem Weg – Überprüfung der Verbreitung, der allgemeinen Akzeptanz und eines klaren Behandlungskonzepts – ist eine Überprüfung von Qualität und Wirksamkeit der besonderen Therapierichtungen möglich, sodass sie, wie alle anderen medizinischen Leistungen, dem allgemein anerkannten Stand der medizinischen Erkenntnisse entsprechen, wobei dieser „allgemein anerkannte Stand" von dem Standpunkt der besonderen Therapierichtung aus zu prüfen ist, also innerhalb des Systems dieser Therapierichtung verbleibt.

▶ Die weite Verbreitung und Akzeptanz der Alternativmedizin hat dazu geführt, dass deren Behandlungsmethoden ausdrücklich zum Behandlungskonzept der Gesetzlichen Krankenversicherung gehören. Besondere Therapierichtungen – es muss sich um ein Gesamtkonzept handeln – sind grundsätzlich von der Leistungspflicht der GKV umfasst. Ausschlaggebend ist ihre Verbreitung, ihre Akzeptanz in Teilen der Bevölkerung und ihnen immanente Regeln (Binnenanerkennung), die es u. a. erlauben, eine fehlerhafte Behandlung – ausgehend von der Therapierichtung – aufzudecken. Einzelne Maßnahmen sind keine Therapierichtung.

7.7.3 Qualität und Wirksamkeit der Leistungen

§ 2 Abs. 1 Satz 3 SGB V
Qualität und Wirksamkeit der Leistungen haben dem allgemein anerkannten Stand der medizinischen Erkenntnisse zu entsprechen und den medizinischen Fortschritt zu berücksichtigen.

Dies erfordert für die Untersuchungs- und Behandlungsmethoden den vollen Nutzennachweis im Sinne der evidenzbasierten Medizin (BSG, Urteil vom 25.03.2021 – B 1 KR 25/20 R). Die vertragsärztliche Behandlung hat sich auf empirische Daten, d. h. auf gesicherte Fakten, verbunden mit gesicherter ärztlicher Erfahrung zu stützen. Sie hat aktuelle wissenschaftliche Erkenntnisse aufzunehmen und umzusetzen. Der „allgemein anerkannte Stand der medizinischen Erkenntnisse" stellt ab auf die aktuell herrschende Meinung, also auf die Meinung der großen Mehrheit der Ärzte der entsprechenden Fachrichtung, wobei zu den „besonderen Therapierichtungen" auf diesen Gliederungspunkt Bezug genommen werden darf. Die herrschende Meinung spiegelt sich wider in:

- der aktuellen Standardliteratur,
- Leitlinien, die auf ihre Aktualität zu überprüfen sind und von denen begründet abgewichen werden kann,
- Konsensempfehlungen,
- Empfehlungen der jeweils zuständigen medizinischen Fachgesellschaft,
- Vorträgen und Veröffentlichungen, die aber kritisch dahingehend zu überprüfen sind, ob sie mit dem aktuellen Stand medizinischer Erkenntnisse übereinstimmen und nicht nur eine Einzelmeinung vertreten.

Bei der Beurteilung, ob eine medizinische Leistung dem „allgemein anerkannten Stand" entspricht, ist abzustellen auf den Zeitpunkt, zu dem sie erbracht wird.

> Eine Bandverletzung im Bereich des Sprunggelenkes wird über viele Jahre konservativ behandelt. Dann schwenkt die herrschende Meinung, vertreten durch die führenden Unfallchirurgen und die zuständige Fachgesellschaft, um zur operativen Behandlung, die dann jedoch nach mehreren Jahren wieder verlassen wird zugunsten einer konservativen Behandlung, die sich als effektiver herausgestellt hat.

Folgt der Therapeut dem jeweiligen Wechsel des „allgemein anerkannten Standes der medizinischen Erkenntnisse", entspricht die Leistung § 2 Abs. 1 Satz 3 SGB V. Dies ist jedoch auch zu bejahen, wenn er entgegen zeitweise herrschender Meinung bei der konservativen Behandlung von Bandverletzungen verbleibt. Denn der vorübergehende Wechsel zur operativen Behandlung stellte sich im Nachhinein als zu korrigierende Therapie heraus. Bei dieser Sachlage kommt es also nicht auf die herrschende Meinung zum Zeitpunkt der ärztlichen Behandlung an, sondern allein darauf, was die bessere Therapie ist.

Abzustellen ist zudem auf den Stand der medizinischen Erkenntnisse und Vorgaben des Fachgebiets, dessen Teil der Therapeut ist, wobei dieser sich selbstverständlich überzeugenden Erkenntnissen anderer Fachgebiete nicht verschließen darf, diese aber erst nachrangig maßgeblich sind.

> Bei der Geburt der Klägerin, einer Frühgeburt im Jahr 1995, kam es zu schweren Komplikationen. Die Klägerin leidet an einer spastischen Tetraparese (Bewegungsstörung beider Arme und Beine) und an einer fokalen Epilepsie. Sie führt diese Funktionseinbußen darauf zurück, dass ihre Mutter in einem Krankenhaus der Grundversorgung entbunden habe und nicht in ein Perinatalzentrum verlegt wurde.

Dazu der BGH (Urteil vom 15.04.2014 – VI ZR 382/12), dessen Ausführungen auch für die Gesetzliche Krankenversicherung Gültigkeit haben:

> „Vor diesem Hintergrund ist es revisionsrechtlich nicht zu beanstanden, dass das Berufungsgericht weder die am 1. September 1996 erstellte Leitlinie der Gesellschaft für Neonatologie und pädiatrische Intensivmedizin „Antepartaler Transport von Risiko-Schwangeren" noch die vom Sachverständigen Prof. Dr. F. vorgelegten Lehrbuchauszüge aus dem Jahr 1997 als geeignet angesehen hat, um dessen Angaben zum Bestehen eines entsprechenden Standards bereits im Juni 1995 maßgeblich zu stützen."

> Einmal habe 1995 eine entsprechende Leitlinie noch nicht bestanden und zum anderen sei für die beklagten Ärzte nicht die Leitlinie der Neonatologen, sondern die der Gynäkologen maßgeblich gewesen, die eine Konzentration risikobehafteter Schwangerschaften in entsprechenden Zentren 1995 nicht vorgesehen habe.

Nicht dem allgemein anerkannten Standard entsprechen die Erprobung neuer Herangehensweisen und die medizinische Forschung. Dies sind keine Leistungen der GKV.

▶ Die ärztliche Behandlung hat dem allgemein anerkannten Standard des Fachgebiets, das der Vertragsarzt vertritt, zu folgen. Maßgebend sind die Erkenntnisse zum Zeitpunkt der Durchführung der ärztlichen Behandlung.

7.7.4 Die lebensbedrohliche Erkrankung

§ 2 Abs. 1a SGB V
(1a) Versicherte mit einer lebensbedrohlichen oder regelmäßig tödlichen Erkrankung oder mit einer zumindest wertungsmäßig vergleichbaren Erkrankung, für die eine allgemein anerkannte, dem medizinischen Standard entsprechende Leistung nicht zur Verfügung steht, können auch eine von Absatz 1 Satz 3 abweichende Leistung beanspruchen, wenn eine nicht ganz entfernt liegende Aussicht auf Heilung oder auf eine spürbare positive Einwirkung auf den Krankheitsverlauf besteht.

Der allgemein anerkannte medizinische Standard führt insbesondere in dem Grenzbereich zur Diskussion, in dem es um die Behandlung schwerst bzw. hoffnungslos Erkrankter geht.

§ 2 Abs. 1a SGB V wurde eingeführt durch die Gesetzesänderung vom 01.01.2012 vor dem Hintergrund insbesondere von Art. 2 Abs. 2 Satz 1 GG: „Jeder hat das Recht auf

Leben und körperliche Unversehrtheit". Der Einführung dieses Satzes war vorausgegangen ein Rechtsstreit, den in letzter Instanz das Bundesverfassungsgericht entschieden hat.

> BVerfG (Tenor des Beschlusses vom 06.12.2005 – BvR 347/98)
> „Es ist mit den Grundrechten aus Art. 2 Abs. 1 GG in Verbindung mit dem Sozialstaatsprinzip und aus Art. 2 Abs. 2 Satz 1 GG nicht vereinbar, einen gesetzlich Krankenversicherten, für dessen lebensbedrohliche oder regelmäßig tödliche Erkrankung eine allgemein anerkannte, medizinischem Standard entsprechende Behandlung nicht zur Verfügung steht, von der Leistung einer von ihm gewählten, ärztlich angewandten Behandlungsmethode auszuschließen, wenn eine nicht ganz entfernt liegende Aussicht auf Heilung oder auf eine spürbare positive Einwirkung auf den Krankheitsverlauf besteht."

Der 1994, dem Beginn des Rechtsstreits, 7-jährige gesetzlich Krankenversicherte litt an einer progressiven Muskeldystrophie. Die Krankheit manifestiert sich in den ersten Lebensjahren, ihr prognostizierter Verlauf ist fortschreitend. Die Lebenserwartung ist stark eingeschränkt. Es gibt nach wie vor keine wissenschaftlich anerkannte Therapie, die eine Heilung oder eine nachhaltige Verzögerung des Krankheitsverlaufs bewirken kann. Der Kläger wurde behandelt durch einen nicht zur kassenärztlichen Versorgung zugelassenen Arzt für Allgemeinmedizin mittels Thymuspeptiden, Zytoplasma und homöopathischen Mitteln sowie hochfrequenten Schwingungen („Bioresonanztherapie"). Während eines Zeitraums von 2 ¼ Jahren hatten die Eltern des Klägers einen Betrag von 10.000 DM für diese Behandlung ausgegeben. Der Kläger besuchte eine öffentliche Schule. Er hatte bis zum Jahr 2005 seine Gehfähigkeit zwischenzeitlich verloren.

Aus dem Beschluss des Bundesverfassungsgerichts dürfen folgende Passagen zitiert werden:

> „Es ist mit Art. 2 Abs. 1 GG in Verbindung mit dem grundgesetzlichen Sozialstaatsprinzip nicht vereinbar, den Einzelnen unter den Voraussetzungen des § 5 SGB V einer Versicherungspflicht in der gesetzlichen Krankenversicherung zu unterwerfen und für seine an der wirtschaftlichen Leistungsfähigkeit ausgerichteten Beiträge die notwendige Krankheitsbehandlung gesetzlich zuzusagen, ihn andererseits aber, wenn er an einer lebensbedrohlichen oder sogar regelmäßig tödlichen Erkrankung leidet, für die schulmedizinische Behandlungsmethoden nicht vorliegen, von der Leistung einer bestimmten Behandlungsmethode durch die Krankenkasse auszuschließen und ihn auf eine Finanzierung der Behandlung außerhalb der gesetzlichen Krankenversicherung zu verweisen. Dabei muss allerdings die vom Versicherten gewählte andere Behandlungsmethode eine auf Indizien gestützte, nicht ganz fern liegende Aussicht auf Heilung oder wenigstens auf eine spürbare positive Einwirkung auf den Krankheitsverlauf versprechen. Ein solcher Fall ist hier gegeben. Für die Behandlung der Duchenne'schen Muskeldystrophie steht gegenwärtig allein ein symptomatisches Therapiespektrum zur Verfügung."

> „Die angegriffene Auslegung der leistungsrechtlichen Vorschriften des SGB V durch das Bundessozialgericht ist in der extremen Situation einer krankheitsbedingten Lebensgefahr auch nicht mit der Schutzpflicht des Staates für das Leben aus Art. 2 Abs. 2 Satz 1 GG zu vereinbaren. Übernimmt der Staat mit dem System der gesetzlichen Krankenversicherung Verantwortung für Leben und körperliche Unversehrtheit der Versicherten, so gehört die Vorsorge in Fällen einer lebensbedrohlichen oder regelmäßig tödlichen Erkrankung unter den genannten Voraussetzungen zum Kernbereich der Leistungspflicht und der von Art. 2 Abs. 2 Satz 1 GG geforderten Mindestversorgung."

▶ Auch Schwerstkranke, für die eine allgemein anerkannte, dem medizinischen Standard entsprechend Leistung nicht zur Verfügung steht, haben einen Anspruch auf ärztliche Behandlung, „wenn eine nicht ganz entfernt liegende Aussicht auf Heilung oder auf eine spürbare positive Einwirkung auf den Krankheitsverlauf besteht."

7.8 Der Anspruch auf Krankenbehandlung

Die Gesetzliche Krankenversicherung folgt dem Solidaritätsprinzip. Die Mitglieder sind in einer Solidargemeinschaft zusammengeschlossen mit der Folge, dass sie grundsätzlich den gleichen Leistungsanspruch haben. Dieses Rahmenrecht verdichtet sich in der Regel erst dann zu einem durchsetzbaren Einzelanspruch, wenn der kraft gesetzlichen Auftrags behandelnde Vertragsarzt (der zur kassenärztlichen Versorgung zugelassene Arzt) festlegt, welche Sach- und Dienstleistungen zur Wiederherstellung oder Besserung der Gesundheit notwendig sind, wobei § 2 Abs. 1a SGB V als Ausnahme von der Regel im Falle „einer lebensbedrohlichen oder regelmäßig tödlichen Erkrankung" oder mit einer zumindest wertungsmäßig vergleichbaren Erkrankung dem Versicherten einen durchsetzbaren Einzelanspruch gibt. Im Übrigen erfüllt und begründet der behandelnde Vertragsarzt grundsätzlich die Leistungsverpflichtung der Gesetzlichen Krankenkasse. Das dritte Kapitel des SGB V beinhaltet die gesetzlich definierten Leistungen.

Die Krankenbehandlung ist in den § 20 bis 43c SGB V geregelt.

> **§ 27 SGB V Krankenbehandlung**
> *(1) Versicherte haben Anspruch auf Krankenbehandlung, wenn sie notwendig ist, um eine Krankheit zu erkennen, zu heilen, ihre Verschlimmerung zu verhüten oder Krankheitsbeschwerden zu lindern. Die Krankenbehandlung umfasst*
> *1. Ärztliche Behandlung einschließlich Psychotherapie als ärztliche und psychotherapeutische Behandlung,*
> *2. zahnärztliche Behandlung,*
> *2a. Versorgung mit Zahnersatz einschließlich Zahnkronen und Suprakonstruktionen,*
> *3. Versorgung mit Arznei-, Verband-, Heil- und Hilfsmitteln sowie mit digitalen Gesundheitsanwendungen,*
> *4. häusliche Krankenpflege, außerklinische Intensivpflege und Haushaltshilfe,*
> *5. Krankenhausbehandlung,*
> *6. Leistungen zur medizinischen Rehabilitation und ergänzende Leistungen.*

Ein Anspruch auf Krankenbehandlung setzt voraus, dass eine Krankheit vorliegt. „Nach ständiger Rechtsprechung des BSG ist Krankheit ein regelwidriger körperlicher oder geistiger Zustand, der behandlungsbedürftig ist oder den Versicherten arbeitsunfähig macht" (BSG, Urteil vom 15.03.2018 – B 3 KR 18/17 R). Die GKV ist nicht für jede Krankheit leistungspflichtig. Voraussetzung ist einmal, dass sie „behandlungsbedürftig" ist – wobei zwar eine Ausnahme die palliative Versorgung Versicherter macht (§ 27 Abs. 1 Satz 3 SGB V) – oder zum anderen, dass sie zur Arbeitsunfähigkeit führt.

7.8.1 Die behandlungsbedürftige Krankheit

Der Zustand muss objektiv regelwidrig sein. Er muss vom Leitbild des gesunden Menschen abweichen. „Allein das subjektive Empfinden eines Versicherten vermag die Regelwidrigkeit und die daraus abgeleitete Behandlungsbedürftigkeit seines Zustands nicht zu bestimmen. Maßgeblich sind vielmehr objektive Kriterien, nämlich der allgemein anerkannte Stand medizinischer Erkenntnisse" (BSG, Urteil vom 28.09.2010 – B 1 KR 5/10 R). Auch Entstellungen, z. B. Narben, können objektiven Krankheitswert haben. Dann müssen sie so erheblich sein, dass die Teilhabe am Leben in der Gemeinschaft, die soziale Teilhabe, gefährdet ist. Diese umfasst u. a. das politische Leben, kulturelle Aktivitäten sowie bezahlte und unbezahlte Arbeit, wobei die unterschiedlichen Gesellschaftsbereiche immer wieder veränderte Schwerpunkte bilden. Das Leben in der Gemeinschaft ist also keine feststehende Größe.

Auch geistig oder psychisch bedingte Störungen erfüllen den Krankheitsbegriff. Auch sie sind – selbstverständlich – ein regelwidriger Zustand. Ihre Behandlung hat jedoch auf psychiatrischem Fachgebiet zu erfolgen.

Abgelehnt wird die Behandlung psychischer Störungen/Probleme mithilfe eines operativen Eingriffs in den gesunden Körper, vor allem wegen der unsicheren Erfolgsprognose (BSG, Urteil vom 28.09.2010 – B 1 KR 5/10 R), wobei nachfolgender Entscheidung ein Fall zugrunde lag, in dem die körperliche Behandlung einer psychischen Fehlentwicklung tatsächlich zum Erfolg geführt hatte.

> Ein 164 cm langer junger Mann ließ operativ eine Beinverlängerung durchführen. Die Klage auf Erstattung der aufgebrachten Kosten wurde abgewiesen mit der Begründung, die Körperlänge habe noch im Normbereich gelegen. Die vorgetragenen psychischen Veränderungen, die vollständige Fixierung auf die erstrebte Beinverlängerung, seien keine Begründung für eine operative Beinverlängerung. „Anderenfalls müßten die Krankenkassen – bei entsprechender psychischer Fixierung – den Versicherten auch kostspielige Schönheitsoperationen gewähren, wenn sie an ihrem – vom Durchschnitt nicht abweichenden – Aussehen leiden. Eine Grenzziehung wäre kaum möglich. Außerdem hätte die Krankenversicherung – unabhängig von der Frage, ob sie zur Übernahme der Kosten für den operativen Eingriff verpflichtet ist – in jedem Falle für Folgeschäden solcher Operationen aufzukommen. Die Leistungspflicht ginge ins Uferlose. Zu Recht hat die Rechtsprechung die Krankenkassen daher bislang nur in den Fällen als leistungsverpflichtet angesehen, in den die Krankenbehandlung unmittelbar an der eigentlichen Krankheit ansetzt." (BSG, Urteil vom 10.02.1993 – 1 RK 14/92).

Neben der Regelwidrigkeit des Zustands muss das Behandlungskonzept aber auch wirtschaftlich sein.

> Eine junge Frau, die ihre Körperbehaarung vollständig verloren hatte, wollte eine Dauerpigmentierung von Augenbrauen und Wimpern zulasten der Gesetzlichen Krankenkasse durchführen lassen. Dies wurde abgelehnt. Zwar wurde der regelwidrige Körperzustand bejaht, wobei offen gelassen wurde, ob es sich um eine Krankheit oder eine Behinderung handeln würde. Die Dauerpigmentierung sei jedoch nicht wirtschaftlich:
> „Danach sind die Ansprüche des Versicherten auf diejenigen Maßnahmen begrenzt, die nach objektiven Maßstäben als ausreichend, zweckmäßig und wirtschaftlich anzusehen sind und das Maß des Notwendigen nicht überschreiten (§ 12 Abs 1 SGB V)". „Das LSG hat festgestellt, dass die Dauerpigmentierung der Haut gegenüber einem Farbauftrag mit marktüblichen kosmetischen Mitteln keinerlei optische Vorteile bietet; die Haltbarkeit über den gesamten Tag hinweg ist bei Kosmetikprodukten in der heutigen Zeit in ähnlicher Weise gegeben. Der einzige Vorteil der begehrten Versorgung wäre die tägliche Zeitersparnis von etwa 20 Minuten für das ohne die Dauerpigmentierung notwendige morgendliche Schminken. Diese zeitliche Belastung ist der Klägerin nach der Einschätzung des LSG zuzumuten" (BSG, Urteil vom 19.10.2004 – B 1 KR 28/02).

Die Ursache einer Krankheit ist in aller Regel für die Zuständigkeit der Krankenversicherung unerheblich, es sei denn, sie ist ausdrücklich einem anderen Sozialversicherungsträger zugewiesen (Arbeitsunfälle und Berufskrankheiten z. B. der GUV: § 11 Abs. 5 SGB V).

Der regelwidrige Zustand muss „behandlungsbedürftig" sein. Zur Wiederherstellung/Verbesserung bzw. zur Verhütung einer Verschlimmerung muss also ärztliche Hilfe erforderlich/notwendig sein.

Nicht „behandlungsbedürftige" oder besser behandelbare Krankheiten sind z. B. einige Erbkrankheiten.

Krankenbehandlung ist – vor dem Hintergrund der Kostentragung und der Fristenregelung von § 13 Abs. 3a SGB V – abzugrenzen gegenüber Maßnahmen als Teil der Rehabilitation.

§ 13 Abs. 3a SGB V Kostenerstattung
Die Krankenkasse hat über einen Antrag auf Leistungen zügig, spätestens bis zum Ablauf von drei Wochen nach Antragseingang oder in Fällen, in denen eine gutachtliche Stellungnahme, insbesondere des Medizinischen Dienstes, eingeholt wird, innerhalb von fünf Wochen nach Antragseingang zu entscheiden.

Die Klägerin beantragte bei ihrer Krankenversicherung eine ärztlich verordnete Unterschenkelprothese mit einem gegenüber der bisher getragenen Prothese verbesserten Prothesenfuß, zu der sie einen Kostenvoranschlag über 15.664,80 Euro einreichte. Der MDK befürwortete den Prothesenwechsel, empfahl aber zunächst das Austesten anderer billigerer Unterschenkelprothesen. Die beklagte Krankenkasse lehnte den Antrag der Klägerin nach

4 Monaten ab. Diese berief sich auf eine Genehmigung durch Fristablauf (BSG, Urteil vom 15.03.2018 – B 3 KR 18/17 R).

Der Prothesenaustausch unterliegt nur dann der Fristenregelung des § 13 Abs. 3a SGB V, wenn es sich um eine Maßnahme zur „Sicherung des Erfolgs der Krankenbehandlung" handelt (§ 27 SGB V) und nicht um eine Maßnahme zur Teilhabe am Leben in der Gesellschaft (§ 1 SGB IX).

§ 13 Abs. 3a Satz 9 SGB V

Für Leistungen zur medizinischen Rehabilitation gelten die §§ 14 bis 24 des Neunten Buches zur Koordinierung der Leistungen und zur Erstattung selbst beschaffter Leistungen.

„Krankenbehandlung umfasst dabei nach der Definition des § 27 Abs 1 S 1 SGB V die notwendigen Maßnahmen, um eine Krankheit zu erkennen, zu heilen, ihre Verschlimmerung zu verhüten oder Krankheitsbeschwerden zu lindern."

Hilfsmittel dienen demgegenüber nicht der Krankenbehandlung. Sie gehören zu den Leistungen zur medizinischen Rehabilitation (SGB IX). Sie betreffen „gerade nicht die kurative Krankenbehandlung iS von § 27 Abs 1 S 1 SGB V, sondern die „Heilbehandlung", die als Leistung zur medizinischen Rehabilitation z. B. im Rahmen einer stationären oder ambulanten medizinischen Rehabilitation" „der GKV erbracht wird". „Durch den vorrangig auf den Teilhabeausgleich gerichteten Zweck der durch eine Rehabilitationseinrichtung erbrachten medizinischen Rehabilitationsmaßnahme wird auch das zur Sicherung dieser Behandlung eingesetzte Hilfsmittel eine Leistung zur medizinischen Rehabilitation."

„Die Versorgung der Klägerin mit einer Definitiv-Unterschenkelprothese" „lässt sich nicht mit Erfolg auf die Genehmigungsfiktion nach § 13 Abs 3a S 6 SGB V stützen, weil S 9 dieser Vorschrift Leistungen zur medizinischen Rehabilitation dem Regelungssystem des SGB IX zuweist und diese Leistungen daher insgesamt nicht vom sachlichen Anwendungsbereich der Genehmigungsfiktion sowie der Regelungen aus § 13 Abs 3a SGB V erfasst werden."

▶ Krankheit ist ein objektiv regelwidriger Körper- oder Geisteszustand, der ärztlicher Behandlung bedarf oder den Betroffenen arbeitsunfähig macht.

Krankenbehandlung kann beansprucht werden, wenn sie notwendig ist, um eine Krankheit zu erkennen, zu heilen, ihrer Verschlimmerung entgegenzuwirken oder Krankheitsbeschwerden zu lindern oder wenn das Leben, wenn auch nur begrenzte Zeit, verlängert werden kann.

7.8.2 Die zur Arbeitsunfähigkeit führende Krankheit

Als Alternative zur Behandlungsbedürftigkeit liegt auch dann eine Krankheit vor, wenn sie zur Arbeitsunfähigkeit führt (BSG, Urteil vom 15.03.2018 – B 3 KR 18/17 R).

Arbeitsunfähigkeit ist im Gesetz nicht definiert. Der Gemeinsame Bundesausschuss hat eine Richtlinie erarbeitet „über die Beurteilung der Arbeitsunfähigkeit und die Maßnahmen zur stufenweisen Wiedereingliederung nach § 92 Absatz 1 Satz 2 Nummer 7 SGB V (Arbeitsunfähigkeits-Richtlinie)" „zuletzt geändert am 17. November 2022, veröffentlicht im Bundesanzeiger (BAnz AT 16.12.2022 B2), in Kraft getreten am 1. Dezember 2022." Diese ist sowohl für die Vertragsärzte als auch für den Medizinischen Dienst verbindlich.

„§ 2 Abs. 1: Arbeitsunfähigkeit liegt vor, wenn Versicherte auf Grund von Krankheit ihre zuletzt vor der Arbeitsunfähigkeit ausgeübte Tätigkeit nicht mehr oder nur unter der Gefahr der Verschlimmerung der Erkrankung ausführen können. Bei der Beurteilung ist darauf abzustellen, welche Bedingungen die bisherige Tätigkeit konkret geprägt haben. Arbeitsunfähigkeit liegt auch vor, wenn auf Grund eines bestimmten Krankheitszustandes, der für sich allein noch keine Arbeitsunfähigkeit bedingt, absehbar ist, dass aus der Ausübung der Tätigkeit für die Gesundheit oder die Gesundung abträgliche Folgen erwachsen, die Arbeitsunfähigkeit unmittelbar hervorrufen."

Maßgeblich ist also das Missverhältnis zwischen zuletzt ausgeübter Tätigkeit und der Fähigkeit des Versicherten zu deren Ausübung, der Vergleich also von Müssen und Können. Arbeitsunfähigkeit ist ein relativer Begriff – abhängig von der jeweils zu verrichtenden Arbeit. Sie hat eine berufliche und eine medizinische Seite, wobei die letztere variiert, je nach den beruflichen Anforderungen. Eine schwere Arbeit verrichtende Person kann arbeitsunfähig sein, während dieselbe Person bei leichter körperlicher Arbeit noch arbeitsfähig wäre. Ob also Arbeitsunfähigkeit vorliegt, ist abhängig von der konkret zu leistenden Arbeit. Der Vertragsarzt, der Arbeitsunfähigkeit bescheinigt, muss einen Abgleich zwischen den Anforderungen des konkreten, zuletzt ausgefüllten Arbeitsplatzes und der krankheitsbedingten Leistungsminderung treffen. Die Leistungsminderung muss auf einer Krankheit beruhen. Wie stets im Sozialrecht gilt für diese Kausalitätsprüfung die Kausalitätstheorie der wesentlichen Bedingung.

Die Verweisung auf einen anderen Arbeitsplatz ist nur im Rahmen des Direktionsrecht des Arbeitgebers möglich. Gemeint ist das Recht des Arbeitgebers „Inhalt, Ort und Zeit der Arbeitsleistung nach billigem Ermessen näher" zu bestimmen (§ 106 GewO). Nicht gemeint ist eine Änderung des Inhalts des Arbeitsvertrags. Eine an arbeitsplatzbedingten Allergien arbeitsunfähig erkrankte Friseuse kann – auch bei gleichem Gehalt – nicht darauf verwiesen werden, am Empfang tätig zu werden, eine Tätigkeit, in der sie mit den Allergie auslösenden Stoffen nicht in Berührung kommt. Sie ist als Friseuse, als die sie angestellt ist, arbeitsunfähig. Etwas anderes ist es, wenn sie sich freiwillig dazu bereit erklärt und im Einvernehmen mit ihrem Arbeitgeber den Inhalt des Arbeitsvertrages ändert. Dann ist sie nicht mehr arbeitsunfähig. Eine Arbeitsunfähigkeitsbescheinigung ist nicht gleichzusetzen mit einem Arbeitsverbot.

Die obengenannte Richtlinie zur Beurteilung der Arbeitsunfähigkeit definiert Ausnahmen für Arbeitslose und für

Arbeitnehmer, deren Beschäftigungsverhältnis während der Krankheit gekündigt wird oder endet:

§ 2 Abs. 3 Satz 1 und 2: Versicherte, die arbeitslos sind, ausgenommen Arbeitslose bzw. erwerbsfähige Leistungsberechtigte nach Absatz 3a, sind arbeitsunfähig, wenn sie krankheitsbedingt nicht mehr in der Lage sind, leichte Arbeiten in einem zeitlichen Umfang zu verrichten, für den sie sich bei der Agentur für Arbeit zur Verfügung gestellt haben. Dabei ist es unerheblich, welcher Tätigkeit die oder der Versicherte vor der Arbeitslosigkeit nachging.

§ 2 Abs. 3a: Erwerbsfähige Leistungsberechtigte, die Leistungen zur Sicherung des Lebensunterhalts nach dem SGB II (Grundsicherung für Arbeitsuchende – „Hartz IV") beantragt haben oder beziehen, sind arbeitsunfähig, wenn sie krankheitsbedingt, nicht in der Lage sind, mindestens drei Stunden täglich zu arbeiten oder an einer Eingliederungsmaßnahme teilzunehmen.

§ 2 Abs. 4: Versicherte, bei denen nach Eintritt der Arbeitsunfähigkeit das Beschäftigungsverhältnis endet und die aktuell keinen anerkannten Ausbildungsberuf ausgeübt haben (An- oder Ungelernte), sind nur dann arbeitsunfähig, wenn sie die letzte oder eine ähnliche Tätigkeit nicht mehr oder nur unter der Gefahr der Verschlimmerung der Erkrankung ausüben können. Die Krankenkasse informiert die Vertragsärztin oder den Vertragsarzt über das Ende der Beschäftigung und darüber, dass die Arbeitnehmerin oder der Arbeitnehmer an- oder ungelernt ist, und nennt ähnlich geartete Tätigkeiten. Beginnt während der Arbeitsunfähigkeit ein neues Beschäftigungsverhältnis, so beurteilt sich die Arbeitsunfähigkeit ab diesem Zeitpunkt nach dem Anforderungsprofil des neuen Arbeitsplatzes.

Arbeitsunfähigkeit kann auch durch krankheitsbedingte Wegeunfähigkeit bedingt sein. Wer krankheitsbedingt nicht in der Lage ist, seinen Arbeitsplatz zu erreichen, ist arbeitsunfähig. Dies gilt auch, wenn die geforderte, vereinbarte und konkret vor der Erkrankung erbrachte Arbeitsleistung in Form von Homeoffice nicht geleistet werden kann. Die Wegefähigkeit ist grundsätzlich ein Rechtsbegriff der Gesetzlichen Rentenversicherung. Die dafür aufgestellten Grundsätze sind nur sehr eingeschränkt auf die Gesetzliche Krankenversicherung übertragbar, wenn die Wegeunfähigkeit krankheitsbedingt und nicht behinderungsbedingt ist (s. Unterkapitel: Hilfsmittel). Entscheidend sind die Umstände des Einzelfalls. Wegefähigkeit im Sinne der Gesetzlichen Rentenversicherung ist gegeben,

- wenn 4 x täglich
- eine Wegstrecke von mehr als 500 m
- in einer Zeit von bis zu 20 min einschließlich kurzer Pausen jeweils zu Fuß mit Hilfsmitteln zurückgelegt
- und 2 x täglich öffentliche Verkehrsmittel während der Hauptverkehrszeit benutzt werden können.

Wenn der Versicherte aber einen Führerschein hat, die Möglichkeit hat, mit einem Pkw die Arbeitsstelle zu erreichen und ihm dort ein Parkplatz zur Verfügung gestellt wird, sodass er problemlos seinen Arbeitsplatz erreichen kann, ist Wegefähigkeit und damit Arbeitsfähigkeit gegeben, wobei die berufliche Rehabilitation – darauf darf nochmals hingewiesen werden – nicht Aufgabe der Krankenversicherung ist.

▶ Arbeitsunfähig ist, wer bedingt durch eine Erkrankung seine bisherige Erwerbstätigkeit nicht oder nur mit der Gefahr der Verschlimmerung weiter verrichten kann.

7.9 Anspruch auf Krankenhausbehandlung

Das die gesamte Gesetzliche Krankenversicherung beherrschende Wirtschaftlichkeitsgebot hat zur Konsequenz, dass die vertragsärztliche Versorgung Vorrang hat vor der Krankenhausbehandlung. Diese bedarf also jeweils einer besonderen Begründung, die vom Leistungserbringer, dem Krankenhaus, zu erfolgen hat.

Welche Einrichtungen/Häuser sind Krankenhäuser im Sinne des SGB V?

§ 107 Abs. 1 SGB V Krankenhäuser
Krankenhäuser im Sinne dieses Gesetzbuchs sind Einrichtungen, die
 1. *der Krankenhausbehandlung oder Geburtshilfe dienen,*
 2. *fachlich-medizinisch unter ständiger ärztlicher Leitung stehen, über ausreichende, ihrem Versorgungsauftrag entsprechende diagnostische und therapeutische Möglichkeiten verfügen und nach wissenschaftlich anerkannten Methoden arbeiten,*
 3. *mit Hilfe von jederzeit verfügbarem ärztlichem, Pflege-, Funktions- und medizinisch-technischem Personal darauf eingerichtet sind, vorwiegend durch ärztliche und pflegerische Hilfeleistung Krankheiten der Patienten zu erkennen, zu heilen, ihre Verschlimmerung zu verhüten, Krankheitsbeschwerden zu lindern oder Geburtshilfe zu leisten,*
und in denen
 4. *die Patienten untergebracht und verpflegt werden können.*

Anspruch auf Behandlung besteht nur in für die Krankenhausbehandlung zugelassenen Krankenhäusern.

§ 108 Zugelassene Krankenhäuser
Die Krankenkassen dürfen Krankenhausbehandlung nur durch folgende Krankenhäuser (zugelassene Krankenhäuser) erbringen lassen:
 1. *Krankenhäuser, die nach den landesrechtlichen Vorschriften als Hochschulklinik anerkannt sind,*
 2. *Krankenhäuser, die in den Krankenhausplan eines Landes aufgenommen sind (Plankrankenhäuser), oder*
 3. *Krankenhäuser, die einen Versorgungsvertrag mit den Landesverbänden der Krankenkassen und den Verbänden der Ersatzkassen abgeschlossen haben.*

7.9 Anspruch auf Krankenhausbehandlung

Ein Anspruch eines Krankenhauses auf Abschluss eines Versorgungsvertrages (§ 108 Nr. 3 SGB V) besteht nicht. Vielmehr führt § 109 Abs. 3 Fälle auf, in denen ein Krankenhaus nicht zur Versorgung gesetzlich Versicherter zugelassen werden darf.

Die Krankenhausbehandlung ist Teil der Krankenbehandlung (§ 27 Abs. 1 Nr. 5 SGB V). Sie wird „vollstationär, stationsäquivalent, teilstationär, vor und nachstationär sowie ambulant" erbracht (§ 39 Abs. 1 STGB V).

Die „vollstationäre" Behandlung ist die Regelbehandlung.

Unter einer „stationsäquivalenten" Behandlung wird eine Behandlung in der häuslichen Umgebung des Versicherten verstanden, ein Behandlungskonzept, das im Rahmen des Gesetzes zur Weiterentwicklung der Versorgung und der Vergütung für psychiatrische und psychosomatische Leistungen (PsychVVG) entwickelt wurde, welche durch mobile ärztlich geleitete multiprofessionelle Behandlungsteams erbracht wird (§ 115d SGB V).

Eine „teilstationäre" Behandlung ist z. B. im Rahmen der Onkologie angezeigt. Versicherte werden zu vorausbestimmten Terminen stundenweise stationär aufgenommen, z. B. zur Durchführung einer Chemotherapie. Sie ist an die vollstationäre Behandlung angelehnt.

Eine „vor- und nachstationäre" Behandlung (§ 115 a SGB V) wird erbracht und ist durch ein Krankenhaus zulässig, um

1. „die Erforderlichkeit einer vollstationären Krankenhausbehandlung zu klären oder die vollstationäre Krankenhausbehandlung vorzubereiten (vorstationäre Behandlung) oder
2. im Anschluß an eine vollstationäre Krankenhausbehandlung den Behandlungserfolg zu sichern oder zu festigen (nachstationäre Behandlung)".

Zugelassen sind (aufgrund Vertrages der dafür zuständigen Parteien) auch „ambulante" Operationen (§ 115 b SGB V). Sie sind im Rahmen ihrer Zulassung Teil der Krankenhausbehandlung und nehmen zu – insbesondere unter Berücksichtigung der Personalprobleme der Krankenhäuser und aus Kostengründen.

Der Aufnahme in ein Krankenhaus liegt in aller Regel die Einweisung durch den Vertragsarzt zugrunde. Diese setzt voraus, dass der Versicherte an einer Krankheit leidet, die aus allein medizinischen Gründen den Einsatz der besonderen Mittel des Krankenhauses bedarf, die zur Behandlung geeignet, ausreichend, erforderlich und wirtschaftlich sind.

Das Krankenhaus hat eigenständig zu prüfen, ob die „vollstationäre oder stationsäquivalente Behandlung" durch das Krankenhaus erforderlich, also wirtschaftlich ist, „weil das Behandlungsziel nicht durch die kostengünstigere teilstationäre, vor- und nachstationäre oder ambulante Behandlung einschließlich häuslicher Krankenpflege erreicht werden kann" (Auszug aus § 39 Abs. 1 Satz 2 SGB V). Es gibt zahlreiche höchstrichterliche Entscheidungen dazu, wann bereits eine Aufnahme in ein Krankenhaus vorliegt oder wann es sich erst um eine Aufnahmeuntersuchung oder eine Notfallbehandlung handelt ohne stationäre Aufnahme. Der Grund sind Fallpauschalen und/oder Tagessätze für Krankenhausbehandlungen, die die Aufnahme in das Krankenhaus bedingen. Nur als Beispiel für die aufgezeigten Fragen nachfolgender Fall:

> Die gesetzlich Krankenversicherte wurde mit einem Rettungswagen in das betreffende Krankenhaus eingeliefert. Gesichert wurde eine Einblutung in das Gehirn. Diese wurde gesichert durch eine computertomographische Untersuchung. Die Versicherte wurde zunächst zur Überwachung und künstlichen Beatmung (Intubation) in den Schockraum des Krankenhauses gelegt und anschließend in eine neurochirurgische Klinik verbracht (BSG, Urteil vom 18.05.2021 – B 1 KR 11/20 R).
>
> Dazu das BSG:
> 1. „Die einer Aufnahme in die stationäre Behandlung vorausgehende Aufnahmeuntersuchung dient auch bei einer Notfallbehandlung der Klärung, ob eine (voll-)stationäre Behandlung des Versicherten erforderlich und vom Versorgungsauftrag des Krankenhauses umfasst ist, ohne dass die hierzu vorgenommenen Untersuchungen bereits die Aufnahme in das Krankenhaus begründen.
> 2. Maßnahmen der Notfallbehandlung, wie sie in einem Schockraum typischerweise vorgenommen werden, sind der vertragsärztlichen Versorgung zuzurechnen und aus der Gesamtvergütung zu vergüten, wenn sich daran keine stationäre Behandlung im erstangegangenen Krankenhaus anschließt."

Eine stationäre Aufnahme ist dann zu bejahen, wenn der gesetzlich Versicherte in die Organisation des Krankenhauses integriert ist.

> „Von einer vollstationären Krankenhausbehandlung ist jedenfalls dann auszugehen, wenn der Patient nach der Entscheidung des Krankenhausarztes mindestens einen Tag und eine Nacht ununterbrochen im Krankenhaus versorgt werden soll. Maßgeblich ist hierbei nicht die tatsächliche Behandlungsdauer im Krankenhaus, sondern die zur Zeit der Aufnahmeentscheidung auf Grundlage des hierbei getroffenen Behandlungsplans prognostizierte. Denn eine einmal auf Grundlage der Aufnahmeentscheidung des Krankenhausarztes erfolgte physische und organisatorische Eingliederung des Patienten in das spezifische Krankenhausversorgungssystem kann grundsätzlich nicht rückwirkend entfallen, etwa indem ein Versicherter gegen ärztlichen Rat auf eigenes Betreiben das Krankenhaus noch am selben Tag wieder verlässt. Gleiches gilt für den Fall, dass die Prognose zur stationären Behandlungsbedürftigkeit aufgrund der bei der Aufnahme erkennbaren Umstände objektiv zutreffend war, sich jedoch nachträglich als unzutreffend herausstellte."

Die eigenständige Prüfungspflicht, ob eine Krankenhausaufnahme und damit die damit verbundenen Leistungen angefallen sind, betrifft jedoch nicht nur die in § 39 SGB V aufgeführte stationäre Behandlung, sondern jegliche Krankenhausbehandlung, auch wenn nur die Aufnahme zur stationären Behandlung in § 39 Abs. 1 Satz 2 SGB V benannt ist.

> Der Versicherte war im Rahmen einer teilstationären Behandlung zu einer Chemotherapie einbestellt. Der Versicherte gab an, an diesem Tag unter Durchfall zu leiden und Hautrötungen im Bereich der Hände und Füße zu haben. Die beabsichtigte Che-

motherapie wurde daraufhin nicht durchgeführt. Das Krankenhaus rechnete dennoch den für eine teilstationäre Behandlung vereinbarten Betrag mit der Krankenkasse ab mit der Begründung, der Versicherte habe die gemäß festem Therapieplan getaktete Chemotherapie an diesem Tag abgebrochen.

Jede, auch jede teilstationäre Behandlung, setzt die Beurteilung durch das Krankenhaus voraus, ob die Behandlung durch dieses wirtschaftlich ist. Um dies entscheiden zu können, ist eine Aufnahmeuntersuchung erforderlich, die bei teilstationärer Behandlung jedem einzelnen Behandlungstag vorauszugehen hat. Die Aufnahmeuntersuchung kann abgerechnet werden, nicht jedoch die teilstationäre Behandlung, auch wenn erst am Tag der stationären Aufnahme die Entscheidung fällt, dass die beabsichtigte Behandlung nicht durchgeführt werden kann und damit nicht erforderlich ist. Der Versicherte hat die Behandlung nicht abgebrochen. Diese wurde vielmehr – im Rahmen der Aufnahmeuntersuchung – an diesem Tag nicht für sinnvoll, das heißt für erforderlich, gehalten. Damit steht dem Krankenhaus kein Vergütungsanspruch für diese zu (BSG, Urteil vom 19.04.2016 – B 1 KR 4 R).

Eine Aufweichung des Gebots der Wirtschaftlichkeit (§ 2 Abs. 1 Satz 3) findet sich in § 137c Abs. 3 SGB V:

§ 137c Abs. 3 SGB V
Untersuchungs- und Behandlungsmethoden, zu denen der Gemeinsame Bundesausschuss bisher keine Entscheidung nach Absatz 1 getroffen hat, dürfen im Rahmen einer Krankenhausbehandlung angewandt und von den Versicherten beansprucht werden, wenn sie das Potenzial einer erforderlichen Behandlungsalternative bieten und ihre Anwendung nach den Regeln der ärztlichen Kunst erfolgt, sie also insbesondere medizinisch indiziert und notwendig ist. Dies gilt sowohl für Methoden, für die noch kein Antrag nach Absatz 1 Satz 1 gestellt wurde, als auch für Methoden, deren Bewertung nach Absatz 1 noch nicht abgeschlossen ist.

Während bis zur Entscheidung des BSG vom 25.03.2021 (B 1 KR 25/20 R) auch alternative Untersuchungs- und Behandlungsmethoden der Krankenhäuser, zu denen bisher keine Entscheidung des Gemeinsamen Bundesausschusses vorlag, die also weder genehmigt noch abgelehnt waren, dem strengen Prüfungsmaßstab von § 2 Abs. 1 Satz 3 – „Leistungen haben dem allgemein anerkannten Stand der medizinischen Erkenntnisse zu entsprechen und den medizinischen Fortschritt zu berücksichtigen" – unterzogen wurden, machte das BSG mit der Entscheidung vom 25.03.2021 eine Kehrtwendung unter Berufung auf den Wortlaut und die Gesetzesmaterialien zu diesem Paragrafen.

> Die gesetzlich Versicherte ließ eine Liposuktion (ein chirurgischer Eingriff, bei dem Fettgewebe durch Absaugen entfernt wird) durchführen. Die Erstattung der Kosten für zwei Eingriffe lehnte ihre Krankenkasse ab unter Hinweis darauf, dass die Liposuktion nicht dem „allgemein anerkannten Stand der medizinischen Erkenntnisse" entspreche.

Diese Entscheidung entsprach der bis dahin geltenden Rechtsprechung, die einwandfreie wissenschaftliche Studien verlangte, ehe eine Behandlungsmethode nach § 137c Abs. 3 SGB V akzeptiert wurde. Dieses Qualitätsgebot war danach für jede Behandlung zu beachten.

Am 25. März 2021 hatte das BSG darüber zu entscheiden, ob der Versicherten die Kosten der Liposuktion zu ersetzen waren, obwohl im Behandlungszeitpunkt diese Behandlungsmethode nicht den Anforderungen an das Qualitätsgebot gemäß § 2 Abs. 1 S. 3 SGB V entsprach. Das BSG änderte seine Rechtsprechung grundlegend, was knapp aber deutlich dem Terminsbericht zu entnehmen ist:

> „Soweit der Senat außerhalb von Erprobungsrichtlinien für den Anspruch Versicherter auf Krankenhausbehandlungen auch nach Inkrafttreten des § 137c Abs. 3 SGB V an seiner Rechtsprechung festgehalten hat, dass für die dabei eingesetzten Methoden der volle Nutzennachweis im Sinne eines evidenzgestützten Konsenses der großen Mehrheit der einschlägigen Fachleute erforderlich ist, gibt er seine Rechtsprechung auf. § 137c Abs. 3 SGB V beinhaltet eine partielle Einschränkung des allgemeinen Qualitätsgebots. Dies folgt aus dem Wortlaut der Regelung und der Normgeschichte des § 137c SGB V unter Berücksichtigung der Gesetzesmaterialien."

Das BSG stellt allerdings auch klar, dass § 137c Abs. 3 SGB V gleichwohl restriktiv auszulegen ist. Vor Erlass einer entsprechenden Erprobungsrichtlinie soll der Anspruch auf die Versorgung mit solchen Potenzialleistungen (möglichen Leistungen) nur im Rahmen eines individuellen Heilversuchs möglich sein, wenn

1. eine schwerwiegende, die Lebensqualität auf Dauer nachhaltig beeinträchtigende Erkrankung vorliegt,
2. keine andere Standardbehandlung verfügbar ist und
3. die einschlägigen Regelungen der Verfahrensordnung des G-BA für die Annahme des Potenzials einer erforderlichen Behandlungsalternative erfüllt sind, wobei dies eine formale Anforderung ist.

▶ Die Krankenhausbehandlung ist Teil der Krankenbehandlung (§ 27 Abs. 1 Nr. 5 SGB V). Das Krankenhaus hat eigenständig zu prüfen, ob die „vollstationäre oder stationsäquivalente Behandlung" durch das Krankenhaus erforderlich, also wirtschaftlich ist. Eine Aufweichung des Gebots der Wirtschaftlichkeit (§ 2 Abs. 1 Satz 3) findet sich in § 137c Abs. 3 SGB V.

7.10 Krankengeld

§ 46 Satz 1 SGB V Entstehen des Anspruchs auf Krankengeld
Der Anspruch auf Krankengeld entsteht
  1. bei Krankenhausbehandlung oder Behandlung in einer Vorsorge- oder Rehabilitationseinrichtung (§ 23 Abs. 4, §§ 24, 40 Abs. 2 und § 41) von ihrem Beginn an,
  2. im Übrigen von dem Tag der ärztlichen Feststellung der Arbeitsunfähigkeit an.

7.10 Krankengeld

§ 44b Krankengeld für eine bei stationärer Behandlung mitaufgenommene Begleitperson aus dem engsten persönlichen Umfeld
§ 45 Krankengeld bei Erkrankung des Kindes

Ein Krankengeldanspruch setzt also voraus:

1. stationäre Behandlung
2. krankheitsbedingte Arbeitsunfähigkeit, wenn der Versicherte seinen *aktuellen* beruflichen Aufgaben nicht nachkommen kann oder sich die Krankheit verschlimmern würde, wenn er weiterarbeiten würde
3. bei stationärer Aufnahme mitaufgenommene Begleitperson
4. Erkrankung eines Kindes

Das Krankengeld ersetzt bei gesetzlich Versicherten in den zuvor genannten 4 Fällen den krankheitsbedingten Ausfall des Arbeitsentgelds. Es setzt ein nach dessen Wegfall (§ 49 SGB V), also in der Regel nach 6 Wochen. Während dieser 6 Wochen ist der Arbeitgeber zur „Entgeldfortzahlung" (§ 3 EntgFG) verpflichtet.

Voraussetzung jeden Krankengeldanspruchs ist, dass der Ausfall des Arbeitsentgelds mit hinreichender Wahrscheinlichkeit wesentlich auf den oben aufgeführten Gründen (1. bis 4.) beruht (Kausalitätstheorie der wesentlichen Bedingung). Kein Anspruch auf Krankengeld besteht demgegenüber, wenn die Krankheit und damit die Gründe für den Ausfall des Arbeitsentgelds vorsätzlich herbeigeführt werden (§ 52 Abs. 1 SGB V). Das Krankengeld kann zudem versagt werden, wenn die Krankheit auf Gründen beruht, für die die Gesetzliche Krankenversicherung nicht einsteht, z. B. für operative Eingriffe am gesunden Körper (§ 52 Abs. 2 SGB 5).

§ 48 SGB V regelt den Zeitraum, für den Krankengeld bezahlt wird.

§ 48 Abs. 1 SGB V Dauer des Krankengeldes
(1) Versicherte erhalten Krankengeld ohne zeitliche Begrenzung, für den Fall der Arbeitsunfähigkeit wegen derselben Krankheit jedoch für längstens achtundsiebzig Wochen innerhalb von je drei Jahren, gerechnet vom Tage des Beginns der Arbeitsunfähigkeit an. Tritt während der Arbeitsunfähigkeit eine weitere Krankheit hinzu, wird die Leistungsdauer nicht verlängert.

Interpretationsprobleme macht der Begriff „derselben Krankheit" in § 48 Abs. 1 SGB V. Erleidet ein Versicherter durch einen Verkehrsunfall zahlreiche Verletzungen, so handelt es sich um dieselbe Krankheit. Ist ein Versicherter Allergiker und kommt es nach Phasen der Arbeitsfähigkeit immer wieder zu allergischen Reaktionen mit der Folge von Zeiten der Arbeitsunfähigkeit, handelt es sich um dieselbe Krankheit. Dasselbe gilt, wenn der Versicherte unter einem schweren Kalksalzmangel (Osteoporose) leidet, der immer wieder Knochenbrüche zur Folge hat. Die Knochenbrüche sind nur die Symptome der Grunderkrankung. Anders ist dies, wenn es bei einem Versicherten infolge zunächst klinisch stummer Arthrose zu einem operativ zu behandelnden Verschleiß des Hüftgelenks rechts und deutlich später auch links kommt. Ursächlich sowohl für den Verschleiß des rechten wie des linken Hüftgelenks ist die klinisch stumme Arthrose, eine Schadensanlage also, nicht dieselbe Krankheit.

Von den zuvor genannten Fällen, „derselben Krankheit" im medizinischen Sinn, ist zu unterscheiden dieselbe Krankheit im Rechtssinn. Handelt es sich um dieselbe Krankheit im Sinne von § 48 Abs. 1 SGB V, wenn zu der zur Arbeitsunfähigkeit führenden Krankheit eine zweite Krankheit hinzutritt, die ihrerseits Arbeitsunfähigkeit begründet? Gilt auch dann, dass nur für insgesamt 78 Wochen Krankengeld zu zahlen ist. Streitig war insbesondere die Bedeutung der Worte „Tritt … hinzu".

Der Versicherte bezieht Krankengeld wegen einer Arbeitsunfähigkeit begründenden Radikulopathie ab 01.02.2018. Während dieser Arbeitsunfähigkeit tritt nach 70 Wochen als weitere Erkrankung, die ebenfalls für ein weiteres Jahr Arbeitsunfähigkeit begründet, eine Depression hinzu. Die Frist von 78 Wochen ab dem 01.02.2018 für den Bezug von Krankengeld innerhalb eines Dreijahreszeitraums verlängert sich durch das Hinzutreten der Depression nicht.

Abgestellt wird also für die Beantwortung der Frage, ob der Zeitraum von 78 Wochen innerhalb von 3 Jahren auch im vorgestellten Beispielsfall gilt, auf den Beginn der Arbeitsunfähigkeit, nicht auf den Beginn einer bestimmten Krankheit. Arbeitsunfähig war der Versicherte aber ab dem 01.02.2018. Die zweite Krankheit muss aber zur ersten hinzutreten. Sie müssen also beide wenigstens einen Tag lang zur Arbeitsunfähigkeit geführt haben. Wann dies im Einzelnen der Fall ist, dazu das BSG (Urteil vom 08.11.2005 – B 1 KR 27/04 R):

1. „Ein Hinzutreten während der Arbeitsunfähigkeit iS von § 48 Abs 1 Satz 2 SGB V liegt unter Berücksichtigung von Wortlaut, Systematik sowie nach Sinn und Zweck der Regelung auch dann vor, wenn zeitgleich mit dem Vorliegen oder Wiedervorliegen einer zur Arbeitsunfähigkeit führenden ersten Erkrankung unabhängig von dieser Krankheit zugleich eine weitere Krankheit die Arbeitsunfähigkeit des Versicherten bedingt. Es reicht insoweit aus, die Krankheiten zumindest an einem Tag zeitgleich nebeneinander bestanden haben."
„Wie in der Rechtsprechung bereits geklärt und in der Literatur weitgehend unumstritten ist, tritt eine Krankheit dagegen jedenfalls nicht mehr „hinzu" (sondern ist in ihren Rechtsfolgen eigenständig zu beurteilen), wenn sie erst am Tage nach Beendigung der bisherigen Arbeitsunfähigkeit oder noch später auftritt."
2. „Gleiches gilt bei Versicherten, bei denen wegen des Nebeneinanders verschiedener gravierender akuter oder chronischer Leiden von Anfang an eine Multi- oder Polymorbidität bzw Polypathie besteht;" „denn in Bezug auf die Anspruchsdauer des Krankengeldes behandelt das Gesetz den Versicherten, der

von vornherein an mehreren Krankheiten leidet und der deshalb arbeitsunfähig ist, nicht anders als denjenigen, bei dem „nur" ein einziges Leiden die Arbeitsunfähigkeit auslöst."

3. „Die aufgezeigte Sichtweise bereitet geringe Probleme, wenn es z. B. darum geht zu bestimmen, ob das Auftreten einzelner gesundheitlicher Beeinträchtigungen in Zusammenhang mit einer bereits früher einmal aufgetretenen Krankheitssymptomatik steht. Handelt es sich um dieselbe Krankheits-Gesamtproblematik wie schon zuvor oder um einen Teil dieser ursprünglichen Problematik, muss auch dann von „derselben Krankheit" ausgegangen werden, wenn die „Ausgangserkrankung" in einem Bündel nebeneinander vorhanden gewesener Krankheiten bestand. In diesem Fall teilt die wieder aufgetretene Erkrankung (im Sinne eines Minus) das rechtliche Schicksal der ursprünglichen Erkrankungen."

Krankengeld wird also innerhalb einer Blockfrist von 3 Jahren lediglich für einen Zeitraum von 78 Wochen gezahlt, wenn die weitere Krankheit wenigstens einen Tag mit der bereits vorhandenen manifest wird, wenn von Anfang an verschiedene Krankheiten vorliegen oder wenn nur eine von verschiedenen Krankheiten, die gebündelt zunächst vorlagen, später wieder manifest wird. In diesen Fällen handelt es sich im Sinne des § 48 Abs. 1 Satz 2 um dieselbe Krankheit.

Nicht dieselbe Krankheit (Arbeitsunfähigkeit wegen einer Herzkranzgefäßerkrankung) liegt jedoch vor, wenn es nach einer Herzkranzgefäßerkrankung, die zunächst nicht weiter zur Arbeitsunfähigkeit führt, zu eine Handverletzung kommt, in deren Verlauf die Herzkranzgefäßerkrankung wieder manifest wird und erneut Arbeitsunfähigkeit begründen würde, wenn nicht bereits Arbeitsunfähigkeit wegen der Handverletzung gegeben wäre (BSG, Urteil vom 21.06.2011 – B 1 KR 15/10 R). Die Handverletzung tritt der Herzkranzgefäßerkrankung nicht hinzu. Sie folgt dieser nach. Nur weil Arbeitsunfähigkeitszeiten beider Krankheiten irgendwann zusammentreffen, folgt daraus nicht eine gegenseitige zeitliche Begrenzung des Krankengeldanspruchs.

Es fragt sich, wie sich die Begrenzung der Arbeitsunfähigkeit auf 78 Wochen in § 48 Abs. 1 SGB V auf die Blockfristen des § 48 Abs. 2 auswirkt.

Die Einführung des SGB V durch Gesetz vom 20.12.1988 verschärfte die Voraussetzungen, unter denen nach Ablauf der ersten und jeder weiteren Blockfrist weiterhin Krankengeld für dieselbe Krankheit beansprucht werden konnte.

§ 48 Abs. 2 SGB V Dauer des Krankengeldes
Für Versicherte, die im letzten Dreijahreszeitraum wegen derselben Krankheit für achtundsiebzig Wochen Krankengeld bezogen haben, besteht nach Beginn eines neuen Dreijahreszeitraums ein neuer Anspruch auf Krankengeld wegen derselben Krankheit, wenn sie bei Eintritt der erneuten Arbeitsunfähigkeit mit Anspruch auf Krankengeld versichert sind und in der Zwischenzeit mindestens sechs Monate

1. nicht wegen dieser Krankheit arbeitsunfähig waren und
2. erwerbstätig waren oder der Arbeitsvermittlung zur Verfügung standen.

Innerhalb einer erneuten Blockfrist kann Krankengeld wegen „derselben Krankheit" also nur bezogen werden, wenn folgende Voraussetzungen erfüllt sind: Die Person

- ist eine versicherte Person,
- war in einem Zeitraum von 6 Monaten wegen derselben Krankheit nicht arbeitsunfähig,
- war erwerbstätig bzw. stand der Arbeitsvermittlung zur Verfügung.

Für Versicherte, die seit vielen Jahren erwerbsunfähig waren, entfiel also mit der Kodifikation des SGB V der Anspruch auf Krankengeld für die Zukunft. Damit hatten Versicherte, die die Wartezeiten der Gesetzlichen Rentenversicherung (§ 34 SGB VI) nicht erfüllt hatten, weder Rentenansprüche noch Ansprüche auf Krankentagegeld. Dem Bundesverfassungsgericht (BVerfG, Beschluss vom 24.03.1998 – 1 BvL 6/92) wurde deshalb folgende Frage gestellt:

Ist „§ 48 Abs. 2 mit Art. 14 Abs. 1 GG insoweit vereinbar", „als auch bei Versicherten, bei denen der Versicherungsfall vor seinem Inkrafttreten eingetreten ist und die auf Dauer arbeits- und erwerbsunfähig sind, ohne daß sie einen Anspruch auf Gewährung einer Erwerbsunfähigkeitsrente aus der gesetzlichen Rentenversicherung haben, der Krankengeldanspruch nur unter den erschwerten Bedingungen des neuen Rechts wiederaufleben kann".

Dazu das BVerfG

„Verfassungsrechtlich ist der Gesetzgeber nicht gehalten, die Lücke im Schutz der gesetzlichen Rentenversicherung, die im Falle des Eintritts der Erwerbsunfähigkeit vor der Erfüllung von Wartezeiten besteht, durch die lebenslange Zahlung von Krankengeld zu schließen".

„Das Vertrauen der Versicherten auf den unveränderten Fortbestand einer über viele Jahre gewährten Rechtsposition ist zwar grundsätzlich hoch einzuschätzen". „Die Schutzwürdigkeit einer solchen Vertrauensposition endet auch regelmäßig erst dann, wenn der Gesetzgeber eine Änderung beschlossen hat." „Andererseits mußte bei der Gewährung von Krankengeld im Falle einer andauernden Arbeitsunfähigkeit über mehrere Dreijahreszeiträume hinweg immer mit einer Änderung der Rechtspraxis durch den Gesetzgeber gerechnet werden, weil eine solche Leistung auf unbegrenzte Zeit nicht in das System der Krankenversicherung paßte."

So auch das BSG, Urteil vom 08.11.2005 – B 1 KR 27/04 R

„Wie in der Rechtsprechung des Bundessozialgerichts (BSG) bereits wiederholt betont worden ist, beruht die dargestellte Begrenzung der Leistungsdauer des Krankengeldes maßgeblich auf der Erwägung, dass es in erster Linie der gesetzlichen Rentenversicherung obliegt, bei dauerhaft eingetretener Erwerbsminderung des Versicherten Entgeltersatzleistungen zur Verfügung zu stellen, während die gesetzliche Krankenversicherung typischerweise nur für den Ausgleich des entfallenden laufenden

Arbeitsentgelts bei vorübergehenden, d. h. behandlungsfähigen Gesundheitsstörungen eintritt."

Nachfolgend geht es um die Frage, ob die verschärften Anforderungen des § 48 Abs. 2 SGB V für den Bezug von Krankengeld nach Ablauf einer Blockfrist auch dann gelten, wenn die erste Erkrankung während des Krankengeldbezugs ausheilt, die fortbestehende Arbeitsunfähigkeit jedoch durch die zweite Erkrankung begründet ist. Diese Frage ist zu verneinen.

Dem Versicherten wird Arbeitsunfähigkeit bescheinigt mit der Diagnose Bandscheibenschaden. Der „Dreijahreszeitraum", die Blockfrist also, während der für längstens 78 Wochen Krankengeld bezogen werden kann, läuft am 02.12.2022 ab. Am 15.12.2020 tritt Arbeitsunfähigkeit hinzu mit der Diagnose Magen-Darmerkrankung. Der Bandscheibenschaden heilt nach Durchführung einer operativen Behandlung am 07.06.2022 aus. Es verbleibt die Magen-Darmerkrankung. Deren Blockfrist läuft ab am 14.12.2023. Wird der Versicherte also innerhalb des Zeitraums 07.06.2022 bis 14.12.2023 wegen der Magen-Darmerkrankung arbeitsunfähig krank, ohne dass wegen dieser Erkrankung bereits Arbeitsunfähigkeit über einen Zeitraum von 78 Wochen vorgelegen hat, so besteht ein Anspruch auf Krankengeld, ohne dass die erschwerenden Voraussetzungen von § 48 Abs. 2 SGB V erfüllt sein müssen.

▶ Ein Krankengeldanspruch kommt in Betracht bei:

1. Stationärer Behandlung
2. Krankheitsbedingter Arbeitsunfähigkeit
3. Bei stationärer Aufnahme mit aufgenommene Begleitperson
4. Erkrankung eines Kindes

Krankengeld wird gezahlt für höchstens 78 Wochen innerhalb von 3 Jahren (Blockfrist). Interpretationsprobleme macht in diesem Zusammenhang der Begriff „derselben Krankheit" in § 48 Abs. 1 SGB V.

7.11 Hilfsmittel

§ 33 SGB V Hilfsmittel
(1) Versicherte haben Anspruch auf Versorgung mit Hörhilfen, Körperersatzstücken, orthopädischen und anderen Hilfsmitteln, die im Einzelfall erforderlich sind, um den Erfolg der Krankenbehandlung zu sichern, einer drohenden Behinderung vorzubeugen oder eine Behinderung auszugleichen, soweit die Hilfsmittel nicht als allgemeine Gebrauchsgegenstände des täglichen Lebens anzusehen oder nach § 34 Abs. 4 ausgeschlossen sind.

Entscheidend ist die Erforderlichkeit im *Einzelfall*, um die in § 33 SGB V definierten Ziele zu erreichen. Diese Ziele sind:

- Erfolg der Krankenbehandlung
- Vorbeugung einer drohenden Behinderung
- Ausgleich einer Behinderung.

Nicht zu den Zielen der GKV gehören demgegenüber die berufliche und soziale Wiedereingliederung.

„Im Vordergrund steht der Ausgleich der ausgefallenen oder beeinträchtigten Körperfunktion selbst. Bei diesem sog. unmittelbaren Behinderungsausgleich gilt das Gebot eines möglichst weitgehenden Ausgleichs des Funktionsdefizits, und zwar unter Berücksichtigung des aktuellen Stands des medizinischen und technischen Fortschritts" „Dabei kann die Versorgung mit einem fortschrittlichen, technisch weiterentwickelten Hilfsmittel nicht mit der Begründung abgelehnt werden, der bisher erreichte Versorgungsstandard sei ausreichend, solange ein Ausgleich der Behinderung nicht vollständig im Sinne des Gleichziehens mit einem nicht behinderten Menschen erreicht ist."

„Daneben können Hilfsmittel den Zweck haben, die direkten und indirekten Folgen der Behinderung auszugleichen. Im Rahmen dieses sog mittelbaren Behinderungsausgleichs geht es nicht um einen Ausgleich im Sinne des vollständigen Gleichziehens mit den letztlich unbegrenzten Möglichkeiten eines nicht behinderten Menschen. Denn Aufgabe der GKV ist in allen Fällen allein die medizinische Rehabilitation," „also die möglichst weitgehende Wiederherstellung der Gesundheit und der Organfunktionen einschließlich der Sicherung des Behandlungserfolges, um ein selbstständiges Leben führen und die Anforderungen des Alltags meistern zu können. Eine darüber hinausgehende berufliche oder soziale Rehabilitation ist hingegen Aufgabe anderer Sozialleistungssysteme." „Ein Hilfsmittel zum mittelbaren Behinderungsausgleich ist daher von der GKV nur zu gewähren, wenn es die Auswirkungen der Behinderung im gesamten täglichen Leben beseitigt oder mildert und damit ein allgemeines Grundbedürfnis des täglichen Lebens betrifft." „Nach ständiger Rechtsprechung gehören zu den allgemeinen Grundbedürfnissen des täglichen Lebens das Gehen, Stehen, Sitzen, Liegen, Greifen, Sehen, Hören, Nahrungsaufnehmen, Ausscheiden, die elementare Körperpflege, das selbstständige Wohnen sowie die Erschließung eines gewissen körperlichen und geistigen Freiraums" (BSG, Urteil vom 18.05.2011 – B3 KR 12/10 R)

Zur Diskussion stand die Verordnung eines „Rollstuhl-Bikes", dessen Reichweite deutlich über die „Erschließung eines gewissen körperlichen" „Freiraums" hinausging, also zur Erschließung des Nahbereich der Wohnung grundsätzlich nicht erforderlich war. Der Rechtsstreit wurde an das Instanzgericht zurückverwiesen, da Feststellungen dazu fehlten, ob im *Einzelfall* die Behinderung so ausgeprägt war, dass ein „Rollstuhl-Bike" erforderlich war, um dem Versicherten die „Erschließung eines gewissen körperlichen „Freiraums" zu ermöglichen".

Die Verordnung eines Hilfsmittels muss „ausreichend, zweckmäßig und wirtschaftlich" sein (§ 92 SGB V). Dazu liegen Richtlinien des Gemeinsamen Bundesausschusses vor (Hilfsmittel-Richtlinie/HilfsM-RL), wobei entscheidend jedoch jeder Einzelfall ist.

7.12 Heilmittel

§ 32 SGB V Heilmittel
(1) Versicherte haben Anspruch auf Versorgung mit Heilmitteln, soweit sie nicht nach § 34 ausgeschlossen sind.

Versicherte haben also Anspruch auf verschreibungspflichtige (§ 32 SGB V) Heilmittel. Der „Begriff des Heilmittels (§ 32 SGB V)" ist „auf nichtärztliche medizinische Dienstleistungen beschränkt" (BSG, Beschluss vom 08.02.2000 – B 1 KR 3/99 S) bzw. auf Dienstleistungen, die einem Heilzweck dienen, einen Heilerfolg sichern und nur von entsprechend ausgebildeten Leistungserbringern erbracht werden können.

Der Gemeinsame Bundesausschuss hat dazu die „Richtlinie über die Verordnung von Heilmitteln in der vertragsärztlichen Versorgung (HeilM-RL)" – letzte Änderung zum 01.01.2023 – erlassen: „Die Richtlinie regelt die Verordnung von Heilmitteln durch Vertragsärztinnen und Vertragsärzte sowie durch Krankenhäuser im Rahmen des Entlassmanagements, insbesondere die Voraussetzungen, Grundsätze und Inhalte der Verordnungsmöglichkeiten sowie die Zusammenarbeit der Vertragsärztinnen und Vertragsärzte mit den Heilmittelerbringerinnen und Heilmittelerbringern. Bestandteil der Richtlinie ist ein Verzeichnis verordnungsfähiger Maßnahmen (Heilmittelkatalog) und eine Diagnoseliste zum langfristigen Heilmittelbedarf. Zudem sind in der Richtlinie vom G-BA geprüfte, nicht verordnungsfähige Heilmittel aufgeführt."

7.13 Begutachtung

Dem Medizinischen Dienst kommt die Aufgabe der Begutachtung und Beratung zu und zwar zu allen Fragen, die im Rahmen der GKV streitig werden können. Ihm steht dazu ein umfangreiches im Detail gesetzlich geregeltes Informationsrecht und Ermittlungsrecht zu (§§ 275-277 SGB V).

Öffentlichkeitswirksam sind insbesondere Gutachten zu *Behandlungsfehlern*.

§ 275 Abs. 3 SGB V Begutachtung und Beratung
Die Krankenkassen können in geeigneten Fällen durch den Medizinischen Dienst prüfen lassen,
4. ob Versicherten bei der Inanspruchnahme von Versicherungsleistungen aus Behandlungsfehlern ein Schaden entstanden ist (§ 66).
Der Medizinische Dienst hat den Krankenkassen das Ergebnis seiner Prüfung nach Satz 1 Nummer 4 durch eine gutachterliche Stellungnahme mitzuteilen, die auch in den Fällen nachvollziehbar zu begründen ist, in denen gutachterlich kein Behandlungsfehler festgestellt wird, wenn dies zur angemessenen Unterrichtung des Versicherten im Einzelfall erforderlich ist.

Während sich das Bürgerliche Gesetzbuch (BGB) in den §§ 630a-630h (Arzthaftpflichtrecht) mit den Pflichten des Arztes und Beweisgrundsätzen bei deren Verletzung auseinandersetzt, bezieht sich die Prüfungspflicht des Medizinischen Dienstes ausschließlich auf den behandlungsfehlerbedingten Schaden. Das Vorliegen eines Behandlungsfehlers ist zwar insofern relevant, als der behandlungsfehlerbedingte Schaden an diesen anknüpft. Dies unterscheidet Gutachten und Statistiken des MdK von entsprechenden Veröffentlichungen einzelner Gutachterkommissionen, die auf den Fehler abstellen und den – den Versicherten eigentlich interessierenden – Schaden außen vor lassen. Erklärlich ist dies aufgrund einer teilweise unterschiedlichen Zielsetzung. Gutachten der Gutachterkommissionen dienen auch der Vermeidung von Fehlern nicht nur der Ermittlung des individuellen Schadens, wie dies die Aufgabe des MdK ist.

Erfüllen kann der MdK seine Aufgabe nur, wenn ihm die entsprechenden Daten zur Verfügung stehen. Dies ist durch die § 276 SGB V und § 284 SGB V umfassend gegeben.

§ 276 Abs.1 Satz 1 und 2 Zusammenarbeit
(1) Die Krankenkassen sind verpflichtet, dem Medizinischen Dienst die für die Beratung und Begutachtung erforderlichen Unterlagen vorzulegen und Auskünfte zu erteilen.
(2) Der Medizinische Dienst darf Sozialdaten erheben und speichern sowie einem anderen Medizinischen Dienst übermitteln, soweit dies für die Prüfungen, Beratungen und gutachtlichen Stellungnahmen nach den §§ 275 bis 275d erforderlich ist.
§ 284 Sozialdaten bei den Krankenkassen
(1) Die Krankenkassen dürfen Sozialdaten für Zwecke der Krankenversicherung nur erheben und speichern, soweit diese für
5. die Unterstützung der Versicherten bei Behandlungsfehlern, erforderlich sind.

Dies darf an einem Fallbeispiel aufgezeigt werden. Außerordenlich häufig sind Gutachten nach Auftreten von Druckgeschwüren. In diesen Gutachten wird ein behandlungsfehlerbedingter Schaden nahezu routinemäßig unterstellt:

> Die Patientin wurde wegen einer plötzlich aufgetretenen deutlichen Verschlimmerung einer chronischen, mit einer Verengung der Atemwege verbundenen Lungenerkrankung (COPD) stationär eingewiesen. Es folgte eine Behandlung auf der Intensivstation von 16 Tagen und anschließend von 9 Tagen auf der Normalstation bis zur Entlassung aus stationärer Behandlung. Im Entlassungsbericht wird ein Dekubitus, ein Druckgeschwür, im Bereich des Gesäßes Grad 2 beschrieben. Nach 7 Tagen wurde die Patientin erneut stationär aufgenommen. Befundet wurde ein Druckgeschwür Grad 4, das 11 Tage später operativ behandelt wurde.

Es stellt sich die Frage, ob die Entwicklung eines Druckgeschwürs ein beherrschbares Risiko ist – dann tragen die Therapeuten die Beweislast (§ 630h Abs. 1 BGB) – oder ob unvermeidbare Behandlungsrisiken und Vorerkrankungen dabei eine solche Rolle spielen, so dass es bei der allgemeinen Verteilung der Beweislast verbleibt, dass derjenige, der Ansprüche geltend macht, die Voraussetzungen dafür beweisen muss. Dazu das OLG Dresden (Beschluss vom 30.22.2021 – 4 U 1764/21):

„Voll beherrschbare Risiken sind dadurch gekennzeichnet, dass sie durch die Klinik oder Praxisbetrieb gesetzt und durch dessen ordnungsgemäße Gestaltung – wie sachgerechte Organisation und Koordinierung des Behandlungsgeschehens –. objektiv voll ausgeschlossen werden können und müssen. Sie sind allerdings abzugrenzen von den Gefahren, die aus den Unwägbarkeiten des menschlichen Organismus bzw. den Besonderheiten des Eingriffs in diesen Organismus erwachsen und deshalb der Patientensphäre zuzurechnen sind."

Überträgt man diese Grundsätze auf das Druckgeschwür, ist diesen Ausführungen ohne Einschränkung zuzustimmen. Ursächlich für das Druckgeschwür kann unzureichende Pflege und mangelnde Aufmerksamkeit gegenüber dieser Komplikation sein. Mitursächlich oder allein ursächlich können aber auch – gerade bei Intensivpatienten, die oft durch den Anschluss an unterschiedliche Apparate schwer zu lagern sind – pflegerische Zwänge und vor allem Vorerkrankungen sein, die dazu führen, dass die Haut besonders anfällig gegenüber Druck ist.

Die Beantwortung dieser Fragen ist verantwortlich nur möglich, wenn dem MdK ein umfassender Zugriff zu den entsprechenden Behandlungsinformationen, zu Vorerkrankungen und deren Verlauf gewährt wird. Leider lassen gerade Gutachten zu Druckgeschwüren diese unabdingbaren Informationen oft vermissen.

Ein zweiter Schwerpunkt sind Gutachten zur Arbeitsunfähigkeit.

§ 275 SGB V Begutachtung und Beratung
(1) Die Krankenkassen sind in den gesetzlich bestimmten Fällen oder wenn es nach Art, Schwere, Dauer oder Häufigkeit der Erkrankung oder nach dem Krankheitsverlauf erforderlich ist, verpflichtet,
3. bei Arbeitsunfähigkeit
   a) zur Sicherung des Behandlungserfolgs, insbesondere zur Einleitung von Maßnahmen der Leistungsträger für die Wiederherstellung der Arbeitsfähigkeit, oder
   b) zur Beseitigung von Zweifeln an der Arbeitsunfähigkeit eine gutachtliche Stellungnahme des Medizinischen Dienstes einzuholen.
(1a) Zweifel an der Arbeitsunfähigkeit nach Absatz 1 Nr. 3 Buchstabe b sind insbesondere in Fällen anzunehmen, in denen
   a) Versicherte auffällig häufig oder auffällig häufig nur für kurze Dauer arbeitsunfähig sind oder der Beginn der Arbeitsunfähigkeit häufig auf einen Arbeitstag am Beginn oder am Ende einer Woche fällt oder
   b) die Arbeitsunfähigkeit von einem Arzt festgestellt worden ist, der durch die Häufigkeit der von ihm ausgestellten Bescheinigungen über Arbeitsunfähigkeit auffällig geworden ist.

Die Prüfung hat unverzüglich nach Vorlage der ärztlichen Feststellung über die Arbeitsunfähigkeit zu erfolgen. Der Arbeitgeber kann verlangen, daß die Krankenkasse eine gutachtliche Stellungnahme des Medizinischen Dienstes zur Überprüfung der Arbeitsunfähigkeit einholt. Die Krankenkasse kann von einer Beauftragung des Medizinischen Dienstes absehen, wenn sich die medizinischen Voraussetzungen der Arbeitsunfähigkeit eindeutig aus den der Krankenkasse vorliegenden ärztlichen Unterlagen ergeben.
(1b) Die Krankenkassen dürfen für den Zweck der Feststellung, ob bei Arbeitsunfähigkeit nach Absatz 1 Satz 1 Nummer 3 eine gutachtliche Stellungnahme des Medizinischen Dienstes einzuholen ist, im jeweils erforderlichen Umfang grundsätzlich nur die bereits nach § 284 Absatz 1 rechtmäßig erhobenen und gespeicherten versichertenbezogenen Daten verarbeiten. Sollte die Verarbeitung bereits bei den Krankenkassen vorhandener Daten für den Zweck nach Satz 1 nicht ausreichen, dürfen die Krankenkassen abweichend von Satz 1 zu dem dort bezeichneten Zweck bei den Versicherten nur folgende versichertenbezogene Angaben im jeweils erforderlichen Umfang erheben und verarbeiten:
1. Angaben dazu, ob eine Wiederaufnahme der Arbeit absehbar ist und gegebenenfalls zu welchem Zeitpunkt eine Wiederaufnahme der Arbeit voraussichtlich erfolgt, und
2. Angaben zu konkret bevorstehenden diagnostischen und therapeutischen Maßnahmen, die einer Wiederaufnahme der Arbeit entgegenstehen.
Abweichend von Satz 1 dürfen die Krankenkassen zu dem in Satz 1 bezeichneten Zweck im Rahmen einer Anfrage bei dem die Arbeitsunfähigkeitsbescheinigung ausstellenden Leistungserbringer weitere Angaben erheben und verarbeiten. Den Umfang der Datenerhebung nach Satz 7 regelt der Gemeinsame Bundesausschuss in seiner Richtlinie nach § 92 Absatz 1 Satz 2 Nummer 7 unter der Voraussetzung, dass diese Angaben erforderlich sind
1. zur Konkretisierung der auf der Arbeitsunfähigkeitsbescheinigung aufgeführten Diagnosen,
2. zur Kenntnis von weiteren diagnostischen und therapeutischen Maßnahmen, die in Bezug auf die die Arbeitsunfähigkeit auslösenden Diagnosen vorgesehen sind,
3. zur Ermittlung von Art und Umfang der zuletzt vor der Arbeitsunfähigkeit ausgeübten Beschäftigung oder
4. bei Leistungsempfängern nach dem Dritten Buch zur Feststellung des zeitlichen Umfangs, für den diese Versicherten zur Arbeitsvermittlung zur Verfügung stehen.

Die Aufklärungs- und Ermittlungsmöglichkeiten der Krankenkasse sind also genau umschrieben, aber umfangreich, wobei nicht im SGB V aufgeführte Ermittlungsmöglichkeiten den Krankenkassen nicht erlaubt und damit rechtswidrig sind. Sie dürfen also z. B. keinen Detektiv einschalten.

Die Begutachtung von Arbeitsunfähigkeit hat auf der Grundlage des ICF (Internationale Klassifikation der Funktionsfähigkeit, Behinderung und Gesundheit) zu erfolgen. Darzustellen und ins Verhältnis zu setzen sind also die beruflichen Anforderungen und die Fähigkeiten des Versicherten (s. Unterkapitel: Die zur Arbeitsunfähigkeit führende Krankheit).

Ein dritter Schwerpunkt ist die Überprüfung ärztlicher Abrechnungen.

§ 275 SGB V Begutachtung und Beratung
(1) Die Krankenkassen sind in den gesetzlich bestimmten Fällen oder wenn es nach Art, Schwere, Dauer oder Häufigkeit der Erkrankung oder nach dem Krankheitsverlauf erforderlich ist, verpflichtet,
1. bei Erbringung von Leistungen, insbesondere zur Prüfung von Voraussetzungen, Art und Umfang der Leistung, sowie bei Auffälligkeiten zur Prüfung der ordnungsgemäßen Abrechnung ...
eine gutachtliche Stellungnahme des Medizinischen Dienstes einzuholen ..."

Diese Überprüfung ist einzelfallbezogen.

Orthopädie und Unfallchirurgie: Private Krankentagegeldversicherung

Inhalt

8.1 Was leistet die Private Krankentagegeldversicherung 167
8.2 Wann liegt Arbeitsunfähigkeit im Sinne der Krankentagegeldversicherung vor? 167
8.3 Wer hat Arbeitsunfähigkeit zu beweisen? 170
8.4 Wann liegt Berufsunfähigkeit vor und wer hat diese zu beweisen? 170
8.5 Wie verhalten sich Arbeitsunfähigkeit und Berufsunfähigkeit zueinander? 172
8.6 Welche „Obliegenheiten" hat die versicherte Person (§ 9 MB/KT)? 172
8.7 Welche Feststellungen hat der ärztliche Gutachter zu treffen? 173

8.1 Was leistet die Private Krankentagegeldversicherung

§ 1 (1) 1 MB/KT (Musterbedingungen Krankentagegeld)
„Der Versicherer bietet Versicherungsschutz gegen Verdienstausfall als Folge von Krankheiten oder Unfallfolgen, soweit dadurch Arbeitsunfähigkeit verursacht wird."

Die Private Krankentagegeldversicherung, Teil der Privaten Krankenversicherung (§§ 196- 208 VVG), schützt in der konkret ausgeübten Tätigkeit vor Verdienstausfall, ausgelöst durch vorübergehende Funktionseinbußen, verursacht durch einen Unfall oder Krankheit. Es handelt sich um eine Summenversicherung. Versichert ist also eine konkret vereinbarte Summe pro Tag der Arbeitsunfähigkeit für eine vorübergehende Zeit (§ 1 (3) MB/KT). Die Leistungspflicht endet mit Berufsunfähigkeit. Elemente einer Schadenversicherung sind nur insofern enthalten, als das Krankentagegeld grundsätzlich begrenzt ist durch das „Nettoeinkommen" des Versicherten (§ 4 (2) MB/KT 2009).

Dem zwischen dem Versicherer und der versicherten Person bestehenden Vertragsverhältnis liegen Musterbedingungen zugrunde, Allgemeine Geschäftsbedingungen, die jedoch den Kundenwünschen konkret angepasst werden können und von Versicherer zu Versicherer unterschiedlich angepasst werden.

8.2 Wann liegt Arbeitsunfähigkeit im Sinne der Krankentagegeldversicherung vor?

§ 1 (3) MB/KT
„Arbeitsunfähigkeit im Sinne dieser Bedingungen liegt vor, wenn die versicherte Person ihre berufliche Tätigkeit nach medizinischem Befund vorübergehend in keiner Weise ausüben kann, sie auch nicht ausübt und keiner anderweitigen Erwerbstätigkeit nachgeht."

- Maßgeblich für den Tatbestand der Arbeitsunfähigkeit ist der vor der Arbeitsunfähigkeit ausgeübte Beruf in seiner konkreten Gestaltung.

Entscheidend sind also weder der „Allgemeine Arbeitsmarkt", wie ihn die Gesetzliche Rentenversicherung als Erfordernis für die Rente wegen Erwerbsminderung voraussetzt (§ 43 (1) Satz 2 SGB VI), noch die „Arbeitsmöglichkeiten auf dem gesamten Gebiet des Erwerbslebens", wie sie Grundlage für die Einschätzung der MdE in der Gesetzlichen Unfallversicherung sind (§ 56 (2) Satz 1 SGB VII), noch die „Beeinträchtigung im Allgemeinen Erwerbsleben" die im Dienstunfallrecht zu beurteilen ist (§ 35 (2) BeamtVG), noch berufskundliche Erkenntnisse. Identisch ist die Formulierung mit dem Begriff der Arbeitsunfähigkeit in § 2 (1) und (2) „Arbeitsunfähigkeitsrichtlinie" der Gesetzlichen Krankenversicherung, wobei einschränkend § 2 keine 100 %ige Arbeitsunfähigkeit voraussetzt, wie dies § 1 (3) MB/KT verlangt – „in keiner Weise". Die Arbeitsunfähigkeitsrichtlinie enthält zudem vor dem sozialen Hintergrund der Gesetzlichen Krankenversicherung zahlreiche Einschränkungen und Erweiterungen des Begriffs „Arbeitsunfähigkeit", die für den Anspruch auf Krankentagegeld ohne Belang sind.

Maßgeblich ist, wie die Tätigkeit *vor* der Arbeitsunfähigkeit konkret ausgestaltet war. Ein Verkäufer in einem Schmuckgeschäft muss in der Lage sein, Gespräche mit Kunden zu führen, diese zu beraten und zum Kauf zu motivieren. Er muss zudem über eine gewisse Wachsamkeit verfügen und Krisensituationen meistern können. Ein Verkäufer in einem Obstgeschäft, der seine Ware selbst einkaufen und transportieren muss, um sie dann an den Kunden zu verkaufen, bedarf dieser Fähigkeiten nicht. Er muss jedoch Autofahren sowie Lasten heben und tragen können. Dies sind die Fähigkeiten, auf die die Krankentagegeldversicherung – jeweils unterschiedlich – bei dem Schmuck- und Obstverkäufer abstellt. Auf deren konkret ausgeübten Beruf kommt es an, wenn Arbeitsunfähigkeit zur Diskussion steht.

- Arbeitsunfähigkeit zu 100 % – „in keiner Weise" (§ 1 (3) MB/KT) – setzt nicht voraus, dass alle berufsbezogenen Fähigkeiten weggefallen sind. Es reicht aus, dass die verbliebenen Fähigkeiten zu keinem wirtschaftlich messbaren Arbeitserfolg mehr führen können.

Wenn die versicherte Person z. B. noch die halbe Stundenzahl der zuvor geleisteten Stunden erbringen kann, ist sie nicht arbeitsunfähig im Sinne der Musterbedingungen, es sei denn, die halbe Stundenzahl ist wirtschaftlich nicht verwertbar. Wenn der Obstverkäufer zwar nicht mehr Lasten heben und/oder tragen kann und auch nicht mehr Auto fahren kann, aber im Geschäft seine Kunden und die Kasse bedienen kann, ist er nicht arbeitsunfähig, es sei denn, diese Tätigkeit ist ohne den Einkauf der Ware ohne wirtschaftlichen Wert. Ohne wirtschaftlichen Wert ist die Tätigkeit des Schmuckverkäufers, der nur noch Büroarbeiten verrichten kann, weil er nach einem schweren Unfall nicht mehr gehen und stehen kann und unter schweren Sprachstörungen leidet.

Arbeitsunfähigkeit zu 100 % liegt auch vor, wenn

1. der *wesentliche* Teil der konkret vor Arbeitsunfähigkeit ausgeübten beruflichen Tätigkeit entfällt oder
2. der *prägende* Teil der beruflichen Tätigkeit der versicherten Person entfällt,

Zu 1.

> **Beispiel**
>
> Ein Handelsvertreter erkrankt an Epilepsie. Er kann nicht mehr Auto fahren. Damit kann er seine Kunden nicht mehr erreichen. Er kann zudem den Kundenkontakt aufgrund der Anfallsneigung nicht mehr aufnehmen. Es entfällt der *wesentliche* Teil seiner bisherigen Tätigkeit. Er kann zwar noch schriftliche Arbeiten ausführen. Diese sind aber aufgrund des fehlenden Kundenkontaktes wirtschaftlich ohne Wert. Der Handelsvertreter ist arbeitsunfähig, bis zu dem Zeitpunkt, zu dem es gelingt, die Epilepsie medikamentös so zu stabilisieren, dass der Handelsvertreter wieder Auto fahren kann und Kundengespräche führen kann.
>
> Das gleiche gilt, wenn ein Makler an Epilepsie erkrankt. Für seine Tätigkeit ist *prägend* der direkte Kundenkontakt. ◄

Zu 2.

> **Beispiel**
>
> Der junge Robert Schumann (1810–1856) strebte eine Karriere als reisender Klaviervirtuose an. Zwanzigjährig hatte er 1830 in Heidelberg sein erstes großes Konzert und seinen ersten großen Erfolg. Jedoch schon zwei Tage nach dem hochgelobten Konzert beklagte er seinen „betäubten Finger". Der Mittelfinger der rechten Hand krümmte sich unbeherrschbar beim Klavier spielen. Ein Jahr später schrieb er ins Tagebuch: „Mit dem Clavier ging's einige Tage herzlich miserabel, gestern weint' ich vor Wuth. – Hätt' ich nur keine Finger und könnte mit meinem Herzen spielen …".
>
> Bis zu diesem Zeitpunkt war Robert Schumann bei der ex ante zu stellenden Prognose vorläufig arbeitsunfähig, wobei unterstellt wird, dass nach dem heutigen Standard die Musikerdystonie, an der Schumann wahrscheinlich litt, ärztlich behandelt wurde. Denn es bestand nach wie vor die berechtigte Erwartung, dass er wieder arbeitsfähig werden würde. Es bestand zwar rein theoretisch für ihn die Möglichkeit Klavierunterricht zu geben, sich also dadurch seinen Lebensunterhalt zu verdienen. Die Tätigkeit als reisender Klaviervirtuose prägte aber sein Berufsbild so, dass diese Möglichkeit für ihn nicht in Betracht kam.
>
> Nach verzweifelten Versuchen, den Krampf zu überwinden, gab er 1833 die Karriere als Klaviervirtuose auf und widmete sich – zum Glück – der Komposition.
>
> Ab diesem Zeitpunkt war er – jedenfalls als Klaviervirtuose – berufsunfähig („nach medizinischem Befund im bisher ausgeübten Beruf auf nicht absehbare Zeit mehr als 50 % erwerbsunfähig" – § 15 (1) b) Satz 2 MB/KT). ◄

8.2 Wann liegt Arbeitsunfähigkeit im Sinne der Krankentagegeldversicherung vor?

- Es fragt sich, wie mit überobligationsmäßiger Arbeitstätigkeit zu verfahren ist.

Das sind Fälle, in denen der Arbeitserfolg nur durch eine Vielzahl von Hilfeleistungen Dritter oder nur unter überobligationsmäßigem Einsatz der Kräfte der versicherten Person erzielt werden kann. Bleibt die versicherte Person unter diesen Voraussetzungen, die von ihr nicht abverlangt werden können, arbeitsfähig, so erhält sie dennoch keine Leistungen. Denn es fehlt die Voraussetzung, dass die versicherte Person die berufliche Tätigkeit „auch nicht ausübt" (§ 1 (3) MB/KT). Es fehlt zudem der Verdienstausfall, den die Krankentagegeldleistung ersetzen soll.

- Wiedereingliederungsmaßnahmen bedingen kein Krankentagegeld.

Beispiel

Die versicherte Person war von September 2009 bis April 2010 arbeitsunfähig krankgeschrieben wegen eines „Burn-out-Syndroms". Ab dem 01.04.2010 wurde sie stufenweise am alten Arbeitsplatz wieder in den Arbeitsprozess integriert (Hamburger Modell). Sie erhielt während dieses Zeitraums weiterhin von der Gesetzlichen Krankenversicherung Krankengeld. Arbeitsentgelt wurde während dieser Integrationsphase nicht gezahlt.

Der BGH (Urteil vom 11.03.2015 – IV ZR 54/14) wies den Anspruch auf Krankentagegeld zurück, weil die versicherte Person ihrer beruflichen Tätigkeit jedenfalls stundenweise nachging. ◄

Es kommt also nicht darauf an, ob Leistungen der Gesetzlichen Krankenversicherung weitergezahlt werden oder Lohn oder Gehalt gezahlt wird. Entscheidend ist, dass die „berufliche Tätigkeit" „auch nicht ausgeübt" wird (§ 1 (3) MB/KT).

- Arbeitsunfähigkeit muss durch „Krankheit oder Unfall" eingetreten sein (§ 1 (1) MB/KT).

Wenn in der Coronakrise wegen einer öffentlich-rechtlichen Quarantäneverpflichtung keiner Arbeit nachgegangen werden kann, besteht kein Anspruch auf Krankentagegeld. Wenn Arbeitsunfähigkeit gegeben ist, weil der versicherten Person der Führerschein entzogen wurde, ist dies für den Anspruch auf Krankentagegeld irrelevant. Irrelevant ist auch, wenn der konkret vor Arbeitsunfähigkeit ausgeübte Beruf nicht mehr verfügbar ist, weil zwischenzeitlich z. B. Maschinen die Arbeit übernommen haben und es keine Arbeit mehr in dem konkret vor „Arbeitsunfähigkeit" ausgeübten Beruf mehr gibt, wie dies z. B. für den Beruf der Schriftsetzer im vorigen Jahrhundert der Fall war. Versichert als Ursachen der Arbeitsunfähigkeit sind allein „*Krankheit oder Unfall*".

- Weitere Voraussetzung für einen Anspruch auf Krankentagegeld ist die „medizinisch notwendige Heilbehandlung" (§ 1 (2) MB/KT).

Der Anspruch auf Krankentagegeld beginnt und endet mit der „medizinisch notwendigen Heilbehandlung". Sie ist Voraussetzung für den Anspruch. Diese ist durch einen „niedergelassenen approbierten Arzt oder Zahnarzt" zu erbringen bzw. durch ein Krankenhaus (§ 4 (5) MB/KT), wobei die versicherte Person die freie Arztwahl zwischen den „approbierten Ärzten" hat (§ 4 (6) MB/KT). Eine Behandlung durch einen Heilpraktiker oder Psychologen reicht nicht.

Ein Versicherter, der zwar zu 100 % arbeitsunfähig ist, aber keinen Arzt aufsucht, sich also der „notwendigen Heilbehandlung" entzieht, erhält kein Krankentagegeld (§ 1 (2) 2 MB/KT). Die versicherte Person kann in aller Regel seiner Verpflichtung (Obliegenheit, § 9 (4) MB/KT), „für die Wiederherstellung der Arbeitsfähigkeit zu sorgen", nur nachkommen, wenn sie sofort einen Arzt aufsucht.

Notwendig ist die Heilbehandlung, wenn es aufgrund der „objektiven medizinischen Befunde und Erkenntnisse im Zeitpunkt der Vornahme der Behandlung" vertretbar war, sie als „notwendig anzusehen" (BGH, Urteil vom 30.06.2010 – IV ZR 163/09). Es kommt also auf die Beurteilung *ex ante*, nicht auf deren Erfolg an. Die Beurteilung durch den behandelnden Arzt, die versicherte Person oder den Versicherer reicht nicht aus. Erforderlich ist die objektive Beurteilung der Notwendigkeit ärztlicher Behandlung ex ante. Wenn dieser Punkt streitig wird, bedarf es eines Sachverständigengutachtens, um die Notwendigkeit einer medizinischen Behandlung zu überprüfen.

Beispiel

BGH, Urteil vom 30.06.2010 – IV ZR 163/09 (modifiziert)

Der Versicherte, von Beruf Physiker, vor Beginn der Arbeitsunfähigkeit als Accountmanager (Kundenbetreuer) tätig, machte wegen einer psychischen Erkrankung im Jahr 2002 einen Anspruch auf Krankentagegeld geltend. Zur Abklärung der Frage, ob aus medizinischen Gründen eine Heilbehandlung „notwendig" war, wurde der Rechtsstreit an die Vorinstanz zurückgewiesen mit der Auflage, ein Sachverständigengutachten zu dieser Frage einzuholen – zwar auf der Grundlage der vorliegenden ärztlichen Dokumentation. Die Beurteilung des behandelnden Arztes, die von der Versicherung bestritten wurde, war nicht ausreichend. ◄

- Wer hat Arbeitsunfähigkeit zu bescheinigen?

Der „behandelnde Arzt oder Zahnarzt" hat Arbeitsunfähigkeit zu bescheinigen bzw. diese ist durch deren Bescheinigung nachzuweisen (§ 4 (7) 1 MB/KT).

8.3 Wer hat Arbeitsunfähigkeit zu beweisen?

- Die versicherte Person hat darzulegen und zu beweisen, dass sie zu 100 % arbeitsunfähig ist.

Die Vorlage einer Arbeitsunfähigkeitsbescheinigung „durch den behandelnden Arzt oder Zahnarzt" ist Anspruchsvoraussetzung für „Eintritt und Dauer der Arbeitsunfähigkeit" (§ 4 (7) 1 MB/KT). Diese hat die versicherte Person auf ihre Kosten beizubringen. Die Arbeitsunfähigkeitsbescheinigung schließt jedoch nicht aus, dass weitere Darlegungen und Beweise vom Versicherer verlangt werden und durch die versicherte Person zu erbringen sind (BGH, Urteil vom 03.05.2000 – IV ZR 110/99). Auch wenn die Arbeitsunfähigkeitsbescheinigung unbeanstandet angenommen wird und über einen längeren Zeitraum Krankentagegeld geleistet wird, ist der Versicherer nicht daran gehindert, einen weiteren Nachweis der Arbeitsunfähigkeit zu verlangen, wenn Zweifel an der Arbeitsunfähigkeit der versicherten Person aufkommen oder wenn die Fortsetzung der Krankentagegeldleistungen zur Diskussion steht. Nimmt der Versicherer ihm zustehende Aufklärungsmöglichkeiten nicht wahr, führt dies nicht zu einem Verlust seiner Rechte.

Zwar wurde teilweise vertreten, das Recht des Versicherers, die versicherte Person nachuntersuchen zu lassen und die Verpflichtung der versicherten Person, einer entsprechenden Aufforderung nachzukommen (§ 9 (3) MB/KT), führe, wenn dieses Recht nicht zeitnah ausgeübt werde, zu einem Verlust jeglichen Rechts, den Krankentagegeldanspruch für die Vergangenheit bestreiten zu können. Wenn er dieses Recht nicht zeitnah ausübe, sei weiteres Bestreiten von Arbeitsunfähigkeit ausgeschlossen. Der BGH, dessen Auffassung für die versicherte Person und den Versicherer letztlich bindend ist, sieht in § 9 (3) MB/KT zwar eine Verpflichtung (Obliegenheit) der versicherten Person, aber keinen irgendwie gearteten Rechtsverzicht des Versicherers, wenn dieser die Erfüllung der Obliegenheiten von der versicherten Person nicht verlangt.

> BGH, Urteil vom 30.06.2010 – IV ZR 163/09
> „Bei einer Krankentagegeldversicherung ist es grundsätzlich der Versicherungsnehmer, der Eintritt und Fortdauer bedingungsgemäßer Arbeitsunfähigkeit darzulegen und zu beweisen hat; die Vorlage ärztlicher Arbeitsunfähigkeitsbescheinigungen nach § 4 (5) MB/KT 1978 reicht dafür nicht aus."

Diese Aussage gilt exakt so auch für die MB/KT 2009.

Dieses Verständnis der Versicherungsbedingungen ist nicht mit einer ungerechtfertigten Benachteiligung des Versicherten verbunden. Denn erfolgen keine sofortigen Zahlungen durch den Versicherer nach Vorlage der Arbeitsunfähigkeitsbescheinigungen, ist die Rechtslage eindeutig. Arbeitsunfähigkeit wird nicht akzeptiert. Der Versicherte ist angehalten, weitere Beweise vorzulegen.

Hat der Versicherer aber Krankentagegeldzahlungen geleistet und fordert er diese dann zurück, weil ihm Befunde zur Kenntnis gekommen sind, die entweder Arbeitsfähigkeit oder Berufsunfähigkeit des Versicherten begründen, dann trägt er die Beweislast dafür, dass die Voraussetzungen für die Zahlung von Krankentagegeld tatsächlich nicht vorgelegen haben, dass er tatsächlich also ohne Rechtsgrund geleistet hat.

8.4 Wann liegt Berufsunfähigkeit vor und wer hat diese zu beweisen?

§ 15 (1) b) 1 MB/KT
„Das Versicherungsverhältnis endet hinsichtlich der betroffenen versicherten Person mit Eintritt der Berufsunfähigkeit. Berufsunfähigkeit liegt vor, wenn die versicherte Person nach medizinischem Befund im bisher ausgeübten Beruf auf nicht absehbare Zeit mehr als 50 % erwerbsunfähig ist."

Die Berufsunfähigkeit beendet den Anspruch auf Krankentagegeld, weil dann nicht mehr nur vorübergehende Folgen eines Unfalls oder eine Krankheit vorliegen. Sie liegen vielmehr voraussichtlich „auf nicht absehbare Zeit" vor.

- Entscheidend ist erneut der vor der Arbeitsunfähigkeit ausgeübte Beruf in seiner konkreten Ausprägung.

Berufsunfähigkeit im Sinne der Krankentagegeldversicherung ist also nicht identisch mit „Erwerbsminderung" im Sinne von § 43 (2) SGB VI. Diese stellt ab auf Kenntnisse und Fähigkeiten bezogen auf den Allgemeinen Arbeitsmarkt. Die Bewilligung einer Rente wegen Erwerbsminderung in der Gesetzlichen Rentenversicherung schließt deshalb den Anspruch auf Krankentagegeld nicht grundsätzlich aus, es sei denn, dies ist in den mit der versicherten Person abgeschlossenen Bedingungen ausdrücklich vereinbart.

Beispiel

BGH, Urteil vom 30.06.2010 – IV ZR 163/09 (auszugsweise)

„Am 1. Oktober 2003 unterzeichnete der Beklagte" (versicherte Person) „eine von der Klägerin" (Versicherungsunternehmen, bei dem die Krankentagegeldversicherung bestand) „vorgefertigte Erklärung": „Ich bin durch die S. darüber informiert worden, dass aufgrund Berufsunfähigkeit kein Anspruch auf die Zahlung von Krankentagegeld nach dem 31.08.2003 mehr besteht. Am 15.03.2003 habe ich einen Antrag auf Berufsunfähigkeitsrente bei der Bundesversicherungsanstalt für Angestellte (BfA) gestellt. Mir ist bekannt, dass eine Rentenzahlung rückwirkend zum Beginn des Monats der Antragstellung erfolgt. Eine Entscheidung über den Antrag ist mir bisher nicht zugegangen. Das Angebot der S., auch über den 31.08.2003 hinaus freiwillig Krankentagegeld in Höhe des bisher versicherten Tarifes zu zahlen, nehme ich an. Gleichzeitig verpflichte ich mich, die ab dem 01.09.2003 erhaltenen Beträge nach der Bewilligung der Berufsunfähigkeitsrente an die S. zurückzuzahlen."

Nachdem die BfA dem Kläger mit Bescheid vom 17. Januar 2005 rückwirkend zum 1. Januar 2003 und befristet bis zum 31. Dezember 2006 eine Rente wegen voller Erwerbsminderung bewilligt hatte, stellte die Klägerin ihre Leistungen zum 29. Januar 2005 ein. Sie verlangte Rückzahlung des ab dem 01.09.2003 gezahlten Krankentagegelds unter Hinweis auf die o. g. Erklärung des Versicherten.

Der BGH sah die Erklärung vom 01.10.2003 als unwirksam an, weil in dieser vermittelt wurde, als wenn Erwerbsminderung in der Gesetzlichen Rentenversicherung automatisch zur Folge habe, dass auch Berufsunfähigkeit im Rahmen der Krankentagegeldversicherung vorliege. Das sei aufgrund der unterschiedlichen Anforderungen in beiden Rechtsgebieten jedoch nicht der Fall. Darauf hätte der Versicherer angesichts seiner „überlegenen Sach- und Rechtskenntnisse" fairerweise hinweisen müssen. ◀

Berufsunfähigkeit im Sinne der Krankentagegeldversicherung entspricht auch nicht der Berufsunfähigkeit im Sinne der Privaten Berufsunfähigkeitsversicherung. Diese folgt ihrem eigenen Bedingungswerk, das unterschiedlich ausgestaltet ist und auf das nicht zurückgegriffen werden kann. Verwiesen werden kann z. B. auf die unterschiedlichen Formulierungen in § 2 BUV/BUZ – „und auch keine andere Tätigkeit ausübt, die ihrer bisherigen Lebensstellung entspricht" – und in § 15 (1) b) 1 MB/KT – „im bisher ausgeübten Beruf".

- Die Krankentagegeldversicherung verlangt eine Prognose – „auf nicht absehbare Zeit".

Ein bestimmter Zeitraum, für den die weitere Entwicklung der Erkrankung vorherzusagen ist, ist nicht festgelegt. Vertreten wurde in der Vergangenheit, dass die Prognose sich auf einen Zeitraum nach Ablauf von 3 Jahren beziehe (OLG Hamm, Urteil vom 11.12.1996 – 20 U 134/96). Das stimmt aber mit dem Text der Musterbedingungen nicht überein (BGH, Urteil vom 30.06.2010 – IV ZR 163/09). Vielmehr ist Berufsunfähigkeit auf nicht absehbare Zeit dann gegeben, wenn eine Besserung des zur Berufsunfähigkeit führenden „medizinischen Befundes" nicht voraussehbar ist, wobei eine Besserung auch nicht ausgeschlossen sein muss. Die Prognose kann also offen sein, sie muss nicht negativ sein.

Die Prognose hat einzubeziehen die individuellen Besonderheiten wie Alter, Art und Schwere der Erkrankung und Anforderungen der zuletzt ausgeübten Tätigkeit. Nicht abzustellen ist jedoch auf die Verfügbarkeit eines entsprechenden Arbeitsplatzes. Entscheidend ist allein der „medizinische Befund".

- Die Prognose hat, was eigentlich selbstverständlich ist, von dem Standpunkt ex ante aus zu erfolgen.

Sie muss sich auf den Zeitpunkt beziehen, zu dem sich der Versicherer auf Berufsunfähigkeit beruft. Die zu diesem Zeitpunkt vorliegenden Befunde sind maßgeblich. Der weitere Krankheitsverlauf ist kein Indiz für die Richtigkeit oder Unrichtigkeit der Prognose. Aus diesem sind also keine Rückschlüsse zu ziehen.

Mit der Unsicherheit bzw. Offenheit der Prognose zum weiteren Heilungsverlauf – dies ist jeder Prognose immanent – darf nicht verwechselt werden die Unsicherheit der Erkenntnisgrundlagen. Liegen keine ausreichenden ärztlichen Unterlagen vor, kann keine Prognose gestellt werden. Es kann also nicht beurteilt werden, ob eine Berufsausübung „auf nicht absehbare Zeit" möglich ist oder nicht.

- Darlegungs- und beweisbelastet für die Berufsunfähigkeit ist der Versicherer.

Anders als die versicherte Person, die Arbeitsunfähigkeitsbescheinigungen vorzulegen hat (§ 4 (7) MB/KT), ist die Feststellung der Berufsunfähigkeit nicht an Formalien gebunden. Ausreichend ist jeder medizinische Befund, aus dem sich Berufsunfähigkeit ergibt. Nicht erforderlich ist, dass dieser sich ausdrücklich oder stillschweigend mit der Thematik Berufsunfähigkeit befasst. Dieser muss sich jedoch auf den Zeitpunkt beziehen, zu dem der Versicherer sich auf Berufsunfähigkeit beruft. Ist die Dokumentation der behandelnden Ärzte unzureichend und ist deshalb Berufsunfähigkeit zu einem bestimmten Zeitpunkt nicht nachweisbar, geht dies zu Lasten des Versicherers (OLG Koblenz, Urteil vom 08.02.2017 – 10 U 727/15). Im Übrigen sind die Anforderungen an den Nachweis der Berufsunfähigkeit „auf nicht absehbare Zeit" denjenigen vergleichbar, wie sie für den Nachweis der Arbeitsunfähigkeit gefordert werden. „Für den medizinischen Befund" „auf dessen Grundlage die Prognose einer Erwerbsunfähigkeit" „auf nicht absehbare Zeit" erfolgt, „können keine strengeren Anforderungen gelten, als für den medizinischen Befund" zur Feststellung der Arbeitsunfähigkeit, da sich die Prognose „vorübergehend" und die Prognose „auf nicht absehbare Zeit" „spiegelbildlich zueinander verhalten" (BGH, Urteil vom 10.06.2010 – IV ZR 163/09).

Abgemildert wird jedoch die Darlegungs- und Beweislast des Versicherers durch die „Obliegenheit" der versicherten Person auf Verlangen „jede Auskunft zu erteilen" (§ 9 (2) 2 MB/KT). Der Versicherer hat also die Möglichkeit, sich Kenntnis von Tatsachen zu beschaffen, die er nicht kennen kann.

8.5 Wie verhalten sich Arbeitsunfähigkeit und Berufsunfähigkeit zueinander?

- Aus Berufsunfähigkeit kann nicht auf Arbeitsunfähigkeit – beides im Sinne der privaten Krankentagegeldversicherung – rückgeschlossen werden.

Arbeitsunfähigkeit und Berufsunfähigkeit verhalten sich nicht spiegelbildlich. Wer berufsunfähig ist, ist deshalb nicht arbeitsunfähig, jeweils im Sinne der Krankentagegeldversicherung. Ausgangspunkt für beide Rechtsbegriffe ist zwar die konkrete berufliche Tätigkeit, dann unterscheiden sich aber die Anforderungen. Dazu reicht ein Blick in die MB/KT. Bedingungsgemäße *Arbeitsunfähigkeit* setzt voraus, dass die versicherte Person ihre berufliche Tätigkeit in keiner Weise ausüben kann, sie nicht ausübt und auch keiner anderen Erwerbstätigkeit nachgeht (§ 1 (3) MB/KT). *Berufsunfähigkeit* ist dagegen schon dann gegeben, wenn die berufliche Tätigkeit (auf nicht absehbare Zeit) zu mindestens 50 % nicht mehr ausgeübt werden kann (§ 15 (1) b) 1 MB/KT). Die Abgrenzung von Arbeitsunfähigkeit zur Berufsunfähigkeit kann deshalb nicht nur an der Formulierung „vorübergehend" und „auf nicht absehbare Zeit" festgemacht werden. Es ist möglich, dass Berufsunfähigkeit vorliegt, obwohl die versicherte Person – zwar in deutlich reduziertem Umfang – arbeitsfähig ist.

- Es fragt sich, welche Folgen überobligationsmäßige Arbeitsleistung im Rahmen der Prüfung der Berufsunfähigkeit hat.

Beispiel

Überobligationsmäßig ist, wenn ein in seinem Sehvermögen erheblich eingeschränkter Mathematik- und Deutschlehrer dennoch seiner vor dem Verlust an Sehvermögen ausgeführten beruflichen Tätigkeit zu 80 % weiter nachgeht, dazu jedoch von seiner Frau zur Arbeit und zur Beschaffung von Schulmitteln und beruflich erforderlicher Literatur jeweils gefahren werden muss, keine Aufsicht mehr führen kann, bei Klassenarbeiten und bei Klassenfahrten auf die Hilfe seiner Kollegen angewiesen ist, für Korrekturen von Arbeitsergebnissen durch seine Sehbehinderung doppelt so viel Zeit braucht und auf die Disziplin und Fairness der Schüler vertrauen muss. ◄

Ob eine Tätigkeit überobligationsmäßig ist, richtet sich nicht nur nach der Ausprägung der Arbeit, sondern auch nach der Dauer. Der Versicherer hat weder einen Anspruch darauf, dass, um arbeitsfähig zu bleiben, fremde Hilfe in Anspruch genommen wird, noch dass auf Kosten der eigenen Gesundheit gearbeitet wird. Zwar ist aufgrund des Bedingungswortlauts zunächst keine Arbeitsunfähigkeit gegeben. Der Versicherte kann aber berufsunfähig sein, wenn er ohne die überobligationsmäßigen Anstrengungen zu mindestens 50 % im ausgeübten Beruf erwerbsunfähig ist. Dies hat zur Folge, dass ihm im Falle der Arbeitsunfähigkeit kein Krankentagegeld zusteht.

8.6 Welche „Obliegenheiten" hat die versicherte Person (§ 9 MB/KT)?

- Unverzüglich anzuzeigen ist die Arbeitsunfähigkeit durch „Bescheinigung des behandelnden Arztes oder Zahnarztes" (§ 4 (7) MB/KT), also nicht durch einen Heilpraktiker oder Psychotherapeuten (§ 9 (1) MB/KT).
- Der Versicherungsnehmer und die versicherte Person haben auf Verlangen „jede Auskunft" zu erteilen (§ 9 (2) MB/KT). Die versicherte Person trifft also – „auf Verlangen" die Darlegungslast, auch wenn sie z. B. zur Berufsunfähigkeit nicht beweisbelastet ist.
- Die versicherte Person hat sich auf Verlangen durch einen vom Versicherer beauftragten Arzt untersuchen zu lassen (§ 9 (3) MB/KT).
- „Die versicherte Person hat für die Wiederherstellung der Arbeitsfähigkeit zu sorgen. Sie hat insbesondere die Weisungen des Arztes gewissenhaft zu befolgen" (§ 9 (4) MB/KT).

Unter dem Arzt, dessen Weisungen die versicherte Person zu befolgen hat, ist der behandelnde Arzt zu verstehen, nicht der von dem Versicherer beauftragte Arzt.

Beispiel

OLG Koblenz, Urteil vom 07.03.2008 – 10 U 618/07

Der Kläger, die versicherte Person, war seit 1999 arbeitsunfähig krank wegen wiederholter operativer Behandlungen eines beidseitigen Leistenbruchs. Er bezog seitdem Krankentagegeld. Der Versicherer ließ ihn im Jahre 2005 durch eine von ihm beauftrage Ärztin gutachtlich untersuchen. Diese kam zu dem Ergebnis, dass eine nochmalige operative Behandlung des beidseitigen Leistenbruchs zur Arbeitsfähigkeit führen könnte. Voraussetzung sei aber, dass der Kläger sein Körpergewicht zuvor auf „unter 100 kg" reduziere. Der Versicherer forderte den Kläger daraufhin auf, bis zum Jahresende entsprechend abzunehmen. Dies gelang dem Kläger nicht. Er erklärte sich zwar zu der geplanten Operation bereit – ob er dazu verpflichtet war, steht hier nicht zur Diskussion – gab aber an, die nötige Gewichtsreduktion nicht erreichen zu können.

Der Versicherer entzog ihm daraufhin wegen Verstoßes gegen die Obliegenheit nach § 9 (4) MB/KT das Krankentagegeld.

Dem widersprach das OLG mit der Begründung, dass der Kläger weder Weisungen des Versicherers, noch Weisungen der von diesem beauftragten Ärztin zu folgen habe, sondern nur Weisungen des ihn behandelnden Arztes.

Die Klage auf die Auszahlung von Krankentagegeld über den 31.12.2005 hinaus hatte dennoch keinen Erfolg. Der Versicherer hatte sich hilfsweise auf Berufsunfähigkeit berufen. Denn, nachdem eine Gewichtsreduktion nach den Angaben des Klägers nicht möglich war, war er „im bisher ausgeübten Beruf" – der Kläger war „Trockenbauer" von Beruf, eine „körperlich sehr anstrengende Arbeit" – auf nicht absehbare Zeit mehr als 50 % in diesem Beruf erwerbsunfähig" (§ 15 (1) b) 1 MB/KT). ◄

8.7 Welche Feststellungen hat der ärztliche Gutachter zu treffen?

Der ärztliche Gutachter wird in aller Regel vom Versicherer beauftragt mit dem Ziel, entweder den Fortbestand der Arbeitsunfähigkeit zu überprüfen oder die Berufsunfähigkeit zu beurteilen. In beiden Fällen ist Bezugspunkt der konkret vor Eintritt der Arbeitsunfähigkeit ausgeübte Beruf. Diesen hat er jedoch nicht von der versicherten Person zu erfragen. Diese nicht-medizinischen Anknüpfungstatsachen sind ihm vielmehr vorzugeben, dies deshalb, weil der ärztliche Gutachter weder qualifiziert ist, diese Angaben zu erheben noch irgendwelche Aufklärungsmöglichkeiten hat. Vorzugeben sind:

- Die Ausbildung der versicherten Person, die berufliche Vergangenheit und seine berufliche Erfahrung.
- Der vor Beginn der Arbeitsunfähigkeit konkret ausgeübte Beruf, unterteilt in einzelne Tätigkeitsbereiche, wie Autofahrt, Kundengespräch, Vor- und Nachbereitung eines Gesprächs, Ortsbesichtigung, Lehrtätigkeit, handwerkliche Tätigkeit etc.
- Die körperliche Arbeitsschwere, wenn möglich klassifiziert einmal nach dem REFA (Reichsausschuss für Arbeitsstudien, seit 1977 Verband für Arbeitsstudien, Betriebsorganisation und Unternehmensentwicklung). Die Klassifizierung teilt ein in leichte, mittelschwere und schwere Arbeit. Die Arbeitsschwere wird definiert durch Kraftaufwand sowie Dauer und Häufigkeit der geforderten Verrichtung. Gemessen wird sie in Watt (dauernde Ergometerbelastung). Zum anderen ist die „Arbeitsschwere" aber auch gekennzeichnet durch die Belastung von Gliedmaßen und/oder Wirbelsäule, z. B. durch Haltungskonstanz, Arbeiten über Kopf oder im Knien. Diese sind vorzugeben.
- Die geistigen und psychischen Anforderungen der beruflichen Tätigkeit.
- Vorerkrankungen der versicherten Person zur Beurteilung der allgemeinen Leistungsfähigkeit der versicherten Person.
- Bisher angefallene ärztliche Befund-, Behandlungs- und Verlaufsberichte sowie alle bildtechnischen Aufnahmen und fachradiologischen Befundberichte.
- Die konkret vereinbarten Versicherungsbedingungen.

Anhand dieser Unterlagen und aufgrund der durchgeführten klinischen, apparativen, laborchemischen Untersuchung sind dann die dem Gutachter gestellten Fragen zur Arbeitsunfähigkeit bzw. Berufsunfähigkeit im konkreten Beruf zu beantworten.

Die Antwort teilt sich in folgende Komponenten:

- Rein ärztliche Komponente: Welche gesicherten (Vollbeweis) Störungen von Körperfunktionen und Aktivitäten als Folgen einer Krankheit/eines Unfalls liegen vor? Welcher Schweregrad ist gesichert?
- Berufsbezogene Komponente: Ergeben sich aus den ärztlichen Feststellungen Konsequenzen für die Leistungsfähigkeit der versicherten Person bezogen auf den konkret vor Beginn der Arbeitsunfähigkeit bzw. Berufsunfähigkeit ausgeübten Beruf (Positives und negatives Leistungsbild, qualitative und quantitative Leistungsfähigkeit)? Ist der Versicherte zu 100 % arbeitsunfähig, ggfs. zu welchem Prozentsatz ist die Leistungsfähigkeit entfallen?
- Prognostische Komponente: Welches ist die Prognose? Ist die Einschränkung der Leistungsfähigkeit nur vorübergehend oder auf „nicht absehbare Zeit" gegeben? Reichen die vorliegende Dokumentation über den Krankheitsverlauf und die erhobenen Befunde überhaupt aus, eine Prognose abgeben zu können?

Orthopädie und Unfallchirurgie: Private Krankenversicherung

Inhalt

9.1 Einleitung 175
9.2 Geschichte der Privaten Krankenversicherung (PKV) 176
9.3 Gesetzliche und Private Krankenversicherung: Wesentliche Unterschiede 176
9.4 Private Krankenversicherung: Aufgaben des ärztlichen Gutachters 177
9.5 Die „medizinisch notwendige Heilbehandlung" (§ 1 (2) MB/KK) 178
9.5.1 Grundlage der ärztlichen Behandlung muss eine *Krankheit* oder ein *Unfall* sein 178
9.5.2 Die Heilbehandlung muss sich auf die „versicherte Person" beziehen 179
9.5.3 Geschuldet wird die „medizinisch notwendige" Heilbehandlung 179
9.6 Außenseitermethoden 181
9.7 Heilbehandlung einer lebensbedrohlichen oder regelmäßig tödlichen Erkrankung ... 182
9.8 Prüfschema des Ärztlichen Gutachters 183
9.9 Ambulante vor stationärer Behandlung, Kuren 183
Weiterführende Literatur 184

9.1 Einleitung

Die Private Krankenversicherung ist Teil des bürgerlichen Rechts. Sie hat ihre gesetzliche Grundlage in den §§ 192 bis 208 VVG (Versicherungsvertragsgesetz). Ausgefüllt werden die gesetzlichen Vorgaben durch die MB/KK (Musterbedingungen für die Krankheitskosten- und Krankentagegeldversicherung), zur Zt. in der Fassung „2009".

Die Zahl der privat vollversicherten Personen ist mit ca. 10,5 % der Bevölkerung (2020) gering. Bezieht man die Zusatzversicherten mit ein, erreicht der Anteil ca. 43 %. In dem Bestreben, möglichst jedem eine Krankenversicherung zu ermöglichen, sind die Privaten Krankenversicherer seit dem 01.01.2009 verpflichtet, einen sog. Basistarif anzubieten, der im Wesentlichen den Bedingungen der Gesetzlichen Krankenversicherung entspricht. Der Kontrahierungszwang entfällt nur dann, wenn die Person in unredlicher Weise gegen die Interessen des Versicherers verstoßen hat (§ 193 (5) 4. VVG).

Ärztliche Gutachten werden von der Privaten Krankenversicherung benötigt:

- Zum Versicherungsfall „medizinisch notwendige Heilbehandlung" (§ 1 (2) MB/KK),
- zur Notwendigkeit einer stationären gegenüber einer ambulanten Heilbehandlung (§ 4 (4) MB/KK),
- zur Differenzierung zwischen Krankenanstalt, Sanatorium usw. (§ 4 (5) MB/KK),
- zur gutachtlichen Untersuchung der versicherten Person, wenn z. B. die Frage der Notwendigkeit einer stationären Behandlung (§ 4 (4) MB/KK) zur Beantwortung ansteht,
- zu Fragen der ärztlichen Abrechnung (GOÄ).

Schwerpunkt ist die Notwendigkeit der medizinischen Heilbehandlung. Eine „Heilbehandlung" umfasst jede medizinische Tätigkeit, die durch die betreffende Krankheit oder Unfallfolge „verursacht worden ist und die auf Heilung oder Linderung der Krankheit abzielt" (BGH). Die „medizinische" Notwendigkeit im Sinne des § 1 Abs. 2 MB/KK 76 ist

„jedenfalls dann" gegeben, „wenn es nach den objektiven medizinischen Befunden und Erkenntnissen im Zeitpunkt der Vornahme der ärztlichen Behandlung vertretbar war, sie als notwendig anzusehen" (BGH), wenn ein „anormaler Zustand" (BGH) vorliegt. Anormal ist auch die körperlich bedingte Kinderlosigkeit, die weit verbreitete Sehminderung und die Geschlechtsumwandlung jedenfalls dann, wenn aufgrund des gestörten Verhältnisses zum eigenen Geschlecht eine psychische Erkrankung droht oder bereits manifest ist.

Nicht notwendig sind demgegenüber alle Maßnahmen, die der Verschönerung, der Leistungssteigerung oder der Steigerung des eigenen Wohlbefindens dienen.

Ein besonderer Diskussionspunkt sind die Kosten alternativer Behandlungsmethoden.

§ 4 Abs. 6 Satz 2 MB/KK stellt ab auf die evidenzbasierte Medizin, auf die „erfolgversprechende" Bewährung. Daran müssen sich sog. Außenseitermethoden messen lassen. Stehen keine „schulmedizinischen Methoden" „zur Verfügung", hat das BverfG folgenden Grundsatz aufgestellt, der auch für die Private Krankenversicherung gilt: „Es ist mit den Grundrechten aus Art. 2 Abs. 1 GG in Verbindung mit dem Sozialstaatsprinzip und aus Art. 2 Abs. 2 Satz 1 GG nicht vereinbar, einen gesetzlich Krankenversicherten, für dessen lebensbedrohliche oder regelmäßig tödliche Erkrankung eine allgemein anerkannte, medizinischem Standard entsprechende Behandlung nicht zur Verfügung steht, von der Leistung einer von ihm gewählten, ärztlich angewandten Behandlungsmethode auszuschließen, wenn eine nicht ganz entfernt liegende Aussicht auf Heilung oder auf eine spürbare positive Einwirkung auf den Krankheitsverlauf besteht."

9.2 Geschichte der Privaten Krankenversicherung (PKV)

Die Krankenpflege als Korrelat zu den großen medizinischen Leistungen, wie sie z. B. mit dem Namen Hippokrates verbunden sind, war von jeher ein Grundanliegen jeder kultivierten Gesellschaft. So nahmen sich vor allem kirchliche Organisationen dieser Aufgabe an. Ab dem 13. Jahrhundert übernahmen auch reiche Bürger in den aufstrebenden Städten die Gründung und den Unterhalt von Hospitälern, Hospizen und Spitälern aus humanitären Gründen aber auch in Erkenntnis der Tatsache, dass Bevölkerungsansammlungen, die weitgehend ihre Geschäftsgrundlage waren, mit Gesundheitsrisiken verbunden sind.

Zusammenschlüsse, die sich dem Bild einer Krankenversicherung näherten, waren Vorläufer der Knappschaftsversicherung vor über 750 Jahren, an die ein Gedenkstein auf dem Marktplatz von Goslar erinnert. Es handelte sich wohl um einen Fond, gespeist durch Einzahlungen von Bergleuten des Bergwerks Rammelsberg, der u. a. deren Versorgung sowie die Versorgung von deren Familienangehörigen auch im Krankheitsfall sicherstellte. Im Handwerk und Handel entstanden ebenfalls als Selbsthilfeeinrichtungen sog. Krankenunterstützungsvereine.

Der soziale Umbruch zu Beginn des 19. Jahrhunderts führte zur Kodifikation der Gesetzlichen Krankenversicherung. Ihre Geburtsstunde ist der 15. Juni 1883. Unter dem damaligen Reichskanzler Otto von Bismarck wurde das „Gesetz betreffend der Krankenversicherung der Arbeiter" erlassen, das nachfolgend auf Angestellte erweitert wurde.

Die Private Krankenversicherung nahm etwa im Gleichschritt mit der Gesetzlichen Krankenversicherung an Bedeutung zu. Auch die Besserverdienenden wollten das Risiko Krankheit nicht mehr unversichert tragen.

9.3 Gesetzliche und Private Krankenversicherung: Wesentliche Unterschiede

Folgende Gemeinsamkeiten/Unterschiede prägen das Bild der Gesetzlichen und Privaten Krankenversicherung:

- Beide Versicherungen sind – mit Ausnahme der Tagegeldversicherung – typische Schadenversicherungen. Sie dienen der Deckung der Krankheitskosten.

- Die Gesetzliche Krankenversicherung (GKV) ist Teil des Sozialrechts. Sie ist geregelt im SGB V (5. Sozialgesetzbuch). Für Streitigkeiten zuständig sind die Sozialgerichte.
- Die Private Krankenversicherung ist Teil des bürgerlichen Rechts. Sie hat ihre gesetzliche Grundlage in den §§ 192 bis 208 VVG (Versicherungsvertragsgesetz). Ausgefüllt werden die gesetzlichen Vorgaben durch die MB/KK (Musterbedingungen für die Krankheitskosten- und Krankentagegeldversicherung), zur Zt. in der Fassung „2009". Als Allgemeine Geschäftsbedingungen unterliegen die Versicherungsbedingungen der Inhaltskontrolle der §§ 305 bis 310 BGB. Für Streitigkeiten zuständig sind die Zivilgerichte.

- Die Gesetzliche Krankenversicherung ist eine Pflichtversicherung (§ 5 SGB V). Versichert sind kraft Gesetz alle Arbeiter und Angestellten sowie sonstige in § 5 SGB V aus sozialen Überlegungen weiter aufgeführte Personengruppen bis zu einer Jahresarbeitsentgeltgrenze (2025) von € 73.800 (§ 6 SGB V).

9.4 Private Krankenversicherung: Aufgaben des ärztlichen Gutachters

- Ab dem 01.01.2009 gilt in Deutschland eine Versicherungspflicht (§ 193 VVG). Die Privaten Krankenversicherer müssen deshalb einen sog. Basistarif vorhalten, der im Grundsatz den Leistungen der GKV entspricht. Die Privaten Krankenversicherungen müssen dort alle Personen aufnehmen, die die gesetzlichen Voraussetzungen erfüllen und die Aufnahme beantragen. Eine Person darf von einer PKV jedoch abgelehnt werden, wenn sie in unredlicher Weise gegen die Interessen des Versicherers verstoßen hat (§ 193 (5) 4. VVG). Abgesehen vom sog. Basistarif können sowohl die Versicherung als auch die Vertragsgestaltung frei gewählt werden. Der Krankenversicherungsvertrag ist im Gegensatz zur GKV ein Individualvertrag.

- Die meisten Menschen in Deutschland sind gesetzlich krankenversichert (2020: 73,36 Millionen).
  ▶ Die Zahl der privat vollversicherten Personen ist demgegenüber gering (2020: 8,73 Millionen). Als Vollversicherung gilt eine Private Krankenversicherung dann, wenn sie anstelle einer Gesetzlichen Krankenversicherung und nicht als Zusatzversicherung zum GKV-Schutz abgeschlossen ist. Einschließlich Zusatzversicherungen waren im Jahr 2020 ca. 36 Millionen Personen privat versichert.

- 94 Gesetzlichen Krankenkassen standen in Deutschland 2025
  ▶ 54 Private Krankenversicherer gegenüber.

- Versichert ist in der GKV die Familie („Familienversicherung", § 10 SGB V). Ehepartner/Lebenspartner und Kinder, die nicht „hauptberuflich selbstständig erwerbstätig sind", sind kostenfrei mitversichert.
  ▶ In der der PKV ist jede Einzelperson versichert.

- Der Leistungsumfang der GKV ist in § 12 (1) SGB V definiert:
  „Die Leistungen müssen ausreichend, zweckmäßig und wirtschaftlich sein; sie dürfen das Maß des Notwendigen nicht überschreiten."
  ▶ Der Leistungsumfang der PKV ist in § 192 (1) VVG und inhaltlich gleichlautend in § 1 (2) MB/KK – ergänzt und erläutert durch § 4 (6) MB/KK – wie folgt definiert:
  „Versicherungsfall ist die medizinisch notwendige Heilbehandlung einer versicherten Person wegen Krankheit oder Unfallfolgen."

- Besondere Risiken, z. B. durch Vorerkrankungen, sind in der GKV unbeachtlich.
  ▶ In der PKV führen sie zu Risikozuschlägen (§ 8a MB/KK in Verbindung mit § 146 (1) 1 VAG (Versicherungsaufsichtsgesetz).

- In der GKV ist der monatliche Beitrag einkommensabhängig.
  ▶ In der PKV ist der Beitrag unter anderem dem persönlichen Risiko – dem Alter und den individuellen Risikofaktoren – zum Zeitpunkt des Vertragsschlusses äquivalent (§ 8a MB/KK in Verbindung mit § 146 (1) 1 Versicherungsaufsichtsgesetz).

- Leistungserbringer in der GKV sind (u. a.) die Kassenärzte (§ 72 ff. SGB V, mit den Gesetzlichen Krankenkassen vertraglich verbundene Ärzte).
  ▶ In der PKV steht der versicherten Person „die Wahl unter den niedergelassenen approbierten Ärzten und Zahnärzten frei" (§ 4 (2) MB/KK). „Bei medizinisch notwendiger stationärer Heilbehandlung hat die versicherte Person freie Wahl unter den öffentlichen und privaten Krankenhäusern, die unter ständiger ärztlicher Leitung stehen, über ausreichende diagnostische und therapeutische Möglichkeiten verfügen und Krankengeschichten führen" (§ 4 (4) MB/KK).

- In der GKV gilt – mit Ausnahmen – das Sachleistungsprinzip (§ 2 SGB V). Die Leistungserbringer rechnen ihre Leistungen (letztlich) mit den Gesetzlichen Krankenkassen ab.
  ▶ In der PKV gilt das Kostenerstattungsprinzip (§ 4 (6) MB/KK). Die Kosten der notwendigen Heilbehandlung werden der versicherten Person erstattet.

9.4 Private Krankenversicherung: Aufgaben des ärztlichen Gutachters

Die Privaten Krankenversicherer verfügen im Gegensatz zur Gesetzlichen Krankenversicherung nicht über einen eigenen medizinischen Dienst (MDK). Sie haben sich jedoch insofern zusammengeschlossen, als die medizinischen Aufgaben der Pflegekassen durch die MEDICPROOF GmbH – ein Tochterunternehmen des Verbandes der Privaten Krankenversicherer – wahrgenommen werden. Die einzelnen Krankenversicherer werden beraten durch ihre Gesellschaftsärzte. Externe Gutachter werden beauftragt:

- Zum Versicherungsfall „medizinisch notwendige Heilbehandlung"

  § 1 (2) MB/KK: „Versicherungsfall ist die medizinisch notwendige Heilbehandlung einer versicherten Person wegen Krankheit oder Unfallfolgen." Dieser wird ergänzt durch § 4 (6) MB/KK.

- Zur Notwendigkeit einer stationären gegenüber einer ambulanten Heilbehandlung

  § 4 (4) MB/KK: „Bei medizinisch notwendiger stationärer Heilbehandlung."

- Zur Differenzierung zwischen Krankenanstalt, Sanatorium usw.

  § 4 (5) MB/KK: „Für medizinisch notwendige stationäre Heilbehandlung in Krankenanstalten, die auch Kuren bzw. Sanatoriumsbehandlungen durchführen oder Rekonvaleszenten aufnehmen, im Übrigen aber die Voraussetzungen von Abs. 4 erfüllen, werden die tariflichen Leistungen nur dann gewährt, wenn der Versicherer diese vor Beginn der Behandlung schriftlich zugesagt hat."

- Zur gutachtlichen Untersuchung der versicherten Person, wenn z. B. die Frage der Notwendigkeit einer stationären Behandlung (§ 4 (4) MB/KK) zur Beantwortung ansteht

  § 9 (3) MB/KK: „Auf Verlangen des Versicherers ist die versicherte Person verpflichtet, sich durch einen vom Versicherer beauftragten Arzt untersuchen zu lassen."

- Zu Fragen der ärztlichen Abrechnung (GOÄ)

Während die meisten Fragen an den ärztlichen Gutachter einzelfallbezogen sind und die zuletzt genannte Aufgabe (Überprüfung ärztlicher Abrechnungen) juristisch-medizinischen Sachverstand erfordert, ist die Frage der „medizinisch notwendigen Heilbehandlung" und der „medizinisch notwendigen stationären Heilbehandlung" ein grundsätzlich rein ärztliches Problem, das nachfolgend erörtert wird.

9.5 Die „medizinisch notwendige Heilbehandlung" (§ 1 (2) MB/KK)

§ 1 (1) 1 MB/KK – „Bei der Krankheitskostenversicherung ist der Versicherer verpflichtet, im vereinbarten Umfang die Aufwendungen für medizinisch notwendige Heilbehandlung wegen Krankheit oder Unfallfolgen" „zu erstatten" – wird umgesetzt durch § 1 (2) MB/KK: „Versicherungsfall ist die medizinisch notwendige Heilbehandlung einer versicherten Person wegen Krankheit oder Unfallfolgen." Erläutert und ergänzt wird § 1 (2) MB/KK durch § 4 (6) MB/KK.

§ 630a (2) BGB: „Die Behandlung hat nach den zum Zeitpunkt der Behandlung bestehenden, allgemein anerkannten fachlichen Standards zu erfolgen, soweit nicht etwas anderes vereinbart ist."

§ 1 (2) 1 GOÄ: „Vergütungen darf der Arzt nur für Leistungen berechnen, die nach den Regeln der ärztlichen Kunst für eine medizinisch notwendige ärztliche Versorgung erforderlich sind."

Alle drei Bestimmungen besagen inhaltlich das Gleiche, wobei die aussagekräftigste § 630a (2) BGB ist. Sie beleuchten die gleiche Fragestellung einmal von Seiten der Krankenversicherung, zum anderen von Seiten der Patienten und zum dritten von Seiten der Therapeuten.

Eine „Heilbehandlung" umfasst „jede ärztliche Tätigkeit, die durch die betreffende Krankheit" oder Unfallfolgen „verursacht worden ist und die auf Heilung oder Linderung der Krankheit abzielt" (BGH, Urteil vom 10.07.1996 – IV ZR 133/95).

9.5.1 Grundlage der ärztlichen Behandlung muss eine *Krankheit* oder ein *Unfall* sein

Beides, eine Krankheit oder ein Unfall, setzten voraus, dass „objektiv nach ärztlichem Urteil" ein „anormaler, regelwidriger Körper- oder Geisteszustand" gegeben ist. „Dabei ergibt sich die Einstufung als „anormal" aus einem Vergleich mit der normalen biologischen Beschaffenheit des Menschen, die Einstufung als „regelwidrig" aus der ergänzenden medizinischen Bewertung eines anormalen Zustandes" (BGH, Urteil vom 29.03.2017 – IV ZR 533/15).

Auch altersbedingte Veränderungen, können eine Krankheit sein und damit einen Anspruch gegen die PKV begründen.

Die versicherte Person machte Kosten für eine Laserbehandlung der Augen geltend. Das OLG hatte die Klage, gestützt auf ein Sachverständigengutachten, abgelehnt mit der Begründung, altersbedingte Veränderungen seien keine Krankheit. 30 bis 40 % der Menschen in mittlerem Alter würden an den gleichen Sehstörungen leiden wie die versicherte Person.

Dazu der BGH, Urteil vom 29.03.2017 – IV ZR 533/15:

„Ein durchschnittlicher Versicherungsnehmer wird vielmehr davon ausgehen, zum Normalzustand der Sehfähigkeit gehöre ein beschwerdefreies Lesen und eine gefahrenfreie Teilnahme am Straßenverkehr; er wird das Vorliegen einer bedingungsgemäßen Krankheit annehmen, wenn bei ihm eine nicht nur ganz geringfügige Beeinträchtigung dieser körperlichen Normalfunktion vorliegt, die ohne Korrektur ein beschwerdefreies Sehen nicht ermöglicht. Dies folgt schon daraus, dass eine Krankheit nach dem gewöhnlichen Sprachgebrauch auch dadurch gekennzeichnet ist, dass sie eine nicht ganz unerhebliche Störung körperlicher oder geistiger Funktionen mit sich bringt und deshalb die Notwendigkeit einer Heilbehandlung begründet."

Eine weitere viel diskutierte Frage geht dahin, ob die Krankenversicherung die Kosten einer ärztlichen Behandlung wegen Kinderlosigkeit tragen muss.

OLG Düsseldorf, Urteil vom 31.03.2020 – I-24 U 61/19:

„Kinderlosigkeit als solche stellt keine Krankheit i.S. der MB/KK dar, sondern allein die organische Ursache derselben, hervorgerufen durch einen regelwidrigen körperlichen Zustand, welchen der Versicherungsnehmer nachzuweisen hat. Zur Annahme eines Versicherungsfalls gem. § 1 Abs. 2 AVB ist eine idiopathische Sterilität nicht ausreichend, ebenso wenig wie altersbedingte Fertilitätseinschränkungen."

9.5 Die „medizinisch notwendige Heilbehandlung" (§ 1 (2) MB/KK)

Die Frage, ob der Fertilitätsbehandlung eine Krankheit zugrunde liegt, beschäftigt die Gerichte wiederholt, insbesondere wenn der Unfruchtbarkeit keine erkennbare strukturelle Regelwidrigkeit zugrunde liegt (idiopathische Fertilität – Unfruchtbarkeit ohne erkennbaren Grund). Der Bundesgerichtshof (Urteil vom 04.12.2019 – IV ZR 323/18) hat dazu eindeutig Stellung genommen:

> „Eine Krankheit i.S. § 1 (2) S. 1 MB/KK" „ist eine auf körperlichen Ursachen beruhende Unfähigkeit, auf natürlichem Weg Kinder zu bekommen".

Kinderlosigkeit allein reicht also nicht aus. Sie muss vielmehr eine „körperliche" Ursache haben, um eine „Krankheit" zu sein. Inwieweit psychische Folgen eines unerfüllten Kinderwunsches zu einer anderen Beurteilung führen, stand nicht zur Entscheidung.

Damit hängt eng zusammen die Frage, ob Transsexualität eine Krankheit ist. Dies ist sie jedenfalls dann, wenn aus der Transsexualität eine Krankheit auf psychiatrischem Gebiet entstanden ist, resultierend aus der Diskrepanz zwischen gefühltem Geschlecht und körperlich vorhandenem Geschlecht. Unter diesen Voraussetzungen werden die Kosten für eine Geschlechtsumwandlung von den privaten Krankenversicherern in aller Regel übernommen.

Keine Krankheiten sind und damit nicht unter den Leistungskatalog der Privaten Krankenversicherung fallen:

- Behandlungen, die die körperliche Attraktivität fördern sollen (z. B. Schönheitsoperationen)
- Präventive Maßnahmen, z. B. die Einnahme von die Abwehr stärkenden Präparaten, nicht aber (§ 1 (2) b)):

  > „Ambulante Untersuchungen zur Früherkennung von Krankheiten nach gesetzlich eingeführten Programmen (gezielte Vorsorgeuntersuchungen)"

- Maßnahmen zur Verhinderung der natürlichen Alterung (z. B. Botoxinjektionen)
- Maßnahmen zur Leistungssteigerung (z. B. Doping)
- Alle unter den Begriff „Wellness" fallenden Maßnahmen
- Wunschbehandlungen (z. B. Ziehen von Zähnen ohne ärztliche Indikation)
- Maßnahmen der Betreuung und Versorgung
- Schwangerschaftsabbruch/Geschlechtsumwandlung usw. ohne medizinische Indikation, wobei die medizinische Indikation aus einer psychischen Erkrankung resultieren kann, Folge z. B. einer Diskrepanz zwischen körperlichem Geschlecht und gegenläufiger sexueller Orientierung; bei kriminologischer Indikation (§ 218a (3) StGB) fällt diese nicht unter den grundsätzlichen Leistungskatalog; eine Kostenübernahme hängt von der jeweiligen Krankenversicherung ab
- Empfängnisverhütung, es sei denn, es besteht eine medizinische Indikation
- Maßnahmen, die nur mittelbar mit ärztlichen Leistungen zusammenhängen (Fahrtkosten, Kurtaxe)

▶ Behandlungsbedürftige Krankheiten oder Unfallfolgen liegen vor, wenn nach „objektiv" „ärztlichem Urteil" ein „anormaler, regelwidriger Körper- oder Geisteszustand" gegeben ist (BGH, Urteil vom 29.03.2017 – IV ZR 533/15).

9.5.2 Die Heilbehandlung muss sich auf die „versicherte Person" beziehen

Eine Organspende erfolgt zur „Heilbehandlung" der „versicherten Person". Schwieriger ist dies bei Fragen der Humangenetik, die ganze Familien betreffen können.

9.5.3 Geschuldet wird die „medizinisch notwendige" Heilbehandlung

Die „medizinische" Notwendigkeit im Sinne des § 1 Abs. 2 MB/KK 76 ist „jedenfalls dann" gegeben, „wenn es nach den objektiven medizinischen Befunden und Erkenntnissen im Zeitpunkt der Vornahme der ärztlichen Behandlung vertretbar war, sie als notwendig anzusehen" (BGH, Urteil vom 10.07.1996 – IV ZR 133/95). Der letzte Satz, der einschränkungslos auch für die MB/KK 2009 gilt, ist prägend für die gesamte Diskussion der Frage, was schuldet die Private Krankenversicherung.

a) Erforderlich ist die Beurteilung einer Heilbehandlung „*im Zeitpunkt der Vornahme*" also vom Standpunkt ex ante. Wird also zum Zeitpunkt der ärztlichen Behandlung von führenden Unfallchirurgen vehement die operative Behandlung von Außenknöchelbandverletzungen vertreten, wie dies in der Vergangenheit der Fall war, dann ist es vertretbar, diese Behandlung „im Zeitpunkt der Vornahme", als „notwendig" durchzuführen, auch wenn sich nachfolgend die Erkenntnis durchsetzt, dass die konservative Behandlung effektiver ist und die operative Behandlung – als nicht mehr dem herrschenden ärztlichen Standard entsprechend – nicht mehr durchgeführt wird.

b) Welche Behandlung „notwendig" ist, dazu sind entscheidend die „*objektiven medizinischen Befunde*". Es kommt nicht auf die Sicht des Therapeuten oder der versicherten Person an. Es muss vielmehr aufgrund objektiver Befunde eine Diagnose gestellt werden, die die Behandlung notwendig macht. Unter „objektiven medizinischen Befunden" sind nicht nur medizinisch-naturwissenschaftliche Befunde zu verstehen. Die Psychiatrie sichert Befunde nach ihren Regeln.

Voraussetzung für die Sicherung der „objektiven medizinischen Befunde" ist eine klare *Diagnose*, die das Krankheitsbild hinreichend erfasst.

Eine von rationalen Überlegungen gesteuerte ärztliche Diagnostik ist die sog. Stufendiagnostik.

> **Beispiel**
>
> Kniebeschwerden z. B. werden zunächst abgeklärt durch eine klinische Untersuchung. Der nächste Schritt ist die Anfertigung von Röntgen-Aufnahmen in 3 Ebenen und eine Sonografie. Lässt sich daraus keine klare Diagnose sichern, ist der nächste Schritt die Kernspintomografie. Ist bei fortbestehenden Beschwerden und Funktionseinbußen die Diagnose weiter offen, kann als letztes diagnostisches Mittel die Spiegelung indiziert sein.
>
> In einer Vielzahl von Fällen wird jedoch statt der Röntgen-Aufnahmen der sofortigen Kernspintomografie der Vorzug gegeben. Dies ist zu rechtfertigen, wenn keinerlei Hinweis auf knöcherne Verletzungen bestehen, die klinische Untersuchung als Basisdiagnostik jedoch nicht ausreichend ist. ◄

▶ Voraussetzung für die Sicherung „objektiver medizinischer Befunde" ist die Diagnostik. Die Diagnostik hat den Untersuchungsschritten zu folgen, wie sie im ▶ Kap. 6, „Orthopädie und Unfallchirurgie: Das ärztliche Gutachten" aufgezeigt sind.

Nicht auf „objektiven medizinischen Befunden" beruhen rein *subjektive* Beschwerden z. B. nach einem sog. Schleudertrauma der Halswirbelsäule.

Zwar ist die diagnostische Abklärung auch in diesen Fällen „notwendig". Denn es entspricht ärztlichem Standard, subjektive Beschwerden als mögliches Indiz für eine strukturelle Veränderung abzuklären. Ist aber die Diagnostik abgeschlossen und kann keine behandlungsbedürftige Diagnose gestellt werden, dann beruht eine weitere Fortsetzung der Therapie nicht mehr auf „objektiv medizinischen Befunden". Sie ist nicht „notwendig".

Therapeutische Maßnahmen, die rein subjektive Befunde (Schmerzen) zum Gegenstand haben, die also nicht auf „objektiven medizinischen Befunden" beruhen, sind nicht zwangsläufig behandlungsfehlerhaft. Sie sind jedoch nicht erstattungspflichtig.

▶ Die diagnostische Abklärung von subjektiven Beschwerden ist „notwendig", eine nachfolgende Therapie aber nur, wenn dieser „objektive medizinische Befunde" zugrunde liegen. Diese Aussage berücksichtigt jedoch nicht Krankheitsbilder auf psychiatrischem Gebiet, bei denen die Notwendigkeit der Behandlung auf psychischen Fehlentwicklungen beruht.

Nicht „auf objektiv medizinischen Befunden" beruht eine Übertherapie.

> **Beispiel**
>
> Der versicherten Person wird nach einem geschlossenen unverschobenen Speichenschaftbruch, der konservativ in gehöriger Zeit ohne Komplikationen zur Ausheilung kommt, Physiotherapie verordnet. In der großen Zahl der Fälle reicht das „Training" durch Alltagsbelastungen zur Wiedererlangung der vollen Funktion. ◄

▶ Eine Vielzahl vergleichbarer Heilbehandlungen sind überflüssig, beruhen nicht auf „objektiv medizinischen Befunden" und sind damit nicht „notwendig".

Nicht zu verwechseln mit einer Übertherapie ist ein Übermaß an Kosten für die Heilbehandlung „objektiv medizinischer Befunde".

Es ist also zu unterscheiden zwischen Übertherapie und übermäßigen Kosten, die für eine medizinisch notwendige Therapie in Ansatz gebracht werden. Die Beanstandung der Krankenhauskosten – die Überprüfung der Arztkosten richtet sich nach der GOÄ – kann allein auf die Regeln des BGB gestützt werden und zwar darauf, dass der der Abrechnung zugrunde liegende Vertrag nichtig ist (§ 138 BGB), wofür die Partei, die die Nichtigkeit geltend macht, beweispflichtig ist.

> **Beispiel**
>
> BGH, Urteil vom 12.03.2003 – IV ZR 278/01:
>
> „Der Kläger unterzog sich drei minimal-invasiven Bandscheibenoperationen" „in einer privaten Belegklinik". Die Kosten allein für den Klinikaufenthalt, der insgesamt 11 Tage dauerte, wurden mit € 46.284 geltend gemacht.
>
> Dazu der BGH:
>
> „Die Einbeziehung von Kostengesichtspunkten lässt sich § 1 (2) 1 MB/KK 76" – die MB/KK 2009 sind insofern gleichlautend – „im Wege der Auslegung nicht entnehmen." „Dass darüber hinaus der Versicherer seine Leistungspflicht nur auf die billigste Behandlungsmethode beschränken will, erschließt sich dem Versicherungsnehmer nicht". „Die Beklagte", der Versicherer, „kann den Erstattungsanspruch des Klägers auch nicht entsprechend § 5 (2) MB/KK 76 kürzen."

(§ 5 (2) MB/KK: „Übersteigt eine Heilbehandlung oder sonstige Maßnahme, für die Leistungen vereinbart sind, das medizinisch notwendige Maß, so kann der Versicherer seine Leistungen auf einen angemessenen Betrag herabsetzen. Stehen die Aufwendungen für die Heilbehandlung oder sonstigen Leistungen in einem auffälligen Missverhältnis zu den erbrachten Leistungen, ist der Versicherer insoweit nicht zur Leistung verpflichtet."

„Diese Regelung räumt dem Versicherer lediglich die Befugnis ein, bei das medizinische Maß übersteigenden Heilbehandlungen (sog. Übermaßbehandlungen) seine Leistungen auf einen angemessenen Betrag herabzusetzen." ◄

▶ Liegt eine Übermaßtherapie vor, „ist der Versicherer insoweit nicht zur Leistung verpflichtet" (§ 5 MB/KK).

c) § 1 (2) 2 MB/KK: „Der Versicherungsfall beginnt mit der Heilbehandlung; er endet, wenn nach medizinischem Befund Behandlungsbedürftigkeit nicht mehr besteht."

Ist die Diagnose gesichert, beginnt die „*Heilbehandlung*", die Suche nach der geeigneten Therapie. Die Eignung der Therapie als Heilbehandlung ist nach der Diagnostik der 2. Kernpunkt der ärztlichen Tätigkeit. Von dieser werden selbstverständlich Erfolge erwartet. Diese messen sich an der Besserung von Symptomen und/oder der Verlängerung des Lebens. Diese Erfolge werden gemessen an der Wahrscheinlichkeit des Behandlungserfolgs. Das heißt jedoch nicht, dass allein statistische Zahlen den Ausschlag geben. Denn der ärztliche Behandlungsvertrag ist ein Dienstvertrag, kein Werkvertrag. Es wird also die dem allgemein anerkannten fachlichen Standard (de lege artis) entsprechende Behandlung geschuldet, nicht der statistisch gesicherte Behandlungserfolg. Geeignet ist eine Behandlung, wenn sie allgemein bzw. überwiegend anerkannt ist. Dies ist dann der Fall, wenn sie sich stützt auf:

- die herrschende Meinung, den gesicherten ärztlichen Standard
- Leitlinien
- Konsensempfehlungen
- Empfehlungen der zuständigen Fachgesellschaft
- Veröffentlichungen, die aber kritisch daraufhin zu sichten sind, ob Einzelmeinungen vertreten werden.

▶ Eine Erfolgswahrscheinlichkeit kann die ärztliche Medizin nicht geben, da ein wesentlicher Teil des Behandlungserfolgs oder -misserfolgs die versicherte Person selbst ist. Gutachten zur Eignung der Heilbehandlung sind schwierig und aufwendig, weil diese das gesamte Spektrum der Erkenntnismöglichkeiten durchforschen müssen.

9.6 Außenseitermethoden

Sog. Wunderheilungen und Scharlatanerie sind durch die PKV nicht versichert. Nicht „notwendig", d. h. nicht geeignet, den Heilerfolg herbeizuführen, sind in aller Regel zudem alle experimentell nicht abgesicherten Außenseitermethoden.

Beispiel

Ein Chirurg behandelte die Operationswunde einer 80-jährigen Patientin, die sich infolge einer Darmoperation entzündet hatte, mit unsterilem Zitronensaft. Die Frau verstarb rund zwei Wochen nach der Darmoperation an den Folgen der Wundinfektion, wobei – das muss einschränkend gesagt werden – nicht bewiesen werden konnte, dass die nicht „notwendige" Behandlung mit Zitronensaft dafür ursächlich war (BGH, Urteil vom 22.12.2010 – 3 StR 239/10). ◄

Die Behandlung mittels Zitronensaft war sowohl behandlungsfehlerhaft als auch nicht „notwendig". Sie versprach keinen Behandlungserfolg. Das muss aber nicht zusammenfallen. Eine Behandlung kann behandlungsfehlerfrei sein. Wenn der damit verbundene Heilerfolg nicht ausreichend abgesichert ist, ist sie nicht „notwendig".

Beispiel

Im Rahmen einer Rekonvaleszenz wird eine Eigenbluttherapie durchgeführt. Entnommen wird Blut. Dies wird mit Ozon angereichert und dem Eigenblutspender wieder zugeführt. Erreicht werden soll dadurch eine schnellere Rekonvaleszenz. ◄

Dass diese Behandlung mit einem Heilerfolg verbunden ist, ist experimentell nicht abgesichert. Zwar liegen dem Behandlungskonzept nachvollziehbare Überlegungen zugrunde. Es fehlt jedoch die experimentelle Bestätigung und die Bewährung in der Praxis. Behandlungsfehlerhaft ist sie jedoch nicht, wenn die versicherte Person über den unsicheren Heilungserfolg und die mit der Behandlung verbundenen Risiken/Kosten ausreichend aufgeklärt ist.

Beispiel

Durchgeführt wurde bei der versicherten Person eine Schmerzbehandlung nach Racz, die zumindest 2001 wissenschaftlich umstritten war und sich noch in einem experimentellen Stadium befand. Gelegt wurde ein Katheter im Bereich der Wirbelsäule, durch den ein Cocktail u. a. aus einem Betäubungsmittel und einem Kortisonpräparat verabreicht wurde (BGH, Urteil vom 22.05.2007 – VI ZR 35/06). ◄

Die Behandlung war, wenn sie mit der versicherten Person abgesprochen war und sie über den experimentellen Charakter aufgeklärt war, zulässig. Sie war aber nicht notwendig, da es für das gleiche Schadensbild zu dem Zeitpunkt (Begutachtung ex ante), zu dem sie durchgeführt wurde, experimentell abgesicherte Behandlungsmethoden gab.

Bis zur Entscheidung des BGH (Urteil vom 23.06.1993 – IV ZR 135/92) galt die sog. Wissenschaftsklausel.

§ 5 (1) MB/KK „Keine Leistungspflicht besteht
f) für wissenschaftlich nicht allgemein anerkannte Untersuchungs- und Behandlungsmethoden und Arzneimittel".

Diese Klausel beschränkte – nach Meinung des BGH – den Versicherungsschutz auf die Schulmedizin. Sie schloss damit die Alternativmedizin vom Versicherungsschutz aus. Damit war der Versicherungsschutz – nach Meinung des BGH – zu einem wesentlichen Teil ausgehöhlt. Er hob diese Klausel auf.

Ersetzt wurde diese Klausel durch § 4 (6) MB/KK:

„Der Versicherer leistet im vertraglichen Umfang für Untersuchungs- oder Behandlungsmethoden und Arzneimittel, die von der Schulmedizin überwiegend anerkannt sind. Er leistet darüber hinaus für Methoden und Arzneimittel, die sich in der Praxis als ebenso erfolgversprechend bewährt haben oder die angewandt werden, weil keine schulmedizinischen Methoden oder Arzneimittel zur Verfügung stehen; der Versicherer kann jedoch seine Leistungen auf den Betrag herabsetzen, der bei der Anwendung vorhandener schulmedizinischer Methoden oder Arzneimittel angefallen wäre."

Der entscheidende Passus ist, dass Versicherungsschutz besteht, für „Methoden und Arzneimittel", die sich „bewährt haben". Dies zeigt an, dass entscheidend sind weniger wissenschaftliche Erkenntnisse und Statistiken, sondern die Erfahrungen der Praxis. Dies setzt aber eine ausreichend große Zahl von Anwendern und eine entsprechende Zeit der Erprobung voraus. Eine Bewährung kann gegeben sein für die alternativen Behandlungsmethoden und Arzneimittel, die innerhalb der verschiedenen Richtungen der Alternativmedizin Standard sind. Vor Inanspruchnahme einer alternativmedizinischen Behandlung, z. B. Akkupunktur, ein Verfahren, dass seit Jahrhunderten Teil der chinesischen Medizin ist, empfiehlt es sich jedoch, diese Frage zunächst abzuklären. Die GKV bezahlt diese Leistung unter bestimmten Voraussetzungen. Privatversicherte können Zusatzversicherungen abschließen.

▶ Geleistet wird für von der Schulmedizin überwiegend anerkannte Behandlungs- und Arzneimittel und bewährte Behandlungs- und Arzneimittel der Alternativmedizin, wobei dazu der Versicherungsschutz jeweils abzuklären ist. Geleistet wird grundsätzlich nur für eine ärztliche Behandlung, bei der Behandlung durch einen Heilpraktiker ist entscheidend die individuelle Vertragsgestaltung.

9.7 Heilbehandlung einer lebensbedrohlichen oder regelmäßig tödlichen Erkrankung

Der entscheidende Leitsatz, der zwar einen gesetzlich Versicherten betraf, kommt vom Bundesverfassungsgericht (Urteil vom 06.12.2005 – 1 BvR 347/98):

„Es ist mit den Grundrechten aus Art. 2 Abs. 1 GG in Verbindung mit dem Sozialstaatsprinzip und aus Art. 2 Abs. 2 Satz 1 GG nicht vereinbar, einen gesetzlich Krankenversicherten, für dessen lebensbedrohliche oder regelmäßig tödliche Erkrankung eine allgemein anerkannte, medizinischem Standard entsprechende Behandlung nicht zur Verfügung steht, von der Leistung einer von ihm gewählten, ärztlich angewandten Behandlungsmethode auszuschließen, wenn eine nicht ganz entfernt liegende Aussicht auf Heilung oder auf eine spürbare positive Einwirkung auf den Krankheitsverlauf besteht."

Diesem Leitsatz, der einschränkungslos auch für die PKV gilt, lag folgender Sachverhalt zugrunde:

Beispiel

Der 5-jährige gesetzlich Krankenversicherte litt an einer „so genannten progressiven Muskeldystrophie". „Die Krankheit manifestiert sich in den ersten Lebensjahren; ihr prognostizierter Verlauf ist progredient." „Die Lebenserwartung ist stark eingeschränkt."

Dr. B., Facharzt für Allgemeinmedizin, der über keine Zulassung zur vertragsärztlichen Versorgung verfügte, behandelte den Kläger mittels Thymuspeptiden, Zytoplasma, homöopathischen Mitteln und vor allem mittels hochfrequenter Schwingungen („Bioresonanztherapie"). Der Rechtsstreit drehte sich um die Kosten dieser Behandlung, deren Übernahme die Gesetzliche Krankenversicherung abgelehnt hatte.

Einen ähnlichen Fall hatte der BGH zu entscheiden (Urteil vom 10.07.1996 – IV ZR 133/95).

Beispiel

Der Kläger, der HIV-infiziert war, unterzog sich einer „Autovakzinationstherapie". Diese Behandlungsmethode (lymphozytäre Autovakzine-Behandlung) wurde in der Behandlung HIV-infizierter Patienten eingesetzt. Die Beklagte, die Private Krankenversicherung des Klägers, bezahlte die Behandlung nicht mit der Begründung: „Bei der Therapie handele es sich um eine wissenschaftlich nicht allgemein anerkannte Behandlungsmethode."

Dazu der BGH:

„Von der medizinischen Notwendigkeit einer Behandlung im Sinne der vorstehenden Ausführungen wird im Allgemeinen dann auszugehen sein, wenn eine Behandlungsmethode zur Verfügung steht und angewandt worden ist, die geeignet ist, die Krankheit zu heilen, zu lindern oder ihrer Verschlimmerung entgegenzuwirken." „Steht diese Eignung nach medizinischen Erkenntnissen fest, steht grundsätzlich auch die Eintrittspflicht des Versicherers fest. Im vorliegenden Falle ist jedoch nach den Feststellungen des Berufungsgerichts davon auszugehen, dass der Versicherungsnehmer an einer unheilbaren Krankheit litt, für die es keine allgemein anerkannte Therapie gibt – dem zufolge auch im Zeitpunkt der Vornahme der hier in Rede stehenden Behandlung nicht gab. Bei einer solchen Sachlage, bei der es selbst für eine auf Verhinderung einer Verschlimmerung der Krankheit abzielende Heilbehandlung keine in der Praxis angewandte Behandlungsmethode gibt, bei der nach medizinischen Erkenntnissen davon ausgegangen werden kann, dass sie zur Herbeiführung wenigstens dieses Behandlungszieles geeignet ist, kommt jeder gleichwohl durchgeführten Behandlung zwangsläufig Versuchscharakter zu, für die der Nachweis medizinischer „Richtigkeit" nicht geführt werden kann." „Das schließt indessen die Annahme der medizinischen Notwendigkeit einer solchen Behandlung nicht von vornherein aus, dies jedenfalls dann nicht, wenn sie auf eine schwere, lebensbedrohende oder gar lebenszerstörende Krankheit zielt."

▶ Ein sog. Heilversuch ist aus medizinischer Sicht dann vertretbar, wenn die Abwägung zwischen möglichen Risiken und Nebenwirkungen und denkbaren Heilerfolgen zu Gunsten der fraglichen Heilerfolge ausgeht.

9.8 Prüfschema des Ärztlichen Gutachters

Lautet die Fragestellung, ob eine ärztliche Leistung der privaten Krankenkasse angelastet werden kann, so hat der ärztliche Gutachter folgende Fragen zu beantworten:

1. Liegt ein Unfall oder eine Krankheit vor?
2. Sind die zu erstattenden Leistungen der versicherten Person zuzuordnen?
3. a) Sind/waren die Leistungen „notwendig" im Zeitpunkt der Vornahme aufgrund „objektiv medizinischer" Befunde?
   b) Lag eine klare Diagnose vor?
   c) War die durchgeführte Behandlung geeignet, eine Krankheit oder Unfallfolgen zu heilen? Entsprach sie
   - der herrschenden Meinung, dem gesicherten ärztlichen Standard
   - Leitlinien
   - Konsensempfehlungen
   - Empfehlungen der zuständigen Fachgesellschaft
   - Veröffentlichungen, die aber kritisch daraufhin zu sichten sind, ob Einzelmeinungen vertreten werden.
   d) Handelt es sich um eine Außenseiterbehandlung? Hat sich diese bewährt?
   e) Ist die der Behandlung zugrunde liegende Krankheit lebensbedrohlich? War es unter Abwägung von Chancen und Risiken vertretbar, einen Behandlungsversuch durchzuführen?

9.9 Ambulante vor stationärer Behandlung, Kuren

§ 4 (4) MB/KK: „Bei medizinisch notwendiger stationärer Heilbehandlung hat die versicherte Person freie Wahl unter den öffentlichen und privaten Krankenhäusern, die unter ständiger ärztlicher Leitung stehen, über ausreichende diagnostische und therapeutische Möglichkeiten verfügen und Krankengeschichten führen."
§ 4 (5) MB/KK: „Für medizinisch notwendige stationäre Heilbehandlung in Krankenanstalten, die auch Kuren bzw. Sanatoriumsbehandlung durchführen oder Rekonvaleszenten aufnehmen, im Übrigen aber die Voraussetzungen von Abs. 4 erfüllen, werden die tariflichen Leistungen nur dann gewährt, wenn der Versicherer diese vor Beginn der Behandlung schriftlich zugesagt hat."

Zwar ist nicht ausdrücklich festgelegt, dass die ambulante Behandlung Vorrang vor stationärer Behandlung hat. Dies ergibt sich aber aus der Formulierung „notwendige stationäre Heilbehandlung".

Dazu darf zitiert werden aus dem Urteil des Landgerichts Mannheim vom 10.09.2020 (9 O 383/19). Der Entscheidung lag folgender Sachverhalt zugrunde:

> **Beispiel**
>
> „Der Kläger erlitt im November 2013 einen Ohnmachtsanfall (Synkope). Anschließend klagte der Kläger über Tinnitus, Spannungskopfschmerz, rezidivierende Blockaden des Atlas, Ischialgien, ein myofasciales Schmerzsyndrom und ein psychovegetatives Erschöpfungssyndrom."
>
> Der Kläger begab sich aufgrund ärztlicher Überweisung in eine dreiwöchige stationäre Behandlung. Die Erstattung der dadurch verursachten Kosten wurde von dem privaten Krankenversicherer abgelehnt. Das LG Mannheim gab diesem Recht:
>
> „Bei einer stationären Behandlung ist darüber hinaus die medizinische Notwendigkeit anhand eines Vergleichs mit der ambulanten Behandlungsform zu prüfen. Eine stationäre Krankenhausbehandlung ist nur dann medizinisch notwendig, wenn der angestrebte Erfolg mit einer ambulanten Maßnahme nicht erreicht werden kann. So ist eine stationäre Behandlung nicht erforderlich, wenn eine Erkrankung durch eine ambulante Therapie in gleicher Weise geheilt oder gelindert werden kann. Die stationäre Behandlung als notwendig anzusehen ist nur vertretbar, wenn sie nach den objektiven medizinischen Befunden und Erkenntnissen im Zeitpunkt der Vornahme der Behandlung geeigneter erscheint als die ambulante Behandlung."
>
> „Das entscheidende Gericht folgt nicht der Ansicht des Klägers", „wonach für den Bereich der privaten Krankenversicherung der in § 39 SGB V normierte Grundsatz des Vorrangs einer ambulanten vor einer stationären Behandlung nicht mehr gelte. Der Bundesgerichtshof hat zwar entschieden, dass die medizinische Notwendigkeit einer Heilbehandlung nicht allein deswegen zu verneinen ist, weil sie teurer ist als eine nach Einschätzung des Versicherers gleichwertige,

aber kostengünstigere Behandlung." „Diese Grundsätze betreffen aber ausschließlich die Frage, ob von zwei medizinisch gleichwertigen Behandlungsmethoden der Versicherte der kostengünstigeren den Vorzug geben muss. Demgegenüber ist im Streitfall entscheidungserheblich, in welchem Verhältnis nach den maßgeblichen Versicherungsbedingungen die Formen der ambulanten und der stationären Behandlung zueinanderstehen." „Danach gilt auch bei privaten Krankenversicherungen der Vorrang der ambulanten vor der stationären Heilbehandlung, ohne dass es einer gesetzlichen Normierung im VVG wie in § 39 Abs. 1 S. 2 SGB V bedarf." ◄

▶ Anders als § 40 SGB V, der ausdrücklich ambulante und stationäre Rehabilitationsleistungen vorsieht, stellt § 4 (5) MB/KK diese Leistungen unter den Vorbehalt einer schriftlichen Zusage. Diese wird jedoch im gleichen Ausmaß, wie stationäre Behandlungen immer mehr verkürzt werden, zunehmend erteilt.

Weiterführende Literatur

Bach M (2023) Private Krankenversicherung, 6. Aufl. C.H. Beck, München

10 Orthopädie und Unfallchirurgie: Soziale und Private (Gesetzliche) Pflegeversicherung

Inhalt

10.1	Rückblick	185
10.2	Änderungen/Neuausrichtung des SGB XI	186
10.3	Organisation und Aufbau der Sozialen Pflegeversicherung	187
10.4	Finanzierung der Sozialen Pflegeversicherung	189
10.5	Formale Leistungsvoraussetzungen der Sozialen Pflegeversicherung	189
10.6	Begriff der Pflegebedürftigkeit	190
10.7	Pflegebedürftigkeit bei Kindern	191
10.8	Pflegeberatung	192
10.9	Rehabilitation vor Pflege	194
10.10	Die Private Pflegeversicherung	194
10.11	Rechtsweg gegen Entscheidungen der privaten Pflegekassen	197
10.12	Recht zur Nachuntersuchung	197
10.13	Zusatzversicherungen	198
10.14	Ziele der Gesetzlichen – Sozialen und Privaten – Pflegeversicherung	198

10.1 Rückblick

Soziale und Private Pflegeversicherung sind gemeinsam die *Gesetzliche Pflegeversicherung*. Federführend ist die Soziale Pflegeversicherung, der die Private Pflegeversicherung nach §§ 1 Abs. 2 Satz 2/23/110 SGB XI zu entsprechen hat.

Die *Soziale Pflegeversicherung* ist die jüngste der 5 Säulen der Sozialversicherung in Deutschland:

- Arbeitslosenversicherung (SGB III)
- Gesetzliche Krankenversicherung (SGB V)
- Gesetzliche Rentenversicherung (SGB VI)
- Gesetzliche Unfallversicherung (SGB VII)
- Soziale Pflegeversicherung (SGB XI)

Mit der vor allem seit Mitte der 1950er-Jahre ständig steigenden Lebenserwartung, die vielerlei Gründe hat und durch Fortschritte der medizinischen Betreuung der älter werdenden Bevölkerung mitbedingt ist, stellte sich das Problem der Pflege im Alter, wobei das Risiko von Pflegebedürftigkeit bereits mit der Geburt gegeben ist. Es ist ein „allgemeines Lebensrisiko" (BVerfG, Urteil vom 03.04.2001 – 1 BvR 2014/95) und seine Bewältigung eine „gesamtgesellschaftliche Aufgabe" (§ 8 Abs. 1 SGB XI). Für die Pflegeprobleme werden – neben der deutlich gestiegenen Lebenserwartung und dem Wegfall ethischer Bindungen – vor allem folgende Gründe verantwortlich gemacht:

- Auseinanderfallen der Großfamilie
- Singularisierung
- gewählte Kinderlosigkeit
- Anforderungen an eine hohe Mobilität von Arbeitnehmern
- Berufstätigkeit beider Partner

- Überlastung der Berufstätigen mit der gleichzeitigen Pflege von Angehörigen

Zwar wurde und wird nach wie vor der größte Teil der Pflegebedürftigen im häuslichen Umfeld versorgt, wobei auch insoweit Entlastungsbedarf gesehen wurde und wird. Soweit das bereits in der Vergangenheit nicht der Fall war, führte dies dazu, dass Pflegebedürftige, außerhalb der Familien versorgt, mit Beginn der 1980er-Jahre vermehrt Sozialhilfe beantragten und erhielten. Sie waren nicht mehr in der Lage, die Kosten ihrer Pflege zu bezahlen. Nur ein verschwindend kleiner Teil der Bevölkerung hatte das Risiko der Pflegebedürftigkeit privat abgesichert. Im Jahr 1994 waren dies 0,39 % der Gesamtbevölkerung. Die Pflege wurde also in diesen Fällen letztlich aus Steuermitteln finanziert. Die Brutto-Ausgaben der Sozialhilfeträger für die Hilfe zur Pflege stiegen von 1970 bis 1975 von 1,1 Mrd. DM auf 2,9 Mrd. DM. Dies machte damals mehr als ein Drittel aller Sozialleistungen aus (BTDrucks 12/5262) und war der Anstoß für die Pflegepflichtversicherung, die jedoch erst nach jahrelanger Diskussion 1995 Gesetz wurde.

Diskutiert wurden zwei Möglichkeiten: Entweder eine die gesamte Bevölkerung umfassende öffentlichrechtliche Pflegeversicherung oder die Aufbringung aus Steuermitteln auf der Grundlage eines Leistungsgesetzes. Die zuletzt genannte Alternative, die Finanzierung der Pflege allein aus Steuermitteln, wurde jedoch aus finanzpolitischen Überlegungen letztlich fallengelassen. Entwickelt wurden in der Folge zwei Finanzierungsmöglichkeiten.

Dies war zum einen die *kapitalgedeckte* Versicherung: Die Kosten des Pflegefallrisikos werden bei Eintritt in die Versicherung geschätzt, bei im Wesentlichen gleich bleibenden Beiträgen wird eine Art Rücklage angespart, durch die dann die später anfallenden Pflegefallkosten abgedeckt werden. Dieses System unterliegt dem Risiko von Inflation, Wirtschafts- und Finanzkrisen sowie politischen Interventionen.

Zum anderen war dies die *umlagefinanzierte* Versicherung. Die laufenden Ausgaben werden im Wesentlichen aus den laufenden Einnahmen finanziert, also aus Beitragszahlungen erwerbstätiger Versicherter. Um es auf den Punkt zu bringen: Bei der umlagefinanzierten Versicherung tragen die „Jungen" die Lasten der „Alten". Dieses System setzt ausgeglichene demografische Verhältnisse voraus, damit die Beiträge der „Jungen" eine vertretbare Höhe nicht überschreiten. Die Bundesregierung entschied sich für die umlagefinanzierte Pflichtversicherung. Mit Datum vom 01.01.1995 wurde das SGB XI, die *Soziale Pflegeversicherung*, kodifiziert, die mit den Namen Norbert Blüm, damals verantwortlicher Bundesminister, und Karl Jung als für das Gesetz zuständiger Staatssekretär verbunden ist.

10.2 Änderungen/Neuausrichtung des SGB XI

Das SGB XI erfuhr nach seiner Kodifikation zum 01.01.1995 wiederholte Änderungen/Neuausrichtungen. Diese verfolgten vor allem 3 Ziele:

- den besseren Schutz und die Entlastung von Versicherten und deren Angehörigen,
- eine faire Entlohnung der Pflegenden und
- Beitragsgerechtigkeit.

Die Änderungen erfolgten auch in Verbindung mit Änderungen des SGB V (Gesetzliche Krankenversicherung), die wegen ihrer Anzahl und Vielfalt nur angeschnitten werden können, wie folgt:

- Mit dem 01.01.2002 durch das Pflege-Qualitätssicherungsgesetz (PQsG), das im Interesse der Pflegebedürftigen die Verpflichtung aller ambulanten, teilstationären und stationären Pflegeeinrichtungen enthält, ein Qualitätsmanagement einzuführen sowie mindestens alle zwei Jahre Leistungs- und Qualitätsnachweise zu erbringen. Parallel dazu bleibt es weiterhin möglich, die erbrachten Leistungen und deren Qualität durch Einzelprüfungen, Stichprobenprüfungen und vergleichende Prüfungen zu kontrollieren Dazu wurden die Zugangsrechte des Medizinischen Dienstes der Krankenversicherung (MDK) zu den Pflegeeinrichtungen konkretisiert (§ 114 Abs. 1 SGB XI)
- Mit dem 01.01.2002 durch das Pflegeleistungs-Ergänzungsgesetz, das zusätzliche Leistungen bei häuslicher Pflege vorsieht, insbesondere aber ein befristetes Beitrittsrecht der Nichtkrankenversicherten zur Sozialen oder Privaten Pflegeversicherung und die Mitfinanzierung qualifizierter ehrenamtlicher Sterbebegleitung im Rahmen ambulanter Hospizdienste
- Mit dem 01.02.2004 durch das Gesetz zur Modernisierung der Gesetzlichen Krankenversicherung (GMG), das durch vielerlei Maßnahmen die wirtschaftliche Lage der Kranken- und Pflegeversicherung zu verbessern versucht
- Mit dem 01.01.2005 durch das Kinderberücksichtigungsgesetz (KiBG), das für Kinderlose einen Beitragszuschlag von 0,25 Beitragssatzpunkten bestimmt
- Mit dem 01.04.2007 durch das Gesetz zur Stärkung des Wettbewerbs in der Gesetzlichen Krankenversicherung (GKV-Wettbewerbsstärkungsgesetz, GKV-WSG), durch das der „Gesundheitsfond" eingeführt wurde
- Mit dem 01.07.2008 durch das Gesetz zur strukturellen Weiterentwicklung der Pflegeversicherung (PfWG), das die Bedeutung der Kontrollpflichten des Medizinischen Dienstes der Krankenversicherung dadurch stärkt, dass über die Qualität jeder Pflegeeinrichtung informiert wird und durch das Pflegezeitgesetz (Pflege-ZG), das es Arbeitnehmern unter bestimmten Voraussetzungen ermög-

licht, sich zum Zwecke der Pflege von Angehörigen ohne Entgeld von der Arbeit freistellen zu lassen
- Mit dem 01.01.2012 durch das Familienpflegezeitgesetz (FPfZG), eine Weiterentwicklung des Pflege-Zeitgesetzes
- Mit dem 30.10.2012 durch das Pflege-Neuausrichtungs-Gesetz, das verbesserte Leistungen für Demenzkranke und deren Angehörige vorsieht und die Förderung von neuen Wohnformen (sogenannte Pflege-WGs – Pflegewohngemeinschaften), sowie eine staatliche Bezuschussung privater Pflege-Zusatzversicherungen (bekannt als „Pflege-Bahr")
- Mit dem 01.01.2015 durch das Pflegestärkungsgesetz (PSG) I, das insbesondere einen sogenannten Pflegevorsorgefond (§§ 131 bis 139 SGB XI) einführt, ein Sondervermögen, in das jährlich 0,1 % aller Pflegeversicherungsbeiträge eingezahlt werden, angelegt bei der Bundesbank, gedacht für die Jahre ab 2036, in denen aller Voraussicht nach der Zufluss zur Sozialen Pflegeversicherung besonders hoch sein wird
- Mit dem 01.01.2016 bzw. 01.01.2017 durch das Pflegestärkungsgesetz II, dessen zentrales erstrangiges Ziel die Einführung eines neuen Pflegebedürftigkeitsbegriffs und einer neuen Systematik der Beurteilung/Einschätzung der Pflegebedürftigen ist. Seit dem 01.01.2017 werden die bisherigen drei Pflege*stufen* durch passgenauere fünf Pflege*grade* ersetzt (Pflegebedürftigkeitsbegriff). Maßgeblich ist der Grad der Selbstständigkeit in allen pflegerelevanten Bereichen. Etabliert wird ein neues Begutachtungsverfahren. Gesetzlich verankert wird die Gleichbehandlung somatisch, kognitiv und psychisch beeinträchtigter Menschen
- Mit dem 01.01.2016 durch das Hospiz- und Palliativgesetz (HPG), das eine deutliche Verbesserung von Hospizen und Palliativeinrichtungen, insbesondere deren finanzieller Ausstattung sowie eine Finanzierung der Sterbebegleitung regelt
- Mit dem 01.01.2017 durch das Pflegestärkungsgesetz III, das vor allem die Rolle der Kommunen in der Pflege stärkt, Regelungen zur Bekämpfung des Abrechnungsbetruges enthält und den neue Pflegebedürftigkeitsbegriff des SGB XI (Soziale Pflegeversicherung) in das SGB XII (Sozialhilfe) überträgt
- Mit dem 01.01.2022 durch das Gesetz zur Weiterentwicklung der Gesundheitsversorgung (Gesundheitsversorgungsweiterentwicklungsgesetz – GVWG) vom 11.07.2021, das sich auf drei Bereiche bezieht: Die häusliche Pflege, die stationäre Pflege und eine bessere Entlohnung des Pflegepersonals
- Mit dem 30.06.2022 durch das Pflegebonusgesetz, das neben der Auszahlung eines Bonus an die Pflegekräfte in Artikel 2 weitere Finanzierungsfragen des SGB XI regelt

Da einerseits die Ansprüche an eine würdige Pflege eine zunehmend stärkere Betonung finden, andererseits die Pflegekosten ständig steigen – z. B. durch die Zunahme der Pflegebedürftigen infolge einer immer älter werdenden Bevölkerung, die Inflation, die Kostensteigerung medizinischer Leistungen, die tariflichen Rechte der in der Pflege abhängig Tätigen –, und da die Beiträge möglichst nicht steigen sollen, um die Wettbewerbsfähigkeit Deutschlands nicht zu gefährden, ist eine weitere gesetzliche Weiterentwicklung der Sozialen Pflegeversicherung mit Sicherheit zu erwarten. Im Juli 2025 hat sich die Bund-Länder-Arbeitsgruppe „Zukunftspakt Pflege" konstituiert und sich auf das weitere Vorgehen für eine Reform der Pflegeversicherung verständigt. Bis Ende des Jahres soll die Arbeitsgruppe gemeinsame Eckpunkte vorlegen, die im kommenden Jahr in ein Gesetzgebungsverfahren einfließen sollen.

10.3 Organisation und Aufbau der Sozialen Pflegeversicherung

Die Organisation und der Aufbau der Sozialen Pflegeversicherung entspricht weitgehend derjenigen der Gesetzlichen Krankenversicherung, sodass, soweit nicht nachfolgend Besonderheiten erörtert werden, insoweit auf das ▶ Kap. 7, „Orthopädie und Unfallchirurgie: Gesetzliche Krankenversicherung" verwiesen werden darf.

Träger der *Sozialen Pflegeversicherung* sind die *Pflegekassen*, rechtsfähige Körperschaften des öffentlichen Rechts mit Selbstverwaltung (§ 46 SGB XI). Diese haben die Pflege, so wie sie in § 2 SGB XI umschrieben ist, zu gewährleisten (§ 69 SGB XI).

Deren Aufgaben werden von den Krankenkassen wahrgenommen (§ 1 Abs. 3 SGB XI). Die Pflegeversicherung ist – ebenso wie die Gesetzliche Krankenversicherung – eine Pflichtversicherung (§ 20 SGB XI). Die Pflegeversicherung folgt der Krankenversicherung (§ 48 SGB XI). Wer in der Gesetzlichen Krankenversicherung als Mitglied versichert ist, ist Mitglied derjenigen Pflegekasse, die unter dem Dach der jeweiligen Krankenversicherung errichtet ist. Mitversichert kraft Gesetzes sind Ehegatten, Lebenspartner und Kinder, soweit sie auch in der Gesetzlichen Krankenversicherung beitragsfrei mitversichert sind (§ 25 SGB XI). Wird der Versicherte wegen Überschreitens der Jahresarbeitsentgeltgrenze versicherungsfrei, folgt die Soziale Pflegeversicherung seiner Entscheidung zur Krankenversicherung. Wenn er also seine bisherige Pflichtmitgliedschaft in der Gesetzlichen Krankenversicherung freiwillig fortsetzt, bleibt er in der Sozialen Pflegeversicherung (§ 20 Abs. 3 SGB XI). Wenn er zu einem privaten Krankenversicherer wechselt, hat er das Pflegerisiko bei einem privaten Versicherungsunternehmen zu versichern (§ 23 SGB XI).

Leistungen der Gesetzlichen Unfallversicherung (§ 44 SGB VII), nach dem Bundesversorgungsgesetz (§ 35 BVG), nach dem Sozialen Entschädigungsgesetz (§ 28 Abs. 1 i. V. m. § 71 SGB XIV) oder aus öffentlichen Kassen aufgrund gesetzlich geregelter Unfallversorgung oder Unfallfürsorge, gehen Leistungen der Sozialen Pflegeversicherung vor (§ 13 SGB XI). Insofern ist die Pflegeversicherung nur sekundär leistungspflichtig. Zu beachten ist, dass die Anforderungen nach § 44 SGB VII, § 35 BVG und § 71 ff. SGB XIV sich von denjenigen des SGB XI unterscheiden. „Pflegebedürftigkeit" (SGB XI) ist also nicht identisch mit „Hilfsbedürftigkeit" (§ 44 SGB VII), nicht mit „hilflos" (§ 35 BVG) und nicht mit „Pflegebedürftigkeit" (§ 71 SGB XIV).

Ebenso wie gesetzlich Krankenversicherte einen Anspruch auf ärztliche Behandlung nur durch Vertragsärzte haben, dürfen pflegerische Leistungen nur bei Leistungserbringern in Anspruch genommen werden, mit denen die Pflegekassen oder die für sie tätigen Verbände Verträge abgeschlossen haben (§ 29 Abs. 2 SGB XI). Innerhalb der vertraglich verbundenen Leistungsanbieter besteht für Pflegebedürftige die freie Wahl (§ 2 Abs. 2 SGB XI). Regelungen zur Zulassung von Leistungserbringern, zu den von diesen zu erbringenden Voraussetzungen und möglichen Rechtsmitteln gegen eine Ablehnung der Zulassung finden sich in den §§ 112 bis 120 SGB XI. Es stehen sich also Leistungserbringer und Pflegekassen gegenüber, wobei das gemeinsame Ziel die Sicherstellung des Pflegeauftrags ist.

Der *Spitzenverband Bund der Krankenkassen* übernimmt die Aufgaben des Spitzenverbands Bund der Pflegekassen (§ 53 SGB XI). Seit dem 1. Juli 2008 hat der aufgrund des GKV-Wettbewerbsstärkungsgesetzes errichtete Spitzenverband Bund der Krankenkassen (GKV-Spitzenverband) gesetzliche Aufgaben der vorher bestehenden sieben Spitzenverbände der Krankenkassen übernommen. Er ist eine Körperschaft des öffentlichen Rechts und untersteht der Aufsicht des Bundesministeriums für Gesundheit. Er übernimmt alle wettbewerbs-neutralen Aufgaben der Pflegekassen – z. B. vertritt er die Interessen der Pflegekassen gegenüber der Politik. Er definiert Bewertungskriterien zur Qualität von Pflegeeinrichtungen usw. Die vom GKV-Spitzenverband abgeschlossenen Verträge und seine sonstigen Entscheidungen gelten für alle Pflegekassen, deren Landesverbände und somit mittelbar für alle gesetzlich Versicherten.

In allen pflegerischen Fragen wird der GKV-Spitzenverband beraten durch den Medizinischen Dienst *Bund*. Dieser wurde am 01.01.2022 errichtet auf der Grundlage des „MDK-Reformgesetzes", das am 01.01.2020 in Kraft trat. Bis Ende 2021 war es die Aufgabe des GKV-Spitzenverbands, Pflege-Begutachtungs-Richtlinien zu erlassen. Ab dem 01.01.2022 wurde diese Aufgabe dem Medizinischen Dienst Bund übertragen (§§ 17/53d SGB XI). Die aktuelle Fassung der Pflege-Begutachtungs-Richtlinien wurden vom Medizinischen Dienst Bund im Benehmen mit dem Spitzenverband Bund der Pflegekassen erstellt und am 21. Dezember 2023 erlassen.

Verblieben ist jedoch beim GKV-Spitzenverband die Zuständigkeit zum Erlass der Richtlinien zur einheitlichen Durchführung der Pflegeberatung nach § 7a SGB XI (Pflegeberatungs-Richtlinie; §17 SGB XI).

Der Spitzenverband Bund der Pflegekassen hat zum 31. Dezember 2022 eine Geschäftsstelle eingerichtet (§ 82c Abs. 6 SGB XI). Diese unterstützt die Landesverbände in allen Fragen, die mit der Beschäftigung von Pflegekräften in Zusammenhang stehen.

Die *Schiedsstelle* (§ 76 Abs. 1, Satz 1 SGB XI), der durch das Pflegestärkungsgesetz II Entscheidungskompetenz zugewiesen wurde, entscheidet in Fällen, in denen zwischen Trägern von ambulanten Diensten und vollstationären Pflegeeinrichtungen einerseits und Pflegekassen sowie Trägern der Sozialhilfe andererseits im Verhandlungswege keine Einigung erzielt wird, z. B. über Pflegesatzvereinbarungen. Entscheidungen der Schiedsstelle sind für die am Schiedsverfahren Beteiligten von großer Bedeutung. Sie sind nur begrenzt gerichtlich angreifbar.

BSG, Urteil vom 26.09.2019 – B 3 P 1/18 R
„Einer paritätisch und sachkundig besetzten Schiedsstelle kommt – nach ständiger Rechtsprechung aller mit Schiedsverfahren befassten Senate des BSG – bei ihrer Entscheidungsfindung grundsätzlich ein weitreichender Beurteilungsspielraum zu, der nur einer eingeschränkten gerichtlichen Kontrolle zugänglich ist." „Deshalb dürfen die Landessozialgerichte – auch wenn sie den Schiedsspruch wegen Rechtswidrigkeit aufheben – die Pflegesätze und Entgelte in der Regel nicht selbst festsetzen, sondern haben die Sache an die Schiedsstelle zur Herbeiführung eines rechtmäßigen neuen Schiedsspruchs zurückzugeben. Trotz ihres weitreichenden Beurteilungsspielraums hat die Schiedsstelle zwingendes Gesetzesrecht verfahrensrechtlicher und auch materiellrechtlicher Art zu beachten. Der Schiedsspruch muss in einem fairen Verfahren auf der Basis eines hinreichend ermittelten Sachverhalts ergehen und sich innerhalb der Grenzen des Beurteilungsspielraums halten." „Die Grenzen des Beurteilungsspielraums ergeben sich aus den jeweiligen spezialgesetzlichen Vorgaben."

Der sogenannte *Ausgleichsfond*, gebildet aus Beiträgen aus Rentenzahlungen, von den Pflegekassen überwiesenen Überschüssen (§ 64 Abs. 4 SGB XI) und vom Gesundheitsfond überwiesenen Beiträge der Versicherten (§ 65 Abs. 1 Nr. 3 SGB XI), wird verwaltet vom Bundesamt für Soziale Sicherung. Er dient der Durchführung des Finanzausgleichs zwischen den Pflegekassen (§§ 67, 68 SGB XI).

Die Prüfung der Frage, ob die Voraussetzungen der Pflegebedürftigkeit erfüllt sind und welcher Pflegegrad vorliegt (§ 18 SGB XI), wird im Auftrag der Pflegekassen durchgeführt durch den *Medizinischen Dienst*, eine Körperschaft des öffentlichen Rechts, der von den Pflegekassen unabhängig ist, bzw. durch andere unabhängige Gutachter.

Beschwerdestelle für Pflegebedürftige oder deren Angehörige ist das Bundesamt für Soziale Sicherung in Bezug auf die bundesunmittelbaren Pflegekassen – z. B. die Technikerkrankenkasse und die Barmer Ersatzkasse. Dies gilt nicht für die Postbeamtenkasse. Dort übt die Aufsicht die Bundesanstalt für Post und Telekomunikation aus und die Pflegekasse der Bundesbahnbeamten. Dort ist das Bundesministerium für Verkehr und digitale Infrastruktur zuständig. Für die landesunmittelbaren Pflegekassen sind dies die Gesundheits- bzw. Sozialministerien der Länder.

Die Mehrzahl der Beschwerden wird die Tätigkeit des von den Pflegekassen unabhängigen Medizinischen Dienstes bzw. der unabhängigen Gutachter betreffen. Dazu hat der Medizinische Dienst eine eigene Beschwerdestelle eingerichtet, wobei letztlich die Aufsichtsbehörden der Länder zuständig sind. Möglich ist aber auch, sich an die vom Medizinischen Dienst unabhängige Ombudsperson zu wenden.

10.4 Finanzierung der Sozialen Pflegeversicherung

Da zum Zeitpunkt der Einführung der Pflegeversicherung am 01.01.1995 keine Rücklagen vorhanden waren, trat diese zunächst in zwei Stufen in Kraft. Ab 01.01.1995 bestand im Rahmen der 1. Stufe zwar Beitragspflicht, jedoch konnten hier noch keinerlei Leistungen abgerufen werden. Ab dem 01.04.1995 konnten dann Leistungen für häusliche Pflege geltend gemacht werden. Im Rahmen der 2. Stufe bestand ab dem 01.07.1996 ein Anspruch auf Leistungen bei stationärer Pflege. Ab diesem Zeitpunkt wurde auch der Beitragssatz von – seit dem 01.01.1995 – 1,0 % auf 1,7 % erhöht. Zwischenzeitlich, ab dem 01.01.2025, beträgt der Beitragssatz 3,6 % des Bruttoeinkommens, für Kinderlose ab 23 Jahren 4.2 % (§ 55 SGB XI).

Getragen wird der Beitrag von Arbeitnehmern und Arbeitgebern je zur Hälfte, mit Ausnahme des Zuschlags bei Kinderlosigkeit, der nur vom Arbeitnehmer zu tragen ist. Die Mehrbelastung der Arbeitgeber durch ihren Anteil an der Pflegeversicherung wird ab dem 01.01.1995 dadurch kompensiert, dass die Arbeitsbefreiung am Buß- und Bettag entfällt, was jedoch nicht für das Land Sachsen zutrifft. Dort zahlen die Arbeitnehmer deshalb einen um 0,5 % höheren Beitrag zur Pflegeversicherung, die Arbeitgeber entsprechend weniger (§ 58 SGB XI). „Die Beiträge aus der Rente der gesetzlichen Rentenversicherung sind von den Mitgliedern allein zu tragen" (§ 59 Abs. 1 Satz 2 SGB XI).

Durch Beschluss vom 07.04.2022 (1 BvL 3/18, 1 BvR 2824/17, 1 BvR 2257/16, 1 BvR 717/16) hat das Bundesverfassungsgericht § 55 Abs. 1 Satz 1 und Abs. 3 Sätze 1 und 2 („Beitragssatz, Beitragsbemessungsgrenze") sowie § 57 Abs. 1 SGB XI („Beitragspflichtige Einnahmen") für verfassungswidrig erklärt und den Gesetzgeber verpflichtet, bis zum 31.07.2023 eine Neuregelung zu treffen. Es hat einen Verstoß gegen den Gleichheitsgrundsatz (Art. 3 GG) darin gesehen, dass keine Beitragsdifferenzierung in Abhängigkeit von der Kinderzahl im SGB XI vorgesehen ist. Der zusätzliche Erziehungsmehraufwand bei einer anwachsenden Kinderzahl finde im Bereich der Pflegeversicherung – anders als im Bereich der gesetzlichen Krankenversicherung und der gesetzlichen Rentenversicherung – keinen Ausgleich. Er müsse deshalb bei der Berechnung des Beitrags Berücksichtigung finden. Keinen Verstoß gegen den Gleichheitssatz sah das Bundesverfassungsgericht dagegen im Beitragszuschlag für Kinderlose, da Versicherte mit Kindern neben dem Geldbetrag (Versicherungsbeitrag) einen zusätzlichen Beitrag zur Funktion des Sozialsystems leisten würden, der bei Kinderlosigkeit auszugleichen sei (Urteil vom 03.04.2001 – 1 BvR 2014/95). Durch das Pflegeunterstützungs- und -entlastungsgesetz (PUEG), das zum 01.01.2024 in Kraft getreten ist, wurde die Beitragspflicht insgesamt neu geregelt und dem Urteil des Bundesverfassungsgerichts entsprochen.

Mit Blick auf den ab dem Jahr 2036 aufgrund der demografischen Entwicklung zu erwartenden größeren Zufluss pflegebedürftiger Menschen in die Pflege – von den geburtenstarken Jahrgänge 1959 bis 1967 erreichen die ersten das 75. Lebensjahr, ein Alter ab dem vermehrt Pflegebedarf zu erwarten ist –, wurde mit dem „Pflegestärkungsgesetz I" zum 01.01.2015 bei der Bundesbank ein Pflegevorsorgefond eingerichtet (§ 131 bis 139 SGB XI). In diesem Pflegevorsorgefonds wird ein Anteil von 0,1 Prozentpunkten der Pflegeversicherungsbeiträge pro Jahr angelegt. Aktuell sind dies etwa 1,2 Mrd. € pro Jahr. Über einen Zeitraum von 20 Jahren soll so Geld angespart werden, um danach zu erwartende Beitragssteigerungen abzumildern.

10.5 Formale Leistungsvoraussetzungen der Sozialen Pflegeversicherung

Leistungen der Sozialen Pflegeversicherung bedürfen – anders als grundsätzlich Leistungen der Gesetzlichen Krankenversicherung – eines Antrags, der bei der zuständigen Pflegekasse zu stellen ist (§ 33 Abs. 1 Satz 1 SGB XI). Das ist die der gesetzlichen Krankenkasse zugeordnete Pflegekasse, deren Mitglied der gesetzlich Versicherte ist. Die Pflegekasse hat innerhalb 25 Arbeitstagen über einen Antrag per Verwaltungsakt schriftlich zu entscheiden. Überschreitet sie diese Frist, hat sie „nach Fristablauf für jede begonnene Woche der Fristüberschreitung unverzüglich 70 € an den Antragsteller zu zahlen. Dies gilt nicht, wenn die Pflegekasse die Verzögerung nicht zu vertreten hat" (§ 18c Abs. 5 SGB XI). Durch diese Frist sollen pflegebedürftige Menschen und ihre Angehörigen eine schnelle Entscheidung über die von ihnen beantragten Leistungen erhalten, um die Pflege zeitnah organisieren zu können. Dies erfordert die enge Zusammenarbeit zwischen Pflegekasse und MDK, von dem die Begutachtung in aller Regel durchzuführen ist, sowie die Mitwirkung der antragstellenden Person.

Anträge stellen können im Sozialrecht, wer das 15. Lebensjahr vollendet hat, also ab 16 Jahre (§ 36 Abs. 1 Satz 1 SGB I).

Leistungen werden erst ab Antragstellung erbracht (§ 33 Abs. 1 Satz 2 SGB XI), also nicht rückwirkend. Erhöht sich demgegenüber der Pflegegrad bei bereits bestehender Pflegebedürftigkeit oder verringert sich dieser, können die Auswirkungen rückwirkend erfolgen.

§ 48 Abs. 2 Satz 2 SGB X Aufhebung eines Verwaltungsaktes mit Dauerwirkung bei Änderung der Verhältnisse:

Der Verwaltungsakt soll mit Wirkung vom Zeitpunkt der Änderung der Verhältnisse aufgehoben werden, soweit

1. *die Änderung zugunsten des Betroffenen erfolgt,*
2. *der Betroffene wusste oder nicht wusste, weil er die erforderliche Sorgfalt in besonders schwerem Maße verletzt hat, dass der sich aus dem Verwaltungsakt ergebende Anspruch kraft Gesetzes zum Ruhen gekommen oder ganz oder teilweise weggefallen ist.*

Um die strengen Voraussetzungen des § 48 SGB X zu vermeiden, ist eine Befristung der Zuordnung zu einem Pflegegrad und der Bewilligung von Leistungen möglich – und zwar bis zu einem Zeitraum von 3 Jahren (§ 33 Abs. 1 Satz 3 SGB XI). Vor Ablauf der Befristung hat die Pflegekasse zu prüfen, ob Pflegeleistungen weiterhin bewilligt werden und welchem Pflegegrad der Pflegebedürftige zuzuordnen ist. Sie hat das Ergebnis sowohl dem Pflegebedürftigen als auch der Pflegeeinrichtung mitzuteilen. Besteht kein Einverständnis mit der Entscheidung der Pflegekasse und läuft die Befristung ab, ist ein neuer Antrag zu stellen.

Leistungen der Sozialen Pflegeversicherung erhält nur, wer in den letzten zehn Jahren mindestens zwei Jahre versichert war. (§ 33 Abs. 2 SGB XI) Wechselt ein zuvor Privatversicherter wegen Eintritts der Versicherungspflicht in die Soziale Pflegeversicherung, wird die vorhergehende ununterbrochene Versicherungszeit in der Privaten Pflegeversicherung angerechnet (§ 33 Abs. 3 SGB XI).

10.6 Begriff der Pflegebedürftigkeit

Leistungen nach dem SGB XI hängen von der „Pflegebedürftigkeit" ab. Dies ist der zentrale Begriff der Pflegeversicherung. Es war das Ziel des „zweiten Gesetz zur Stärkung der pflegerischen Versorgung und zur Änderung weiterer Vorschriften" (Zweites Pflegestärkungsgesetz), in Kraft getreten am 01.01.2016, diesem Begriff einen sachgerechten, der Situation der Pflegebedürftigen angemessenen Inhalt zu geben. Die „Stärkung" der pflegerischen Versorgung konnte jedoch erst zusammen mit der Änderung der Begutachtungsrichtlinien, die den Begriff umsetzen müssen, am 01.01.2017 in Kraft treten, da der Medizinische Dienst das neue Begutachtungsverfahren zunächst testen musste, um die Regelungen umsetzen zu können.

Bis zum 31.12.2016 lag ein enges Verständnis von Pflegebedürftigkeit vor. Es galten solche Personen als pflegebedürftig, *„die wegen einer körperlichen, geistigen oder seelischen Krankheit oder Behinderung für die gewöhnlichen und regelmäßig wiederkehrenden Verrichtungen im Ablauf des täglichen Lebens auf Dauer […] in erheblichem oder höherem Maße der Hilfe bedürfen"*. Anspruch auf Leistungen der Pflegeversicherung setzten demnach voraus, das krankheits- oder behinderungsbedingt der Pflegebedürftige Alltagsverrichtungen – „Verrichtungen im Ablauf des täglichen Lebens", wie Nahrungsaufnahme, Körperpflege, Mobilität, hauswirtschaftliche Versorgung – nicht mehr selbst ausführen konnte. Dies waren die Voraussetzungen, von denen die Begutachtungsrichtlinien ausgingen und die im Rahmen der Begutachtung abgefragt wurden und umzusetzen waren. Die Kritik an diesem Begriff der Pflegebedürftigkeit und damit an den Begutachtungsrichtlinien betraf vor allem folgende Punkte:

- Der Pflegebedürftigkeitsbegriff sei defizitorientiert. Er ziele nicht auf die Erhaltung der Selbstständigkeit und auf die Bewältigung von Einbußen ab.
- Die minutengenaue Erfassung von Pflegebedarf und die davon abhängende Einstufung in eine Pflegestufe sei unwürdig und entspreche der Defizitorientiertheit des Menschenbilds.
- Demenzkranke würden nicht ausreichend berücksichtigt, die zwar im Rahmen der „wiederkehrenden Verrichtungen im Ablauf des täglichen Lebens" oft wenig Auffälligkeiten zeigen, die jedoch ständiger Aufsicht und Anleitung bedürften.

Da die Zahl der Demenzkranken infolge der alternden Bevölkerung stetig zunimmt, wurden diese Defizite zunehmend auffälliger. Dennoch dauerte es bis zum 01.01.2017, bis die Politik mit dem 1., vor allem aber mit dem 2. Pflegestärkungsgesetz, die nachfolgende Änderung herbeiführte und in Begutachtungsrichtlinien umsetzte.

§ 14 SGB XI Begriff der Pflegebedürftigkeit

(1) *Pflegebedürftig im Sinne dieses Buches sind Personen, die gesundheitlich bedingte Beeinträchtigungen der Selbstständigkeit oder der Fähigkeiten aufweisen und deshalb der Hilfe durch andere bedürfen. Es muss sich um Personen handeln, die körperliche, kognitive oder psychische Beeinträchtigungen oder gesundheitlich bedingte Belastungen oder Anforderungen nicht selbstständig kompensieren oder bewältigen können. Die Pflegebedürftigkeit muss auf Dauer, voraussichtlich für min-*

destens sechs Monate, und mit mindestens der in § 15 festgelegten Schwere bestehen.

(2) *Maßgeblich für das Vorliegen von gesundheitlich bedingten Beeinträchtigungen der Selbstständigkeit oder der Fähigkeiten sind die in den folgenden sechs Bereichen genannten pflegefachlich begründeten Kriterien:*

1. *Mobilität: Positionswechsel im Bett, Halten einer stabilen Sitzposition, Umsetzen, Fortbewegen innerhalb des Wohnbereichs, Treppensteigen;*
2. *Kognitive und kommunikative Fähigkeiten: Erkennen von Personen aus dem näheren Umfeld, örtliche Orientierung, zeitliche Orientierung, Erinnern an wesentliche Ereignisse oder Beobachtungen, Steuern von mehrschrittigen Alltagshandlungen, Treffen von Entscheidungen im Alltagsleben, Verstehen von Sachverhalten und Informationen, Erkennen von Risiken und Gefahren, Mitteilen von elementaren Bedürfnissen, Verstehen von Aufforderungen, Beteiligen an einem Gespräch;*
3. *Verhaltensweisen und psychische Problemlagen: Motorisch geprägte Verhaltensauffälligkeiten, nächtliche Unruhe, selbstschädigendes und autoaggressives Verhalten, Beschädigen von Gegenständen, physisch aggressives Verhalten gegenüber anderen Personen, verbale Aggression, andere pflegerelevante vokale Auffälligkeiten, Abwehr pflegerischer und anderer unterstützender Maßnahmen, Wahnvorstellungen, Ängste, Antriebslosigkeit bei depressiver Stimmungslage, sozial inadäquate Verhaltensweisen, sonstige pflegerelevante inadäquate Handlungen;*
4. *Selbstversorgung: Waschen des vorderen Oberkörpers, Körperpflege im Bereich des Kopfes, Waschen des Intimbereichs, Duschen und Baden einschließlich Waschen der Haare, An- und Auskleiden des Oberkörpers, An- und Auskleiden des Unterkörpers, mundgerechtes Zubereiten der Nahrung und Eingießen von Getränken, Essen, Trinken, Benutzen einer Toilette oder eines Toilettenstuhls, Bewältigen der Folgen einer Harninkontinenz und Umgang mit Dauerkatheter und Urostoma, Bewältigen der Folgen einer Stuhlinkontinenz und Umgang mit Stoma, Ernährung parenteral oder über Sonde, Bestehen gravierender Probleme bei der Nahrungsaufnahme bei Kindern bis zu 18 Monaten, die einen außergewöhnlich pflegeintensiven Hilfebedarf auslösen;*
5. *Bewältigung von und selbstständiger Umgang mit krankheits- oder therapiebedingten Anforderungen und Belastungen:*
    a) *in Bezug auf Medikation, Injektionen, Versorgung intravenöser Zugänge, Absaugen und Sauerstoffgabe, Einreibungen sowie Kälte- und Wärmeanwendungen, Messung und Deutung von Körperzuständen, körpernahe Hilfsmittel,*
    b) *in Bezug auf Verbandswechsel und Wundversorgung, Versorgung mit Stoma, regelmäßige Einmalkatheterisierung und Nutzung von Abführmethoden, Therapiemaßnahmen in häuslicher Umgebung,*
    c) *in Bezug auf zeit- und technikintensive Maßnahmen in häuslicher Umgebung, Arztbesuche, Besuche anderer medizinischer oder therapeutischer Einrichtungen, zeitlich ausgedehnte Besuche medizinischer oder therapeutischer Einrichtungen, Besuch von Einrichtungen zur Frühförderung bei Kindern sowie*
    d) *in Bezug auf das Einhalten einer Diät oder anderer krankheits- oder therapiebedingter Verhaltensvorschriften;*
6. *Gestaltung des Alltagslebens und sozialer Kontakte: Gestaltung des Tagesablaufs und Anpassung an Veränderungen, Ruhen und Schlafen, sich beschäftigen, Vornehmen von in die Zukunft gerichteten Planungen, Interaktion mit Personen im direkten Kontakt, Kontaktpflege zu Personen außerhalb des direkten Umfelds.*

Begutachtet werden also 6 Bereiche (Module). Diese erlauben die umfassende Erfassung aller relevanten Gesichtspunkte der Pflegebedürftigkeit, unabhängig davon, ob diese auf einer körperlichen oder psychischen Beeinträchtigung beruht oder ob die Fähigkeit des Menschen beeinträchtigt ist, die Umwelt zu erfassen, mit dieser Kontakt aufzunehmen und sich entsprechend zu verhalten.

Die Einstufung erfolgt – für alle antragstellenden Personen in gleicher Weise – in 5 Pflegegrade (§ 15 Abs. 3 SGB XI). Maßgeblich für die Einstufung ist der Grad der Selbstständigkeit einer Person in allen 6 pflegerelevanten Modulen.

Die „Richtlinien der Pflegebegutachtung", die im Interesse der schutzwürdigen Versicherten sehr detailliert sind, geben verbindliche Vorgaben zur Vorbereitung eines Begutachtungstermins, der Durchführung möglichst in den eigenen vier Wänden des zu Begutachtenden, zu den Beteiligten, zu deren Rechtsstellung, zu der Art von Gutachten, zur Gliederung eines Gutachtens, zu den zu berücksichtigenden Vorbefunden, zur Erhebung der aktuellen Befunde, zu deren Zuordnung zu den pflegerelevanten Modulen des § 14 SGB XI usw. Ihre Wirksamkeit ist abhängig von der Genehmigung durch das zuständige Bundesministerium.

10.7 Pflegebedürftigkeit bei Kindern

Die Feststellung der Pflegebürftigkeit von Kindern – der Begriff Kind gilt bis zur Vollendung des 18. Lebensjahrs –, folgt im Grundsatz derjenigen von Erwachsenen. Die besonderen Schwierigkeiten der Begutachtung pflegebedürftiger

Kinder sind in § 15 Abs. 6 und Abs. 7 SGB XI jedoch nur unzureichend berücksichtigt. Der wesentliche Unterschied, auf den das SGB XI abstellt, liegt darin, dass allein die Abweichung von der sich anbahnenden Selbstständigkeit und den Fähigkeiten altersentsprechend entwickelter Kinder maßgeblich für die Einstufung sind. Erforderlich ist ein Vergleich mit einem altersentsprechend entwickelten Kind.

Dieser von § 15 Abs. 6 SGB XI geforderte Vergleich mit altersentsprechenden Kindern ist aber deshalb problematisch, weil die kindliche Entwicklung hoch variabel ist. Sie verläuft nicht im Sinne einer aufsteigenden Linie, sondern wellenartig. Ein Kind entwickelt sich nicht langsam oder schnell. So kann z. B. die motorische Entwicklung schnell vorangehen, die sprachliche aber ausgesprochen langsam. Entwicklungsschritte werden übersprungen. Nicht alle Kinder krabbeln. Erlernte Schritte werden wieder aufgegeben. Kinder laufen nicht, obwohl sie es könnten. Sie demonstrieren ihre Fähigkeiten nicht. Unterschiedliche Kulturkreise zeigen unterschiedliche kindliche Entwicklungsschritte, da die Motivation unterschiedliche Ziele verfolgt. Es besteht das hohe Risiko, Kinder falsch einzustufen, weil gerade ein Entwicklungsschritt im Vordergrund steht oder vom Kind besonders demonstriert wird. Entsprechend richtet sich die sogenannte altersentsprechende Entwicklung nicht nach Durchschnittswerten, sondern danach, wann die große Zahl aller Kinder, ca. 90 %, bestimmte Entwicklungsschritte vollzogen hat. Zur Beantwortung der Frage, welche der im Begutachtungsinstrument enthaltenen Fähigkeiten in welchem Alter vorliegen beziehungsweise bei welchen Handlungen/Aktivitäten Selbständigkeit vorliegt, nehmen die Pflegebegutachtungs-Richtlinien Bezug auf umfangreiche Literaturrecherchen und Analysen, die es ermöglichen, eine auf empirischen Untersuchungen basierende Aussage zu treffen, ab welchem Alter die entsprechende Aktivität üblicherweise selbstständig von einem Kind durchgeführt wird beziehungsweise die entsprechende Fähigkeit ausgebildet ist.

Auszugehen ist grundsätzlich von den 6 pflegerelevanten Modulen (§ 14 Abs. 2 SGB XI). Das Modul 1, „Mobilität", in dem ausschließlich motorische Fähigkeiten erfragt sind, dessen Ausführung beispielhaft aufgezeigt wird, ist in 5 „Items" (Funktionsbereiche) aufgeteilt:

- Positionswechsel im Bett
- stabile Sitzposition
- Aufstehen aus sitzender Position/Umsetzen
- Fortbewegen innerhalb des Wohnbereichs
- Treppensteigen

Diesen „Items" (Funktionen) werden bestimmte Altersstufen zugeordnet, zu denen 90 % der Kinder diese ausführen können. Je nach Funktionsverlust ergeben sich Punktzahlen, aus denen dann der Pflegegrad ermittelt wird.

Kinder im Alter bis zu 18 Monaten werden einen Pflegegrad höher eingestuft als Erwachsene mit der gleichen Punktzahl (§ 15 Abs. 7 SGB XI).

10.8 Pflegeberatung

§ 17 SGB XI Richtlinien der Pflegekassen

(1a) Der Spitzenverband Bund der Pflegekassen erlässt unter Beteiligung des Medizinischen Dienstes Bund Richtlinien zur einheitlichen Durchführung der Pflegeberatung nach § 7a (Pflegeberatungs-Richtlinien).

Satz 5: Die Pflegeberatungs-Richtlinien sind für die Pflegeberater und Pflegeberaterinnen der Pflegekassen, der Beratungsstellen nach § 7b Absatz 1 Satz 1 Nummer 2 sowie der Pflegestützpunkte nach § 7c unmittelbar verbindlich.

Die Pflegeberatung verbleibt beim Spitzenverband der Pflegekassen. Die für die Beratung maßgeblichen Richtlinien sind für beratende Stellen verbindlich, wobei deren Genehmigung durch das Bundesministerium für Gesundheit Voraussetzung ist – wie zu den Pflegebegutachtungsrichtlinien (§ 17 Abs. 2 SGB XI).

Nachfolgend darf zitiert werden aus den „Richtlinien des GKV-Spitzenverbands zur einheitlichen Durchführung der Pflegeberatung nach § 7a SGB XI vom 7. Mai 2018 (Pflegeberatungs-Richtlinien), geändert durch Beschluss vom 20.12.2021":

„Der mit dem Pflege-Weiterentwicklungsgesetz eingeführte § 7a SGB XI normiert einen Anspruch auf eine umfassende individuelle Pflegeberatung im Sinne eines Fallmanagements. Seit dem 01.01.2009 haben Personen, die Leistungen der Pflegeversicherung erhalten sowie Personen, die einen Antrag auf Pflegeleistungen gestellt und erkennbar einen Hilfe- und Beratungsbedarf haben, einen Anspruch auf eine individuelle Pflegeberatung nach § 7a SGB XI."

> **Definition der Pflegeberatung**
> Die Pflegeberatung nach § 7a SGB XI ist eine individuelle und umfassende Beratung und Hilfestellung durch eine Pflegeberaterin oder einen Pflegeberater bei der Auswahl sowie Inanspruchnahme von bundes- oder landesrechtlich vorgesehenen Sozialleistungen und sonstigen Hilfsangeboten, die auf die Unterstützung von Menschen mit Pflege-, Versorgungs- und Betreuungsbedarf ausgerichtet sind. Die Pflegeberatung nach § 7a SGB XI dient dem Zweck, eine angemessene sowie erforderliche Pflege, Betreuung, Behandlung, Unterstützung und Versorgung zu erreichen und zu sichern. Die Pflegeberatung ist ein Prozess: Die Pflegeberaterin oder der Pflegeberater soll den indivi-
>
> *(Fortsetzung)*

10.8 Pflegeberatung

duellen Hilfe- und Unterstützungsbedarf ermitteln, bedarfsentsprechend beraten, einen Versorgungsplan erstellen, auf die erforderlichen Maßnahmen und die weitere Umsetzung des Versorgungsplans hinwirken, den Versorgungsplan gegebenenfalls anpassen und Informationen über Leistungen zur Entlastung der Pflegepersonen vermitteln.

Anspruchsberechtigter Personenkreis
Einen Anspruch auf Pflegeberatung nach § 7a SGB XI haben Personen, die Leistungen nach dem SGB XI beziehen. Darüber hinaus besteht dieser schon dann, wenn ein Antrag auf Leistungen nach dem SGB XI gestellt wurde und erkennbar ein Hilfe- und Beratungsbedarf besteht oder der Bedarf einer Begutachtung zur Feststellung der Pflegebedürftigkeit erklärt wurde. Auf Wunsch einer anspruchsberechtigten Person erfolgt die Pflegeberatung auch gegenüber ihren Angehörigen oder weiteren Personen oder unter deren Einbeziehung. Gemäß § 7b Absatz 1 Satz 1 Nr. 1 SGB XI hat die Pflegekasse dem Antragsteller unmittelbar nach Eingang eines erstmaligen Antrages auf Leistungen nach dem SGB XI oder des erklärten Bedarfs einer Begutachtung zur Feststellung der Pflegebedürftigkeit oder weiterer Anträge (siehe hierzu § 7b Absatz 1 Satz 1 und 5 SGB XI) einen Beratungstermin anzubieten, der spätestens innerhalb von zwei Wochen nach Antragseingang durchzuführen ist. Gemäß § 7 Absatz 2 Satz 3 SGB XI informiert die zuständige Pflegekasse die Versicherten unverzüglich nach Eingang eines Antrags auf Leistungen nach dem SGB XI insbesondere über ihren Anspruch auf die unentgeltliche Pflegeberatung nach § 7a SGB XI. Ist für die anspruchsberechtigte Person ein gesetzlicher Vertreter oder eine gesetzliche Vertreterin bestellt, kann auch dieser oder diese den Wunsch äußern, dass die Pflegeberatung gegenüber Angehörigen der anspruchsberechtigten Person oder weiteren Personen oder unter deren Einbeziehung erfolgen soll. Dazu zählen u. a. Freunde, Nachbarn, Kollegen, Ehrenamtliche.

Ziele der Pflegeberatung
Pflegeberaterinnen und Pflegeberater sollen ratsuchende Personen bei der möglichen Inanspruchnahme einer Vielzahl von Leistungen und Hilfen mit einer Beratung aus einer Hand befähigen, Entscheidungen entsprechend der individuellen Pflegesituation zu treffen. Die Ziele der Pflegeberatung sind demnach der Erhalt und die Stärkung der Selbstbestimmung und Selbstständigkeit sowie der Pflege- und Selbstpflegekompetenz der/des Anspruchsberechtigten, die passgenaue an der persönlichen Situation der/des Anspruchsberechtigten ausgerichtete Versorgung, die Entlastung Angehöriger und weiterer Personen z. B. bei der Unterstützung in der häuslichen Pflege Beteiligter und damit auch die Sicherung und Stabilisierung des häuslichen Pflegearrangements. Weitere wesentliche Ziele sind je nach Bedarfslage der anspruchsberechtigten Person das Herausarbeiten von Möglichkeiten, um Krisensituationen zu bewältigen und etwaige Versorgungsdefizite zu mindern, zu beheben und vorzubeugen. Die Ziele sollen erreicht werden, indem die Pflegeberaterin oder der Pflegeberater die Fragen der ratsuchenden Person gemeinsam mit dieser klärt und die Inhalte der Pflegeberatung anhand des zu ermittelnden Hilfe- und Unterstützungsbedarfs gemeinsam mit der ratsuchenden Person erörtert. Dadurch können Lösungen geschaffen werden, die individuell auf die jeweilige Lebenslage der/des Anspruchsberechtigten abgestimmt sind. Wesentlich für die Umsetzung der Ziele ist eine gute Vernetzung der Pflegeberaterinnen und Pflegeberater mit den regionalen Versorgungs-, Betreuungs- und Beratungsanbietern.

Beratungsverständnis
Die Pflegeberatung erfolgt insbesondere

- im gegenseitigen Einvernehmen.

Die ratsuchende Person und die Pflegeberaterin oder der Pflegeberater sind während des gesamten Beratungsprozesses einig über die Zusammenarbeit. Die Inanspruchnahme der Pflegeberatung ist

- freiwillig, neutral und unabhängig.

Die Pflegeberaterin oder der Pflegeberater berät die ratsuchende Person ohne eigene Interessen und ohne jede einflussnehmende Tendenz zur Inanspruchnahme bestimmter Hilfe- und Unterstützungsleistungen. Wird in den Richtlinien im Folgenden der Begriff „ratsuchende Person" verwendet, erfasst dieser sowohl die anspruchsberechtigten Personen als auch ihre Angehörigen oder weitere Personen. „Sofern ein gesetzlicher Vertreter oder eine gesetzliche Vertreterin be-

(Fortsetzung)

stimmt ist, erfolgt die Pflegeberatung einvernehmlich zwischen diesem/dieser und der Pflegeberaterin oder dem Pflegeberater.

- unter Berücksichtigung und Stärkung der Selbstbestimmung.

Im Rahmen des Beratungsprozesses soll die/der Anspruchsberechtigte und auf ihren/seinen Wunsch Angehörige und weitere Personen in die Lage versetzt werden, aus den verschiedensten Angeboten unterschiedlicher Träger die für sie/ihn am besten passenden Leistungsangebote/Angebote nach ihren/seinen Bedarfen und Bedürfnissen zusammenstellen zu können.

- bedarfsgerecht sowie bedürfnis- und ressourcenorientiert.

Die Pflegeberaterin oder der Pflegeberater orientiert sich an den gemeinsam ermittelten Bedarfen der ratsuchenden Person. Die Bedürfnisse der ratsuchenden Person sowie dessen persönliche und strukturelle Ressourcen sind stets zu berücksichtigen.

- verständlich.

Die Pflegeberaterin oder der Pflegeberater soll sich bei der Beratung am Wissen und an den Erfahrungen der ratsuchenden Person orientieren und diese verständlich gestalten. Erforderlich ist eine Beratung mit einer an das jeweilige Sprachverständnis angepassten Ausdrucksweise. Die Pflegeberaterin oder der Pflegeberater soll hierfür auch auf Informationsmaterialien in unterschiedlichen Sprachen sowie in leichter Sprache hinweisen oder die ratsuchende Person bitten, bei der Pflegeberatung die Anwesenheit einer Person sicherzustellen, die beim Übersetzen behilflich ist.

- angepasst an den biographischen und kulturellen Hintergrund.

Pflegeberaterinnen und Pflegeberater haben den biographischen und kulturellen Hintergrund der ratsuchenden Person sowie einen möglichen kulturspezifischen Umgang mit Pflegebedürftigkeit, familiäre Strukturen oder besondere Bräuche und Traditionen bei der Beratung zu berücksichtigen."

Zu dem, worüber beraten werden kann, soll und muss, darf auf die „Richtlinien des GKV-Spitzenverbandes zur einheitlichen Durchführung der Pflegeberatung nach § 7a SGB XI vom 7. Mai 2018 (Pflegeberatungs-Richtlinien), geändert durch Beschluss vom 20.12.2021" verwiesen werden, sowie auf die im SGB XI ausführlich aufgeführten Leistungen der Pflegekassen.

10.9 Rehabilitation vor Pflege

§ 31 SGB XI Vorrang der Rehablitation vor Pflege

(1) *Die Pflegekassen prüfen im Einzelfall, welche Leistungen zur medizinischen Rehabilitation und ergänzenden Leistungen geeignet und zumutbar sind, Pflegebedürftigkeit zu überwinden, zu mindern oder ihre Verschlimmerung zu verhüten.*

Der Vorrang der Rehabilitation hat zum Ziel, Pflegebedürftigkeit zu verhindern und den Versicherten möglichst in seiner Häuslichkeit zu belassen oder, wenn dies nicht möglich ist, ihm ein selbstständiges Leben in einer Pflegeeinrichtung zu ermöglichen. Auch hier gilt ambulant vor stationär. Die Pflegekassen selbst erbringen nur im Eilfall Leistungen zur Rehabilitation. Im Übrigen informieren sie den zuständigen Träger (§ 32 SGB XI). Ihnen obliegt jedoch im Rahmen der Begutachtung die Beurteilung, ob rehabilitative Maßnahmen möglich und notwendig sind. Rehabilitative Maßnahmen können z. B. ausgeschlossen sein bzw. nicht Erfolg versprechend sein durch einen ausgeprägten Dekubitus, durch fehlende Mitwirkungsmöglichkeit infolge einer Demenzerkrankung oder einer Depression, durch einen bevorstehenden Krankenhausaufenthalt oder durch die Tatsache, dass realistische Möglichkeiten zur Verbesserung nicht gegeben sind.

Die Richtlinien des GKV-Spitzenverbands sehen im „Anhang zum Gutachten" „Formulare für Gesonderte Präventions- und Rehabilitationsempfehlung" „für Erwachsene auf der Basis der Informationen der Pflegebegutachtung nach SGB XI" sowie „für Kinder und Jugendliche bis 18 Jahre auf der Basis der Informationen aus der Pflegebegutachtung nach SGB XI" vor, sodass die Frage, ob rehabilitative Maßnahmen möglich sind, im Blick gehalten wird.

10.10 Die Private Pflegeversicherung

Die *Private* Pflegeversicherung/Pflegepflichtversicherung beruht ebenfalls auf dem SGB XI (Soziale Pflegeversicherung).

§ 1 Abs. 2, Satz 2 SGB XI: „Soziale Pflegeversicherung"
„Wer gegen Krankheit bei einem privaten Krankenversicherungsunternehmen versichert ist, muss eine private Pflegeversicherung abschließen."

§ 23 Abs. 1 Satz 1 und 2 SGB XI: „Versicherungspflicht für Versicherte der privaten Krankenversicherungsunternehmen

(1) *Personen, die gegen das Risiko Krankheit bei einem privaten Krankenversicherungsunternehmen mit Anspruch auf allgemeine Krankenhausleistungen oder im Rahmen von Versicherungsverträgen, die der Versicherungspflicht nach § 193 Abs. 3 des Versicherungsvertragsgesetzes genügen, versichert sind, sind vorbehaltlich des Absatzes 2 verpflichtet, bei diesem Unternehmen zur Absicherung des Risikos der Pflegebedürftigkeit einen Versicherungsvertrag abzuschließen und aufrechtzuerhalten. Der Vertrag muss ab dem Zeitpunkt des Eintritts der Versicherungspflicht für sie selbst und ihre Angehörigen oder Lebenspartner, für die in der sozialen Pflegeversicherung nach § 25 eine Familienversicherung bestünde, Vertragsleistungen vorsehen, die nach Art und Umfang den Leistungen des Vierten Kapitels gleichwertig sind."*

Diese gesetzliche Verpflichtung zur Absicherung gegen das Risiko, pflegebedürftig zu werden, war zunächst hoch umstritten, weil es einen Eingriff in die Freiheitsrechte der Bürger bedeutete. Sie war Gegenstand der Entscheidung des Bundesverfassungsgerichts vom 03.04.2001 (1 BvR 2014/95), das jedoch die Vereinbarkeit mit dem Grundgesetz mit folgenden Leitsätzen feststellte:

1. Die Vorschriften des Pflege-Versicherungsgesetzes (SGB XI) über die Verpflichtung privat Krankenversicherter zum Abschluss und zur Aufrechterhaltung privater Pflegeversicherungsverträge und über deren nähere inhaltliche Ausgestaltung sind durch die Gesetzgebungskompetenz des Art. 74 Abs. 1 Nr. 11 GG („privatrechtliches Versicherungswesen") gedeckt.
2. Der zur sozialpolitischen Gestaltung berufene Gesetzgeber durfte eine im Grundsatz alle Bürger erfassende Volksversicherung einrichten, um die für die Pflege hilfebedürftiger Menschen notwendigen Mittel auf der Grundlage einer Pflichtversicherung sicherzustellen.
3. Der mit der gesetzlichen Verpflichtung zum Abschluss und zur Aufrechterhaltung eines privaten Pflegeversicherungsvertrages verbundene Eingriff in das Grundrecht der allgemeinen Handlungsfreiheit (Art. 2 Abs. 1 GG) ist verfassungsgemäß.

Der Entscheidung zugrunde lag die Klage einer privat Krankenversicherten, die die als „Volksversicherung" organisierte Pflegeversicherung für unvereinbar hielt mit Art. 2 Abs. 1 GG:

(1) *„Jeder hat das Recht auf die freie Entfaltung seiner Persönlichkeit, soweit er nicht die Rechte anderer verletzt und nicht gegen die verfassungsmäßige Ordnung oder das Sittengesetz verstößt."*

Ein wesentliches Argument – neben der grundsätzlichen Verteidigung der Freiheitsrechte – war die im Jahr 2001 noch fehlende Krankenversicherungspflicht für „jede Person mit Wohnsitz im Inland" (§ 193 Abs. 3 VVG), die erst mit dem Gesetzlichen Krankenversicherung-Wettbewerbsstärkungsgesetz (GKV-WSG) vom 26.03.2007 begründet wurde. Argumentiert wurde, dass die Zahl nicht krankenversicherter Personen, die von der Pflicht zum Abschluss einer Pflegeversicherung nicht erfasst wurden, eine potenziell stärkere Belastung des Sozialstaats darstelle als die freiwillig Krankenversicherten, diese aber zum Abschluss einer Pflegeversicherung gezwungen würden. Darin wurde ein eklatanter Verstoß gegen die Gleichbehandlung gesehen.

Dazu das Bundesverfassungsgericht:

„Die angegriffenen gesetzlichen Vorschriften über die Verpflichtung der Beschwerdeführerin zum Abschluss und zur Aufrechterhaltung eines Pflegeversicherungsvertrages sind auch materiell mit Art. 2 Abs. 1 GG vereinbar. Sie verfolgen legitime Zwecke des Gemeinwohls (a) und sind verhältnismäßig (b).

a) Die Fürsorge für Menschen, die vor allem im Alter zu den gewöhnlichen Verrichtungen im Ablauf des täglichen Lebens aufgrund von Krankheit und Behinderung nicht in der Lage sind (vgl. § 14 Abs. 1 SGB XI), gehört im Geltungsbereich des Grundgesetzes zu den sozialen Aufgaben der staatlichen Gemeinschaft (Art. 20 Abs. 1, Art. 28 Abs. 1 Satz 1 GG). Dem Staat ist die Wahrung der Würde des Menschen in einer solchen Situation der Hilfsbedürftigkeit besonders anvertraut (Art. 1 Abs. 1 GG). Soweit der durch die Pflegebedürftigkeit hervorgerufene Hilfsbedarf finanzielle Aufwendungen notwendig macht, ist es ein legitimes Konzept des zur sozialpolitischen Gestaltung berufenen Gesetzgebers, die dafür notwendigen Mittel auf der Grundlage einer Pflichtversicherung sicherzustellen", „die im Grundsatz alle Bürger als Volksversicherung erfasst. Bei der Verwirklichung dieses Konzepts durfte der Gesetzgeber das Ziel verfolgen, mit den Leistungen der gesetzlichen Pflegeversicherung vorrangig die häusliche Pflege und die Pflegebereitschaft der Angehörigen und Nachbarn zu unterstützen, damit die Pflegebedürftigen möglichst lange in ihrer häuslichen Umgebung bleiben können". „Zudem war es ein legitimes Anliegen des Gesetzgebers, die sich aus der Pflegebedürftigkeit ergebenden finanziellen Belastungen der Pflegebedürftigen und ihrer Angehörigen abzumildern, um einer allein im Pflegebedarf begründeten Abhängigkeit von Sozialhilfeleistungen vorzubeugen."

b) „Der mit der gesetzlichen Verpflichtung zum Abschluss eines privaten Pflegeversicherungsvertrages verbundene Eingriff in das Grundrecht der Art. 2 Abs. 1 GG wahrt den Grundsatz der Verhältnismäßigkeit."

Die Private Pflegepflichtversicherung ist im Grundsatz eine kapitalgedeckte Versicherung. Bei im Wesentlichen gleich bleibenden Beiträgen wird eine Art Rücklage angespart, durch die dann die später anfallenden Pflegefallkosten abgedeckt werden. Ihre gesetzliche Grundlage findet sich – neben § 1 und § 23 SGB XI – in den §§ 110 bis 111 SGB XI.

§ 110 SGB XI Regelungen für die private Pflegeversicherung:

(1) *Um sicherzustellen, dass die Belange der Personen, die nach § 23 zum Abschluss eines Pflegeversicherungsvertrages bei einem privaten Krankenversicherungsunternehmen verpflichtet sind, ausreichend gewahrt werden und dass die Verträge auf Dauer erfüllbar bleiben, ohne die Interessen der Versicherten anderer Tarife zu vernachlässigen, werden die im Geltungsbereich dieses Gesetzes zum Betrieb der Pflegeversicherung befugten privaten Krankenversicherungsunternehmen verpflichtet,*
1. *mit allen in § 22 und § 23 Abs. 1, 3 und 4 genannten versicherungspflichtigen Personen auf Antrag einen Versicherungsvertrag abzuschließen, der einen Versicherungsschutz in dem in § 23 Abs. 1 und 3 festgelegten Umfang vorsieht (Kontrahierungszwang); dies gilt auch für das nach § 23 Abs. 2 gewählte Versicherungsunternehmen,*
2. *in den Verträgen, die Versicherungspflichtige in dem nach § 23 Abs. 1 und 3 vorgeschriebenen Umfang abschließen,*
   a) *keinen Ausschluß von Vorerkrankungen der Versicherten,*
   b) *keinen Ausschluß bereits pflegebedürftiger Personen,*
   c) *keine längeren Wartezeiten als in der sozialen Pflegeversicherung (§ 33 Abs. 2),*
   d) *keine Staffelung der Prämien nach Geschlecht und Gesundheitszustand der Versicherten,*
   e) *keine Prämienhöhe, die den Höchstbeitrag der sozialen Pflegeversicherung übersteigt, bei Personen, die nach § 23 Abs. 3 einen Teilkostentarif abgeschlossen haben, keine Prämienhöhe, die 50 vom Hundert des Höchstbeitrages der sozialen Pflegeversicherung übersteigt,*
   f) *die beitragsfreie Mitversicherung der Kinder des Versicherungsnehmers unter denselben Voraussetzungen, wie in § 25 festgelegt,*
   g) *für Ehegatten oder Lebenspartner ab dem Zeitpunkt des Nachweises der zur Inanspruchnahme der Beitragsermäßigung berechtigenden Umstände keine Prämie in Höhe von mehr als 150 vom Hundert des Höchstbeitrages der sozialen Pflegeversicherung, wenn ein Ehegatte oder ein Lebenspartner kein Gesamteinkommen hat, das die in § 25 Abs. 1 Satz 1 Nr. 5 genannten Einkommensgrenzen überschreitet, vorzusehen.*

Die Private Pflegepflichtversicherung hat also anzubieten:

- den Leistungen der sozialen Pflegeversicherung vergleichbare Leistungen
- den Beiträgen zur sozialen Pflegeversicherung vergleichbare Beiträge
- Rahmenbedingungen, die in ihrer Qualität den für die Soziale Pflegeversicherung festgelegten entsprechen.

Die Private Pflegeversicherung muss dem Versicherungsschutz entsprechen, den die Soziale Pflegeversicherung bietet, losgelöst von versicherungsmathematischen Überlegungen.

Die Begutachtung wird in der Privaten Pflegeversicherung durchgeführt durch die Medicproof GmbH, einem Tochterunternehmen des Verbands der privaten Krankenversicherung e. V. Sie ist insofern das Pendant zum Medizinischen Dienst. Sie ist ebenso wie der Medizinische Dienst rechtlich unabhängig von den Auftraggebern, den privaten Pflegekassen. Die Bewertungskriterien des von der Medicproof in Auftrag gegebenen Gutachtens sind gesetzlich vorgeschrieben; es sind dieselben wie beim MDK-Gutachten. Es gelten also die gleichen Pflegerichtlinien. Medicproof leitet das Gutachten an die zuständige private Pflegekasse weiter. Diese kann je nach Empfehlung des Gutachters den Pflegegradantrag des Versicherten ablehnen oder einen der fünf Pflegegrade anerkennen. Das entsprechende Schreiben erhält der Betroffene von seinem Versicherer.

Bis zum Urteil des BSG vom 22.04.2015 (B 3 P 8/13 R) war die Verbindlichkeit der von den privaten Pflegekassen eingeholten Gutachten streitig:

§ 84 VVG Sachverständigenverfahren:

(1) *Sollen nach dem Vertrag einzelne Voraussetzungen des Anspruchs aus der Versicherung oder die Höhe des Schadens durch Sachverständige festgestellt werden, ist die getroffene Feststellung nicht verbindlich, wenn sie offenbar von der wirklichen Sachlage erheblich abweicht.*

Das BSG stellte demgegenüber klar: „Die Verbindlichkeitsanordnung dieser Regelung lässt sich nicht mit den für private Pflegepflichtversicherungsverträge spezielleren Regelungen des § 23 SGB XI vereinbaren."

Soweit nicht das SGB XI die Rechte und Pflichten des Privatversicherten und seiner Pflegeversicherung vorgibt, gelten als Musterbedingungen die Allgemeinen Versicherungsbedingungen für die Private Pflegepflichtversicherung (MB/PPV 2022), Stand 01.08.2022.

Die privaten Versicherungsunternehmen müssen ein Ausgleichssystem schaffen, das einen dauerhaften, wirksamen Ausgleich der unterschiedlichen Belastungen einzelner Pflegekassen gewährleistet (§ 111 SGB XI).

10.11 Rechtsweg gegen Entscheidungen der privaten Pflegekassen

BSG, Urteil vom 22.08.2001 – B 3 P 21/00 R:
Der privat Pflegeversicherte leidet an einer Multiplen Sklerose. Nach Einholung eines ärztlichen Gutachtens der Medicproof GmbH wurde ihm die „Pflegestufe" III – statt bisher „Pflegestufe" II – gewährt. Nach Ablauf von 3 Jahren wurde der Kläger nachuntersucht. Der ärztliche Gutachter hielt nur noch die „Pflegestufe" II für gerechtfertigt. Die private Pflegekasse setzte ihre Leistungen daraufhin herab.

Nach § 17 der Allgemeinen Versicherungsbedingungen für die Private Pflegepflichtversicherung (MB/PPV; Stand 01.08.2022) ist der Rechtsweg zu den Sozialgerichten eröffnet. Anzuwenden sind jedoch auf die Private Pflegeversicherung die Normen des Privatversicherungsrechts, also das Versicherungsvertragsrecht (VVG), das Bürgerliche Gesetzbuch und das vereinbarte Bedingungswerk (MB/PPV), soweit es mit den Regelungen des SGB XI vereinbar ist. Danach kann eine Leistungsanerkenntnis mit Dauerwirkung nur bei Wegfall der Geschäftsgrundlage zurückgenommen werden.

Zwar entfalten einseitige Leistungserklärungen der Privaten Versicherer, dass er eine bestimmte Leistung/Zahlung erbringen werde, keine rechtsgeschäftliche Wirkung (BGH, Urteil vom 24.03.1976 – IV ZR 222/74). Sie sind kein Schuldanerkenntnis, sondern nur die Erklärung des Versicherers über sein weiteres Vorgehen. Er kann sich also jederzeit korrigieren und die Erklärung zurücknehmen. Anders ist dies jedoch, wenn der Erklärung die Auswertung medizinischer Unterlagen und in der Regel eine medizinische Begutachtung zugrunde liegen. Dann erfolgt die Erklärung des Versicherers, er werde konkret benannte Leistungen erbringen, zur Beilegung strittiger Fragen, die vom Versicherten durch Entgegennahme der Leistung konkludent angenommen wird. Dieses Schuldanerkenntnis kann nicht „wegen Irrtums über solche Umstände, die durch das Anerkenntnis gerade außer Streit gestellt werden sollten" angefochten werden. Der Klage gegen die Herabsetzung der Leistungen durch die private Pflegekasse wurde stattgegeben. Voraussetzung für die Herabsetzung der bisher gewährten Leistung ist also eine Veränderung der pflegebegründenden Umstände und nicht eine anders geartete Beurteilung.

Anders ist dies jedoch, wenn von vornherein absehbar ist, dass die Leistungvoraussetzungen sich in Zukunft ändern/ bessern werden. Auch das Bedingungswerk der Privaten Pflegeversicherung sieht, entsprechend der Sozialen Pflegeversicherung (§ 33 Abs. 1 Satz 3 SGB XI), die Befristung von Leistungen vor.

§ 6 Abs. 3 Satz 1 MB/PPV:
Wenn und soweit im Rahmen der Feststellungen nach Absatz 2 eine Verringerung der Beeinträchtigungen der Selbstständigkeit oder der Fähigkeiten zu erwarten ist, können die Zuordnung zu einem Pflegegrad und die Bewilligung von Leistungen befristet werden und enden dann mit Ablauf der Frist.

10.12 Recht zur Nachuntersuchung

Sowohl § 18 Abs. 2 Satz 5 SGB XI – „Die Untersuchung ist in angemessenen Zeitabständen zu wiederholen" – als auch § 6 MB/PPV – „Die Feststellung wird in angemessenen Abständen wiederholt" – sehen grundsätzlich die Möglichkeit einer Nachuntersuchung vor, dies aber nur, „wenn Gründe für die Annahme bestehen, der Umfang der Pflegebedürftigkeit könne sich in einem für die Einstufung relevanten Umfang verändert haben" (BSG, Urteil vom 22.08.2001 – B 3 P 21/00 R). Eine Nachuntersuchung darf also nicht grundlos bzw. routinemäßig erfolgen. Ihre Anordnung muss vielmehr angemessen sein, ansonsten können an eine Weigerung die negativen Folgen der fehlenden Mitwirkung (§ 66 SGB I und § 6 MB/PPV) nicht geknüpft werden.

BSG, Urteil vom 13.03.2001 – B 3 P 20/00 R:
Die in der sozialen Pflegeversicherung versicherte Klägerin leidet an einer angeborenen Querschnittlähmung und ist auf einen Rollstuhl angewiesen. Sie ist voll berufstätig. Die Begutachtung durch den MDK kam zu dem Ergebnis, dass Besserungsmöglichkeiten nicht erkennbar seien. Die Vollzeitbeschäftigung der Klägerin war Veranlassung eine Nachuntersuchung zu verlangen. Da die Klägerin diese ablehnte, stellte die Pflegekasse Zahlungen ein. Dazu das Bundessozialgericht:

„Entgegen dem Wortlaut des § 18 Abs 2 Satz 5 SGB XI, nach dem die Untersuchung „in angemessenen Zeitabständen" zu wiederholen ist, ein gewisser Zeitablauf also bereits dazu verpflichten würde, ist auch zur Rechtfertigung einer Wiederholungsuntersuchung wegen des damit verbundenen Eingriffs in die Privatsphäre des Versicherten erforderlich, daß zumindest die Möglichkeit besteht, die Voraussetzungen für eine – vollständige oder teilweise – Aufhebung der Leistungsbewilligung" „könnten eingetreten sein. Denn § 48 Abs 1 Satz 1 SGB X, der als Rechtsgrundlage für einen solchen Änderungs- oder Aufhebungsbescheid heranzuziehen ist, läßt – wie ausgeführt – eine Änderung der Leistungsbewilligung bei trotz Zeitablaufs unveränderter Pflegesituation nicht zu". „Die erneute Untersuchung darf demnach nur angeordnet werden, wenn die zu treffenden Feststellungen dazu dienen sollen, die Voraussetzungen einer rechtlich zulässigen Rechtsfolge (hier: etwaige Herabstufung in die Pflegestufe I nach § 48 SGB X wegen nachträglicher wesentlicher Änderung der tatsächlichen Verhältnisse) zu ermitteln, und die Maßnahme dazu in tatsächlicher Hinsicht auch notwendig ist. Ärztliche Untersuchungen, die in diesem Sinne nicht notwendig sind, haben zu unterbleiben. Die Mitwirkung des Versicherten nach § 65 Abs 1 SGB I kann nicht verlangt, negative Folgen (§ 66 SGB I) dürfen an die zu Recht verweigerte Mitwirkung nicht geknüpft werden."

Im Bereich der Sozialen Pflegeversicherung ist die Bewilligung von Leistungen ein Verwaltungsakt. Dieser kann nur zurückgenommen werden unter den Voraussetzungen des § 48 Abs. 2 Satz 2 SGB X (Aufhebung eines Verwaltungsaktes mit Dauerwirkung bei Änderung der Verhältnisse):

(1) *Soweit in den tatsächlichen oder rechtlichen Verhältnissen, die beim Erlass eines Verwaltungsaktes mit Dauerwirkung vorgelegen haben, eine wesentliche Änderung eintritt, ist der Verwaltungsakt mit Wirkung für die Zukunft aufzuheben. Der Verwaltungsakt soll mit Wirkung vom Zeitpunkt der Änderung der Verhältnisse aufgehoben werden, soweit*
1. *die Änderung zugunsten des Betroffenen erfolgt,*
2. *der Betroffene einer durch Rechtsvorschrift vorgeschriebenen Pflicht zur Mitteilung wesentlicher für ihn nachteiliger Änderungen der Verhältnisse vorsätzlich oder grob fahrlässig nicht nachgekommen ist,*
3. *nach Antragstellung oder Erlass des Verwaltungsaktes Einkommen oder Vermögen erzielt worden ist, das zum Wegfall oder zur Minderung des Anspruchs geführt haben würde, oder*
4. *der Betroffene wusste oder nicht wusste, weil er die erforderliche Sorgfalt in besonders schwerem Maße verletzt hat, dass der sich aus dem Verwaltungsakt ergebende Anspruch kraft Gesetzes zum Ruhen gekommen oder ganz oder teilweise weggefallen ist.*

Unter diesen Umständen ist eine Nachuntersuchung angezeigt. In der Privaten Pflegepflichtversicherung ist maßgeblich der Wegfall der Geschäftsgrundlage.

10.13 Zusatzversicherungen

Die Gesetzliche – Soziale und Private – Pflegepflichtversicherung deckt nur einen Teil der Kosten im Pflegefall ab. Vor allem, wenn die Pflege im häuslichen Bereich nicht möglich ist, verbleiben ganz erhebliche Kosten, die der Versicherte und ggf. seine Kinder selbst zu tragen haben. Als Ergänzung bieten die Privaten Versicherungsunternehmen Zusatzversicherungen mit unterschiedlichen Gestaltungsmöglichkeiten an. Diese erstatten entweder einen Betrag, der zusammen mit der Leistung der Pflichtversicherung einen bestimmten Prozentsatz der tatsächlichen Kosten abdeckt oder die Restkosten (unter Berücksichtigung der Pflegepflichtversicherung) bis zu einem festgelegten Maximalbetrag. Möglich ist aber auch eine Pflegetagegeldversicherung. Diese wird anhand eines festen Tagessatzes festgelegt, der im Pflegefall unabhängig von den tatsächlichen Kosten ausbezahlt wird.

Staatlich gefördert ist der sogenannte Pflege-Bahr (§§ 126-130 SGB XI), eine seit dem „Pflege-Neuausrichtungs-Gesetz" (2013) bestehende Möglichkeit, Pflegemehrkosten durch eine Tagegeldversicherung abzudecken, benannt nach dem damaligen Gesundheitsminister Daniel Bahr. Voraussetzung für deren Abschluss – das gilt in aller Regel für jede Versicherung – ist, dass das versicherte Risiko noch nicht eingetreten ist, dass also der Pflegefall nicht vorliegt oder in der Vergangenheit vorgelegen hat. Die Beiträge sind altersabhängig. Finanziell empfiehlt sich der Abschluss dieser Versicherung besonders in jungen Jahren. Für ältere Versicherte ist diese staatlich geförderte Versicherung dennoch interessant durch fehlende Fragen zu Vorerkrankungen. Der sogenannte Pflege-Bahr hat folgende Besonderheiten:

- Es erfolgt keine Gesundheitsprüfung.
- Weil keine Gesundheitsprüfung erfolgt, beträgt die Wartezeit 5 Jahre, es sei denn ein Unfall ist ursächlich für den Pflegefall. Dann entfällt die Wartezeit.
- Ein Abschluss ist unabhängig vom Lebensalter.
- Bei einem Eigenbeitrag von monatlich mindestens € 10,00 gibt es eine monatliche Förderung von € 5,00.
- Damit die Förderungsfähigkeit gegeben ist, muss die Absicherung des Pflegerisikos in einer bestimmten Höhe vereinbart werden, z. B. ein Pflegetagegeld von € 600 bei Pflegegrad 5.

Weil die Leistungen der Pflegepflichtversicherung in vielen Fällen nur einen Teil der tatsächlich anfallenden Kosten abdecken, haben Branchen, wie z. B. die Chemiebranche, den Abschluss einer Pflegezusatzversicherung tariflich vereinbart, die allein durch den Arbeitgeber finanziert wird. Das gleiche Konzept verfolgen einzelne Firmen, wie z. B. die Fa. Henkel für ihre Mitarbeiter. Diese Zuwendungen sind bisher jedoch vom Arbeitnehmer zu versteuerndes Einkommen.

10.14 Ziele der Gesetzlichen – Sozialen und Privaten – Pflegeversicherung

Die Entlastung des Staates ist ein Ziel der Sozialen und Privaten Pflegeversicherung und war die Motivation zur Kodifikation des SGB XI. Das zweite und nach Kodifikation des SGB XI im Vordergrund stehende Ziel ist es, in Umsetzung von Art. 1 GG, den Pflegebedürftigen zu ermöglichen, ein würdiges und selbstbestimmtes Leben zu führen, ihr Recht insofern zu stärken. Pflegebedürftige sind aus gesundheitlichen Gründen in der großen Zahl nicht in der Lage, ihre Bedürfnisse und Rechte durchzusetzen. Dies erklärt die Detailgenauigkeit des SGB XI und der darauf gründenden Richtlinien.

§ 2 Abs. 1 bis 3 SGB XI Selbstbestimmung:

(1) *Die Leistungen der Pflegeversicherung sollen den Pflegebedürftigen helfen, trotz ihres Hilfebedarfs ein möglichst selbstständiges und selbstbestimmtes Leben zu führen, das der Würde des Menschen entspricht. Die Hilfen sind darauf auszurichten, die körperlichen, geistigen und seelischen Kräfte der Pflegebedürftigen, auch in Form der aktivierenden Pflege, wiederzugewinnen oder zu erhalten.*

(2) *Die Pflegebedürftigen können zwischen Einrichtungen und Diensten verschiedener Träger wählen. Ihren Wünschen zur Gestaltung der Hilfe soll, soweit sie angemessen sind, im Rahmen des Leistungsrechts entsprochen werden. Wünsche der Pflegebedürftigen nach gleichgeschlechtlicher Pflege haben nach Möglichkeit Berücksichtigung zu finden.*

(3) *Auf die religiösen Bedürfnisse der Pflegebedürftigen ist Rücksicht zu nehmen. Auf ihren Wunsch hin sollen sie stationäre Leistungen in einer Einrichtung erhalten, in der sie durch Geistliche ihres Bekenntnisses betreut werden können.*

Dieses Ziel, die Ermöglichung eines selbstbestimmten Lebens, ist nur durch Mobilisierung der Kräfte von Staat und Gesellschaft zu erreichen.

§ 8 SGB XI Gemeinsame Verantwortung:

(1) *Die pflegerische Versorgung der Bevölkerung ist eine gesamtgesellschaftliche Aufgabe.*

Dieses Ziel verfolgen wesentliche Teile der zahlreichen oben aufgeführten Gesetzesänderungen, die auf die Kodifikation des SGB XI 1995 folgten. Insbesondere die 2006 erstmals veröffentlichte und 2018 aktualisierte „Charta der Rechte hilfe- und pflegebedürftiger Menschen", deren vollständiger Text im Internet abrufbar ist und die im Auftrag des BMFSFJ (Bundesministeriums für Familie, Senioren, Frauen und Jugend) und des BMG (Bundesministerium für Gesundheit) erarbeitet wurde, gibt allgemein verständlich in 8 Artikeln den Kernbereich der Rechte Pflegebedürftiger und der Ziele der Gesetzlichen Pflegeversicherung wieder:

- Artikel 1: Selbstbestimmung und Hilfe zur Selbsthilfe
Jeder hilfe- und pflegebedürftige Mensch hat das Recht auf Hilfe zur Selbsthilfe sowie auf Unterstützung, um ein möglichst selbstbestimmtes und selbstständiges Leben führen zu können.

- Artikel 2: Körperliche und seelische Unversehrtheit, Freiheit und Sicherheit
Jeder hilfe- und pflegebedürftige Mensch hat das Recht, vor Gefahren für Leib und Seele geschützt zu werden.

- Artikel 3: Privatheit
Jeder hilfe- und pflegebedürftige Mensch hat das Recht auf Wahrung und Schutz seiner Privat- und Intimsphäre.

- Artikel 4: Pflege, Betreuung und Behandlung
Jeder hilfe- und pflegebedürftige Mensch hat das Recht auf eine an seinem persönlichen Bedarf ausgerichtete, gesundheitsfördernde und qualifizierte Pflege, Betreuung und Behandlung.

- Artikel 5: Information, Beratung und Aufklärung
Jeder hilfe- und pflegebedürftige Mensch hat das Recht auf umfassende Informationen über Möglichkeiten und Angebote der Beratung, der Hilfe und Pflege sowie der Behandlung.

- Artikel 6: Wertschätzung, Kommunikation und Teilhabe an der Gesellschaft
Jeder hilfe- und pflegebedürftige Mensch hat das Recht auf Wertschätzung, Austausch mit anderen Menschen und Teilhabe am gesellschaftlichen Leben.

- Artikel 7: Religion, Kultur und Weltanschauung
Jeder hilfe- und pflegebedürftige Mensch hat das Recht, seiner Kultur und Weltanschauung entsprechend zu leben und seine Religion auszuüben.

- Artikel 8: Palliative Begleitung, Sterben und Tod
Jeder hilfe- und pflegebedürftige Mensch hat das Recht, in Würde zu sterben.

Ziel der Gesetzlichen Pflegeversicherung ist also nicht nur, krankheits- oder behinderungsbedingte Funktionseinbußen auszugleichen. Ziel ist vielmehr, die Selbstständigkeit in allen Lebensbereichen zu fördern und dem zu Pflegenden die Teilnahme am Gemeinschaftsleben zu ermöglichen.

Vorrang hat – in konsequenter Verfolgung dieser Zielsetzung – die pflegerische Versorgung in der häuslichen Umgebung des Versicherten, in der er sich auskennt, wohlfühlt und am Leben weiter teilnehmen kann, während er bei vollstationärer Pflege vom Leben in der Gemeinschaft weitgehend abgeschnitten ist.

§ 3 SGB XI Vorrang der häuslichen Pflege:

Die Pflegeversicherung soll mit ihren Leistungen vorrangig die häusliche Pflege und die Pflegebereitschaft der Angehörigen und Nachbarn unterstützen, damit die Pflegebedürftigen möglichst lange in ihrer häuslichen Umgebung bleiben können. Leistungen der teilstationären Pflege und der Kurzzeitpflege gehen den Leistungen der vollstationären Pflege vor.

Folgende Leistungen der Pflegeversicherung stehen insgesamt zur Verfügung:

§ 4 SGB XI Art und Umfang der Leistungen:

(1) *Die Leistungen der Pflegeversicherung sind Dienst-, Sach- und Geldleistungen für den Bedarf an körperbezogenen Pflegemaßnahmen, pflegerischen Betreuungsmaßnahmen und Hilfen bei der Haushaltsführung sowie Kostenerstattung, soweit es dieses Buch vorsieht. Art und Umfang der Leistungen richten sich nach der Schwere der Pflegebedürftigkeit und danach, ob häusliche, teilstationäre oder vollstationäre Pflege in Anspruch genommen wird.*

Im Einzelnen sind dies (§ 28 SGB XI):

- Pflegesachleistung (§ 36 SGB XI)
- Pflegegeld für selbst beschaffte Pflegehilfen (§ 37 SGB XI)
- Kombination von Geldleistung und Sachleistung (§ 38 SGB XI)
- Häusliche Pflege bei Verhinderung der Pflegeperson (§ 39 SGB XI)
- Pflegehilfsmittel und wohnumfeldverbessernde Maßnahmen (§ 40 SGB XI)
- Tagespflege und Nachtpflege (§ 41 SGB XI)
- Kurzzeitpflege (§ 43 SGB XI)
- Vollstationäre Pflege (§ 43 SGB XI)
- Pflege in vollstationären Einrichtungen der Hilfe für behinderte Menschen (§ 43a SGB XI)
- zusätzliche Betreuung und Aktivierung in stationären Pflegeeinrichtungen
- Leistungen zur sozialen Sicherung der Pflegepersonen
- zusätzliche Leistungen bei Pflegezeit und kurzzeitiger Arbeitsverhinderung (§ 44a SGB XI)
- Pflegekurse für Angehörige und ehrenamtliche Pflegepersonen (§ 45 SGB XI)
- Umwandlung des ambulanten Sachleistungsbetrags (§ 45a SGB XI)
- Entlastungsbetrag (§ 45b SGB XI)
- Leistungen des persönlichen Budgets (§ 17 Abs. 2 bis 4 SGB IX)
- zusätzliche Leistungen für Pflegebedürftige in ambulant betreuten Wohngruppen (§ 38a SGB XI).

Die Leistungen der Pflegeversicherung in Form von Dienst-, Sach- und Geldleistungen müssen „wirksam und wirtschaftlich" (§ 29 SGB XI) sein. Sie dürfen das Maß des Notwendigen nicht überschreiten. Leistungen, die diese Voraussetzungen nicht erfüllen, kann der Versicherte nicht beanspruchen, dürfen die Pflegekassen nicht bewilligen und dürfen nicht zulasten der Pflegekassen erbracht werden. In die Verantwortung genommen für die Wirksamkeit und Wirtschaftlichkeit aller Maßnahmen werden also alle Beteiligten.

Ebenso wie § 12 SGB V für das Recht der Gesetzlichen Krankenversicherung ist § 29 SGB XI damit für den Bereich der Pflegeversicherung eine der zentralen Rechtsvorschriften überhaupt. Wenn mehr als das Notwendige gewünscht wird, ist dies keine „gesamtgesellschaftliche Aufgabe" (§ 8 SGB XI) mehr. Dies ist allein vom Versicherten zu finanzieren.

BSG, Urteil vom 03.11.1999 – B3P 3/99 R:

Die Erforderlichkeit einer Maßnahme zur Ermöglichung der selbstständigen Lebensführung des Pflegebedürftigen richtet sich andererseits aber auch bei Wohnungssicherungsmaßnahmen nicht stets und vollständig nach den individuellen Bedürfnissen und Lebensgewohnheiten des einzelnen Pflegebedürftigen. Maßgebend kann vielmehr nur ein üblicher und durchschnittlicher Wohnungsstandard sein, wie sich aus dem Wirtschaftlichkeitsgebot (§§ 4 Abs 3, 29 Abs 1 SGB XI) ergibt.

Die Beschränkung auf „wirksame und wirtschaftlich" vertretbare Maßnahmen ist ein kleiner Schritt zum Ausgleich von Einnahmen und Ausgaben, von Beiträgen und Leistungen. § 29 SGB XI begrenzt die Leistungen der Pflegeversicherung.

Die Höhe der im Fall der Pflegebedürftigkeit möglichen Leistungen bestimmt die Bundesregierung durch Verordnung mit Zustimmung des Bundesrates. Gesetzlich vorgeschrieben ist eine Überprüfung der Leistungen im 3-Jahres-Rhythmus (30 SGB XI).

Stichwortverzeichnis

A
Abdominalverletzung 110
Abfindung 52
allgemeiner Arbeitsmarkt 25
Amtsermittlungsprinzip 46
Amtspflicht 123
Anzeigepflicht 83
Arbeitsleben
  Gefahren 33
Arbeitslosenversicherung 146
Arbeitsunfähigkeit 157, 165, 168
Arbeitsunfall 33
Arm
  Berufskrankheitenfolge 53
  Unfallfolge 53
ärztliche Begutachtung
  Zuständigkeit 128
ärztliche Schweigepflicht 129
ärztliches Gutachten 25, 121
  Anforderung 25
Ausgleichsfond 188

B
Befund 25
  objektiver 25
  semi-objektiver 25
  semi-subjektiver 25
  subjektiver 26
Begutachtung
  bildgebende Verfahren 141
  Gesetzliche Rentenversicherung 19
  Unfallversicherung 94
behinderter Mensch
  Teilhabe 13
Behinderung 4, 14
Bein
  Berufskrankheitenfolge 54
  Unfallversicherung 94
Beruf 79
Berufskrankheit 43
Berufsunfähigkeit 73–75, 167
Berufsunfähigkeitsrente 22
Berufsunfähigkeitsversicherung 73
  private 71
Berufsunfähigkeitszusatzversicherung 73
Betriebskrankenkasse 146
Bewegungseinschränkung
  Schultergelenk 102
Beweislast 84
Beweismaß 45

Beweisnachteil 35, 45
BGB (Bundesgesetzbuch) 123
Bund der Pflegekassen 188
Bundesgesetzbuch 123
Bundesversorgungsgesetz 12

C
conditio sine qua non 38

D
Deutsche Gesetzliche Unfallversicherung 131
Diagnose 26
Disabilities 27
Dreiecksverhältnis
  Gutachten 123

E
Eigenbewegung 36
Eingliederungshilferecht
  Behinderte 13
Einwirkung 36
Ellenbogengelenk
  Berufskrankheitenfolge 53
  Unfallfolge 53
Entschädigung 51
Entschädigungsrecht 1
  soziales 13
Epikrise 27
Epilepsie
  Berufskrankheitenfolge 56
  Unfallfolge 56
Ereignis 36
Ereigniskausalität 34, 36
Erektion
  Berufskrankheitenfolge 57
  Unfallfolge 57
erhebliche Gehbehinderung 16
Ersatzkasse 146
Erwerbsminderung 20, 22, 47, 123
Erwerbsminderungsrente
  zeitlich befristete 29
Erwerbsunfähigkeit 50
Europäischer Gerichtshof 135

F
Familienpflegezeitgesetz 187
Feststellung des GdB/GdS 3

Flexirentengesetz 20
Fotodokumentation 143
Funktionsbeeinträchtigung 3, 4, 103
Funktionsdiagnose 26
Funktionseinbuße 25, 78, 93
    Herz 113
Funktionsprüfung 137
Fuß
    Berufskrankheitenfolge 54
    Unfallfolge 54

G
GDB (Grad der Behinderung) 3, 14–16
Gebührenverzeichnis der GOÄ 130
Gehbehinderung
    erhebliche 16
Gehen
    Berufskrankheitenfolge 56
    Unfallfolge 56
Gelegenheitsursache 40
Gelenkverletzungen 93
Gemeinsamer Bundesausschuss 149
Gericht 126
Geruch
    Berufskrankheitenfolge 56
    Unfallfolge 56
Gesamtvergütung 52
Geschmack
    Berufskrankheitenfolge 56
    Unfallfolge 56
Gesetzliche Krankenkasse 146
Gesetzliche Krankenversicherung 148, 176, 187
Gesetzliche Pflegeversicherung 185
Gesetzliche Rentenversicherung 19
    Aufgaben 19
    Begutachtung 19
Gesetzliche Unfallversicherung (GUV) 32, 131
Gesetzliches Krankenversicherung-Wettbewerbsstärkungsgesetz 148, 186, 195
Gesundheitsfond 148
Gesundheitsschaden 38
Gesundheitsstörung 4
    psychische 8
Gewaltopfer
    Entschädigungsrecht 7
GKV-Spitzenverband 146
GKV-Wettbewerbsstärkungsgesetz 148, 186, 195
Gliedmaßen
    Berufskrankheitenfolge 53, 54
    obere
    Unfallfolge 53, 54
    untere 54
GOÄ 130, 131
Grad der Behinderung 3, 14–16
Gutachten
    ärztliches 25, 121
Gutachter 46
    ärztlicher 3

H
haftungsausfüllender Zusammenhang 43
haftungsbegründende Kausalität 34, 38
Hand
    Berufskrankheitenfolge 53, 56
    Unfallfolge 53, 56

Handlungstendenz 35
Heilmittelanspruch 164
Herz
    Berufskrankheitenfolge 56
    Unfallfolge 56
Hilfsmittelverordnung 163
Hospiz- und Palliativgesetz (HPG) 187
Hüftgelenk
    Berufskrankheitenfolge 54
    Unfallfolge 54

I
ICD (International Statistical Classification of Diseases and Related Health Problems) 26
ICF (International Classification of Functioning, Internationale Klassifikation der Funktionsfähigkeit) 23
Implantation
    Funktionsbeeinträchtigung 6
Inspektion 135
Invalidität 87
Invaliditätsleistung 90, 91

J
JVEG (Justizvergütungs- und -entschädigungsgesetz) 131–133
    Honorargruppen 133

K
Kannversorgung 8, 9
Kassenärztliche Vereinigung 146
Kausalität
    haftungsausfüllende 34
    haftungsbegründende 34, 38
KiBG 186
Kinderberücksichtigungsgesetz 186
Kniegelenk
    Berufskrankheitenfolge 54
    Unfallfolge 54
Kopf
    Berufskrankheitenfolge 55
    Unfallfolge 55
Körperverletzung 76
Kostenerstattungsprinzip 177
Kräfteverfall 76
Krankengeldanspruch 161
Krankenhausbehandlung 158
Krankentagegeld 169
Krankentagegeldversicherung 167
Krankenversicherung 145
    gesetzliche 148, 176, 187
    private 176, 179
Krankheit 76

L
Lähmung
    Berufskrankheitenfolge 57
    Unfallfolge 57
Leistungen zur Teilhabe 20
Leistungsbeurteilung
    sozialmedizinische 27
Leistungsbild 28
Leistungsfähigkeit 19, 23, 28
Listenerkrankung 43

Stichwortverzeichnis

Lunge
    Berufskrankheitenfolge 56
    Unfallfolge 56
Lungenfunktionsstörung 117
Lymphödem 118

M
MdE-Erfahrungswert 47
MDK 177, 186
MDK-Reformgesetz 188
Medizinischer Dienst der Krankenversicherung 145, 147, 177, 186
Mehrfachverletzung 89
Mensch mit Behinderung 13, 14
Messblätter 139
Milz
    Berufskrankheitenfolge 56
    Unfallfolge 56
Minderung der Erwerbsfähigkeit (MdE) 20, 22, 47, 123
Mitwirkungspflicht 83
Musterbedingung 167
    Krankentagegeld 167

N
Nachteilsausgleich 16
Nahtlosverfahren 20
Nerven
    Berufskrankheitenfolge 53, 55
    Unfallfolge 53, 55
Nervenschaden
    peripherer 118
Neuropathie
    Berufskrankheitenfolge 56
    Unfallfolge 56
Nierenverletzung 117

P
Palpation 136
Pflege-Bahr 198
Pflegebedürftigkeit 185, 190
Pflegebegutachtung
    Richtlinien 191
Pflegeberatung 192
Pflegebürftigkeit von Kindern 191
Pflegegrad 187
Pflegekasse 189
Pflegepflichtversicherung 186
Pflege-Qualitätssicherungsgesetz 186
Pflegestärkungsgesetz 187
Pflegestufe 187
Pflegetagegeldversicherung 198
    Pflegeversicherung 146
        private 185, 195
        soziale 185, 186
Pflegevorsorgefond 189
Pflegewohngemeinschaft 187
Pflegezusatzversicherung 198
Pflichtversicherung 176
    umlagefinanzierte 186
PKV (Private Krankenversicherung) 176, 179
Private Berufsunfähigkeitsversicherung 71
Private Krankenkasse 147
Private Krankentagegeldversicherung 167
Private Krankenversicherung 176
    ausgeschlossene Leistung 179

Private Pflegeversicherung 185, 194
Private Unfallversicherung 86
psychiatrische Erkrankung
    Berufskrankheitenfolge 57
    Unfallfolge 57

R
Rechtsfrage 123
Rechtsstellung 123
Rehabilitation 20, 194
Rehabilitationsbedürftigkeit 20
Rehabilitationsfähigkeit 20
Rehabilitationsprognose 20
Rente
    auf unbestimmte Zeit 51
    als vorläufige Entschädigung 51
Rentenanspruch 51
Rentenart 22
Rentenversicherung 145
Restarbeitsfähigkeit 49
Rollstuhlfahrer 17

S
Sachverständiger
    Gutachten 122
    Pflichten 124
Schädel
    Berufskrankheitenfolge 55
    Unfallfolge 55
Schadensanlage 40
Schadensersatzpflicht 123
Schädigungsfolge 9, 12
Schaftverletzung 93
schnelle Hilfe 12
Schüler-Unfallversicherung
    Einschätzung der MdE 50
Schulterfunktionsbeeinträchtigung 110
Schultergelenk
    Berufskrankheitenfolge 53
    Unfallfolge 53
Schutzzweck 40
Schwerbehindertenrecht 1, 13
Schwerbehinderung 14
Skelettskizze 139
Soziale Pflegeversicherung 185, 186
Soziales Entschädigungsrecht 7, 12
Sozialgesetzbuch 7
Sozialgesetzgebung 32
Sozialhilfe 186
Sozialversicherung 185
Spitzenverband Bund der Krankenkassen 188
Sprunggelenk
    Berufskrankheitenfolge 55
    Unfallfolge 55
Stabilitätsprüfung 136
Steinmetzurteil 36
Stichtagsprinzip 79
Summenversicherung 167

T
Teilhabe am Erwerbsleben
    Leistung 21
Transsexualität 179
Traumaambulanz 12

U

umlagefinanzierte Pflichtversicherung 186
Unfallbegriff 86
Unfallfolge 90
    Bemessungsempfehlung 92
Unfallkausalität 34, 36
Unfallversicherung 145
    gesetzliche 32
    private 86
UV-GOÄ 131

V

Verband der privaten Krankenversicherung e. V. 196
Verbrennung 117
Verletzung
    Gelenkbeteiligung 93
versicherte Tätigkeit 34
versorgungsmedizinische Grundsätze 1, 9
Versorgungsmedizinverordnung 1
Vertragsarzt 149
Vertrauensärztliche Dienst 147
Verweisung 81
Vollbeweis 45
Vorinvalidität 90

Vorschaden 40
    Einschätzung der MdE 48
Vortragslast 84

W

Wegefähigkeit 29, 81
Wegeunfall 33
Weichteilverletzung 93
Wertschätzung
    soziale 82
Wesentlichkeit 38
Wie-Berufskrankheit 44
Wiedereingliederungsmaßnahme 169
Wirbel
    Berufskrankheitenfolge 55
    Unfallfolge 55

Z

Zivilprozessordnung 125
ZPO-Leitung 126
Zusammenhang
    haftungsausfüllender 43

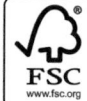

If you have any concerns about our products,
you can contact us on
ProductSafety@springernature.com

In case Publisher is established outside the EU,
the EU authorized representative is:
**Springer Nature Customer Service Center GmbH
Europaplatz 3, 69115 Heidelberg, Germany**

Printed by Libri Plureos GmbH
in Hamburg, Germany